实用急诊ICU护理技术

李英霞　卢伟静　付海鸥 ◎编著

中国纺织出版社有限公司

图书在版编目（CIP）数据

实用急诊ICU护理技术 / 李英霞，卢伟静，付海鸥编著. --北京：中国纺织出版社有限公司，2022.8

ISBN 978-7-5180-9636-7

Ⅰ. ①实… Ⅱ. ①李… ②卢… ③付… Ⅲ. ①急诊-护理②险症-护理 Ⅳ. ①R472.2②R459.7

中国版本图书馆CIP数据核字（2022）第109704号

责任编辑：樊雅莉　　　责任校对：王蕙莹　　　责任印制：王艳丽

中国纺织出版社有限公司出版发行

地址：北京市朝阳区百子湾东里A407号楼　邮政编码：100124

销售电话：010—67004422　传真：010—87155801

http://www.c-textilep.com

中国纺织出版社天猫旗舰店

官方微博 http://weibo.com/2119887771

三河市宏盛印务有限公司印刷　各地新华书店经销

2022年8月第1版第1次印刷

开本：787×1092　1/16　印张：20.75

字数：471千字　定价：98.00元

《实用急诊ICU护理技术》
编委会

编　著

李英霞　　佳木斯大学附属第一医院

卢伟静　　佳木斯大学附属第一医院

付海鸥　　佳木斯大学附属第一医院

编　者

范洪涛　　佳木斯大学附属第一医院

李瑞祺　　佳木斯大学附属第一医院

尚　进　　佳木斯大学附属第一医院

时凤宇　　佳木斯大学附属第一医院

商　琳　　佳木斯大学附属第一医院

高德双　　佳木斯大学附属第一医院

王　延　　佳木斯大学附属第一医院

前　言

随着急救医学、重症医学的发展和各种仪器设备的不断更新，急危重症护理学的范畴日趋扩大。本书重点在于帮助护理专业人员学习急救护理和危重症护理的基本知识和基本技能，并将其运用于急救护理和危重症护理的实践中，为培养与之相适应的符合社会需要的临床急救和重症护理人才打下良好基础。

本书稿阐述临床护理人员在工作中应对急诊急救、危重症患者的一般护理常规，涵盖常见急症的观察与护理，包括发热、昏迷及抽搐等；各专科（系统）急危重症常用监测技术，包括循环系统危重症监测、呼吸系统危重症监测及神经系统危重症监测等；常用急救技术，包括心脏电复律、紧急心脏起搏术及环甲膜穿刺术等；还有循环、呼吸、神经、消化等系统危重症护理知识。本书内容丰富，实用性强，对临床护理工作有一定的指导意义，主要读者对象为各级医院的临床护理人员，包括但不限定急危重症科的护理人员，尤其是基层医疗机构和偏远地区医院，在条件有限的情况下需要使用该类书籍组织相关培训，提高其急危重症整体救护能力。

由于编者水平有限，疏漏之处在所难免，恳请广大读者和护理界同仁提出宝贵的建议和意见，以便不断改进。

编　者

2022 年 3 月

目 录

第一章　常用急救技术与配合

第一节　现场急救技术

现场急救是指应用急救知识和简单的急救技术进行现场初级救治,维持伤员的基本生命体征。现场急救是否及时正确,关系到伤员生命和伤害结果,同时还为下一步全面医疗救治及高级生命支持做了必要准备。

急救要点:窒息或心跳、呼吸停止的患者必须先复苏后搬运;大出血患者必须先止血,开通2～3条静脉通路后再搬运;骨折的患者必须先固定后搬运。

急救护理措施:采取适宜的体位,配合医生抢救,建立有效的静脉通路,维护生命体征,去除患者身上不必要的约束。

一、生命体征评估

(一)评估原则

包括初步评估,进一步评估和快速评估伤情。

1.初步评估

采用 ABCD 评估法,A. 气道是否通畅;B. 有无自主呼吸;C. 有无颈动脉搏动;D. 神经系统检查,意识、瞳孔情况。

2.进一步评估

评估头颅外伤、胸部外伤、腹部外伤、多发伤。

3.快速评估伤情

配合伤员意识情况,尽快实施一问、二看、三测、四摸、五穿刺的检诊程序,及早明确诊断。一问,问外伤史、受伤部位、伤后表现和初步处理;二看,看面色、呼吸、瞳孔、伤部情况;三测,测血压,初步判断伤员是否处于休克状态;四摸,检查脉搏、皮肤湿度、器官位置、腹部有无压痛及反跳痛,四肢有无异常活动;五穿刺,对疑有胸腹部损伤者应立即进行诊断性胸腹部穿刺。

(二)评估项目

生命体征是评价生命活动质量的重要征象,也是评价患者身心状态的基本资料,生命体征的评估项目如下。

1.体温

正常口腔温度为 36.3～37.2℃,腋下温度比口腔温度低 0.2～0.4℃,直肠温度比口腔温度高 0.5℃左右。体温过高常见于肺炎球菌肺炎、伤寒、流感、败血症、风湿热、化脓性疾病、癌性发热等,体温过低常见于休克、药物中毒、败血症、大出血、低温环境中暴露过久等。

2. 脉搏

正常成人每分钟脉搏 60～100 次。休克、高热、严重的贫血和疼痛、甲状腺危象、阿托品等药物中毒时,心率和脉率显著加快。颅内压增高、完全性房室传导阻滞时脉搏减慢。一般情况下心率与脉搏是一致的,但在心房颤动、频发性期前收缩等心律失常时,脉搏会少于心率,称为脉搏短绌。脉搏消失(即无脉)多见于重度休克、多发性大动脉炎、闭塞性脉管炎、重度昏迷患者等。

3. 呼吸

正常成人每分钟呼吸 16～20 次。高热、缺氧、肺炎、脑部疾病的患者呼吸频率超过 24 次/分。呼吸中枢抑制如颅脑疾病、镇静安眠药中毒、糖尿病酮症酸中毒、肝昏迷等患者呼吸频率少于 12 次/分。

4. 血压

正常成人收缩压为 90～135mmHg,舒张压为 60～90mmHg,脉压为 30～40mmHg。血压是衡量心血管功能的重要指标之一。低血压常见于急性周围循环衰竭、心肌梗死、心衰、急性心脏压塞、严重脱水等,血压增高常见于急性脑卒中、主动脉夹层等患者。高血压脑病或颅内压增高时,血压常在 200/120mmHg 以上。

5. 瞳孔

正常瞳孔在自然光线下直径为 2～5mm,两侧等圆、等大,条件反射两侧相等。

(1)瞳孔直径大于 5mm,称为瞳孔散大。一侧瞳孔扩大、固定,常提示同侧颅内病变(如颅内血肿、脑肿瘤等)所致的小脑幕裂孔疝发生;双侧瞳孔散大,常见于颅内压增高、颅脑损伤、颠茄类药物中毒及濒死状态。

(2)瞳孔直径小于 2mm 称为瞳孔缩小,小于 1mm 称为针尖样瞳孔。单侧瞳孔缩小常提示同侧小脑幕裂孔疝早期;双侧瞳孔缩小,常见于有机磷农药、氯丙嗪、吗啡等中毒。

(3)双侧瞳孔不等大,提示有颅内病变,如小脑幕切迹疝、脑疝形成。

二、控制出血

出血是灾难事故现场伤员死亡的主要原因之一。当血液从血管或心脏流出至组织间隙、体腔内或身体外面,称为出血。流入(进入)体腔或组织间隙为内出血,流出体外为外出血。

出血按损伤的血管性质分类如下。①动脉出血:血色鲜红,血液由伤口向体外喷射,危险性大。②静脉出血:血色黯红,血液不停地流出。③毛细血管出血:血色鲜红,血液从整个创面渗出,危险性小。

常用的止血法如下。

(一)指压止血法

为止血的短暂应急措施,适用于头部和四肢的动脉出血,用手指按压出血近心端的动脉,把动脉压迫闭合在骨面上,阻断血流,达到快速止血的目的。

(二)加压包扎止血法

适用于全身各部位小动脉、静脉、毛细血管出血。用敷料或洁净毛巾或手帕、三角巾等覆盖伤口,加压包扎,从而达到止血目的。

(三)填塞止血法

适用于颈部或臀部较大且较深的伤口。直接用无菌纱布填塞伤口达到止血目的。

(四)止血带止血法

适用于四肢有大血管损伤或伤口大、出血量多时。上止血带的部位在上臂上 1/3 处、大腿中上部。止血带的部位要有衬垫,松紧适度。每隔 40～50 分钟要放松止血带 3～5 分钟,放松时慢慢用指压法代替。

(五)屈肢加垫止血法

用于外伤出血量大,肢体无骨折的伤员。但要注意肢体远端的血液循环,每隔 50 分钟要缓慢松开 3～5 分钟,防止肢体坏死。前臂出血时,在肘窝处放置纱布垫或毛巾、衣物等,让肘关节屈曲,用绷带或三角巾屈肘位固定。上臂出血,在腋窝加垫,使前臂屈曲于胸前,用绷带或三角巾将上臂固定在胸前。小腿出血,在腘窝加垫,膝关节屈曲,用三角巾或绷带屈膝位固定。大腿出血,在大腿根部加垫,屈曲髋、膝关节,用三角巾或绷带将腿与躯干固定。

(六)钳夹止血法

如有可能在伤口内用止血钳夹住出血的大血管断端,连同止血钳一起包扎在伤口内,注意不可盲目钳夹,以免伤及邻近神经或正常血管,影响修复。

三、休克护理

休克是由各种致病因素引起的有效循环血量锐减,导致器官和组织微循环灌流不足,致使组织缺氧、细胞代谢紊乱和器官功能受损的综合征。休克可分为低血容量性休克、感染性休克、心源性休克、神经源性休克、创伤性休克和过敏性休克等。

(一)一般护理

1. 卧位

为利于休克患者血液循环,畅通气道和便于呕吐物流出,防止窒息及吸入性肺炎,应让患者取平卧位或中凹卧位,即头偏向一侧,抬高头胸部 10°～20°,抬高下肢 20°～30°以促进静脉回流,增加回心血量(疑有脊柱损伤时禁用)。并注意尽量减少对患者的搬动,保持安静。

2. 吸氧

休克患者均存在不同程度的低氧血症,通常给以双鼻导管吸氧(2～6L/min)或面罩供氧,必要时可进行人工加压呼吸或呼吸机辅助呼吸。如有痰液应及时吸痰,以保持呼吸道通畅,保证氧疗效果。

3. 保暖

注意患者四肢和躯干的保暖,适当加盖棉被、毛毯。对高热患者以物理降温为主,以免因药物降温导致出汗过多而加重休克,对低血压和低血容量者忌用药物降温,头部可置冰帽以降低脑代谢,保护脑细胞。

4. 及早建立静脉通道

建立两条或两条以上的静脉通路,以保障扩容治疗和止血药物的及时使用,其中一条最好为深静脉,以供监测中心静脉压并可同时抽血进行血型检查和配血。

5.镇静止痛

剧烈疼痛可引起或加重休克,因此对创伤性休克、神经源性休克、急性心肌梗死引起的心源性休克等应遵医嘱使用相应的止痛药物。

6.其他

采取急救的同时,做好血、尿标本的收集和送检。做好各类管道的护理。

(二)病情评估与护理

休克患者经过初期的急救处理后,若病情稳定可选择时机转运或陪送检查。分诊护士及转送护士尽可能按照"一看、二摸、三查、四测"的顺序进行观察和护理。"一看":观察意识、呼吸、肤色。"二摸":触摸脉搏、四肢及皮肤的温度和湿度。"三查":检查受伤部位、数目、大小及出血情况。"四测":测量血压、尿量。

四、肌肉损伤、脱臼及骨折处理

(一)肌肉损伤

肌肉损伤指因创伤导致的患处肌肉疼痛、肿胀,皮下有瘀斑及瞬间运动困难。患处肌肉活动时疼痛加剧,严重者伴有韧带断裂。包括肌肉拉伤和肌肉挫伤。

现场急救:轻度损伤不需特殊处理,中度以上损伤立即停止运动,并可用绷带包扎,限制关节活动。损伤后 24~48 小时内冷敷:敷上冰块或冷毛巾 30 分钟,以使小血管收缩,减少局部充血、水肿,切忌搓揉及热敷。较重的挫伤可用云南白药加白酒调敷伤处并包扎,每日 2~3次,加理疗。还可内服云南白药、口服七厘散等。

(二)脱臼

脱臼又叫关节脱位,是组成关节各骨的关节面失去正常的对合关系。关节脱位常见于儿童和青壮年。依据关节脱位发生的原因分为创伤性脱位、先天性脱位、病理性脱位和习惯性脱位。其临床特有体征:畸形、弹性固定、关节盂空虚。

现场急救:治疗原则是复位、固定、功能锻炼。复位分手法复位与切开复位。复位后将关节固定在稳定的位置上,一般 2~3 周。固定期即可针对性逐步进行主动运动。脱臼有可能会连带骨折,如有应及早接受治疗。

(三)骨折

骨折是指骨骼的完整性或连续性中断。骨折多由暴力或意外损伤引起,常伴有周围软组织的损伤。一般表现为局部疼痛、压痛、肿胀、瘀斑、功能障碍。骨折的特有体征:畸形、反常活动、骨擦音或骨擦感。

现场急救:骨折急救的目的是用最简单而有效的方法抢救生命,保护患肢,迅速转运,以便尽快得到妥善处理。

1.抢救生命

特别严重的骨折,如骨盆骨折、肋骨骨折等常是全身严重多发性损伤的一部分,因此应首先处理危及生命的问题,如呼吸困难、休克、窒息等。

2. 止血和包扎伤口

对开放性骨折,不可用手回纳,以免引起骨髓炎,应用消毒纱布对伤口作初步包扎、止血。如遇加压包扎不能止血时,可采用止血带止血。应用止血带时应记录好时间,按时放松止血带。

3. 妥善固定

骨折后肢体不稳定,固定可避免搬运时移动而加重损伤和疼痛,可用特制的夹板或就地取材用木板、树枝、木棒等将肢体骨折部位的上下两个关节固定起来。若无任何可利用的材料,上肢骨折可屈曲肘关节固定于躯干上,下肢骨折可伸直腿足固定于健侧下肢。四肢骨折固定时应露出指(趾)端,以随时观察血液循环情况。下肢或脊柱骨折应就地固定,尽量不要移动伤员。

4. 迅速转运

初步处理后,应尽快将伤员转运至就近的医院进行下一步治疗。昏迷者头偏向一侧,以免呕吐时将呕吐物吸入肺内。

五、创伤处理

创伤是指人体受到外界某些物理性、化学性、生物性致伤因子造成的组织结构的破坏。分为开发性创伤和闭合性创伤两大类,开放性创伤包括擦伤、撕裂伤、刺伤、切伤、砍伤、火器伤等,闭合性创伤包括挫伤、挤压伤、关节脱位和半脱位、闭合性内部组织器官损伤等。

(一)现场急救

创伤现场基本生命支持主要包括:通气、止血、包扎、固定和搬运。

1. 现场心肺复苏

呼吸困难或呼吸停止的伤员,应紧急开放气道,心搏骤停者立即进行心肺复苏。

2. 止血

止血方法有多种,可根据具体伤情选择。

3. 包扎

包扎的目的是保护伤口,减少污染,固定敷料和协助止血。根据受伤部位选择不同的包扎方法:环形包扎法、螺旋包扎法、"8"字包扎法、回返包扎法、三角巾包扎法等。包扎伤口需用无菌敷料,松紧适宜和稳固,以免脱落或阻断血液循环。

4. 固定

可减轻疼痛,避免再次出血和损伤。肢体制动可用夹板,躯干制动可借助于担架和约束带。常用的有夹板固定法、自体固定法等。

5. 转运

原则上对交通伤的伤员要迅速转送医院,如转送工具不足,应优先转运危重患者。凡怀疑有脊柱、脊髓损伤者,搬运前先固定。转运途中继续实施抢救。

(二)急救注意事项

(1)抢救积极,但不慌乱,保持镇定,工作有序。

(2)现场有多个伤员时,组织人力协作。不可忽视沉默的伤员,因为其伤情可能更严重。

（3）颈部损伤不能用绷带缠绕颈项,昏迷伤员保持气道通畅,心跳呼吸骤停迅速心肺复苏。

（4）颅脑损伤禁止冲洗和填塞外耳道,应将其侧向一边,任其流出,并不断用干净的干消毒棉花或纱布将血液和脑脊液擦干净。

（5）胸部伤应注意有无开发性气胸。开放性气胸急救时应将伤口封住,可用塑料纸压住伤口,再用裹伤包或两个急救包紧紧包扎,外面加用宽绷带缠绕。

（6）腹部损伤有肠腔或大网膜自伤口流出,包扎时不可回纳。

（7）应注意四肢有无骨折,有骨折先固定再转运。

（8）离断的肢体部分应收回,用无菌或清洁布包扎包裹装入塑料袋,尽可能保存在低温（4～10℃）条件下,保存时避免浸湿。

（9）锐器刺伤身体任何部位均不可以将锐器拔出。应用纱布绷带等将锐器四周固定好后送医院急救。如在现场将锐器拔出将导致出血不止、休克等严重后果。

六、呼吸道异物现场急救

气管异物通常是指气管或支气管内进入外来物。气管是呼吸的通道,假如异物较大堵住气管,患者可在几分钟内因窒息而死亡。

（一）临床表现

异物卡喉的患者不能说话、呼吸,颜面、口唇青紫甚至失去知觉,患者可能会用一只手或双手抓住自己的喉咙。询问患者是否被东西卡住,患者点头示意,就可立即实施海姆立克法抢救。如窒息严重到无法唤醒患者,应立即进行心肺复苏。

（二）海姆立克急救法

海姆立克急救法是利用冲击腹部的气流,驱除堵住气管、喉部异物的方法。

1. 神清患者

施救者站在患者后面,脚成弓步状,前脚置于患者双脚间。一手握拳,大拇指侧与食指侧对准患者剑突与肚脐之间的腹部（肚脐上两横指）,将患者背部轻轻推向前,使患者处于前倾位,头部略低（有利于呼吸道异物排出）;另一手置于拳头上并握紧,双手急速冲击性地向内上方压迫患者腹部,反复有节奏、有力量地进行,以形成气流把异物冲出。这一急救法又被称为余气冲击法。

2. 意识不清或不能站立患者

患者仰卧位,开放气道,救护者骑跨在患者双大腿外侧,一手以掌根置于肚脐与剑突之间的部位,另一手掌覆盖其手掌之上,进行冲击性的、快速、向前上方压迫,反复至呼吸道异物被冲出。检查口腔,如异物已经被冲出,迅速用手指取出。异物取出后及时检查呼吸、心跳,如无应立即进行心肺复苏。

3. 特殊患者

（1）即将临盆的孕妇或肥胖致施救者双手无法环抱腹部做挤压,则在胸骨下半段中央垂直向内做胸部按压,直到气道阻塞解除。

（2）1 岁以上儿童,施救者可跪在孩子身后施救;1 岁以下婴儿,施救者可先进行拍背 5 次,无效再按压胸部 5 次(按压深度为胸壁 1/3～1/2),以此反复进行直至 120 专业人员到达。以上急救方法只适用于窒息呛住、无法说话的情况下,如孩子大哭、咳嗽、可以说话,应待无法说话时再急救(咳嗽、哭闹本身就可能将异物咳出)。

4.自救

自己发生异物卡喉且孤立无援时,可一手握拳,另一手成掌捂按在拳头之上,双手急速冲击性的向内上方压迫自己的腹部,反复有力、有节奏地进行;或稍弯腰,靠在一固定物体上(如桌子边缘、扶手、护栏等),以物体边缘压迫上腹部,快速向上冲击,如此重复,直至异物排出。

第二节　创伤患者搬运技术

搬运是指用人工或简单的工具、合适的方法将患者从发病现场转运到能够治疗的场所,或将经过现场救治的患者转运到运输工具上。基本原则是及时、迅速、安全地将患者转移,防止再次损伤。

一、目的
(1)使患者及时、迅速、安全地脱离事故现场。
(2)实施现场救护;尽快使患者获得专业医疗。
(3)最大限度地挽救生命,减轻伤残。

二、适应证
适用于病情较重不能行走、坐起和意识不清的患者。

三、物品准备
担架(四轮担架、软担架、铲式担架等)、床单、被褥、枕头、颈托、布带(或三角巾)等。

四、操作方法
(一)单人徒手搬运法
1.扶持法

适用于清醒、伤势不重、能行走的伤员。救护者站在患者身旁,将其一侧上肢绕过救护者颈部,用手抓住患者的手,另一只手绕到其背后,搀扶行走,如头部外伤、锁骨骨折、上肢骨折、胸部骨折、头昏等患者。

2.背负法

适用于老幼、体轻、清醒的患者,尤其是搬运溺水的患者。救护者背朝患者蹲下,让其双臂从救护者肩上伸到胸前,两手紧握,救护者抓住患者的股部,慢慢站起来。腹部受伤及上、下肢和脊柱骨折的患者不宜采用此法。

3.拖行法

适用于体重、体型较大的患者,自己不能移动,现场又非常危险需要立即离开时。如房屋倒塌、火灾现场等,神志清醒与否均可使用。但非紧急情况下,不要用此种方法,以免造成二次伤害。

(二)双人徒手搬运法

1. 轿杠式

适用于清醒,能用一臂或双臂抓紧救护者的患者。两名救护员面对面各自用右手握住自己的左手腕,再用左手握住对方右手腕,然后蹲下让患者将两上肢分别放在两名救护者的颈后,再坐到相互握紧的手上,两名救护者同时站起来,同时迈出外侧的腿行走,保持步调一致。

2. 椅托式

适用于体弱而清醒的患者。两救护者在患者两侧对立,各以左和右膝跪地,并以一手伸入患者大腿之下互相握紧,另一手交替托住患者背部抬起。

3. 拉车式

适于将意识不清的患者移上椅子、担架或狭窄地方搬运。两名救护者一人站在患者背后,两手从腋下插入,把患者两前臂交叉于胸前,双手抓住患者手腕将其抱在怀里。另一人反身站在患者两腿中间,将患者两腿抬起,两名救护者同步前行。

4. 平卧托运式

两名救护者站在患者同侧,一人用手臂抱住患者肩部、腰部,另一人用手抱住患者臀部、膝部,齐步平行走。也可一前一后、一左一右将患者平抬搬运。

(三)三人或多人搬运法

适用于脊柱骨折的患者。救护人员站在患者的一侧,分别将患者颈部、背部、臀部、膝关节、踝关节等部位同时水平抬起。若搬运人员有四人或以上,可相对站在患者两侧,步调一致地将患者抬起。

(四)担架搬运法

适用于病情较重、不宜徒手搬运,又需要转送的患者。行进中抬担架者应步调一致,防止担架摆动、上下颠簸而增加患者痛苦。运行过程中患者头部应位于平车大轮子方向,上下坡时始终保持头部朝上,并系好安全带,以防颠簸给患者带来不适甚至发生坠落。

(五)几种特殊伤的搬运法

1. 脊柱骨折搬运法

应选用木板或硬担架抬送,在固定骨折或搬运时防止脊柱弯曲或扭转,因此不能用普通软担架。严禁用一人抬胸、一人抬腿的拉车式搬运。疑有颈椎损伤,需专人托住患者头部,使其头、颈随躯干同一水平移动,用颈托固定,保持头部稳定。

2. 胸腰椎骨折搬运法

先将一块木板平放在患者的一侧,然后由 3~4 人分别托患者的头、肩、臀和下肢,动作一致,将其抬到或翻到硬木板上,使之处于俯卧位。胸上部稍垫高并要取出患者口袋内的硬物,然后用 3~4 根布带或三角巾将其固定在木板上。

3. 开放性气胸的搬运法

首先应堵塞伤口,用三角巾悬吊固定伤侧手臂,再用另一条三角巾围绕胸部加以固定。搬运时患者应采取半卧位并斜向伤侧。

4.腹部内脏脱出的搬运法

脱出的内脏严禁放回腹腔,用大小适当的容器如弯盘、碗、盆扣住脱出物,或自制一环状物围住再包扎固定。包扎后患者取俯卧位,双腿屈曲以放松腹部,减少痛苦,防止内脏继续脱出。

5.颅脑损伤的搬运法

颅脑损伤(包括脑膨出)患者搬运时应向健侧卧位或稳定侧卧位,以保持呼吸通畅,头部两侧应用衣物固定,防止摆动。

6.昏迷患者的搬运法

应让患者侧卧或俯卧在担架上,平卧位患者头偏向一侧,以免呼吸道分泌物阻塞而影响呼吸。

7.身体带有刺入物的搬运法

应包扎好伤口、固定好刺入物再行搬运,切忌拔出刺入物。刺入物外露部分较长者应有专业人员负责保护。搬运过程中应避免挤压碰撞,搬运过程中严禁震动,以免刺入物深入或脱出。

五、注意事项

(1)搬运患者应根据现场具体情况选定合适的方法。

(2)必须先急救,妥善处理后才能搬运,忌随意搬动。

(3)凡是头部、股部、小腿、手臂或骨盆发生骨折或背部受伤的患者,均不得让其坐在担架上搬运。

(4)在人员、担架未准备妥当时,切忌搬运。搬运体重过重和神志不清的伤员时,要考虑全面,防止搬运途中发生坠落、摔伤等意外。

(5)在搬运过程中应密切观察患者的病情变化,重点观察呼吸、神志等,注意保暖,但不要将头面部包盖太严,以免影响呼吸。一旦在途中发生紧急情况,如窒息、呼吸停止、抽搐时,应停止搬运,立即进行急救处理。

(6)在特殊的现场,应按特殊的方法进行搬运,如火灾、水灾、地震或有毒气体泄漏时,应迅速移离现场或就地蔽护并给予急救。

(7)无论何时,尽量找担架搬运患者,而不是将患者搬运至担架所在位置。

(8)除使用常备担架外,还可就地取材,如用座椅、门板、毛毯、竹竿等制作临时担架,担架要牢固,避免患者跌落。搬运时动作宜轻而迅速,避免震动。

第三节 气管插管技术

一、目的

(1)保持呼吸道通畅。

(2)清除呼吸道内分泌物,增加肺泡的有效通气量。

(3)为机械通气或加压给氧提供条件。

(4)便于气道雾化、湿化或给药。

二、适应证

(1)呼吸、心搏骤停行心肺复苏者。

(2)呼吸功能受损需采取人工机械通气者。

(3)各种原因导致的呼吸道梗阻者。

(4)呼吸道内分泌物无力消除或胃内容物反流造成误吸者。

(5)手术麻醉需要者。

三、禁忌证

(1)喉头水肿、黏膜下水肿、急性喉炎、插管创伤引起的严重出血者。

(2)颈椎骨折、脱位者。

(3)咽喉部肿瘤压迫或异物存留者。

(4)面部骨折者。

四、操作前准备

喉镜、镜片、气管导管、开口器、听诊器、舌钳、牙垫、胶布、石蜡油、注射器、吸引器、吸痰管、简易呼吸气囊、氧气等。

五、操作流程

(1)患者取仰卧位,使口、咽、气管处于一条轴线。

(2)选择合适的气管导管,检查导管气囊是否完好,石蜡油润滑导管前端。

(3)安装喉镜镜片,检查光源是否明亮。

(4)将导丝插入导管,前端距导管开口 0.5~1cm,并固定局部,管芯勿超出导管,以防损伤气管黏膜。

(5)准备吸引装置,以便及时清除呼吸道分泌物和进行呼吸支持。

(6)插管成功后置入牙垫,用胶布将气管导管和牙垫一起捆扎固定,用注射器向气囊内注气 5~10mL。

(7)听诊双肺,确认导管位置后用寸带(或长胶布)妥善固定导管和牙垫,接简易呼吸气囊或呼吸机辅助呼吸。

(8)协助患者取合适的体位,整理用物,做好记录。

六、注意事项

(1)操作时动作要尽量迅速、轻柔、准确,避免引起患者不适和损伤。

(2)操作前后应给予高流量吸氧。

(3)气管导管要固定牢固,并保持清洁。导管深度经医生确认后方可固定,严格测量导管外露末端距离门齿的长度并准确记录,做好交接班。

(4)注意气囊的充气与放气,气囊内充气要适度,充气过少引起漏气影响通气效果,过多会压迫呼吸道黏膜。可用最小漏气技术或最小闭合容积技术检测气囊压力。

1)最小漏气技术:将听诊器放于气管处,向气囊内注气至听不到漏气声为止,然后以 0.1mL/次开始抽气体,重复操作直到吸气时听到少量漏气声为止。

2)最小闭合容积法:将听诊器放于气管处,向气囊内注气至听不到漏气声为止,然后抽出 0.5mL 气体,再以 0.1mL/次注入气体次数,直到吸气时听不到漏气声为止。

(5)加强呼吸道的湿化,防止气管内分泌物结痂,影响通气效果。

(6)加强口腔护理。

(7)拔管后注意观察患者的反应,保持呼吸道通畅。

七、并发症

(1)插管操作技术不规范,可导致牙齿损伤或脱落,口腔、咽喉部的黏膜损伤而引起出血。用力过猛还可引起下颌关节脱位。

(2)气管导管选择不准确、质地过硬,可引起急性喉头水肿。

(3)导管插入太深可误入一侧支气管内,引起通气不足、缺氧或术后肺不张。导管插入过浅时,可因患者体位变化而意外脱出。

(4)误入食管,由于患者声门暴露不清或呼吸道分泌物过多遮盖咽喉部,导致视野不清而误入。

(5)导管堵塞,如:分泌物、痰液或异物堵塞。

(6)气管食管瘘,多发生在较长时间的插管者及气囊压力过高。

第四节　气管切开技术

一、目的

减少呼吸无效腔,有利于及时清除肺内痰液、保持呼吸道通畅,避免窒息,对维持有效氧供、赢得呼吸中枢功能恢复、减少并发症及降低病死率有重要意义。

二、适应证

(一)喉阻塞

由喉部炎症、肿瘤、外伤、异物等引起的严重喉阻塞。

(二)下呼吸道分泌物潴留

由各种原因引起的下呼吸道分泌物潴留,为了吸痰,保持气道通畅,可考虑气管切开。

(三)取出气管异物

气管异物经内镜下钳取未成功,估计再取有窒息危险,或无施行气管镜检查设备和技术时,可经气管切开途径取出异物。

(四)预防性气管切开

对于某些口腔、鼻咽、颌面、咽、喉部大手术,为了进行全麻,防止血液流入下呼吸道,保持术后呼吸道通畅,可施行气管切开。有些破伤风患者容易发生喉痉挛,也须考虑预防性气管切开,以防发生窒息。

(五)颈部外伤

颈部外伤伴有咽喉或气管、颈段食管损伤,对于损伤后立即出现呼吸困难者,应及时施行气管切开;无明显呼吸困难者,应严密观察,仔细检查,作好气管切开的一切准备,一旦需要即行气管切开。

三、禁忌证

（一）绝对禁忌证

（1）气管切开部位存在感染。

（2）气管切开部位存在肿瘤。

（3）解剖标志难以辨别。

（二）相对禁忌证

（1）甲状腺增生肥大。

（2）气管切开部位曾行手术（如甲状腺切除术等）。

（3）凝血功能障碍。

四、操作前准备

（一）护理评估

护士了解患者病情，评估患者意识、配合程度、缺氧状况、呼吸道通畅情况，监测患者血压、心率、血氧饱和度，了解出凝血时间。对于清醒患者，进行有针对性的心理疏导和宣教，缓解患者的焦虑及恐惧心理，取得患者的配合。

（二）物品准备

手术灯、手术衣、灭菌手套、无菌棉球、纱布、镊子、圆碗、皮肤消毒剂、治疗巾、气管切开手术包、凡士林方纱、无菌剪刀、痰培养杯、约束带、负压吸引装置、简易呼吸气囊、呼吸机及各种抢救物品、5%利多卡因、注射器，清醒患者备镇静、镇痛药（咪达唑仑、芬太尼）。

（三）环境准备

环境清洁、安静、光线充足，予心电、血压、血氧饱和度监测。

五、操作流程

（1）协助患者取仰卧位，肩下垫枕，使患者头部充分后仰，尽量让口、咽、气管在同一直线上，术前 3～5 分钟遵医嘱静脉给予镇静、镇痛药，适当约束患者双上肢。

（2）术前吸除患者气管插管、口腔、鼻腔内分泌物，并提高吸氧或呼吸机供氧浓度，提高机体的氧储备状态。

（3）术中密切观察患者心率、呼吸、血压、血氧饱和度，配合医生及时抽吸切口处的渗血。

（4）气管插管患者施行气管切开术时，护士按照医生的指示，准备注射器为气管插管气囊放气，松开固定气管插管的胶布及绑带，并根据操作者的指令，在其置入气管套管的同时配合医生拔除原气管插管。

（5）操作中注意观察患者生命体征变化，如出现循环不稳定，应及时向医生汇报，并遵医嘱予扩容、增加血管活性药的用量。

六、注意事项

（1）每次气管切开换药前，应先吸痰。

（2）气管切开切口无感染、无痰液溢出时消毒顺序应从气管切口消毒至周围皮肤，反之应从周围皮肤消毒至气管切口。

（3）气管导管颈部固定带无潮湿、无污染时，每周更换两次，若有潮湿、污染应及时更换；纱布应保持无潮湿及污染，若采用固定带外套橡皮管的方法固定时则不必更换固定带，擦拭干净橡皮管上的污渍及周围汗液即可。

（4）每次气管切开换药后，检查气管导管颈部固定带松紧度，以放入一指（食指）为宜，过紧颈部皮肤易发生压疮，过松则易导致导管脱出。

（5）护士操作时动作轻柔，以免引起患者剧烈咳嗽。

七、并发症

（一）皮下气肿

是术后最常见的并发症，与气管前软组织分离过多，气管切口外短内长或皮肤切口缝合过紧有关。从气管套管周围逸出的气体可沿切口进入皮下组织间隙，沿皮下组织蔓延，气肿可达头面、胸腹，但一般限于颈部。大多数于数日后可自行吸收，不需作特殊处理。

（二）气胸及纵隔气肿

在暴露气管时，向下分离过多、过深，损伤胸膜后，可引起气胸。右侧胸膜顶位置较高，儿童尤甚，故损伤机会较左侧多。轻者无明显症状，严重者可引起窒息。如发现患者气管切开后，呼吸困难缓解或消失，而不久再次出现呼吸困难，则应考虑气胸，行 X 线拍片可确诊。此时应行胸膜腔穿刺，抽除气体。严重者可行闭式引流术。

（三）出血

术中伤口少量出血，可经压迫止血或填入明胶海绵压迫止血，若出血较多，可能有血管损伤，应检查伤口，结扎出血点。

（四）拔管困难

手术时，若切开部位过高，损伤环状软骨，术后可引起声门下狭窄。气管切口太小，置入气管套管时将管壁压入气管，术后感染，肉芽组织增生均可造成气管狭窄，拔管困难。此外，插入的气管套管型号偏大，也不能顺利拔管。个别带管时间较长的患者，害怕拔管后出现呼吸困难，当堵管时可能自觉呼吸不畅，应逐步更换小号套管，最后堵管无呼吸困难时再行拔管。对拔管困难者，应认真分析原因，行 X 线拍片或 CT 检查，喉镜、气管镜或纤维气管镜检查，根据不同原因，酌情处理。

（五）气管食管瘘

气管食管瘘较少见。在喉源性呼吸困难时，由于气管内呈负压状态，气管后壁及食管前壁向气管腔内突出，切开气管前壁时可损伤到后壁。较小的、时间不长的瘘孔，有时可自行愈合，瘘口较大或时间较长、上皮已长入瘘口者，只能手术修补。

（六）伤口感染

气管切开是一个相对污染的清洁切口，很快院内菌株会在伤口生长，通常为假单胞菌和大肠杆菌。由于伤口是开放性的，有利于引流，所以一般不需要预防性使用抗生素。真正发生感染极少见，而且只需局部治疗。只有当出现伤口周围蜂窝织炎时才需要抗生素治疗。

（七）插管移位

早期插管移位或过早更换插管有引起通气障碍的危险。多层皮下筋膜、肌肉束以及气管前筋膜彼此重叠，很容易使新形成的通道消失。如果不能立即重新找到插管的通道，应马上经口气管插管。将气管插管两侧的胸骨板缝于皮肤上可防止插管移位。气管切开处两端气管软骨环上留置的缝线在术后早期可以保留，一旦发生插管移位，可帮助迅速找回插管通道。术后

5～7 天各层筋膜会愈合在一起,此时更换气管插管是安全的。

(八)吞咽障碍

与气管切开有关的主要吞咽问题是误吸。机械性因素和神经生理学因素都可以造成不正常吞咽。

1.机械性因素

(1)喉提升能力减弱。

(2)气管插管套囊压迫并阻塞食管,使食管的内容物溢入气道。

2.神经生理学因素

(1)喉的敏感性下降,导致保护性反射消失。

(2)慢性上呼吸道气体分流引起喉关闭失调。

(3)减少误吸最主要的是加强术后护理。

第五节　环甲膜穿刺及切开技术

一、目的

(1)紧急开放气道,解除上呼吸道梗阻,缓解严重呼吸困难和窒息。

(2)气管内注射药物。

二、适应证

(1)急性上呼吸道梗阻。

(2)喉源性呼吸困难(如白喉、喉头水肿等)。

(3)头面部严重外伤。

(4)无气管切开条件而病情紧急需快速开放气道时。

(5)需气管内注射治疗药物者。

三、禁忌证

(1)已明确呼吸道阻塞发生在环甲膜水平以下及有严重出血倾向时,不宜行环甲膜穿刺术。

(2)有出血倾向者禁忌。

四、操作前准备

(一)评估

详细了解病史,进行体格检查和必要的实验室检查,如血常规、血小板计数、出凝血时间、活化部分凝血活酶时间及凝血酶原时间等。

(二)核对患者身份

到床旁核对患者手腕带与床头卡的床号、姓名、年龄等是否相符。

(三)解释工作

向患者或其家属详细说明环甲膜穿刺术的目的、意义、安全性和可能发生的并发症。简要说明操作过程,消除患者顾虑,取得配合,并签署知情同意书。

(四)准备物品

10mL、20mL、30mL 无菌注射器的粗针头,1%丁卡因(地卡因)溶液或所需的治疗药物,必要时准备支气管留置给药管(可用输尿管导管代替),消毒液(碘伏或安尔碘)1 瓶。穿刺前,检查插管用具是否齐全。

(五)工作人员准备

术者及助手常规洗手,戴好帽子和口罩。

(六)患者准备

协助患者取去枕仰卧位,肩部垫枕,头向后仰,以使环甲正中韧带拉紧,充分伸展,利于穿刺和操作。若患者病情严重、不能平卧,也可取坐位,头应尽量后仰。

五、操作流程

(一)环甲膜定位

环甲膜穿刺部位在环状软骨和甲状软骨之间浅的凹陷处。

(二)消毒皮肤

常规用碘伏或安尔碘消毒患者环甲膜前的皮肤和术者左手手指。

(三)穿刺过程

(1)术者左手示指和拇指固定环甲膜处的皮肤,右手持注射器垂直刺入环甲膜,到达喉腔时有落空感,回抽注射器有空气抽出。

(2)固定注射器于垂直位置,注入 1%丁卡因溶液 1mL,然后迅速拔出注射器。

(3)按照穿刺目的进行其他操作,如经针头吸氧或接气管套管进行人工呼吸。

(4)穿刺点用消毒干棉球压迫片刻。

(5)若经针头导入支气管留置给药管,则在针头退出后,用纱布包裹并固定。

六、注意事项

(1)做好患者的心理护理,减轻患者的焦虑和不安,可使用手势、面板、写字板等加强与患者的交流与沟通。

(2)妥善固定气管切开套管,防止套管脱出移位。套管固定带应松紧适宜,以能放进一指为宜。

(3)保持呼吸道通畅,适时吸痰;保证充分的温湿度,未接呼吸机的患者,可使用人工鼻保证温湿度。

(4)定时检测气囊压力,每 4~6 小时进行气囊上滞留物的清除。

(5)注意观察气管切口有无出血、皮下气肿、感染等并发症。伤口敷料应保持干燥、清洁,及时更换。

(6)在气管切开后 1~2 天内床边应备好环甲膜包,在此期间如发生套管脱出,应立即报告医生进行处理,不得擅自将套管送入。

(7)根据病情鼓励患者进食,进食前抬高床头,应检查气囊充气情况,防止误吸,告知患者进食不可过急。

(8)应用氯己定进行口腔护理。

(9)做好皮肤护理,定时协助患者更换体位,保持床单位干燥、整洁,预防压疮形成。

(10)协助患者保持肢体功能位,并进行肢体功能锻炼,防止失用性肢体功能障碍及深静脉血栓形成。

七、并发症

(一)出血

对凝血功能障碍者应慎重穿刺。

(二)假道形成

准确定位环甲膜,谨慎穿刺,避免假道形成。

(三)食管穿孔

穿刺时不可用力过猛,以免穿透气管,形成食管－气管瘘。

(四)皮下气肿或纵隔积气

穿刺后不可过长时间通气,有条件时行正规气管切开术。

第六节　吸痰技术

一、目的

(1)清除呼吸道分泌物,保持呼吸道通畅。

(2)防止气道内分泌物蓄积于肺内,避免发生肺不张和肺部感染。

(3)观察痰液的颜色、性状及量,以利于判断肺部感染的状况。

(4)留取痰标本做培养和药敏试验,可指导选用抗生素。

二、适应证

(1)老年体弱者。

(2)昏迷、危重、麻醉未苏醒患者。

(3)各种原因所致的咳嗽反射迟钝或会厌功能不全,不能自行清除呼吸道分泌物或误吸呕吐物的患者。

(4)各种原因引起的窒息患者。

(5)正在行机械通气的患者出现以下情况。

1)出现明显痰鸣音或从人工气道观察到有痰液溢出。

2)动脉血氧饱和度和动脉血氧分压明显下降。

3)患者行机械通气时,呼吸机上(使用容量控制模式)显示气道峰压明显增加或(使用压力控制模式)潮气量明显下降。

4)患者行机械通气时,呼吸道波形图上显示,压力－时间或流速－时间曲线中的吸气相和呼气相同时出现锯齿状图形。

三、禁忌证

(一)绝对禁忌证

通常无,但对颅底骨折患者禁忌经鼻腔吸痰。

(二)相对禁忌证

严重缺氧者、严重心律失常者。

四、操作前准备

(1)患者的年龄、意识、病情和治疗等情况。

(2)患者是否有呼吸困难,听诊是否有痰鸣音。

(3)患者的口腔、鼻腔黏膜是否正常,有无鼻中隔偏曲。

(4)患者的合作程度。

五、操作流程

六步洗手法洗手,戴口罩→备齐用物携至床旁→再次核对,解释→纯氧或高流量吸氧1~2分钟→检查患者口腔、鼻腔,取下活动义齿→摆好体位,头偏向操作者一侧→接通电源,打开开关,检查吸引器并调节负压→消毒双手→备吸痰管,戴无菌手套,连接吸痰管→反折吸痰管无负压送入气道(手法:左右旋转,向上拉提)→吸痰完毕,断开吸痰管,擦净患者脸部分泌物→取下吸痰管放入医疗垃圾袋,将吸痰连接管插入消毒液中浸泡→再次给予纯氧或高流量吸氧1~2分钟→消毒双手→评价→整理用物→洗手→观察,记录。

六、注意事项

(1)严格执行无菌操作。

(2)吸痰动作要轻柔,以防止损伤黏膜。

(3)痰液黏稠的,可配合叩背、蒸汽吸入、雾化吸入等方法使痰液稀释;吸痰中患者如出现发绀、心率下降等缺氧症状时,立即停止吸痰,待症状缓解后再吸。

(4)吸痰管(直径)要小于患者使用的气管插管直径的50%,婴儿则要小于70%。

(5)贮液瓶内液体不得超过满刻度的2/3,以防损坏机器。

七、并发症

1. 吸入性肺炎

吸痰可增加下呼吸道细菌聚居,并发吸入性肺炎,更容易发生在经气管插管吸痰的患者。临床表现为新出现的吸入性肺部感染的症状、体征以及相应的实验室检查结果。因此,对此类患者吸痰时需先吸引口腔分泌物,再用气囊放气后吸痰。

2. 低氧血症

通常在吸痰过程中可发生低氧血症,对于原有低氧血症的患者会加重其低氧血症,因此在吸痰前可考虑先给予氧气吸入,提高患者的血氧分压。

3. 气管组织或支气管黏膜损伤

通常认为气道黏膜损伤的程度与吸引的负压和持续时间成正比,严格遵守操作规程可减少该并发症的发生。

4. 支气管收缩/支气管痉挛

突发哮喘样症状,肺部出现哮鸣音。按支气管哮喘急性发作处理,并立即停止吸痰。

5.颅内压升高

与脑血流量变化有关。可出现呕吐、意识障碍等。应立即停止吸痰,按颅内压升高处理。

6.高血压或低血压

应立即停止吸痰,给予对症处理。

7.心律失常

应立即停止吸痰,给予对症处理。

第七节　心脏电复律

一、概述

心脏电复律是经胸壁、心外膜或心内膜,用除颤器将一定量的电能导入整个心脏,使一些异位性快速心律失常转复为窦性心律的一种电治疗方法。其机制为高能量短时限的电脉冲通过心脏,使所有心肌纤维瞬间同时除极,控制整个心脏活动,心脏恢复窦性节律。心脏电复律方式的选择有体外电复律和体内电复律两类,其主要区别如下。

1.体外电复律

(1)非同步电复律:仅适用于心室扑动、心室颤动,又称电除颤。室扑和室颤是心脏性猝死的常见原因(约占 80%)。在心室颤动时,心室肌所处激动位相很不一致,一部分心肌尚在不应期,而另一部分已经在复极,故在任何时候给予高电压强电流都能使所有心肌除极。

(2)同步电复律:所谓同步电复律,就是复律器上装有同步装置,此装置利用患者心电图 R 波触发电复律器放电,并经过一段时间的延迟,使刺激不落入"易损期"内,从而避免发生意外,达到转复心律的治疗目的。同步电复律适用于除心室扑动、心室颤动的其他异位快速性心律失常。

2.体内电复律

(1)经心外膜电复律:主要用于胸心外科手术时紧急复律或开胸心肺复苏时,用盐水纱布包裹勺状电击板,分别置于心脏前、后位,能量选择为 20～50J。

(2)经心内膜电复律:主要用于埋藏式心脏转复除颤器(ICD),具有支持性起搏、抗心动过速起搏、低能量心脏转复和高能量电除颤作用,是预防心源性猝死的有效方法。

二、适应证与禁忌证

(一)适应证

(1)心室颤动、心室扑动是紧急心脏电复律的绝对指征。

(2)室性心动过速伴有明显的血流动力学改变,并出现心力衰竭、休克等,应立即行电复律治疗。如果血流动力学改变不明显,可先试用药物治疗,无效时再行电复律。

(3)预激综合征合并心房颤动、心房扑动,往往伴有快速性心室律、R－R 间期不等,易诱发室性心动过速或心室颤动,尤其伴有血流动力学改变时,需急诊电复律。

(4)极快心室率(＞240 次/分)的室上性心动过速,经刺激迷走神经和药物治疗无效,或已伴有血流动力学改变者,需紧急电复律。

(5)急性心肌梗死合并较快心室率的室上性心动过速、心房扑动、心房颤动。

(二)禁忌证

(1)洋地黄中毒所致心律失常。

(2)室上性快速心律失常合并完全性房室传导阻滞。

(3)病态窦房结综合征合并心房颤动,如果复律必须有临时起搏器做保护。

(4)快速心律失常伴有水电解质、酸碱平衡失调,缺氧,这类患者电复律时可发生严重甚至致命性心律失常,须纠正后复律。

(5)病毒性心肌炎的急性期以及风湿活动时伴发快速心律失常。

(6)近期内动脉或静脉发生栓塞,左房有附壁血栓,心脏明显扩大,心功能严重不全。

三、操作要点

(一)体外电复律的能量选择

电复律时如果电能过低,则无法达到去除异位心律的作用,但电能过大,会引起心肌功能性损伤,因此应采用最小有效能量。对于急症患者,初次电击就应选择较大的电击能量,力求一次成功,以免延误抢救时机。

(二)电极板的放置位置

标准的放置位置为心尖部(左锁骨中线第 5 肋间)和心底部(右锁骨中线第 2 肋间)。另一种电极板的放置位置为前部(左锁骨中线第 5 肋间)和后位(左肩胛下区域)。两电极板要分隔开,其间的导电糊不可接触,以免形成短路。如患者安装有永久起搏器或埋藏式心脏转复除颤器,则电极板至少应距离仪器 10cm,复律后应对永久起搏器或埋藏式心脏转复除颤器进行程控。

四、护理配合

(一)复律前护理

(1)用物准确:除颤仪、导电胶、乙醇、纱布、生理盐水、心电监护仪及心肺复苏所需急救药品。

(2)向患者介绍电复律的目的、必要性、大致过程和需要患者配合的事项,取得患者配合。

(3)遵医嘱完善相关检查,如全导联心电图、血电解质等。

(4)遵医嘱改善心功能,纠正电解质紊乱,停用洋地黄类药物 24~48 小时,房颤患者复律前应给予抗凝治疗。

(二)复律中护理

(1)患者去枕平卧于木板床上,检查并除去金属及导电物质,松解衣扣,暴露胸部,去除义齿,建立静脉通路,给予氧气吸入,保持呼吸道通畅。

(2)用乙醇棉球将电机部位皮肤去脂擦红,范围同电极板大小,避开监护导联线及电极膜,用干纱布擦干。

(3)同步电复律时,由于患者意识清楚,应在电击前给予地西泮 0.3~0.5mg/kg 缓慢静脉滴注,待患者睫毛反射消失,注意观察患者的呼吸和末梢血氧饱和度。

(4)将导电糊均匀涂抹在电极板上,选择合适的除颤能量,充电,等待 10 秒充电完成时仪器发出持续性蜂鸣声,双手同时按下两个电极板上的放电按钮,完成除颤过程。

(三)复律后护理

(1)观察患者心电图波形,了解除颤效果。

(2)切断电源,擦干患者胸前、电极板的导电膏,妥善放置除颤仪。

(3)置患者于舒适体位,持续心电监护 24 小时,密切观察神志、瞳孔、呼吸、心律、血压变化和栓塞征象,注意有无皮肤灼伤。

(4)遵医嘱继续服用抗心律失常药物以维持窦性心律。

(四)电复律常见并发症及处理

(1)皮肤烧伤:电极板与胸壁连接不紧密,可产生电火花而严重烧伤皮肤,皮肤可出现充血、肿胀及破损。可给予抗生素预防感染及进行适当的皮肤护理。

(2)心律失常:以各种早搏最多见,一般不需处理,若出现其他一过性心律失常可给予相应药物处理和人工起搏治疗。

(3)心肌损伤:由于电击时电流对心肌的直接作用可造成不同程度的心肌损伤,心电图上可见 ST-T 变化,严重者可给予心肌保护性药物治疗。

第八节 紧急心脏起搏术

紧急心脏起搏即临时心脏起搏,是用低能量脉冲暂时刺激心脏达到心脏收缩目的的治疗方法,主要用于抢救和治疗某些严重的心律失常、心搏骤停及(或)心律失常有关的血流动力学障碍。

根据电刺激途径不同心脏起搏分为经静脉、经皮、经食管、经心外膜起搏,绝大多数的临时起搏均采用经静脉起搏。

一、适应证与禁忌证

(一)适应证

1.缓慢型心律失常

包括严重窦性心动过缓或窦性停搏;急性心肌梗死伴三度房室传导阻滞或二度Ⅱ型房室传导阻滞;器质性心脏病伴三度房室传导阻滞;已植入的心脏起搏器功能失常或行常规更换而对起搏器依赖的患者。

2.快速型心律失常

包括药物治疗无效的由于心动过缓诱发的尖端扭转型或持续性室速;不宜用药物治疗或电转复的顽固性心动过速。

3.诊断或研究需要

包括快速心房起搏心脏负荷试验;心房起搏测定窦房结恢复时间和传导时间;快速心律失常发生机制和药物作用的电生理研究等。

（二）禁忌证

经静脉心脏起搏没有绝对的禁忌证，严重低温、疑有或已有败血症、凝血功能障碍的患者要慎用。

二、操作要点

（一）常用的器材与设备

包括穿刺针、导引钢丝、扩张管或直接穿刺套管、5～7F标准起搏电极、心房"J"型电极、球囊漂浮起搏电极或带有起搏电极的肺动脉漂浮导管、普通心电图机或带有心电和有创压力的床边监护仪等。

（二）静脉途径选择

临床上常用的静脉有颈内静脉、颈外静脉、锁骨下静脉和股静脉，肘静脉已较少应用，静脉切开法在穿刺困难时尚可采用。心房起搏和房室顺序起搏应当选用上腔静脉系统，因心房"J"型电极经下肢静脉插管无法定位。

（三）穿刺方法

使用16G或18G穿刺针穿刺静脉，进入静脉后回血通畅，将导引钢丝送入血管腔内，撤除穿刺针。经导引钢丝送入扩张管和静脉鞘管，退出扩张管和导引钢丝后，起搏电极导管经鞘管推进，进入15～20cm或右心房后，气囊充气1.0～1.5mL，电极导管可顺血流导向通过三尖瓣进入右心室。

三、静脉插管注意事项

标准起搏导管要有一定的塑型和弯度，才易进入右心室。插管时最好在影像学监测下进行，能使插管快，容易定位和掌握适当的张力，减少脱位和心肌穿孔的发生。紧急情况采用标准导管插管时，应选择股静脉，容易进入右心室。患者应与标准肢体导联连接，起搏电极远端（负极）电极与胸前电极 V_1 相连。导联 V_1 用于连续监测心腔内单极电图，以便观察导管所处的位置。

P波直立说明导管位于下腔静脉，P波倒置提示导管已进入上腔静脉，P波双向时电极位于右心房，当电极进入心室时可出现PVC或阵发性VT，推送导管时再次出现P波倒置，提示电极可能进入了右心室流出道或肺动脉。另外，少数患者可有静脉畸形或右心房与下腔静脉之间存在网状静脉瓣和下腔静脉血栓，当插入困难时应考虑到这些因素，必要时进行血管造影或其他方法起搏。

四、起搏方式的选择

当临时起搏开始时，必须选择一种起搏方式。常用的起搏方式如下。

（一）心房起搏（AOO）

非同步起搏。

（二）心房起搏，心房感知（AAI）

提供最小的程控频率，按需起搏。

（三）心室起搏（VOO）

非同步起搏。

(四)心室起搏,心室感知(WI)

提供最小程控频率,按需起搏。

(五)双腔起搏,心室感知(DVI)

非同步心房起搏,经程控 A-V 延迟后心室按需起搏。

(六)双腔起搏和感知(DDD)

心房和心室按需起搏提供最小频率,心室起搏跟随 A-V 延迟。

五、起搏器参数的调节

(一)起搏频率

为起搏器连续发放脉冲的频率。一般为 40～120 次/分,通常取 60～80 次/分为基本频率。

(二)起搏阈值

为引起心脏有效收缩的最低电脉冲强度。心室起搏要求电流 3～5mA,电压 3～6V。

(三)感知灵敏度

为起搏器感知 P 波或 R 波的能力。心室感知灵敏度值一般为 1～3mV。

六、护理配合

(一)透视下安放起搏电极导管

(1)向患者及其家属解释操作的目的和过程,签署知情同意书。

(2)用物准备:体外脉冲发生器、起搏电极导管、无菌手套、6F 鞘管、静脉切开包、生理盐水、肝素、注射器、局麻药、心电图机、床边胸片机、除颤器及急救药物等。

(3)静脉路径选择:右颈内静脉是最常用的静脉路径。

(4)协助患者取好体位:尽量让患者平卧位。

(5)协助医生局部消毒、局麻、铺手术单。

(二)非透视下安放起搏电极导管

(1)按上述步骤置入导管鞘,首选右颈内静脉。

(2)体外检查漂浮起搏器电极气囊无漏气,将电极导管插入上腔静脉后,与脉冲发生器连接,调节起搏频率高于自身心率。进入深度约 15cm 后,将 1.5mL 空气注入气囊,继续送入电极并密切观察心电监护仪或体表心电图。当电极送入约 30cm,如出现宽大畸形 QRS 波形即可判断进入了右心室。

(3)起搏阈值测试:将脉冲发生器设为按需起搏模式,输出电压 3～5V 及起搏频率高于自身心率 20 次/分(常规设置为 80～90 次/分),然后慢慢减少输出电压,直至不能起搏心脏为止,此时的电压即为起搏电压阈值。

(4)感知功能测试:当患者有自身心律时可以测试感知功能。方法:在患者自身心律情况下,将脉冲发生器的感知灵敏度调整至最大(即敏感性最低时)观察感知情况,看感知指示灯是否随自身心搏闪烁,如不闪烁说明未感知自身心律,然后将感知数值逐渐调低,当出现感知指示灯闪烁时,说明脉冲发生器已感知患者的自身心搏。

(5)参数设置满意后妥善缝合固定起搏电极导管,最后重新检测起搏器的功能,拍摄 X 线胸片(最好为卧位床旁片,避免体位变动引起的电极移位)。

（三）术中护理

（1）严密监测心律、心率、血压，关注患者意识、呼吸改变，若患者情绪过度紧张或者烦躁不安可遵医嘱给予镇静剂。

（2）备好抢救药品和器械，如阿托品、肾上腺素、多巴胺等。

（3）临时起搏器置入成功、调节好参数后，让患者做深呼吸或者用力咳嗽，测试置入电极导管的稳定性。

（四）术后护理

（1）严密心电监护：应随时注意心电变化，定期描记起搏心电图，观察临时起搏器的起搏和感知功能是否正常，观察电池是否耗竭并及时更换。合理调节报警范围，观察有无新的心律失常发生。

（2）严格无菌操作，预防感染：观察局部有无渗出或红、肿、热、痛等现象。

（3）每班检查电极导线的连接处，确保安全，并检查置入深度或外露刻度。妥善固定导管，以防牵拉滑脱。起搏阈值增高多为导管脱位早期征象，需要拍片证实。

（4）暂停或停止临时起搏、置入永久起搏前判断有无起搏器依赖，以防不测。

（五）并发症的预防及护理

1.血气胸

见于锁骨下静脉或颈内静脉穿刺不当。如果血气胸较轻，不需要处理，可以自行吸收，有压迫症状时应行胸穿抽气排血，活动性出血或张力性气胸应闭式引流，必要时请胸外科医生会诊。

2.栓塞

主要见于静脉插管时，患者过度吸气形成胸腔负压，中心静脉压突然下降，空气经穿刺针头或静脉扩张进入血液。采用动脉鞘管可以避免空气栓塞，插入导引钢丝或导管时，让患者保持呼吸或暂时屏气。对怀疑有下腔静脉血栓的患者，不应采取股静脉插管，导管放置时间长或血液呈高凝状态的患者应给予抗凝治疗，防止发生严重的肺梗死。

3.导管移位

为临时起搏最常见的并发症。多见于置入起搏器早期。心电图表现为不起搏或间歇不起搏，X线显示电极移位，如患者自身心率慢，则会出现头晕甚至晕厥，需要重新调整电极位置。

4.心律失常

可出现室性或房性心律失常，应严密观察心电图波形，备好除颤器及抢救设备、药品，一经发现及时处理。

5.心肌穿孔

常见于股静脉途径起搏和导管质地较硬的情况，若患者心脏大，心肌薄，为急性心肌梗死期，置入过程中可能导致右室游离壁穿孔。表现为患者心前区疼痛，膈肌、骨骼肌收缩，起搏中断或间歇性起搏。球囊漂浮电极因质地柔软较少发生心肌穿孔，尤其床边紧急临时起搏选择此电极较安全。

6.导线接触不良或导管断裂

因导管质地硬、柔韧性差、反复使用，如放置时间长和体位活动，可能发生不完全性断裂。

应注意检查,如造成起搏功能不良应及时更换。

7.感染

与手术操作环境有关。应严格无菌操作,包扎的辅料要保持干燥,定期做局部消毒,更换辅料,同时预防性应用抗生素。

第九节　全肺灌洗术

全肺灌洗术是指患者在静脉复合全身麻醉下,用双腔气管插管置于患者气管与支气管内,一侧肺纯氧通气,另一侧肺用灌洗液反复灌洗,直到灌洗回收液澄清为止,达到治疗肺部疾病的目的。

全肺灌洗是针对始终存在于患者肺部的粉尘和炎性细胞而采取的治疗措施,不但能清除肺泡内的粉尘、巨噬细胞及致炎症因子、致纤维化因子等,而且还可改善症状、改善肺功能。

一、适应证与禁忌证

(一)适应证

(1)肺泡蛋白沉着症。

(2)尘肺、矽肺。

(3)肺泡微石症。

(4)支气管扩张症。

(5)哮喘持续状态。

(6)误吸大量异物。

(7)难治性肺部感染。

(二)禁忌证

(1)高龄合并老年病。

(2)合并有活动性肺结核。

(3)有胸膜下直径大于 2cm 的肺大疱。

(4)重度肺功能低下。

(5)严重气管及支气管畸形,致使双腔气管插管不能就位。

(6)合并心、脑、肝、肾等主要脏器严重疾病或功能障碍。

(7)凝血功能障碍。

(8)恶性肿瘤,或免疫功能低下。

二、操作要点

(1)遵守感染控制管理。

(2)气囊注气要适当,主支气管气囊压力应在 $50\sim60cmH_2O$,要比气管气囊压力高,保证左右肺完全分隔,灌洗液不致流入通气侧肺。

(3)定压控制通气可防止气压伤,可避免术中反复调整呼吸机参数。

（4）气管插管位置要准确，最好采取左侧支气管插管，因为右侧插管易堵塞右肺上叶开口，满意的插管要求各肺段的开口都要暴露，才能进行充分的肺灌洗。

（5）无菌操作下以约100mL/min的速度注入溶液，高度应距腋中线30～40cm，每次灌洗量为500～1000mL。

（6）灌洗同时应结合叩背或俯卧位通气等方法提高治疗效果，用震动排痰机震动时应避开心脏、胃肠部位。

（7）吸引压力不超过200mmHg，尽量将每次灌洗液完全吸出。灌洗液总量视洗出液的清亮度决定。

（8）每次回收量的流失不应超过150～200mL，肺内总残留量不能超过500～1000mL，残留量过多应警惕液体漏入胸膜腔或对侧肺内。

（9）需要较长时间机械通气的患者，可将双腔气管插管更换为普通单腔气管导管后继续机械通气。

（10）机械通气时可适当加大PEEP，以防止肺泡塌陷。

三、护理配合

（一）术前准备

（1）协助完善术前相关检查：诊断性肺泡灌洗、血气分析、胸片、胸部CT、肺功能、出凝血常规、血常规、心电图。

（2）术前禁食，禁水6～8小时。

（3）术前指导：患者进行有效的咳嗽和呼吸操锻炼，以利于灌洗后肺功能的恢复和肺部分泌物的排出。

（4）物品准备：双腔气管插管、吸痰管、纤维光束支气管镜（小儿）、水温箱、温无菌生理盐水、输液管、呼吸机及管道、负压吸引装置、心电监护仪、痰液收集器、止血钳等。

（5）患者准备：保持良好的心理状态。留置静脉通路，留置导尿管，签署手术同意书。

（二）术中配合

（1）协助静脉全麻，满意后插入双腔气管插管。

（2）气囊注气，接呼吸机采用定压控制通气模式。

（3）行纤维支气管镜检查，确定气管插管位置正确后固定。

（4）呼气末用血管钳夹闭待灌洗侧肺插管，行对侧肺单肺通气，评估患者可否耐受大容量单侧灌洗。

（5）向灌洗侧肺内注入加温至37℃的注射用生理盐水。

（6）用震动排痰机自下而上震动患者灌洗侧肺部3～5分钟。

（7）非灌洗侧继续通气，分离灌洗侧肺插管，用支气管吸痰管充分吸引灌洗液，反复多次灌洗，至洗出液转清。灌洗结束后，纤支镜下充分吸净残留的灌洗液。行双侧肺通气，调整呼吸机参数。

（8）密切观察患者的生命体征、血氧饱和度及血气分析，同法进行对侧肺部灌洗。

（三）术后护理

（1）麻醉清醒后，如患者自主呼吸恢复，咳嗽反射良好，生命体征平稳，血氧饱和度在95％

以上,可拔除双腔气管插管。

(2)观察并发症,如低氧血症、肺不张、肺炎、心衰等。

(3)准确记录每次和总的灌入、洗出液的量、颜色、性状。

第十节 高流量氧疗

高流量氧疗是指流速能达到甚至超过吸气最高流速的一种吸氧方式。特点为可提供精确的吸氧浓度(21%～100%),精确的流量(2～60L/min)及充分加湿加热的气体(可达到37℃,100%相对湿度)。通常通过特制的吸氧装置连接高压供氧来实现,是近来出现的一种新的呼吸治疗方式,常见的类型包括专用的呼吸治疗仪、某些呼吸机自带的氧疗功能等。

一、适应证与禁忌证

(一)适应证

(1)低氧血症或者潜在的组织缺氧。

(2)气道黏膜干燥,分泌物黏稠。

(3)吸气费力。

(4)COPD。

(5)CPAP 替代。

(6)呼吸机撤机替代。

(7)长期人工气道患者拔管后。

(8)传统鼻导管吸氧方式不耐受的患者。

(9)呼吸暂停综合征。

(二)禁忌证

(1)需立即行有创机械通气的低氧血症患者。

(2)无自主呼吸患者。

(3)气道梗阻患者。

(4)鼻面部手术、畸形等患者。

二、操作要点

(1)需向患者解释,充分取得患者配合。

(2)选用大小合适的鼻塞型号,保证鼻塞外径小于鼻孔内径的 1/2。

(3)送氧气时应从较小流量开始,待患者适应后缓慢将流量调节至目标流量。

(4)鼓励患者闭口呼吸,减少气道正压的丢失,较少呼吸做功。

(5)观察管路有无打折、扭曲的情况发生,管路中是否有冷凝水等产生。

(6)设置合适的供气温度,连接人工气道的患者可以设置为 37℃,无人工气道的患者可以调节至 32～34℃。

(7)对于重症患者,在使用过程中密切观察患者的呼吸状况,并及时评估患者状况及疗效,特别是在使用的前几个小时内,应结合患者的血气分析结果、心电监护、循环等情况,决定是否继续使用或更改治疗方式,避免延误患者插管时机,增加患者风险。

(8)每两小时观察局部受压皮肤情况,避免压疮的发生。

(9)使用完毕后及时终末消毒。

三、护理配合

(一)评估

(1)评估患者的病情及缺氧状况。

(2)评估患者的气道有无畸形或损伤。

(3)评估患者的沟通及理解能力。

(二)实施

(1)向患者详细解释操作的目的及注意事项,取得患者理解和配合。

(2)操作顺序为:连接管路→安装湿化罐→连接注射用水→开机→调节供氧温度→调节氧浓度→设置吸氧流速。

(3)帮助患者佩戴鼻塞并连接管路。

(4)评估患者耐受程度及氧合情况,根据患者情况调节参数。

(5)记录使用时间、参数、效果等。

(三)结束

(1)断开鼻塞并取下,关闭氧气,调节参数,关机。

(2)管路为一次性使用,用完丢弃,机器予以终末消毒。

第十一节　无创机械通气

无创机械通气是患者经面罩或鼻罩连接呼吸机,构成一个密闭的环路,给予正压机械通气的模式辅助患者通气。

无创机械通气优点是无须建立人工气道(气管插管、气管切开),减少气管插管及其并发症,减少患者的痛苦,患者可正常吞咽、进食,能讲话,咳嗽,保留上气道加温、湿化和过滤功能,可以间歇使用,容易脱机。但病情危重、躁动不安、分泌物较多患者谨慎使用。

一、适应证与禁忌证

(一)无创机械通气的适应证

(1)急性 COPD 急性发作患者,常规内科治疗和控制性氧疗后无缓解的呼吸性酸中毒。

(2)存在低氧血症的心源性肺水肿患者。

(3)由胸廓畸形或神经肌肉疾患导致的急性高碳酸血症型呼吸衰竭。

(4)预防呼吸衰竭:如外科麻醉/手术后支持。

(5)康复治疗:家庭机械通气/睡眠呼吸暂停综合征。

(6)有创机械通气撤离失败,无创机械通气可提高撤机成功率。

（7）肺病的终末期。

（二）无创机械通气的禁忌证

（1）心跳呼吸骤停，血流动力学不稳定。

（2）上呼吸道梗阻。

（3）严重的低氧血症（$PaO_2 < 45mmHg$）、酸中毒（$pH < 7.20$）。

（4）气胸、严重的肺大疱。

（5）严重脑病，神志不清，精神疾病患者。

（6）不合作或极度紧张。

（7）频繁呕吐，严重腹胀（肠梗阻），近期胃部损伤。

（8）急性面部损伤、手术、畸形。

（9）对面罩材料过敏，反应程度严重性超过了辅助通气的益处。

二、操作要点

（一）术前评估

包括患者的神志、文化程度和沟通能力、生命体征和气道保护能力。患者应具备无创机械通气的基本条件：较好的意识状态、咳痰能力、自主呼吸能力、血流动力学稳定和良好的配合无创机械通气的能力。

（二）无创机械通气的常用模式

虽然应用有创呼吸机的容量控制模式也可实施无创正压通气（NIPPV），但 NIPPV 最常用的通气模式是压力支持＋呼气末正压通气，在无创专用呼吸机上称为 S（spontaneous）和 S/T（spontaneous/timed）。S 实际上就是压力支持。S/T 整合了以压力控制通气为基础的后备，当患者的呼吸频率低于设定的后备通气频率时，给予强制压力控制通气。S/T 模式的初始参数设置：IPAP（吸气压力）$10\sim15cmH_2O$，EPAP（呼气压力）$4\sim5cmH_2O$，触发灵敏度为最灵敏，后备通气频率 15 次/分，后备通气吸呼比 1：3。

（三）上机前

耐心给患者指导，指导患者与机器同步呼吸；避免用口吸气通气，以减少腹胀，使用鼻罩时需要闭口呼吸以防止经口漏气；教会患者简单的非语言沟通方法：写字、手势等，指导患者减少吞咽动作和讲话，避免口腔干燥；教会患者在紧急情况如呕吐时迅速拆除鼻罩或面罩的方法，取得患者的配合。正确连接呼吸机管道，根据患者情况，调整合适的呼吸机参数。

（四）上机后

调整好面罩头带，松紧合适，不漏气。密切观察生命体征和患者的意识、咳痰能力、呼吸情况和人机协调，加强气道的湿化和排痰管理，定期监测血气分析，评估无创机械通气的效果。

（五）其他

提供高热量、高蛋白、富含维生素的易消化食物，进餐定时定量，避免饱餐，必要时胃管鼻饲，防止误吸。

三、护理配合

（一）操作前准备

1. 准备物品

无创呼吸机、鼻罩/面罩、管路 1 套、四头带、电插板、注射用水、监护仪、中心吸氧装置 1

套,吸痰装置 1 套。

2.患者准备

患者体位以舒适为宜,半坐卧位或抬高床头 30°以上,保持头、颈、肩在同一水平,头稍向后仰,有效开放气道。

3.选择鼻罩或面罩

患者感觉舒适的最小鼻罩或面罩。

4.呼吸机准备

启动呼吸机,先预热 10 分钟,参数初始化,连接患者。氧气连接时,先开电源后开氧气阀。

(二)操作中配合

1.固定

先徒手固定,患者感觉能适应后扣多头带固定,松紧度以侧面颊可插入 1～2 指为宜。

2.参数调节

原则是由低到高、逐步调节,以 BiPAP 模式为例,初始参数为呼气压(EPAP)$4cmH_2O$,吸气压(IPAP)$8～12cmH_2O$,在 5～20 分钟内逐步增加至合适的水平。IPAP 和 EPAP 的调节应充分注意患者的耐受程度。

3.指导有效咳嗽及排痰

保持呼吸道通畅,教会患者正确排痰方法,尽可能加深吸气,以增加容量,吸气后要有短暂的闭气,最后声门开放,使分泌物从口中喷出,对于痰黏稠不易咳出者协助拍背,多饮水或超声雾化吸入疗法湿化气道使痰液易于咳出。必要时予以吸痰,以减少取戴面罩的次数,保持通气的持续性。

4.床旁严密监测

观察患者神志、生命体征、SpO_2、出入量等,检查呼吸机运转是否正常,鼻面罩及管道是否漏气,管道有无扭曲、脱落。主动询问患者有何要求及不适,指导患者深而慢、有节律地用鼻腹式呼吸,吸气用鼻,呼气张口,注意配合呼吸机呼吸;加强夜间巡视,因为患者睡梦中常有不自主举动,易造成氧气管脱落或摘除面罩,危及患者的生命;根据病情调节呼吸参数,观察患者皮肤颜色、末梢、灌注情况,以及呼吸困难、胸闷等症状是否改善,使用呼吸机后 2 小时做血气分析。如 SpO_2 持续低于 90%,病情恶化,应气管插管行机械通气。

(三)操作后护理

1.观察是否到达预期通气效果

(1)观察呼吸系统症状和体征:呼吸困难的程度、辅助呼吸肌活动情况、患者呼吸与呼吸机是否协调,人机同步性等;呼吸系统各项指标的观察,如 SPO_2、呼吸频率、潮气量、压力等。

(2)能够主动咳痰的患者应鼓励其主动排痰,否则应进行人工吸痰。不论主动或被动排痰,护理人员都应帮助患者翻身、拍背,帮助患者取合适舒适体位;同时记录患者的咳嗽能力,以及咳痰的量和性状。

2.机器的维护

(1)停机时,先关氧气,再关电源。

(2)灰色的海绵滤膜至少每 2 周清洗 1 次。

(3)管路消毒:清水冲洗,0.05％含氯消毒剂浸泡 30～60 分钟,蒸馏水冲洗,晾干备用,有条件者专人专用,重复使用的呼吸机管路送供应室灭菌处理。

(四)并发症及其处理

1.口咽干燥

间歇喝水,加强口腔护理,保持口腔清洁。使用加温加湿装置或人工鼻加强湿化。

2.面部皮肤压伤

主要在鼻梁,消瘦老年患者多见。局部受压处贴皮肤保护膜敷料缓冲,对受压皮肤按摩以减少损伤;固定时注意松紧度;必要时鼻罩与面罩交替使用,避免皮肤持续受压。

3.胃肠胀气

呼吸机参数设置较高,经口呼吸者多见。嘱患者尽量用鼻吸气,少说话。遵医嘱使用胃肠动力药并观察疗效。必要时胃肠减压。

4.误吸

颅内压增高、有呕吐史、有肠内营养、无胃肠减压者发生率高。意识不清者禁用无创机械通气;有误吸史者尽量不用。患者取半卧位,避免饱餐后立即无创机械通气,适当选用胃肠减压可减少误吸的发生。

5.结膜炎

面罩漏气所致。选择合适的面罩、鼻罩,固定恰当,避免漏气,预防性使用眼药水。

第十二节　呼吸机的使用

机械通气是临床上利用呼吸机通气的方式,达到维持、改善和纠正患者因诸多原因所致的急、慢性重症呼吸衰竭(包括通气衰竭、氧合衰竭)的一种治疗措施。呼吸机分类有正压和负压呼吸机,气动和电动呼吸机。

机械通气的生理目标主要包括:改善和维持动脉氧合;支持肺泡通气;维持和增加肺容积;减少呼吸功。应用气管插管或气管切开保持呼吸道通畅,加上正压通气以维持足够的潮气量,保证患者代谢所需的肺泡通气,纠正低氧血症和改善氧运输。呼吸机的应用可改善换气功能,通过应用呼气末正压呼吸(PEEP)等方法,使肺内气体分布均匀,纠正通气/血流比例失调,减少肺内分流,从而提高氧分压。应用机械通气可减少呼吸肌的负担,降低其氧耗量,有利于改善缺氧,减少呼吸功,同时也可减轻心脏负荷。

一、适应证与禁忌证

(一)适应证

1.预防性通气治疗

(1)有发生呼吸衰竭高度危险性的患者:长时间休克;严重的头部创伤;严重的慢性阻塞性肺疾病(COPD)的患者腹部手术后;术后严重败血症;重大创伤后发生严重衰竭的患者。

(2)减轻心血管系统负荷:心脏手术后;心脏贮备功能降低或冠状动脉供血不足的患者进

行大手术后。

2.治疗性通气治疗

（1）临床上当患者出现呼吸衰竭的表现，如呼吸困难、呼吸浅速、发绀、咳痰无力、呼吸欲停或已停止、出现意识障碍、循环功能不全时；患者不能维持自主呼吸，近期内预计也不能恢复有效自主呼吸，呼吸功能受到严重影响时，可应用机械通气治疗。

（2）机械通气治疗的呼吸生理标准。

1）呼吸频率（R）＞35 次/分。

2）肺活量（VC）＜10～15mL/kg 体重。

3）肺泡动脉血氧分压差 P(A-a)O$_2$＞50mmHg(6.65kPa)，FiO$_2$＝0.21。

4）最大吸气压力（PNP）＜25cmH$_2$O(2.45kPa)。

5）动脉血二氧化碳分压 PaCO$_2$＞50mmHg(6.65kPa)，COPD 患者除外。

6）生理无效腔/潮气量＞60%。

（3）不同基础疾病情况下机械通气治疗适应证的选择。

1）慢性阻塞性肺疾病（COPD）。慢性呼吸衰竭急性恶化合理氧疗后，pH＜7.20，PaO$_2$仍＜50mmHg，PaCO$_2$＞75mmHg；潮气量＜200mL，呼吸频率 35 次/分；有早期肺脑改变。

2）支气管哮喘持续状态。常规治疗后，出现下述情况之一：呼吸抑制，神志不清；呼吸肌疲劳现象出现；PaO$_2$ 逐渐下降＜50mmHg，PaCO$_2$ 逐渐升高＞45mmHg；一般状态逐渐恶化。

3）急性呼吸窘迫综合征。经数小时高浓度（60%）氧疗后 PaO$_2$ 仍＜60mmHg 或 PaO$_2$＞60mmHg，但合并严重呼吸性酸中毒。

4）头部创伤、神经肌肉疾患引起的呼吸衰竭。

5）因镇静剂过量等导致呼吸中枢抑制而引起的呼吸衰竭；吸氧后症状改善不理想，或呼吸频率 30～40 次/分，咳嗽反射减弱、咳痰无力。

6）心肌梗死或充血性心力衰竭合并呼吸衰竭吸氧浓度已达 60% 以上，PaO$_2$＜60mmHg，可谨慎进行机械通气（宜采用压力支持等模式）。

临床实践表明，危重患者测定肺功能较为困难，有时难以应用肺功能数据判断患者是否需要机械通气治疗，而血气分析可为通气治疗提供必要的佐证。如 PaCO$_2$ 升高＞55mmHg 为通气治疗的直接指征。COPD 患者因可耐受较高的 PaCO$_2$ 水平，一般当 PaCO$_2$＞(70～80) mmHg，且保守治疗无效，才考虑机械通气治疗。pH 也为通气治疗的指标，急性呼吸衰竭患者，当出现严重呼吸性酸中毒伴 pH＜7.25 时，应接受机械通气治疗。

（二）禁忌证

1.绝对禁忌证

无，影响氧合、危及生命时均可进行有创通气治疗。

2.相对禁忌证

气胸及纵隔气肿未行引流者；肺大疱；低血容量性休克未补充血容量者；严重肺出血；出血性休克未补充血容量之前；活动性肺结核。

二、操作要点

（一）常用通气模式及参数调节

1.常用机械通气模式

（1）辅助—控制通气（assist-control ventilation，A-C）：现代呼吸机多用 A/C 模式取代传

统的单纯控制通气(C)和辅助通气(A)。呼吸机可预设恒定的潮气量(或恒定的压力)、吸气时间(或通过吸呼气时间比间接设定)以及"背景"呼吸频率,背景呼吸频率是指呼吸机工作的最低频率,起保障最低通气量的作用。

呼吸机按预设潮气量、吸气时间、背景频率送气,为控制性通气,与传统控制模式完全相同;若由自主呼吸触发呼吸机,按预设潮气量和吸气时间送气,但实际呼吸频率随自主呼吸而变化,为辅助性通气,与传统辅助模式完全相同。当患者无力触发或自主呼吸频率低于机内预置频率时,呼吸机按预设频率及潮气量或压力进行输气,即有触发时为 AV,无出发时为 CV。

有自主呼吸的患者,通过触发灵敏度触发呼吸机送气,呼吸机送气的方式由呼吸机决定,吸气过程几乎由呼吸机做功,患者所做的功很少。

(2)同步间歇指令通气(SIMV)源于对间歇指令通气(IMV)的改进。SIMV 是一种混合通气模式,分为指令通气和自主呼吸两部分,在两次指令通气之间允许患者自主呼吸。SIMV 设定时间触发窗,保证了指令通气和自主呼吸间的同步。呼吸机按预设呼吸周期或呼吸频率送气,每个送气过程由预设潮气量、吸气时间完成,两次呼吸机送气之间是不受呼吸机影响的自主呼吸。

若呼吸机送气与自主呼吸同步,则为同步间歇指令通气(SIMV)。在设置合适指令频率、潮气量、吸气时间或流速以及触发灵敏度等的基础上,呼吸机按预设指令对患者提供正压通气,两次指令之间的呼吸为患者的自主呼吸,而且指令通气与患者的自主呼吸同步。属于部分通气支持。

如果在患者自主呼吸时给予一个压力支持水平,即 PS 时,则此模式变为 SIMV+压力支持通气(PSV)模式。SIMV 既保留了自主呼吸功能,又可逐渐降低呼吸机辅助支持的水平,因而有利撤机;既可作为长期通气支持的方式,也是准备撤机前使用的序贯模式,因此最为常用。这种通气模式能够保证最小分钟通气量。使人机同步性有所改善。

(3)压力支持通气(PSV):是一种部分通气支持方式,属于呼吸机辅助的自主呼吸模式。由自主呼吸触发呼吸机送气、维持通气压力和决定吸呼气转换,在吸气过程中给予一定的压力辅助,表现为压力限制和流量转换。呼吸机在患者吸气触发后按预设压力提供压力支持,而流速方式、呼吸深度、吸呼比均由患者自行控制。其特点是气流提供方式与患者自主呼吸力学相协调,同步性能良好。

PSV 可保持患者自主呼吸,仅提供部分通气支持,可长期使用,在此模式下,患者吸气时所做的功由呼吸机和患者共同承担。所以 PSV 可用于各种有一定呼吸能力的呼吸衰竭患者。对患者的呼吸肌有一定的锻炼作用,常作为撤机前的过度,同 SIMV 一样,为最常用的模式之一。

(4)双相气道正压(BiPAP):BiPAP 模式可以通过定期释放 PEEP 的方式,基本工作特点是传统正压控制通气(PCV)和完全自主通气(CPAP)的结合,也可以是 PSV+PEEP 方式进行。后者在吸/呼相时,施以水平不同正压。随参数调节和自主呼吸变化,可以表现为:反比通气(PCIRV);间歇指令通气(PC-IMV);气道压力释放通气(APRV);持续气道内正压(CPAP)。这种通气模式能够使气道压力稳定、人机配合较好;有其独特的压力调节方式;可作为"万能"通气模式;不良作用较小,可更好地改善氧合。

2.机械通气的参数调节

(1)潮气量(VT):潮气量的设定是机械通气时首先考虑的问题。容量控制通气时,潮气量的设定目标是保证足够的通气,使患者比较舒适。成人潮气量常设定的范围为8～12mL/kg。潮气量大小的设定应考虑以下因素:胸肺顺应性、气道阻力、呼吸机管道的可压缩容积、氧合状态、通气功能和发生气压伤的危险性。气压伤等呼吸机相关损伤是机械通气应用不当引起的,潮气量设置过程中,为防止发生气压伤,一般要求气道平台压力不超过35～40cmH₂O。对于压力控制通气,潮气量的大小主要决定于预设的压力水平、患者的吸气力量及气道阻力。

(2)通气频率(f):应考虑通气模式、潮气量的大小、死腔率、代谢率、动脉血二氧化碳分压目标水平和患者自主呼吸能力等因素。对于成人,机械通气频率可设置为8～20次/分。对于阻塞性疾病选择慢呼吸频率,对于急慢性限制性通气功能障碍患者,应设定较高的机械通气频率(20次/分或更高)。机械通气15～30分钟后,应根据动脉血氧分压、二氧化碳分压和pH,进一步调整机械通气频率。

(3)分钟通气量(MV):无论是完全还是部分呼吸支持,设置分钟通气量是要保证体内 CO_2 的清除以维持动脉血正常的 pH,同时保证所设容量和产生的肺泡压力不会引起肺损伤。MV 是由 V_T 和 f 的乘积所得,在完全呼吸支持时总的分钟通气量决定患者 $PaCO_2$ 的水平,对MV 做任何的改动都会影响 $PaCO_2$。在部分呼吸支持的患者总的分钟通气量 MV 是呼吸机设置加患者自主呼吸产生的 MV;通常 MV 的范围以 3～10L/min 为参考。

(4)吸氧浓度(FiO_2):机械通气时,呼吸机吸入氧浓度的设置一般取决于动脉氧分压的目标水平、呼气末正压水平、平均气道压力和患者血流动力学状态。由于吸入高浓度氧可产生氧中毒性肺损伤,一般要求吸入氧浓度低于50%～60%。但是,在吸入氧浓度的选择上,不但应考虑高浓度氧的肺损伤作用,还应考虑气道和肺泡压力过高对肺的损伤作用。对于氧合严重障碍的患者,应在充分镇静肌松、采用适当水平呼气末正压的前提下,设置吸入氧浓度,使动脉血氧饱和度>88%。

(5)吸/呼时间比(I：E):机械通气时,呼吸机吸呼比的设定应考虑机械通气对患者血流动力学的影响、氧合状态、自主呼吸水平等因素。通常吸气时间为 0.5～1.5 秒,很少超过 2 秒。吸呼之比为 1：2,但 COPD 患者可为 1：3 到 1：5,而限制型通气障碍患者可为 1：1 到1：1.5。对于控制通气的患者,一般吸气时间较长,吸呼比较高,可提高平均气道压力,改善氧合。但延长吸气时间,应注意监测患者血流动力学的改变。

(6)通气压力:定压型呼吸机,气道压力决定呼吸机吸气相和呼气相的交换及潮气量的大小。该参数应根据气道阻力和肺顺应性而定,肺内轻度病变时为 1.18～1.96kPa(12～20cmH₂O),中度病变需 1.96～2.45kPa(20～25cmH₂O),重度病变需 2.45～2.94kPa(25～30cmH₂O),对严重肺部疾病或支气管痉挛的患者可达 3.92kPa(40cmH₂O)。定容型呼吸机,通气压力取决于潮气量、流速、气道阻力、肺部顺应性等因素。这类呼吸机设有压力限制,达到一定压力时,停止吸气并开始呼气,以防止产生肺部气压伤。通常这一压力限制应高于正常通气压力 1.47～1.96kPa(15～20cmH₂O)。

(7)呼气末正压(PEEP):应用 PEEP 的主要目的是增加肺容积,提高平均气道压力,改善氧合,以及对抗内源性呼气末正压,降低内源性呼气末正压引起的吸气触发功。但是 PEEP 可引起胸腔内压升高，导致静脉回流减少、左心前负荷降低。PEEP 的设置理论上应选择最佳呼气末正压，即获得最大氧输送的呼气末正压水平，临床上应用较为困难。一般设置为 3～5cmH_2O，对于 ARDS 患者，PEEP 的选择应结合吸入氧浓度、吸气时间、动脉氧分压水平及目标水平、氧输送水平等因素综合考虑。一般认为，在急性肺损伤早期，PEEP 应略高于肺压力－容积环低位拐点的压力水平。对于胸部或上腹部手术患者，术后机械通气时采用 3～5cmH_2O 的 PEEP，有助于防止术后肺不张和低氧血症。在 COPD 患者中，一般按照 PEEP 的 75％～80％设置。

(8)吸气流率：容量控制/辅助通气时，如患者无自主呼吸，则吸气流率应低于 40L/min；如患者有自主呼吸，则理想的吸气流率应恰好满足患者吸气峰流的需要。根据患者吸气力量的大小和分钟通气量，一般将吸气流率调至 40～100L/min。压力控制通气时，吸气峰值流率是由预设压力水平和患者吸气力量共同决定的，最大吸气流率受呼吸机性能的限制。

(9)灵敏度：呼吸机吸气触发机制有压力触发和流量触发两种。由于呼吸机和人工气道可产生附加阻力，为减少患者的额外做功，应将触发灵敏度设置在较为敏感的水平。一般情况下，压力触发的触发灵敏度设置在 －0.5～－3cmH_2O，而流量触发的灵敏度设置在 1～3L/min。根据初步的临床研究，与压力触发相比，采用流量触发能够进一步降低患者的呼吸功，使患者更为舒适。

(10)叹气功能：正常自主呼吸时潮气量为 6～8mL/kg。如机械通气也选用该潮气量作标准，则会产生气道陷闭及微小肺不张，使肺内分流增加。而健康人常有偶尔叹气(为潮气量的 2～4 倍)，可避免此类并发症。现代呼吸机备有叹气功能，模仿正常人的呼吸，一般每小时为 10～15 次叹气样呼吸，叹气的气量为潮气量的 2～2.5 倍，可预防肺不张。但一般呼吸机所用的潮气量较大，故叹气功能常不需要。

(二)常见的报警原因及处理

1.报警设置

呼吸机报警系统由两部分组成：一部分是由制造商预设，只能由机器本身控制，如电源、气源等方面的问题；另一部分需临床工作者根据患者情况设置，包括高/低分钟通气量、高/低 V_T、高/低气道压力、低 PEEP/CPAP 和高/低 FIO_2 等。此外，吸呼比(I：E 值)及吸入气体温度也要设置。

2.报警分类

(1)立即危及生命的报警。

1)报警特点：重复报警，报警指示器闪亮，声音响亮，报警声不能消除。

2)常见原因：断电或电力不足、窒息、气源压力不足、气源压力过度、呼气阀或记时器失灵。

(2)危及生命的潜在威胁的报警。

1)报警特点：间断性、柔和的声光报警，可消除报警声音。

2)常见原因：备用电池电压不足、管路漏气、空氧混合器失灵、气路部分阻塞、温度过高或过低、湿化器失灵、PEEP 过大或过小等。

3.常见报警原因

(1)低压报警的常见原因。

1)与患者脱接。

2)回路漏气。易发生漏气的部位有：①与湿化器、过滤器、积水被连接的主回路；②相连的雾化器；③邻近压力监护仪、流量监护仪回路；④呼出气监护装置；⑤已连接的密闭吸引导管；⑥温度监测器；⑦呼气活瓣漏气，活瓣封闭不严或安装不当。

3)气道漏气：应用气囊压力测试表测试；气囊充气不足时指示球囊漏气、气囊破裂。

4)胸腔导管漏气。

(2)高压报警的常见原因。

1)呼吸机设置不当：潮气量过大、吸气流速过大、吸气时间过短、PEEP过高。

2)气道阻力增加：气道狭窄，分泌物阻塞导管或气道、支气管痉挛。

3)呼吸系统顺应性改变：肺顺应性降低（心源性肺水肿、ARDS早期阶段）。

4)气道问题：咳嗽、气道分泌物和黏液栓阻塞、患者咬管。

5)外源性肺受压（气压伤）：张力性气胸；管路积水，回路内管道纽结等。

6)呼吸机问题：吸气或呼气活瓣故障，雾化吸入时药物沉淀。

4.常见报警处理

呼吸机报警解除的原则：呼吸机报警必须高度重视，立即解除，否则可能出现患者窒息死亡等重大医疗事故。若无法迅速解决呼吸机报警，必须严密观察患者SpO_2、HR、BP等生命体征，必须立即断开呼吸机与患者连接的管路，给予简易呼吸球囊，连通氧气管，将氧流量调至最高，用单手按压气囊12~20次/分（避免按压过大，造成肺容量气压伤），随时观察人工气道的位置，其需要在切牙平面刻度值保持在正常位置，切勿过深或过浅。

(1)发生低压报警，需依次检查以下可能原因并予以解除。

1)患者与呼吸机连接管路是否脱落。

2)检查气管导管。①导管套囊漏气，观察方法有以下两种：试气囊压；听呼吸机送气时，套囊是否漏气；②气管导管脱出，观察气管插管在切牙平面的刻度值，正常为女性22~23cm、男性24cm；③气管插管管径过细，正常成人气管所需管径为7.5~10mm，同龄男比女>0.5mm。

3)呼吸机管路漏气。

4)检查呼吸机管路测压管，测压管不能在呼吸机管路的下方；管内不能有水珠及堵塞。

5)呼吸机报警设置不当，报警数值设置应<平均气道峰压5~10cmH_2O。

6)有胸腔引流的患者观察引流瓶是否漏气。

7)机械故障，流量传感器失灵。

(2)发生高压报警，需依次检查以下可能原因并予以解除。

1)患者咳嗽。

2)气管插管因素，如插管过深、牙垫脱落、患者咬管、气管导管打折。

3)呼吸管路，如管路积水、管路打折、积水瓶中水过多。

4)患者气道分泌物过多，需彻底吸痰。若吸痰管插入受阻则考虑痰痂阻塞可能，予气道内注入2~4mL生理盐水（必要时可注入气道2%碳酸氢钠2~5mL）同时配合叩胸背，在呼吸2~4次后立即吸出；一次冲洗时间不能过长，若痰仍黏稠可间断反复多次冲洗。导管完全阻塞时，必须立即换管。

5)报警设置过低:设置＜30cmH₂O 时。

6)气道阻力升高或顺应性下降,需检测平台压,在控制通气模式下,按住"呼气末暂停"键。若 PIP(吸气峰压)升高、Pplat(平台压)不变,提示气道阻力升高,见于支气管痉挛、痰阻塞。

7)机械故障:呼气活瓣失灵。

(3)发生高分钟通气量报警,需依次检查以下可能原因并予以解除。

1)报警设置过低。

2)触发灵敏度设置过低。

3)根据患者是否需要,增加 MV(分钟通气量)。

4)流量感受器失灵。

(4)发生窒息报警处理:提高触发灵敏度;增加通气频率;改 A/C 或 SIMV 模式;检查气道漏气情况。

总之,对报警状态的处理原则是:当发生呼吸机报警时,如果不能立刻明确报警的原因或虽已明确报警的原因却难于一时排除时,均应立刻使患者脱离呼吸机,进行气囊连接氧气辅助通气,然后再进行报警原因的检查及对患者进一步处理。

(三)常见并发症及处理

1.气压伤

(1)原因:吸气峰压过高或潮气量过大,PEEP 过大,使平均气道压升高;吸气时间过长,吸气流速过快,气体分布不均,导致部分肺泡过度膨胀,甚至破裂;各种原因引起的剧烈咳嗽和咳痰;未发现的肺大疱;导管留置时间过长,引起气道黏膜压迫和坏死,甚至气管环穿孔;气管切开患者,气道密闭不佳和皮肤缝合过紧;使用呼吸机的患者,心肺复苏时做心内注射和胸外按压。

(2)处理原则:控制气道压力,对有诱发气胸原发病存在的患者慎用 PEEP 和 PSV;必要时镇咳;发生气胸应立即行胸腔闭式引流。

2.通气过度

(1)原因:患者本身的因素,如缺氧、疼痛、代谢性酸中毒等,引起患者主动性加快呼吸频率或增加潮气量造成过度通气。机械通气参数设置不合理,所设置的潮气量过高,呼吸频率过快,I/E 不妥当。

(2)处理原则:分析患者产生通气过度的原因,尽可能去除这些影响因素。若估计引起通气过度的因素已经去除,动脉血气分析仍提示通气过度,应考虑调整呼吸机参数。先将患者呼吸频率降至正常水平,对呼吸频率正常的患者,可酌情将呼吸频率降至正常低水平;其次酌情将原先设置的潮气量降低,可根据氧分压水平分次调整,最后可适当缩短呼气时间,必要时可应用反比通气。

3.通气不足

(1)原因:分泌物排出不畅或气道阻塞导致二氧化碳排出受阻;管道漏气、脱机;潮气量过低或 I/E 设置不妥;明显的呼吸机对抗,影响通气效果。

(2)处理原则:分析患者产生通气不足的原因,并尽可能去除这些影响因素。若引起通气不足的因素已经去除。动脉血气分析仍提示有通气不足所导致的二氧化碳潴留,可适当调整呼吸机的参数。主要调整 I/E,使患者在不增加呼吸做功的前提下,促进二氧化碳排出。I/E 最长可达 1:(2.5～3)。

4.呼吸机相关肺炎

(1)原因:人工气道的建立使上呼吸道的自然防护能力下降;医源性交叉感染和分泌物引流不畅;大剂量广谱抗生素和激素的应用,引起菌群失调,造成多种细菌的混合感染和细菌与真菌的二重感染。

(2)处理原则:加强呼吸道的管理,严格无菌操作;保持气道的良好湿化,及时排除气道内的分泌物;分泌物定期做细菌培养,有针对性应用抗生素,做好手卫生和环境的消毒。

5.上呼吸道阻塞

指各种原因造成包括人工期待在内的呼吸道阻塞或梗阻。

(1)原因:大量分泌物突然排出,来不及全部吸出或未被及时发现和引流;由于感染、湿化和吸引不够、咳嗽无力等因素,造成分泌物在人工气道的管腔内沉积,形成痰栓或痰痂,将管腔大部分或完全阻塞,导管和套管滑脱,导致扭曲或压扁;气囊滑脱或脱垂;皮下气肿;误吸。

(2)处理原则:及时翻身、拍背、气道湿化、充分吸痰;及时更换导管和套管;皮下气肿造成上呼吸道梗阻时,进行排气和减压。

6.肺不张

(1)原因:分泌物引流不畅导致分泌物或痰栓堵塞;气管插管过深,导管进入单侧支气管;氧中毒引起吸收性肺不张。

(2)处理原则:及时翻身、拍背、气道湿化、充分吸痰;对肺不张的肺区加强体位引流。纠正过深导管;使用叹息通气,氧浓度小于 50%。

7.氧中毒

(1)原因:长期高浓度吸氧,一般是指氧浓度大于 60%,时间超过 48 小时。

(2)处理原则:尽量避免吸入氧浓度大于 60%,即便由于病情需要,也要控制高浓度吸氧的时间。

8.低血压

(1)原因:患者心血管功能减退、血容量不足、机械通气压力水平过高。

(2)处理原则:采用确保有效通气的最低气道压;降低平均胸内压;补充血容量;必要时可适当使用血管活性药物。

9.胃肠充气膨胀

(1)原因:气管食管瘘;气管导管套囊充气不足,加压气体从气囊逸出至口咽部,引起吞咽反射亢进,将气体咽入胃内。

(2)处理原则:对因处理,可进行胃肠减压。

10.气管损伤

(1)原因:由于充气的气囊和导管或套管的直接压迫所造成。

(2)处理原则:尽可能应用低血压或等压气囊;气囊定时放气,定时调整患者头颈部体位。

三、护理配合

(一)操作前护理

(1)按病情选择合适的呼吸机,安装呼吸回路,连接电源、氧气源、空气源,开启湿化器,调试呼吸机,确认呼吸机运作正常。

(2)做好其他用物准备,如氧气、吸痰装置、气管插管或气管切开用物。

(3)做好体位准备,经口气管插管者采取去枕平卧位,头后仰,使颈部伸直,气管拉直;气管切开者采取仰卧位,肩部垫高,头正中后仰,颈部伸直,使气管居中。

(4)保持呼吸道通畅,及时吸引口腔及气管内的分泌物,协助判断气管插管导管在气管内,协助接上呼吸机。

(二)操作中护理

(1)用气囊测压注气器予气管插管导管或气管套管气囊充气,高容低压套囊压力保持在 $25\sim30cmH_2O$,并观察呼吸波形,如压力－容量环、容量－时间曲线不提示漏气。

(2)协助气管插管患者稳妥固定气管插管,评估患者有无义齿,采用胶布或扁带或新型口导管护套固定。气管切开者用白扁带固定气管切开套管,松紧度以放进一小指为准,"Y"型开口的凡士林纱和方纱放置在伤口与气管套管之间。

(3)清理呼吸道分泌物。

(4)当使用可冲洗气管插管导管或气管切开套管时,气囊上引流管连接痰液收集器,予持续低负压引流(控制压力<$-100\sim-150mmHg$)。

(5)根据患者情况和通气模式做好呼吸机报警参数设置。

(6)无禁忌证患者予床头抬高 $30°\sim45°$。

(三)操作后监护

1.通气效果的监测

通过对患者意识、末梢循环、生命体征、胸廓起伏、血气分析、潮气量、人机协调等情况的观察以判断通气良好还是通气不足,并做好监测记录,每小时 1 次。

2.监测呼吸机参数

如潮气量(V_2)、分钟通气量(V_2)、呼吸频率(RR)、吸呼比(I：E)、气道峰压(PIP)、平台压(Pplat)、呼气末正压(PEEP)等,及时发现异常,及时报告医生处理。保持 $PIP<35cmH_2O$,$Pplat<30cmH_2O$,以防气压伤。

3.观察气管插管深度或外露长度

通过 X 线胸片,调整气管导管末端在气管隆突上 $2\sim3cm$,每班观察记录气管插管深度或外露长度,避免气管导管插入过深或过浅,影响通气效果。

4.监测呼吸末二氧化碳分压波形($P_{ET}CO_2$)

帮助判断气管插管位置;减少血气分析次数,指导呼吸机参数调节;帮助预测撤机,及时发现呼吸机相关故障。

5.监测与分析呼吸波形

通过对容量－时间曲线、流速－时间曲线、压力－时间曲线、压力－容量环等变化观察,可直观监测各种呼吸参数变化,对治疗的反应和可能存在的问题(如人机对抗、内源性 PEEP、管路漏气等),以及时调节通气模式及呼吸参数。

6. 监测气囊压力

建议用气囊测压注气器监测气囊压力,每 8 小时 1 次。

7. 持续声门下吸引

以清除声门下至气囊之间的分泌物,保持负压引流通畅,并观察引流液颜色、量。

8. 观察人工气道湿化的效果

评估患者痰液黏稠度,调节湿化器设置(温度或档位)。建议湿化器能够提供湿度水平为 $33\sim44mg/L$,Y 型件处气体温度在 $34\sim41℃$,相对湿度 100%。短期人工气道患者也可使用湿热交换器,但是以下情况患者不适用:分泌物黏稠或血性,患者中心体温低于 $32℃$,呼出潮气量小于吸气潮气量的 75%,咯血,撤机困难等。

9. 保持呼吸道通畅

做到按需吸痰:根据患者咳嗽有痰、听诊有湿啰音、气道压力升高、动脉血氧分压及血氧饱和度下降等指征及时吸痰。

10. 监测呼吸机报警

及时对症处理。

11. 评估撤离呼吸机的可能性

当需要呼吸机支持的病因被去除,患者恢复自主呼吸能力时,及时撤离呼吸机也十分重要。所谓撤机过程(俗称脱机)是指逐渐降低机械通气的水平,逐步恢复患者的自主呼吸,最终脱离呼吸机的过程。撤机的评估保护,导致机械通气的病因好转或祛除;氧合指数大于 $150\sim200mmHg$;PEEP$\leqslant(5\sim8)cmH_2O$,吸入氧浓度$\leqslant40\%\sim50\%$;血流动力学稳定;有自主呼吸的力。目前通常采用的撤机方法包括 3 种:自主呼吸试验、压力支持通气、同步间歇指令通气。无论采用何种方式,观察并评估患者是否具备完全耐受自主呼吸的能力是非常重要的。

第十三节　神经调节辅助通气

神经调节辅助通气(NAVA)是一种全新的通气模式,其工作原理是通过监测膈肌电活动,感知患者的实际通气需要,并提供合适的通气支持。NAVA 的工作流程可以描述为对膈肌电活动信号的感知、传输和反馈过程。在实施 NAVA 通气之前,在合适的位置安放膈肌电极导管,收集患者膈肌电活动信号,并通过传感器将信号传送至安装有 NAVA 相应软件的呼吸机,呼吸机在感知到这些信号以后,根据预设的触发范围和支持水平,给予通气支持。整个机械通气周期的启动直接基于患者的呼吸中枢驱动,也就是患者本身实际的通气需要,而不是传统意义上的流速或压力的改变。NAVA 可以保证呼吸机对患者合理通气水平的支持,整个呼吸过程的维持和转换均由患者控制,实际获得的潮气量视患者呼吸驱动的大小而定,因此NAVA 最大限度地提高了人机协调性。

一、适应证与禁忌证

(一)适应证

(1)存在明显呼吸肌疲劳的呼吸衰竭患者。

(2)准备脱机或脱机困难的患者。

(3)应用传统通气模式存在明显人机不同步的患者。

(4)婴幼儿及呼吸中枢发育尚不完善的患者。

(二)禁忌证

(1)不适宜放置胃管的患者,如食管梗阻、穿孔,严重食管静脉曲张出血。

(2)严重的呼吸中枢抑制、高位截瘫、严重神经传导障碍、严重电解质紊乱导致的膈肌麻痹等。

二、操作要点

(1)根据患者的身高及体重来选择合适的 Edi 导管,准备西门子 servor i 呼吸机、Edi 模块。

(2)Edi 导管使用前,需确认导管的连接部分干燥,使用过程中注意避免弄湿,以免影响信号收集。Edi 导管为一次性使用物品,勿反复使用。每根导管可连续使用 5 天以上。

(3)由于强磁场可能使电极升温并影响成像质量,患者进行磁共振检查时必须拔除导管。

(4)导管表面已经预置润滑剂,使用时用水湿润即可,勿再加用其他润滑剂,以免损坏导管。

(5)Edi 导管在监测膈肌电信号的同时可作为常规胃管使用,可以进行肠内营养、管饲流食及药物。

三、护理配合

(一)操作前护理

(1)物品准备,安装有 NAVA 软件的呼吸机(如西门子 servor i 呼吸机)、膈肌电信号监测模块(Edi 监测模块)、膈肌电信号监测电极导管(Edi 导管)、固定胶布等。

(2)实施前向患者或其家属解释此操作的目的及过程。

(3)标准预防,洗手,戴帽子、口罩、手套,根据患者情况穿隔离衣。

(4)评估患者的意识、生命体征、呼吸情况、身高及体重;目前使用的呼吸模式及呼吸机各参数的调节;动脉血气分析结果。

(5)预估 Edi 导管放置的深度,计算从患者鼻梁(N)经过耳垂(E)直到剑突(X)的距离(NEX),以此来估算导管放置的深度。

(二)操作中护理

(1)放置 Edi 导管:操作方法同胃管置入法。

(2)连接 Edi 导管与呼吸机 Edi 监测模块。

(3)确认 Edi 导管的位置:进入"Neural Access"菜单,选择导管位置确认,进入 Edi 信号监测界面。典型波形:正常情况下,4 道从上到下的心电图波形中,P 波振幅依次减小,第 1 道波形中的 P 波最为明显,到第 4 道波形时 P 波消失,若蓝色标记的信号出现在第 2、第 3 道波形中,提示导管放置位置正确。

（4）胶布固定 Edi 导管:固定方法同胃管。

（5）设置 NAVA 通气参数:NAVA 支持水平（NAVA level）、Edi 强度触发水平、呼气末正压（PEEP）和吸氧浓度（FiO$_2$）;患者获得的通气支持压力（cmH$_2$O）＝膈肌电位 Edi×设置的 NAVA 支持水平（cmH$_2$O/μV）。

（6）设置后备通气模式:一般为压力控制或容量控制模式,预设的压力或潮气量水平根据传统压力控制或容量控制通气时的参数设置。主要是预防 NAVA 通气时可能出现的窒息,如膈肌电活动微弱或电极位置不当而导致 Edi 水平不能有效触发呼吸机送气。

（三）操作后护理

（1）妥善固定 Edi 导管,每班记录刻度,防止导管滑脱导致收集不到膈肌电活动信号。

（2）严密监测患者的意识、生命体征、血氧饱和度等。

（3）监测患者的潮气量、气道压力、Edi 信号变化等情况。

（4）监测 Edi 信号曲线与压力—时间曲线是否同步。

（5）定期监测动脉血气分析,根据情况调整 NAVA 支持水平。

（6）询问患者的舒适度,给予足够的心理支持。

第十四节　体外膜肺氧合

体外膜肺氧合（ECMO）是将体内的静脉血引出体外,经过特殊材质人工心肺旁路氧合后注入患者动脉或静脉系统,起到部分心肺替代作用,维持人体脏器组织氧合血供。

一、适应证与禁忌证

（一）适应证

（1）主要用于病情严重（预期病死率 80％以上）,但有逆转可能的患者,如新生儿呼吸窘迫综合征、胎粪吸入综合征、顽固性肺动脉高压（超过 2/3 的收缩压）、先天性膈疝、重症肺炎。新生儿行 ECMO 的指征:胎龄大于 32 周,体重大于 1.5kg,没有颅内出血（一级以上）和凝血功能障碍,机械通气时间小于 2 周,吸入纯氧大于 4 小时,PaO$_2$ 仍小于 40mmHg。

（2）成人或儿童因为气体交换不良的顽固性低氧血症。

（3）成人或儿童因心肺功能障碍引起的顽固性低心排,尽管进行最佳化药物治疗,仍然无法改善,血乳酸持续增高、持续性低血压或术后无法脱离体外循环。

（4）心脏手术后右心室衰竭,并发可逆性的肺高压危象。

（5）心脏手术后,暂时性左心功能丧失。

（6）为准备心脏重大手术或心脏移植前的桥梁。

（7）可逆性的心脏病变,如心肌炎。

（8）应用指征。

1）ECMO 的循环支持指征。①心脏排血指数<2.0L/（m^2·min）已达 3 小时以上。②代谢性酸中毒,BE<－5mmol/L 已达 3 小时以上。③平均动脉压过低:新生儿<40mmHg、婴

幼儿＜50mmHg、儿童和成人＜60mmHg。④尿量＜0.5mL/(kg·h)。⑤手术畸形矫正满意，使用大剂量血管活性药物效果不佳，难以脱离体外循环支持。

2)ECMO 的呼吸支持指征。①肺氧合功能障碍，PaO_2＜50mmHg 或 $DA\text{-}aO_2$＞620mmHg。②急性肺损伤患者，PaO_2＜40mmHg，pH＜7.3 已达 2 小时。③机械通气 3 小时后，PaO_2＜55mmHg($FiO_2$1.0)，pH＜7.3。④机械通气期间出现严重气道损伤。

(二)禁忌证

(1)有明显出血倾向，特别是颅内出血的患者。

(2)长时间机械呼吸支持治疗(新生儿 10 天，成人 7 天)，导致肺组织纤维化和严重的气压伤等不可逆改变的患者。

(3)长时间处于休克状态的患者，持续代谢性酸中毒，BE＜－5mmol/L 超过 12 小时；持续尿量＜0.5mL/(kg·h)超过 12 小时。

(4)不可逆的肺疾患，近期又无移植治疗可能的患者，如广泛肺纤维化。

(5)没有救治希望的终末期患者。

(6)多器官功能衰竭的患者。

(7)不可逆的脑损害。

二、操作要点

(一)体外膜肺氧合的注意事项

(1)体外膜肺氧合最常见的并发症是出血，新生儿最常见的是颅内出血，成人最常见的是胃肠道出血和手术切口出血，因此在治疗期间要密切监测患者的凝血功能，如果出现出血并发症，调整肝素剂量，维持 ACT 至 160～180 秒，并将血小板计数校正到 $100\times10^9/L$。

(2)治疗期间要密切监测患者的血红蛋白、胆红素和尿的颜色变化，如果出现严重的贫血、高胆红素血症和血红蛋白尿，要注意保护肝、肾功能，必要时进行血液净化治疗。

(3)严格无菌技术操作，全身使用抗生素防治重症感染，如果出现全身炎症反应综合征，立即采集血液、痰和尿标本，并进行培养。

(4)禁止在体外循环的管道上输注脂肪乳，避免影响氧合器的使用效果。

(二)体外膜肺氧合支持阶段的护理要点

(1)严密监测生命体征的变化。

(2)密切观察血流动力学的变化。

(3)呼吸道管理：采用肺保护性通气策略，监测动脉血气(每 4 小时 1 次)，持续监测动静脉血氧饱和度，适度镇静、镇痛，定时进行镇静水平评估，加强沟通和心理护理，避免人机对抗，床头抬高 30°，采用密闭式吸痰。

(4)严密监测凝血功能：每天监测出凝血功能，予肝素静脉泵入，使全血激活时间（ACT）维持在 160～180 秒，每天监测血象，必要时可进行输血。监测肾脏功能，记每小时尿量，维持尿量＞1mL/(kg·h)[肾功能受损时，尿量＜0.5mL/(kg·h)]，观察尿液颜色注意有无溶血。

(5)严防管道移位和脱落。

(三)术后处理

(1)ECMO 工作小组负责 ECMO 的系统调试、运行管理及紧急情况处理。

（2）ECMO 刚开始的 15 分钟应尽量提高灌注流量，机体缺氧改善后，根据心率、血压、中心静脉压等调整最适流量，并根据血气结果调整酸碱、电解质平衡。心、肺功能恢复后逐渐降低流量，直至脱离 ECMO。

灌注流量以全身流量的 50％为佳，机体所欠氧债多时可适当增加流量。流量过大可增加血液破坏。

ECMO 期间血压可偏低，特别是在 ECMO 初期。ECMO 辅助过程中平均动脉压维持在 6.6～7.9kPa（50～60mmHg）即可。组织灌注的情况主要根据静脉血气、经皮血氧饱和度来评估。

（3）低频低压呼吸机辅助呼吸。

1）常采用呼吸频率 5～10 次/分，通气量 7～10mL/kg，吸入氧浓度 21％～40％，峰值压力 15～18mmHg，根据实际情况调整。定期膨肺，以防止肺不张和肺炎。

2）氧供和氧耗的比值一般维持在 4：1。如果动脉血氧合完全、机体代谢正常，最佳的静脉血氧饱和度为 70％。氧供明显减少时，氧耗量也会下降，并伴有酸中毒、低血压等。

3）定时检测患者血气情况，PaO_2 维持在 10.6～15.9kPa（80～120mmHg），$PaCO_2$ 维持在 4.6～5.9kPa（35～45mmHg）。

（4）抗凝治疗：ECMO 全程使用肝素抗凝。肝素首剂（插管前）100U/kg；辅助开始后每小时追加 5～30U/kg，使 ACT 维持在 160～180 秒。适当应用止血类药物，如氨基己酸、抑肽酶，以减少出血。

（5）补充血容量，维持水、电解质平衡。

1）新生儿及儿童维持 HCT 为 35％～40％，成人 HCT 为 30％～35％。

2）维持胶体渗透压 20～24mmHg。及时补充血小板及凝血因子，血小板＞$5×10^9$/L，纤维蛋白原＞100mg/dL。

3）ECMO 辅助期间过多的水分应尽量由肾脏排除，可用呋塞米（速尿）、依他尼酸（利尿酸）、丁脲胺、甘露醇等促进肾脏排尿，尿量＞1mL/（kg·h）；也可用人工肾滤水。同时应重视机体水分的丢失，及时补充。高钠血症时可考虑零平衡超滤。

（6）维持患者处于镇静、镇痛状态，减少对患者的精神刺激。

（7）应用广谱抗生素预防感染，注意无菌操作及清洁护理。

（8）ECMO 辅助期间尽量减少血管活性药物用量，以使心脏得到充分休息。同时禁用脂性药物，如异丙酚、脂肪乳等，以减少膜式氧合器血浆渗漏的发生。

（9）注意泵、管的维护。

1）离心泵底座有时因发热易出现血栓，当离心泵转数与流量不相符、出现血红蛋白尿等情况时，提示可能有血栓形成，此时可用听诊器听到泵运转声音异常。

2）静脉管路引流不畅时，管道会出现抖动。

3）管道内负压过高（＞-30mmHg）时易出现溶血。

4）管路必须固定牢固，避免滑脱和扭折。

5）对负压管道系统进行操作时，必须先停泵。

6）长时间 ECMO 辅助，当膜式氧合器出现血浆渗漏、气体交换不良、栓塞或患者出现严重血红蛋白尿时,应及时更换膜式氧合器。更换氧合器和管道应事先设计好流程,循环管道上应预留有排气的循环通路。

(10)ECMO 为短期心、肺辅助手段,一般支持 4～5 天后要考虑更换膜式氧合器和管道。随辅助时间延长,并发症增加。

(11)ECMO 期间出现特殊情况,需停止循环紧急处理,首先应钳夹动、静脉管路,开放管路桥;接着将呼吸机设置增加至全支持;排除和更换故障部位;快速评估是否需要重新开始ECMO 支持。

(12)撤除指征。

1)肺功能:①呼吸机吸入氧浓度≤60%。②呼气终末正压(PEEP)≤5cmH$_2$O。③动脉血氧饱和度＞90%,PaCO$_2$＜50mmHg。④静脉肺顺应性≥0.5mL/(cm^2·kg)。

2)心脏功能:①最低剂量的正性肌力药物,肾上腺素≤2μg/min。②心室辅助流量≤1L/min。③心排指数＞2.0L/(min·m^2)。④肺毛细血管楔压和(或)中心静脉压＜16mmHg。

(四)并发症

ECMO 的并发症主要包括两部分,即患者机体并发症和 ECMO 系统异常。

1. 患者机体并发症

出血,尤其是颅内出血;栓塞、神经精神系统异常、心肌抑顿、肾功能不全、溶血、感染、末端肢体缺血、多器官功能障碍。

2. ECMO 系统异常

氧合器氧合不良、膜肺血浆渗漏、泵失灵。

三、护理配合

(一)术前准备

(1)给患者及其家属解释 ECMO 使用目的及过程,明确其适应证。

(2)人员准备:由体外循环医师、外科医师、ICU 医师和护士组成 ECMO 工作小组,分工明确。

(3)用物准备:目前常用的 ECMO 系统:美国 Medtronic 公司的 Bio-MedicusPBS、日本Turemo 公司的 Capiox-EBS。

1)膜式氧合器:主要有中空纤维氧合器、硅胶氧合器 2 种。

2)血泵:滚压泵适合于儿童及新生儿输入流量较低者;离心泵适合于成人使用。

3)动静脉穿刺导管、管道支架系统及体外循环管道:目前多采用肝素涂抹的管道材料,延长使用时间。

4)变温水箱:维持血温恒定。

5)监测系统:包括 ACT、动静脉血氧饱和度、氧合器跨膜压差、静脉管路负压监测等。

(二)操作方法及程序

1. 静脉-动脉 ECMO(VA-ECMO)

同时支持循环和呼吸功能,维持较高的动脉血氧分压,为患者提供足够的氧供和有效的循环支持。按插管位置分为以下 3 种。

（1）股静脉-股动脉：适用于成人或体重较大儿童。存在上半身冠状动脉和脑组织灌注不充分的缺点。

（2）颈内静脉-颈动脉：婴幼儿常用。不足之处是非搏动灌注成分较多，血流动力学不易保持稳定。

（3）右心房-升主动脉：插管及撤除操作复杂，但由于在主动脉根部灌注，有利于改善心肌供血。

尽量采用外周血管插管，以减少出血和感染的概率。

2. 静脉-静脉 ECMO（VV-ECMO）

适用于肺部病变，仅需要呼吸功能支持的患者。代替肺功能，为低氧的血液提供氧合。插管位置一般采用左股静脉-右股静脉或颈内静脉-右股静脉。

3. 动脉-静脉 ECMO（AV-ECMO）

属于无泵驱动型 ECMO，主要适用于心功能尚可，而无泵驱动型患者。ECMO 是利用患者自身 AV 压差推动血液流动以进行气体交换，患者的心血管系统足以承担这种一定量的动静脉分流，以获得足够的气体交换。插管位置一般采用股动脉-对侧股静脉。

循环辅助一般为 5 天左右，可选用离心泵和中空纤维氧合器；呼吸辅助一般为 10 天左右，可选用滚压泵和硅胶氧合器。

（三）术中配合

（1）进行安装时，严格执行无菌操作原则。

（2）适当镇静、镇痛。

（3）患者取仰卧位。

（4）插管过程中密切监测生命体征。

（5）严密观察局部有无渗血，常规监测血气、血生化、血常规、胶体渗透压。

（6）配合灌注医师调节辅助流量，直到循环稳定，酸碱及水电解质恢复平衡。

（四）术后护理

（1）插管完成后，X 线确定插管位置。

（2）严密监测生命体征、血流动力学的变化。

（3）呼吸道管理：采用肺保护性通气策略，监测动脉血气（每 4 小时 1 次），持续监测动静脉氧饱和度，适度镇静、镇痛，定时进行镇静水平评估，加强沟通和心理护理，避免人机对抗，床头抬高 30°，采用密闭式吸痰。

（4）严密监测凝血功能：每天监测出凝血功能，予肝素静脉泵入，使全血激活时间（ACT）维持在 160～180 秒。

（5）每天监测血常规，必要时可输血。

（6）监测肾脏功能：维持尿量＞1mL/（kg·h）。肾功能受损时，尿量＜0.5mL/（kg·h），观察尿液颜色注意有无溶血。

（7）严防管道移位和脱落。

第十五节　导尿技术

一、目的

(1)直接从膀胱导出不受污染的尿标本,作细菌培养,测量膀胱容量、压力及检查残余尿量,鉴别尿闭及尿潴留,以助诊断。

(2)为尿潴留患者导出尿液,以减轻痛苦。

(3)盆腔内器官手术前,为患者导尿,以排空膀胱,避免手术中误伤。

(4)昏迷、尿失禁或会阴部有损伤时,保留导尿管以保持局部干燥,清洁。某些泌尿系统疾病手术后,为促使膀胱功能恢复及切口愈合,常需行留置导尿术。

(5)抢救休克或垂危患者,正确记录尿量、比重,以观察肾功能。

二、适应证

(1)各种下尿路梗阻所致尿潴留。

(2)危重患者抢救。

(3)膀胱疾病诊断与治疗。

(4)进行尿道或膀胱造影。

(5)留取未受污染的尿标本做细菌培养。

(6)产科手术前常规导尿。

(7)膀胱内药物灌注或膀胱冲洗。

(8)探查尿道有无狭窄,了解少尿或无尿原因。

三、禁忌证

(1)急性尿道炎。

(2)急性前列腺炎、附睾炎。

(3)女性月经期。

(4)尿道完全断裂者。

(5)尿道狭窄,导尿管无法插入者。

四、操作前准备

(1)患者的病情、意识状态、心理反应、对导尿的认识及合作程度。

(2)排尿情况、膀胱充盈度及会阴部皮肤、黏膜情况。

(3)环境:注意保暖、保护患者隐私。

五、操作流程

接到医嘱→转抄医嘱→至患者床旁→核对患者→向患者解释导尿的目的、方法→评估环境(环境安静整洁、温度适宜、光线充足,嘱患者做好准备,酌情关门窗,用屏风或窗帘遮挡,无关人员离开)→能自理者嘱患者清洗会阴,不能自理者,护士协助清洗会阴→回治疗室洗手、戴口罩、准备用物(一次性导尿包、快速手消毒液、一次性尿垫)→再次核对患者→站于患者右侧→松开被尾,脱去患者对侧裤腿盖在近侧腿上→将被子扇形折叠于患者对侧腿上→臀下垫一次性尿垫,保护床单不被污染→嘱患者取舒适卧位(男性患者平卧位,女性患者屈膝仰卧位,两腿略外展)→打开一次性导尿包第一层,戴手套,将无菌弯盘及消毒棉球置于患者两腿之间,消毒(男性患者消毒顺序:阴阜、阴囊、阴茎、尿道口;女性患者消毒顺序:阴阜、对侧大阴唇、近侧大阴唇、对侧小阴唇、近侧小阴唇、尿道口)→脱手套,连同弯盘一起置于治疗车下层→打开导尿包第二层,铺无菌洞巾→用注射器检查尿管气囊是否漏气、漏水→连接集尿袋→石蜡油润滑导尿管前端→将无菌弯盘及消毒棉球置于患者两腿之间,再次消毒(男性患者消毒顺序:尿道口、龟头、冠状沟;女性患者消毒顺序:尿道口、对侧小阴唇、近侧小阴唇、尿道口)→将污染弯盘置于治疗车下层→用另一把钳子将尿管缓缓插入尿道(男性患者将阴茎提起与腹壁成60°角,插入20～22cm,见尿液后再插入1～2cm;女性患者插入4～6cm,见尿液后再插入1cm)→用注射器将10～15mL生理盐水注入导尿管气囊中轻轻往外拉,如有阻力,说明已固定好→固定尿袋(若需做尿培养,用无菌标本瓶接取,盖好瓶盖)→做好标识、固定管道→交代注意事项。

六、注意事项

(1)严格无菌操作,预防尿路感染。

(2)插入尿管动作要轻柔,以免损伤尿道黏膜,若插入时有阻挡感(切忌蛮插)可更换方向(也可稍退2～3cm,向导尿管中灌注石蜡油,润滑尿道)再插,见有尿液流出时再插入2cm,勿过深或过浅,尤忌反复抽动尿管。有导丝辅助虽插入时能够很快很有力,但最易损伤尿道黏膜,故可于插之前抽出;石蜡油一定要充分润滑导尿管。

(3)选择导尿管的粗细要适宜,对小儿或疑有尿道狭窄者,尿管宜细。

(4)对膀胱高度膨胀且又极度虚弱的患者,排尿宜缓慢且第一次导尿量不可超过1000mL,以防大量放尿,导致腹腔内压力突然降低,大量血液滞留于腹腔血管内,造成血压下降,产生虚脱;也可因膀胱内压力突然降低,导致膀胱黏膜急剧充血,发生血尿。

(5)测定残余尿时,嘱患者先自行排尿,然后导尿。残余尿量一般为5～10mL,如超过100ml,则应留置导尿。

(6)留置导尿时,应经常检查尿管固定情况,有无脱出,必要时以无菌药液每日冲洗膀胱一次;每周更换尿管一次,再次插入前应让尿道松弛数小时,再重新插入。

七、并发症及处理

(一)尿道黏膜损伤

1.预防

(1)严格执行操作规范,操作时手法轻柔,插管速度要缓慢,男性患者插到两个弯曲和三个狭窄处时尤为注意。

(2)操作者置管前认真评估患者,并向患者做耐心解释,缓解患者紧张情绪,取得配合。

(3)选用合适的导尿管,插管前充分润滑导尿管,以减少插管时的摩擦力。

(4)患者翻身、床上活动时,引流袋位置摆放合适,避免过度牵拉。

2.处理流程

通知医生→拔除尿管→病情允许鼓励患者多饮水→遵医嘱用药→观察尿液颜色→记录。

(二)尿路感染

1. 预防

(1)操作者应严格执行无菌技术操作,所用物品严格灭菌。

(2)定时更换引流袋,引流袋位置应低于膀胱,防止尿液反流,也可选用防逆流引流袋,及时倾倒袋内尿液。

(3)保持尿道口清洁,女患者用消毒棉球擦拭尿道口及外阴,男患者擦拭尿道口、龟头及包皮,每天 1～2 次。排便后及时清洗肛门及会阴部皮肤。

(4)尽量避免长期留置导尿管,对需要长期留置导尿管的患者,应定时夹闭、开放导尿管,以训练膀胱功能。

2. 处理流程

通知医生→病情允许鼓励患者多饮水→遵医嘱用药→观察患者病情及尿液的量、色、性状→症状加重→拔除导尿管→记录。

(三)虚脱

1. 预防

对膀胱高度膨胀且极度虚弱的患者,放尿速度要缓慢,一次放尿不能超过 1000mL。

2. 处理流程

立即取平卧位或头低脚高位→通知医生→手指掐压患者人中穴→吸氧→遵医嘱建立静脉通路、用药→心电监护→观察生命体征→记录。

(四)拔管困难

1. 预防

(1)选用优质导尿管,置管前认真检查气囊注、排气情况。

(2)气囊腔堵塞者可在膀胱充盈的情况下用导尿管内置导丝刺破气囊拔除导尿管。

(3)对于精神极度紧张的患者,可遵医嘱给予镇静剂,使患者尽量放松。

(4)拔管前从尿道口注入少量石蜡油,并轻轻转动,以防黏膜、血痂与尿管粘连。

2. 处理流程

通知医生→遵医嘱对症处理→记录。

(五)引流不畅

1. 预防

(1)留置导尿管期间在患者病情许可的情况下,鼓励患者多饮水(每日 1500～2500mL),多活动。

(2)长期留置导尿管者,遵医嘱每日做密闭式膀胱冲洗一次,定期更换导尿管。

(3)防止导尿管反折、折断,不要过度牵拉导尿管,防止导尿管变形。

(4)对于膀胱痉挛者,遵医嘱给予解痉药物。

2. 处理流程

检查导尿管→无菌注射器抽吸→调整导尿管位置→观察尿量→必要时更换导尿管。

(六)误入阴道

1.预防

(1)熟练掌握操作技术。

(2)如因找不到尿道外口引起导尿失败,则应仔细寻找尿道外口。

2.处理流程

导尿管误入阴道→拔出导尿管→更换导尿管→重新正确插入。

第十六节　洗胃技术

一、目的

1.解毒

清除胃内毒物或刺激物,减少毒物吸收,也可利用不同灌洗液进行中和解毒,用于急性食物或药物中毒。

2.减轻胃黏膜水肿

幽门梗阻患者饭后常有滞留现象,引起上腹胀满、不适、恶心、呕吐等症状,通过洗胃,减轻胃内滞留食物对胃黏膜的刺激,从而减轻胃黏膜水肿及炎症。

3.为某些手术或检查做准备

如胃肠道手术前。

二、适应证

1.催吐洗胃术

意识清醒者;具有呕吐反射且能合作的急性中毒患者,应首先鼓励口服催吐洗胃;无胃管时现场自救。

2.胃管洗胃术

催吐洗胃法无效或有意识障碍、不合作者;需留取胃液标本送毒物分析者;凡口服中毒,无禁忌证者均应采用胃管洗胃术。

三、禁忌证

(1)催吐洗胃术:意识障碍者;抽搐、惊厥未控制之前;患者不合作,拒绝饮水者;口服腐蚀性毒物及石油制品等急性中毒者;合并有上消化道出血、主动脉瘤、食管静脉曲张者;孕妇及老年人。

(2)胃管洗胃术:强酸、强碱及其他对消化道有明显腐蚀作用的毒物中毒;伴有上消化道出血、食管静脉曲张、主动脉瘤、严重心脏疾病等患者;中毒诱发惊厥未控制者。

(3)洗胃过程中出现血性液体、腹痛、出虚汗等症状,应立即停止洗胃,通知医生。

四、操作前准备

(一)患者评估

(1)患者中毒情况:如中毒时间、中毒途径、毒物性质、服毒量。

（2）患者意识、生命体征、瞳孔等变化，口腔、鼻腔黏膜情况。

（3）患者对洗胃的心理状态及合作程度。

（二）物品准备

1. 口服催吐法

量杯、饮水杯、压舌板、纸巾、水温计、水桶 2 只，洗胃液（根据医嘱及毒物性质选择）10 000～20 000mL，温度为 25～38℃。

2. 胃管洗胃法

洗胃机、压舌板、治疗碗、手套、石蜡油、纸巾、胶布、治疗巾、寸带、注射器、舌钳、牙垫、听诊器、检验标本容器、棉签、水温计、橡胶单、手电筒、弯盘、污物桶，洗胃溶液（常用的有温盐水、生理盐水、2%～4%碳酸氢钠溶液、1：5000 高锰酸钾溶液、白陶土）。

五、操作流程

1. 口服催吐法

让患者口服洗胃液（1000～1500mL），用压舌板刺激咽部引起呕吐。如此反复进行直至胃内容物洗净为止。

流程：备齐用物携至洗胃室，核对并解释，取得患者合作→协助患者取坐位→污物桶置于患者座位前→嘱患者在短时间内口服洗胃液，引起呕吐，必要时用压舌板压其舌根催吐（如需留取标本则取第一次呕吐物送检）→反复进行，直至胃内容物洗净为止→协助患者漱口、清理分泌物→整理用物→观察并记录呕吐物的颜色、气味、性质、液量和患者一般情况，记录洗胃液名称及量。

2. 胃管洗胃法

接到医嘱→转抄医嘱→核对解释→交代患者做好准备→准备用物→洗手、戴口罩→携用物至洗胃室→再次核对患者→嘱患者取坐位或左侧卧位；昏迷患者去枕平卧位，头偏向一侧（有义齿应先取出）→湿润棉签检查清洁鼻孔→备胶布→连接电源→检查洗胃机性能、选择洗胃液（洗胃液量、温度适宜）→铺橡胶单、置弯盘于患者口角旁、污物桶置于头下方→测量胃管长度（前额发际至剑突或鼻尖经耳垂至剑突，一般 55～60cm）并做标记→戴手套→放牙垫→胃管前端石蜡油润滑→由口腔或鼻腔内插入→证实胃管在胃内（确定胃管在胃内的 3 种方法：①用注射器抽吸胃内容物；②于患者呼气时将胃管置于水中无气泡逸出；③置听诊器于患者胃区，快速向胃管内注 10mL 空气，听气过水声）→胶布固定→吸净胃内容物→按下"开始"键进行自动冲洗→洗净后按下"暂停"键→洗毕（根据中毒药物及医生医嘱是否胃管内注入药物）反折胃管末端拔出→协助患者清洁口鼻腔、面部→整理用物→清洗洗胃机→关机→交代患者注意事项→洗手、脱口罩。记录洗胃液名称，洗出液的颜色、气味、性质、量及患者的反应。

六、注意事项

（1）呼吸、心搏骤停者，应先复苏，后洗胃。

（2）洗胃前应检查生命体征，如呼吸道分泌物多或缺氧，应先吸痰或吸氧，再插洗胃管。

（3）急性中毒患者应立即采取口服催吐法洗胃，如患者不合作或合作困难应迅速插管洗胃，以减少毒物吸收。插管动作要轻柔、迅速，切勿损伤食管黏膜或误入气道。

（4）中毒物质不明时应抽取少量胃内容物（洗胃前）送检，洗胃液可选用温开水或生理盐水,待毒物性质明确后,再选用拮抗剂进行洗胃。

(5)洗胃过程中注意观察患者生命体征变化及神志变化,如患者感到腹痛,引出血性液体或出现休克,应立即停止洗胃。

(6)清除胃内毒物需尽早进行,服毒后 4～6 小时内洗胃最有效。幽门梗阻患者洗胃宜在饭后 4～6 小时或空腹时进行。洗胃时,应记录胃内潴留量,以了解患者梗阻情况。

(7)吞服强酸、强碱等腐蚀性物质,消化道溃疡,食管狭窄,食管胃底静脉曲张,胃癌等患者禁忌洗胃,以免导致胃穿孔。可遵医嘱给予药物解毒或物理性对抗剂,如豆浆、牛奶、米汤、蛋清水(用生鸡蛋清调水至 200mL)等,以保护胃黏膜。

(8)昏迷患者洗胃应谨慎,可采用去枕平卧位,头偏向一侧,以防窒息。

(9)洗胃液每次灌入量以 300～500mL 为宜,并保持灌入量与抽出量平衡。如灌入量过多,液体可从口鼻腔涌出,易引起窒息;还可导致急性胃扩张,使胃内压升高,促进中毒物质进入肠道,反而增加毒物的吸收;突然的胃扩张还可兴奋迷走神经,反射性地引起心搏骤停。

七、并发症及处理

(一)咽喉、食管黏膜损伤、水肿

1.预防

(1)插管前向患者做好解释工作,尽量取得其配合。

(2)选择质地优良的洗胃管,插管时充分润滑,减轻对食管的刺激。

(3)操作者严格按照操作程序插管,动作轻柔,正确使用开口器。

2.处理流程

通知医生→遵医嘱处理→观察病情变化→记录。

(二)吸入性肺炎

1.预防

(1)昏迷患者洗胃时取左侧卧位,头稍低并偏向一侧,防止发生误吸。

(2)洗胃过程中应保持灌入液量与抽出液量平衡,防止反射性呕吐引起误吸。

(3)一次灌入液量不宜过多,防止溶液从鼻腔内涌出引起误吸。

2.处理流程

通知医生→立即停止洗胃→取头低右侧卧位→吸出气道内误吸液→保持有效通气→遵医嘱给予抗生素治疗→严密观察病情变化→记录。

(三)急性胃扩张

1.预防

(1)洗胃时严格记录灌入量和出液量,遇有流出不畅时应及时查找原因,防止洗胃液储留引起胃扩张。

(2)洗胃前备好足量洗胃液,及时添加,以防洗胃液不足导致空气进入胃内。

(3)吸出胃内容物,再灌注洗胃液。

2.处理流程

通知医生→协助其取半坐卧位→将头偏向一侧→查找原因对症处理→吸出胃内容物→观察上腹部膨隆缓解→记录。

(四)上消化道出血

1. 预防

(1)插胃管时动作要轻柔、快捷,尽量减轻对食管黏膜的机械刺激。

(2)插管前向患者做好解释工作,取得患者的配合,减轻因患者躁动引起的损伤。

(3)洗胃时负压适度,对昏迷、年老体弱或小儿患者,应选用小胃管、小剂量、低负压抽吸,洗胃过程中密切观察洗出液的颜色和量。

2. 处理流程

停止洗胃→通知医生→平卧位头偏向一侧下肢略抬高→建立静脉通路→心电监护→迅速补充血容量→遵医嘱采取止血措施→准确记录出入量→观察病情变化→记录。

(五)胃穿孔

1. 预防

(1)严格掌握洗胃适应证、灌入液量。加强责任心,避免医源性伤害。

(2)近期有活动性消化道溃疡、食管静脉曲张、胃癌的患者不宜洗胃。

(3)洗胃时严密观察患者的反应,严格记录出入液量,准确调整洗胃机负压。

2. 处理流程

停止洗胃→通知医生→术前准备→严密观察病情变化→记录。

(六)中毒加剧

1. 预防

(1)毒物的理化性质不明,选用温水洗胃。

(2)保持灌入量与抽出量平衡,严格记录出入洗胃液量。

(3)洗胃液温度要适宜,不宜过热或过冷,一般为 25~38℃。

(4)洗胃时先吸出胃内容物再灌入洗胃液,避免毒物被稀释后进入肠道内吸收。

2. 处理流程

评估→初步判断→通知医生→遵医嘱用药→建立静脉通路→准确记录灌洗液的名称、液量、胃内潴留量→洗出液的颜色、气味、性质及量→观察→记录。

(七)呼吸、心搏骤停

1. 预防

(1)昏迷及心脏病患者洗胃宜慎重。

(2)呼吸、循环严重衰竭患者,要边抢救边洗胃。

(3)病情危重的患者,在洗胃的同时建立静脉通路,以便随时用药抢救。

2. 处理流程

评估→初步判断→胸外按压→通知医生→开放气道→人工呼吸→电除颤→心电监护→建立静脉双通路→必要时留置导尿→床旁特护→确认有效医嘱并执行→采用低温疗法→严密监测血压、脉搏、呼吸、意识、尿量→心理护理→记录。

(八)急性水中毒

1. 预防

(1)选用粗胃管,对洗胃液量大的患者常规使用脱水剂、利尿剂。

（2）洗胃过程中应严密观察病情变化，如神志、瞳孔、呼吸、血压及上腹部是否饱胀等。对洗胃时间相对较长者，随时观察有无眼球结膜水肿及病情变化等。

（3）在为急性中毒患者洗胃时，最好先用 1000～1500ml 温清水洗胃，再换为 0.9%～1%的温盐水洗胃至清亮无味为止，避免造成低渗体质致水中毒。

（4）出现脑水肿，及时用甘露醇、地塞米松纠正。

2.处理流程

评估→初步判断→通知医生→遵医嘱用药→严重者可用高渗盐水（3%～5%）静脉输注，限制水的入量→必要时给利尿剂→适当补充由尿所丢失的钠量→抽搐、昏迷者保持呼吸道通畅→加用镇静药，加大吸氧流量→呼吸衰竭者，做好气管插管的术前准备→严密监测血清电解质变化→记录出入量。

（九）虚脱及寒冷反应

1.预防

清醒患者洗胃前做好心理疏导，尽可能消除患者紧张恐惧的情绪，以取得合作，必要时加用镇静剂。洗胃液温度应控制在 25～38℃。

2.处理流程

保暖→及时更换浸湿衣物→观察病情→记录。

第二章　常见急症的观察与护理

第一节　多发伤

多发伤是指在同一致伤因素作用下,机体有两个或两个以上解剖部位或脏器同时或相继遭受严重损伤,且其中至少有一处损伤可危及生命或并发创伤性休克。

一、评估要点

1. 病因评估

评估患者是何种原因造成的伤害(常见的有交通伤、挤压伤、坠落伤、地震伤等),根据外力作用的方向,了解脏器有无损伤及损伤程度。

2. 症状及体征评估

(1)评估生命体征、肢体活动情况、尿量变化、气道是否通畅、是否有通气不良、有无鼻翼扇动、胸廓运动是否对称、呼吸音是否减弱、有无气胸或血胸等。病情复杂、伤势严重,多表现为生理功能急剧紊乱,如脉搏细弱、血压下降、氧合障碍等。

(2)评估循环情况,注意有无活动性出血,出血量多少,判断是否休克。

(3)根据不同部位、脏器和损伤程度,早期临床表现各异:颅脑损伤表现为不同程度的神志改变和瞳孔变化;胸部伤多表现为呼吸功能障碍、循环功能紊乱、低氧血症和低血压等;腹部伤早期表现为腹内出血、腹膜刺激征、腹膜后大血肿或低血压等;脊柱、脊髓损伤可出现肢体运动障碍或感觉障碍等;长骨干骨折可表现肢体变形或活动障碍等。

(4)并发症:可并发创伤性休克、脂肪栓塞综合征、应激性溃疡出血、急性肾衰竭、创伤后应激障碍、下肢静脉血栓等。

二、急救护理

(1)开放气道,松开衣领,头偏向一侧,迅速清除口鼻咽腔分泌物,保护颈椎的同时,防止舌后坠,解除呼吸道梗阻,确保氧气顺利吸入,必要时给予气管插管、气管切开、机械通气。

(2)迅速建立两条以上有效的静脉通道,确保液体顺利输入,补充有效循环血量,积极进行抗休克治疗;必要时配血,快速输血;留置导尿管,观察尿量。

(3)及早控制出血,有活动性出血者,迅速控制外出血,加压包扎,用止血带止血等;有内出血者,查明内出血原因并予以消除,必要时行急诊手术。

(4)对于胸部开放性创口,应迅速用各种方法将创口暂时封闭;对于张力性气胸,应尽快穿刺,行胸腔闭式引流,必要时行开胸手术。

(5)有颅脑损伤者,应注意防止脑水肿。可用20%甘露醇、地塞米松或甲泼尼龙等,并局部降温。防止吸入呕吐物。一旦明确颅内血肿,应迅速钻孔减压。

(6)疑有腹腔内出血时,应立即行腹腔穿刺或B超检查,并尽快输血,防止休克。做好剖腹探查准备。

（7）对伤员的断离肢体，应用无菌包布或干净布包好，外套塑料袋，周围置冰块低温保存，冷藏时防止冰水侵入断离创面或血管腔内。切忌将断离肢体浸泡于任何液体中。断肢随伤员一同送往医院，及早做再植手术。

（8）伤口内异物不要随意取出。创面有外露的骨折断端、肌肉、内脏等，严禁将其回纳至伤口内；有骨折时应临时固定；脑组织脱出时，应先在伤口周围加垫圈保护脑组织，不可加压包扎。

三、健康教育

（1）宣传创伤带来的死亡与残疾的严重后果及其预防的重要意义，引起患者的重视。

（2）严格执行各种工业、农业安全生产制度及措施，自觉加强安全防护，防止发生人身伤亡事故。

（3）严格执行交通管理制度，限制车辆高速行驶，减少事故的发生。

（4）指导患者遵医嘱按时用药，配合各种治疗。

（5）加强对患者及其家属的心理指导，增强患者康复的信心。

（6）加强营养，合理膳食，促进伤口愈合及疾病恢复。

（7）出院后，继续加强预防压疮及肺部并发症的护理措施，勤翻身、叩背，指导患者深呼吸，有效地咳嗽排痰。

（8）指导患者循序渐进地加强肢体的功能锻炼。

第二节　胸部创伤

胸部创伤多由暴力挤压、冲撞、跌倒、坠落、钝器击打所致，主要包括肋骨骨折、损伤性血胸、损伤性气胸等。

一、评估要点

1.病因评估

受伤的方式和受力点，可提示胸部损伤的类型、部位及程度。一般根据是否穿破壁层胸膜，造成胸腔与外界沟通而分为闭合性损伤和开放性损伤。闭合性损伤多因车祸、高处坠落、暴力挤压或钝器打击胸部所致，高压水浪、气浪冲击肺部则可致肺爆震伤。开放性损伤多因利器、火器、弹片等穿破胸壁造成。

2.症状及体征评估

（1）评估生命体征，重点观察呼吸情况，如呼吸频率、节律，有无反常呼吸及缺氧现象。评估有无胸痛、呼吸困难、咳嗽、咯血、皮下气肿、开放性气胸、张力性气胸、血气胸等。严重的胸部损伤，可伴有休克、急性创伤性呼吸功能衰竭。评估循环情况及有无心包压塞症状。

（2）并发症：如肺部、胸腔感染和呼吸窘迫综合征。

二、急救护理

(1)保持气道通畅,及时清除气道分泌物。如为严重的胸外伤、肺挫伤患者,可根据病情给予气管切开。遵医嘱给予吸氧,必要时应用人工呼吸机辅助呼吸。

(2)建立静脉通路并保持输液通畅。控制出血,迅速补充血容量,纠正休克。积极抗感染治疗,有外伤患者及时注射破伤风抗毒素。

(3)镇静止痛。患者疼痛严重时,可遵医嘱给予口服或肌内注射镇痛药物,行肋间神经阻滞,应用镇痛泵。如有肋骨骨折,应给予胸部多头带包扎固定,方法为由下向上,呈叠瓦式固定,以减少胸壁浮动,抑制反常呼吸,并可减轻疼痛。

(4)纠正营养不良,给予高蛋白、高维生素、高热量饮食,诊断不明确或病情危重者暂禁食。嘱患者保持口腔卫生,戒烟戒酒。

(5)变开放性气胸为闭合性气胸,即用无菌敷料加压包扎开放性损伤,阻止外界空气通过伤口进入胸腔而压迫心、肺和大血管,危及生命。有血胸、气胸,应及时行胸膜腔穿刺、胸腔闭式引流、剖胸手术或胸腔镜手术探查,开放性胸壁损伤者要紧急手术治疗。

(6)术后密切监测生命体征,观察患者的神志、面色等情况。监测血压,血压增高可能是疼痛、缺氧、输血或输液过快导致;血压下降可能为血容量不足、心功能不全、心律失常等所致。注意监测心率,若持续增快,应查明原因,对症处理。术后应观察创口有无出血、漏气、皮下气肿及胸痛情况。

(7)体位:置患者于半卧位,合并休克者平卧位;全身麻醉(简称全麻)清醒 6 小时后半卧位,注意抬高床头 30°左右,减轻局部充血和水肿,同时使膈肌下降,增加肺活量,以利于气体交换和引流。

(8)呼吸治疗:术后继续给予患者鼻导管吸氧至生命体征平稳。协助患者拍背咳痰,指导患者做深呼吸训练,可按压患者胸骨上窝处气管,以刺激咳嗽排痰,必要时给予吸痰。遵医嘱给予雾化吸入,每天 2 次。训练患者吹气球、使用呼吸训练仪。

(9)胸腔闭式引流的护理。

1)利用重力引流,排出胸腔内的气体和液体,重建胸腔负压使肺复张,平衡压力预防纵隔移位。观察引流液的性质、颜色和量。引流瓶低于胸壁引流口平面 60～100cm,禁止高于胸部,水柱上下波动的范围为 4～6cm,胸管长度应适中,维持引流系统密封,长管插至液面下 3～4cm,接头固定。胸管过短,在患者咳嗽或深呼吸时,胸腔积液可能回流导致感染;过长则可能扭曲,增大气道无效腔,不易引流,从而影响肺复张。注意:患者翻身活动时应防止胸管受压、打折、扭曲、脱出。保持胸管通畅,每 15～30 分钟挤压 1 次。每日更换无菌生理盐水 500mL。

2)如每小时引流血量超过 200mL,并持续 2～3 小时以上,提示胸腔内有活动性出血,应及时报告医生,积极处理。

3)拔管指标:一般置管 48～72 小时后,肺完全复张,胸部 X 线显示肺膨胀良好,无漏气,听诊呼吸音清晰,24 小时引流液量少于 50mL、脓液少于 10mL,无气体溢出且引流液颜色变浅,患者无呼吸困难或气促。拔管后用凡士林纱布封闭胸壁伤口,并包扎固定,以防气胸。同时注意观察患者有无胸闷、呼吸困难、皮下气肿、渗液等。拔管后,尽早下床活动。

三、健康教育

（1）加强对劳动保护、安全生产、遵守交通规则知识的宣传，避免意外损伤的发生。

（2）文明守法，不打架斗殴。

（3）指导患者做腹式呼吸及有效咳嗽。咳痰时保护伤口、减轻疼痛：伸开双手，五指合拢，越过中线，双手分别置于患者胸部前后，压紧伤口，待患者咳嗽时稍加用力。

（4）指导患者早期循序渐进地活动，可在床上活动四肢、抬臀、锻炼患侧肢体。恢复期仍可伴有疼痛，但不影响患侧肩关节功能锻炼，但气胸痊愈期1个月内不宜参加剧烈运动，如打球、跑步、抬举重物等。

（5）多吃蔬菜、水果，增加粗纤维摄入，保持排便通畅，必要时应用缓泻剂，以防止用力排便而影响通气。忌食辛辣、生冷、油腻食物，以防助湿生痰，多饮水。

（6）定期复诊，肋骨骨折患者在3个月后应复查胸部X线，以了解骨折愈合情况。出现高热、呼吸困难，应随时就诊。

第三节　腹部创伤

腹部创伤是较为常见的一种外科急症，临床上常根据腹部皮肤的完整性是否被破坏，分为闭合性和开放性两大类。闭合性创伤误诊、漏诊率高。病情严重程度取决于所涉及的腹腔脏器是否有多发性损伤。

一、评估要点

1.病因评估

刀、剑等锐器刺伤，枪、弹等火器伤，多导致腹部开放性损伤；高处坠落、撞击、压砸、钝性暴力打击等多造成腹部闭合性损伤；剧烈爆炸引起的气浪或水浪的冲击、跌打、吞食异物（金属类）、接触化学性物质如腐蚀性的强酸、强碱或毒物等，也会造成腹部外伤。评估外伤史，根据致伤因素进行分类。

2.症状及体征评估

（1）单纯腹壁损伤的症状和体征一般较轻，常见为局限性腹壁肿痛和压痛，有时可见皮下瘀斑。

（2）腹痛情况：腹痛呈进行性加重或范围扩大，甚至遍及全腹时，考虑内脏损伤，早期压痛明显处即是受伤脏器所在部位。损伤实质脏器如肝、脾、肾或大血管时，腹痛呈持续性，常导致内脏出血，以致发生失血性休克；损伤空腔脏器如胃、肠、胆囊、膀胱时，其内容物如胃液、肠液、胆汁、尿液等流入腹腔，造成剧烈腹痛，常伴有腹部压痛、反跳痛和肌紧张等腹膜刺激征。但如果患者出现意识障碍、合并多发伤或使用镇痛药物后，腹部症状可不明显。

（3）注意胃肠道变化，有无反射性恶心、呕吐、腹胀、呕血、便血等。

（4）内出血，肝、脾、胰、肾等实质性脏器或大血管损伤时，以腹腔后或腹膜后出血症状为主，患者表现为面色苍白、脉率加快，甚至发生出血性休克，出现神情淡漠、面色苍白、脉搏细速、血压下降等。腹腔内脏器损伤，内容物流入其内，可引起腹腔感染，甚至出现感染性休克。

二、急救护理

(1)对开放性腹部损伤，应妥善处理伤口，如伴有腹腔内脏器或组织自腹壁伤口突出时，可用无菌容器覆盖保护，勿强行回纳。对闭合性损伤，应在较短的时间内争取手术探查，以处理破裂的内脏出血、修补损伤的脏器、引流腹腔控制感染。拟行手术者，应及时完成腹部急症手术的术前准备，如备血、备皮、做药物过敏试验、导尿等。

(2)指导患者配合治疗，卧床休息，必要时吸氧，避免不必要地搬动患者，待患者病情稳定后，改为半坐卧位。遵医嘱应用镇痛药物，诊断未明确前禁用吗啡、哌替啶等镇痛药物。留置导尿管并记录 24 小时出入量。禁忌灌肠。

(3)监测生命体征，动态监测红细胞计数、血红蛋白含量和血细胞比容，密切观察有无急性腹膜炎、休克等并发症。

(4)术后引流管护理。给予妥善固定，保持通畅，观察引流液的性状和量，观察有无出血、肠瘘、胆瘘等情况。如引流量较多或有消化道瘘形成，应考虑延长引流时间，按时换药，适时拔管。

(5)禁饮食、胃肠减压。一般术后需禁食及胃肠减压 2～3 天，通过静脉输液，维持水、电解质平衡和营养补给，对伤情较重、手术较大者，遵医嘱输入全血、血浆、复方氨基酸、清蛋白或脂肪乳等。待肠蠕动恢复、肛门排气后，拔除胃管。胃肠道功能恢复后，及时提供易消化、营养丰富的流质饮食，并逐渐过渡到高蛋白、高热量、高维生素、易消化的普通饮食，以保证能量供给，利于伤口愈合及机体康复。

(6)遵医嘱应用抗生素，直至腹膜炎症状消失，体温恢复正常后考虑停药。

(7)全麻 6 小时内，去枕平卧；术后 6 小时，取半卧位，以利于腹腔引流，减轻腹痛，改善呼吸及循环功能。鼓励患者早期下床活动，以减轻腹胀，促进肠蠕动，防止肠粘连。

(8)观察全身状况，保护肝肾功能及机体防御功能，防治并发症。

三、健康教育

(1)加强对劳动保护、安全生产、交通规则知识的宣传，避免意外损伤的发生。

(2)了解和掌握各种急救知识，在发生意外事故时，能进行简单的急救或自救。

(3)发生腹部外伤后，一定要及时去医院进行全面检查，不能因为腹部无伤口、无出血而掉以轻心，延误诊治。

(4)出院后要适当休息，加强锻炼，增加营养，促进康复。

(5)若有腹痛、腹胀、肛门停止排气排便等不适，应及时到医院就诊。

第四节　急腹症

急腹症(又称急性腹痛)是以突然剧烈腹痛为首要症状的疾病的总称，具有发病急、进展快、病情重、需要早期诊断和紧急处理的临床特点。

一、评估要点

1.病因评估

腹腔内器官及其邻近器官的病变,全身的代谢紊乱,以及毒素、神经因素等都可导致急腹症,应以腹痛为重点,评估病史。

2.症状、体征及检查评估

(1)腹痛的特征:包括腹痛的病因、诱因、开始部位、性质、转变过程、程度等。急性阑尾炎患者右下腹痛转为全腹痛往往是合并穿孔的征兆;阵发性绞痛是肠梗阻的表现,当转为剧痛、持续性疼痛时提示肠绞窄、肠坏死的可能。

(2)伴随的症状:体温升高、呕吐频繁、腹胀加重、大便转为血性及尿量锐减等常是病情恶化的表现之一,应提高警惕,善于识别。

(3)并发症:肺部感染、左心衰竭、右心衰竭、全心衰竭、血栓、脑出血、肠粘连、肠梗阻、手术切口感染等。

(4)辅助检查:白细胞计数提示有无炎症和中毒;红细胞、血红蛋白可用于判断有无腹腔内出血;尿中大量红细胞提示泌尿系统损伤或结石;尿胆红素阳性提示梗阻性黄疸;疑有急性胰腺炎时,血、尿或腹腔穿刺液淀粉酶明显增高;腹腔脓性穿刺液涂片镜检,革兰阴性杆菌常提示继发腹膜炎,溶血性链球菌提示原发性腹膜炎,革兰阴性双球菌提示淋菌感染;人绒毛膜促性腺激素(HCG)测定对诊断异位妊娠有帮助。

二、急救护理

(1)严密观察病情变化,监测生命体征。

(2)腹痛的处理:诊断不明者慎用吗啡类镇痛药,以免掩盖病情;明确原因后遵医嘱应用镇痛药物。

(3)非手术治疗:禁食、胃肠减压;维持水、电解质及酸碱平衡,纠正营养失调;适当给予镇静药;密切观察患者的症状、腹部体征、实验室检查的结果。

(4)手术治疗:尽可能对原发病灶做根治性处理,清除腹腔积液、积脓,并合理放置引流管。

(5)饮食与体位:病情较轻者给予流质饮食或半流质饮食,并控制进食量。胃肠减压的患者,胃管拔出、肛门排气后开始进食。一般采取半坐卧位,使腹腔渗液积聚在盆腔,便于吸收或引流,且有利于呼吸、循环功能。合并休克者宜采取中凹卧位或平卧位。

(6)做好静脉输液通路及各种引流管的护理,注意引流管是否通畅,观察引流物性质和量的变化。

(7)四禁:禁服泻药、禁止热敷、禁止活动、禁止灌肠,以免增加消化道负担或造成炎症扩散。

(8)对症护理:缺氧者给予氧疗;呼吸困难者早期机械通气辅助呼吸;合并黄疸者,给予维生素 K 和保肝药物;急性出血坏死性胰腺炎,应及时补钙。

(9)抗感染:遵医嘱应用抗生素,严格执行给药制度,观察疗效及不良反应。

(10)抗休克:及时补充水、电解质、维生素、蛋白质,准确记录 24 小时出入量。

三、健康教育

(1)养成良好的卫生和饮食习惯,戒烟戒酒。

（2）均衡膳食，少食多餐，禁食刺激性及变质食物。

（3）积极控制诱因，有溃疡病者，应遵医嘱服药；肠胃功能差者，避免服用阿司匹林、吲哚美辛、皮质类固醇等；胆道疾病和慢性胰腺炎患者，需适当控制油腻饮食；反复发生粘连性肠梗阻者，应当避免暴饮暴食及饱食后剧烈活动；月经不正常者，应及早就医。

（4）手术患者应该早期下床活动，防止肠粘连。

（5）劳逸结合，保持良好心态，定期门诊随访，如有不适，及时就诊。

第五节　水、电解质紊乱

人体内水的容量和分布以及溶解于水的电解质的浓度都是由人体的调节功能加以控制，使细胞内、外液的容量，电解质浓度，渗透压等都能够维持在一定范围内，即水、电解质平衡。当这种平衡由于疾病、创伤、感染等侵袭因素或不正确的治疗措施而遭到破坏时，机体无力进行调节，或这种破坏超过了机体可能代偿的程度，便会发生水、电解质紊乱。

一、评估要点

1. 病因评估

了解水、电解质紊乱的程度，寻找并消除原发病因，防止或减少水和电解质的继续丧失，消除导致体液紊乱的根本原因。

（1）高渗性缺水：水、钠同时缺失，但失水多于失钠，血清钠高于 150mmol/L。主要病因是摄入水分不足或失水过多，见于高热大量出汗、大面积烧伤暴露疗法、大面积开放性损伤、创面蒸发等。

（2）低渗性缺水：水、钠同时缺失，失钠多于失水，血清钠低于 135mmol/L。主要病因是消化道液体大量或长期丢失，只补水不补钠，或使用利尿药等。

（3）等渗性缺水：水、钠等比例丢失，血清钠在 135～150mmol/L。主要病因是消化液迅速大量丢失，见于急性肠梗阻、急性腹膜炎、大面积烧伤早期大量体液渗出时，是外科等渗性脱水最常见的原因。

（4）水中毒：抗利尿激素（ADH）分泌过多或肾脏排水功能低下的患者输入过多的水分时，可引起水在体内潴留，并伴有包括低钠血症在内的一系列症状和体征，即所谓水中毒。主要病因是 ADH 分泌过多、肾排水功能不足、摄入水分太多。

（5）低钾血症：血清钾浓度低于 3.5mmol/L。主要病因是摄入不足、排泄增加，见于长期禁食、频繁呕吐、胃肠道瘘患者等。

（6）高钾血症：血清钾浓度大于 5.5mmol/L。主要病因是钾潴留，见于钾摄入过多，肾小管分泌钾的功能缺陷，细胞内钾释出过多，如酸中毒等。

（7）低镁血症：血清镁浓度低于 0.75mmol/L。主要病因是摄入不足、吸收障碍等。镁缺乏者常同时伴有其他微量元素缺乏。

（8）高镁血症：血清镁浓度高于 1.25mmol/L。主要病因是摄入过多，肾功能不全，肾排镁减少。

(9)低钙血症:血清蛋白浓度正常时,血钙低于 2.25mmol/L。可发生于急性重症胰腺炎、坏死性筋膜炎、消化道瘘和甲状旁腺功能受损的患者。

(10)高钙血症:血清钙浓度高于 2.75mmol/L。主要见于甲状旁腺功能亢进,其次为骨转移性癌。

2.症状及体征评估

密切观察生命体征变化,了解体内水、电解质平衡是否紊乱。

(1)高渗性缺水:①轻度脱水。主诉口渴,其他缺水症状、体征均不明显。②中度脱水。口渴更明显,尿少,尿比重高,皮肤弹性差,口唇干燥,眼眶凹陷等,同时伴发运动功能下降,如四肢无力等。③重度缺水。有意识障碍,表现为躁狂、幻觉、谵妄、昏迷等,还可表现为血压下降,甚至休克。

(2)低渗性缺水:①轻度缺钠。血清钠为 130mmol/L 左右,患者自觉疲乏、手足麻木、厌食,尿量正常或增多,尿比重降低。口渴不明显。②中度缺钠。血清钠为 120mmol/L 左右,表现为恶心、呕吐、直立性昏厥、心率加快、脉搏细弱,血压开始下降,浅静脉瘪陷。尿量减少,尿中几乎不含 Na^+、Cl^-。③重度缺钠。血清钠为 110mmol/L 左右,常伴有休克,主要表现为严重周围循环衰竭、低血容量性休克、意识障碍、神经肌肉应激性改变。

(3)等渗性缺水:轻中度患者常有口渴、尿少、尿比重高、皮肤弹性差、疲乏、厌食、恶心、呕吐、心率快、脉搏细弱而快、血压上下波动继而下降。重度患者表现为不同类型的意识障碍。

(4)水中毒:主要表现为急性水中毒,常见的精神神经症状有凝视、失语、精神错乱、定向失常、嗜睡、烦躁等,并可伴有视神经盘水肿,严重者发生脑疝而致呼吸、心搏骤停。

(5)低钾血症:最早期表现为肌无力,精神萎靡,反应迟钝,定向力减退,严重者可呈嗜睡、木僵状,肌肉呈迟缓性麻痹。也可表现为传导阻滞或心律失常,严重者可出现心室颤动或心脏停搏于收缩期。易发生高血糖、负氮平衡,还可引起代谢性碱中毒。

(6)高钾血症:主要表现为对心脏和神经系统的不良反应。患者由兴奋转为抑制状态,表现为神志淡漠、感觉异常、四肢软瘫、腹泻、低血压、皮肤苍白、心动过缓、心律不齐等。

(7)低镁血症:对神经肌肉的影响表现为小束肌纤维收缩、震颤;中枢神经系统出现反应亢进,对声、光反应过强;平滑肌兴奋可致呕吐、腹泻;心律失常;还可引起低钙血症和低钾血症。

(8)高镁血症:表现为嗳气、呕吐、便秘、尿潴留、嗜睡、昏迷、房室传导阻滞、心动过缓、肌肉无力甚至弛缓性麻痹。

(9)低钙血症:表现为手足抽搐、肌肉抽动等。

(10)高钙血症:表现为便秘和多尿。

二、急救护理

1.去除病因

采取有效的预防措施或遵医嘱积极处理原发病,以减少体液继续丢失。

2.观察病情

(1)一级护理,绝对卧床休息;测量体温、脉搏、呼吸和血压等生命体征。

(2)准确记录 24 小时出入量;注意观察尿量,每小时尿量少于 30mL 时,及时通知医生。

(3)烦躁不安者,适当给予约束或加床挡,防止坠床。

(4)轻度脱水患者可口服生理盐水,重者遵医嘱给予生理盐水或碳酸氢钠静脉补液。补液原则:先盐后糖,先晶后胶,先快后慢,见尿补钾。遵循定时、定量、定性原则。低渗、等渗脱水时避免大量喝开水,以免加重休克。及时采血化验,防止血钠过高。

(5)轻度缺钾患者,多吃含钾丰富的食物(如橘子原汁、鱼、蘑菇、香蕉等)或口服 10%氯化钾溶液,重者遵医嘱静脉补钾。补钾时不宜过浓(500mL 液体中不超过 15g 10%氯化钾溶液)、不宜过快(每小时不超过 1g)、不宜过量(24 小时不超过 6g)、不宜过早(每小时尿量在30mL 以上或每日尿量 700mL 以上方可补钾)。静脉补钾时注意观察病情,发现有高钾血症时立即停止补钾,遵医嘱给予钙剂、碳酸氢钠、胰岛素等应用。

(6)患者四肢抽搐、血钙低于正常时,遵医嘱静脉注射或滴注钙剂,速度宜慢,避免外渗。

(7)遵医嘱严格掌握输液速度,以免输液过多过快而发生肺水肿,或滴速过慢达不到目的。

3.对症护理

(1)等渗性缺水:寻找并消除原发病因,防止或减少水和钠的继续丧失,并积极补充。

(2)低渗性缺水:积极治疗原发病,静脉滴注高渗盐水或含盐溶液。

(3)高渗性缺水:尽早去除病因,防止体液继续丢失。鼓励患者多饮水,通过静脉补充非电解质溶液。

(4)水中毒:轻者只需限制水摄入,严重者除严禁水摄入外,还需静脉滴注高渗盐水,以缓解细胞肿胀和低渗状态。

(5)低钾血症:寻找和去除引起低钾血症的原因,减少或中止钾的继续丧失,根据缺钾的程度制订补钾计划。

(6)高钾血症:除积极治疗原发疾病和改善肾功能外,还要立即停用含钾药物,避免进食含钾量高的食物;对抗心律失常;降低血清钾浓度。

(7)低镁血症:症状轻者可口服镁剂,严重者可自静脉输注硫酸镁溶液。

(8)高镁血症:立即停用含镁制剂,静脉缓慢注射 10%葡萄糖酸钙或 10%氯化钙溶液,同时积极纠正酸中毒和缺水,必要时采用透析疗法。

(9)低钙血症:以处理原发疾病和补钙为原则。

(10)高钙血症:以处理原发病及促进肾排泄为原则。

三、健康教育

(1)高温环境作业和进行高强度体育活动出汗较多时,应及时补充水分且宜饮用含盐饮料。

(2)有进食困难、呕吐、腹泻和出血等易导致水、电解质紊乱症状,应及早就诊治疗。

(3)长时间禁食、长期控制饮食摄入或近期有呕吐、腹泻、胃肠道引流,应注意及时补钾,以防发生低钾血症。

(4)肾功能减退和长期使用留钾利尿药者,应限制含钾食物和药物的摄入,并定期复诊,检测血钾浓度,以防发生高钾血症。

(5)合理补充微量元素,增加户外活动,补充日光浴,合理膳食。

第六节　酸碱平衡失调

适宜的体液酸碱度是维持人体组织、细胞正常功能的重要保证。人体在代谢过程中不断产生酸性和碱性物质,使体液中 H^+ 溶液发生改变,机体通过体液中的缓冲系统、肺和肾进行调节,以维持 pH 在 $7.35\sim7.45$。当体内产生的酸碱物质超过机体的代偿能力,或调节功能发生障碍,平衡状态即被打破,导致酸碱平衡失调。常见的酸碱平衡失调有代谢性酸中毒、代谢性碱中毒、呼吸性酸中毒和呼吸性碱中毒。以上 4 种类型可单独存在,也可两种以上并存,后者称为混合型酸碱平衡失调。

一、评估要点

1.病因评估

了解酸碱失调的根本原因,积极处理原发病和消除诱因。

(1)代谢性酸中毒:常见病因有体内有机酸形成过多;肾功能不全,使酸性物质潴留;丧失 HCO_3^-,见于腹泻、肠瘘、胆瘘等。代谢性酸中毒是最为常见的酸碱平衡失调。

(2)代谢性碱中毒:常见病因有酸性胃液丧失过多(如严重呕吐、长期胃肠减压等)、碱性物质摄入过多(如长期服用碱性药物)、缺钾、某些利尿药的作用。

(3)呼吸性酸中毒:常见病因有肺部疾病如哮喘、肺气肿、肺不张,或因呼吸中枢受抑制、呼吸肌麻痹等引起呼吸功能不全,不能充分排出体内存在的二氧化碳(CO_2),致使血液中 H_2CO_3 原发性增多,血液酸度增高。

(4)呼吸性碱中毒:常见病因是因肺泡通气过度,体内生成的 CO_2 排出过多,以致血的 PCO_2 降低,引起低碳酸血症,见于癔症、精神过度紧张、发热、使用呼吸机不当等。

2.症状及体征评估

重点评估代谢性酸中毒、代谢性碱中毒、呼吸性酸中毒、呼吸性碱中毒的临床表现。

(1)代谢性酸中毒:轻者常被原发病的症状所掩盖,重者有疲乏、眩晕、嗜睡,可伴有感觉迟钝或烦躁。最突出的表现是呼吸深而快,呼气中有时带有酮味(烂苹果味)。患者面部潮红,心率加快,血压偏低,可出现神志不清或昏迷。患者有对称性肌张力减退,常伴有严重缺水的一些症状。代谢性酸中毒患者易发生心律不齐、急性肾功能不全和休克等。

(2)代谢性碱中毒:轻者无明显症状;较重者抑制呼吸中枢,患者呼吸浅而慢,出现头昏、烦躁、激动、定向力丧失,甚至嗜睡、谵妄或昏迷。由于碱中毒时,血清钙减少,可出现手足抽搐等症状,可伴有低钾血症和缺水的临床表现。

(3)呼吸性酸中毒:患者出现胸闷、呼吸困难、躁动不安等,因缺氧而出现头痛、发绀等;严重时可有血压下降、谵妄、昏迷等。

(4)呼吸性碱中毒:较重者可有神经肌肉兴奋性增高表现,如肌肉震颤、手足麻木、抽搐等。有时可有头昏、昏厥、表情淡漠或意识障碍,呼吸初期加快,随后浅慢或不规则。

二、急救护理

1.纠正病因

积极纠正及治疗引起酸碱平衡失调的病因,绝对卧床休息。

2.观察病情

(1)严密观察生命体征,观察有无呼吸浅快、脉搏细速、心率增快、脉压减小<20mmHg、收缩压<90mmHg 或较前下降 20~30mmHg、血氧饱和度下降等表现。

(2)严密观察患者的意识状态(意识状态反映大脑组织血液灌注情况),瞳孔大小和对光反射,是否有兴奋、烦躁不安或神志淡漠、反应迟钝、昏迷等表现。

(3)密切观察患者皮肤颜色、色泽,有无出汗、苍白、湿冷、花斑、发绀等表现,了解有无休克等并发症出现。

(4)观察中心静脉压(CVP)的变化。

(5)严密观察每小时尿量,是否<30mL,同时注意尿比重的变化。

(6)注意观察电解质、血常规、血气分析、凝血功能及肝肾功能等检查结果的变化,以了解患者其他重要脏器的功能,了解有无并发症,如低钾血症、高钾血症等。

(7)密切观察用药治疗后的效果及不良反应。

3.对症护理

(1)代谢性酸中毒:纠正高热、腹泻、缺水、休克,积极改善肾功能,保证足够的热量供应,避免因脂肪分解而产生酮体增多。轻度者血浆 HCO_3^- 在 16~18mmol/L 时,只要消除病因,代谢性酸中毒就可以自行纠正;中、重度者须补充碱中和体内积聚酸,在用药后 2~4 小时复查动脉血气及血浆电解质浓度,根据测定结果边观察边调整,逐步纠正酸中毒。

(2)代谢性碱中毒:积极治疗原发病,恢复血容量,纠正 Ca^{2+}、K^+ 不足,严重时补充酸性溶液,注意滴速,以免造成溶血等不良反应。

(3)呼吸性酸中毒:解除气道梗阻,恢复或改善通气功能,鼓励患者深呼吸,合理吸氧,促进排痰,采用体位引流、雾化吸入等辅助措施,必要时行气管插管或气管切开术。合理使用抗生素控制感染。

(4)呼吸性碱中毒:处理痉挛抽搐,密切观察,注意防护,防止受伤。遵医嘱使用钙剂,手足抽搐时用 10%葡萄糖酸钙溶液 10mL 等量稀释后,缓慢静脉注射。

三、健康教育

(1)告知患者应积极预防和治疗导致酸碱代谢失衡的原发疾病及诱因。

(2)注意饮食卫生,防止出现呕吐、腹泻、感染、饥饿等导致代谢性酸碱平衡失调的诱发因素。

(3)告知患者若在原有疾病的基础上出现呼吸改变、精神状态改变等,应及时到医院就诊。

第七节　休克

休克是指机体受到强烈致病因素侵袭后,有效循环血容量锐减、组织血液灌注不足所引起的以微循环障碍、代谢障碍和细胞受损为特征的病理性症候群,是严重的全身性应激反应。此时,机体处于细胞缺氧和全身重要器官功能障碍的状态。

一、评估要点

1. 病因评估

了解休克的原因,根据不同的病因采取相应的治疗措施,评估有无因此而导致的微循环障碍、代谢改变及内脏器官继发性损害等。

(1)低血容量性休克:常因大量出血或体液积聚在组织间隙导致有效循环血量减少所致。如大血管破裂或脏器(肝、脾)破裂出血,或各种损伤(骨折、挤压综合征)及大手术引起血液及血浆同时丢失,前者为失血性休克,后者为创伤性休克。见于严重创伤、大出血、严重呕吐、严重腹泻、严重烧伤等。

(2)心源性休克:主要由心功能不全引起,见于急性心肌梗死、严重心肌炎、心包压塞等。

(3)梗阻性休克:见于心脏压塞、张力性气胸、肺栓塞等。

(4)感染性休克:多由严重感染、体内毒性物质吸收等所致。

(5)过敏性休克:系对药物或免疫血清等过敏而引起。

(6)神经源性休克:见于外伤骨折、剧烈疼痛和脊髓麻醉过深等。

2. 症状及体征评估

休克早期体征是体内各种代偿功能发挥作用的结果,晚期体征则是器官功能逐渐衰竭的结果。

(1)临床休克分期。

1)第一期(代偿性休克期):患者神志清醒,但可有烦躁不安、恶心、呕吐,脉搏细速,收缩压正常或偏低,舒张压轻度升高,脉压减小。因外周血管收缩,面部皮肤苍白,口唇和甲床发绀,毛细血管充盈时间延长,肢体湿冷,出冷汗,尿量减少。此时体内各种代偿与防御机制正在积极发挥作用,如及时发现并给予有效治疗,则可使病情好转,否则将进一步恶化,进入失代偿期。

2)第二期(失代偿性休克期):代偿机制已不能补偿血流动力学紊乱,患者出现重要器官灌注不足的临床表现,如乏力、表情淡漠、反应迟钝、脉搏细速、呼吸表浅、皮肤湿冷、肢端青紫,收缩压下降至 60~80mmHg,脉压减小,表浅静脉萎陷,每小时尿量少于 20mL,严重时可陷入昏迷状态,呼吸急促,收缩压低于 60mmHg,无尿。此时若不积极救治,将发展为不可逆性休克。

3)第三期(不可逆性休克期):过度和持续的组织灌注减少将导致弥散性血管内凝血(DIC)的发生和多器官损害,引起出血倾向和心、脑、肾、肺等重要器官功能障碍的临床表现,甚至进一步发展为多器官功能衰竭而死亡。

(2)不同类型休克的特征性症状。

1)低血容量性休克:外周静脉塌陷,脉压减小,血流动力学改变,中心静脉压和肺毛细血管楔压降低,心排出量减少,外周血管阻力增加。

2)心源性休克:有血流动力学改变,心排出量减少,中心静脉压和肺毛细血管楔压升高,外周血管阻力增加。

3)梗阻性休克:肺栓塞时出现剧烈胸痛、呼吸困难、颈静脉怒张、肝脾肿大及压痛等;心包压塞患者可出现奇脉,听诊心音遥远。

4）感染性休克：有发热、寒战；早期四肢皮肤温暖，血压正常或偏高，心动过速；晚期四肢皮肤湿冷，血压下降。

5）过敏性休克：接触某种过敏原后迅速发生呼吸困难、皮肤红肿或发绀、心动过速和低血压等。

6）神经源性休克：由于剧烈的神经刺激引起血管活性物质释放，血管调节功能异常，外周血管扩张，从而导致有效循环血量减少，组织器官灌注不良及功能受损。

二、急救护理

1. 病情观察

（1）严密观察生命体征的变化，观察有无呼吸浅快、脉搏细速、心率增快、脉压减小＜20mmHg、收缩压＜90mmHg 或较前下降 20～30mmHg、氧饱和度下降等表现。

（2）严密观察患者的意识状态，瞳孔大小和对光反射，是否有兴奋、烦躁不安或神志淡漠、反应迟钝、昏迷等表现。

（3）密切观察患者皮肤颜色、色泽，有无出汗、苍白、湿冷、花斑、发绀等表现。

（4）观察中心静脉压（CVP）的变化。

（5）严密观察每小时尿量，是否＜30mL，同时注意尿比重的变化。

（6）注意观察电解质、血常规、血气分析、凝血功能及肝肾功能等检查结果的变化，以了解患者其他重要脏器的功能。

（7）密切观察用药治疗后的效果及不良反应。

2. 对症护理

（1）体位：去枕平卧，取床头抬高 10°～20°、床尾抬高 20°～30°的中凹体位，保持患者安静，在患者血压不稳定的情况下不能随意搬动患者。心力衰竭或存在肺水肿者可采用半卧位或端坐位。

（2）供氧：保持气道通畅，高流量（6～8L/min）供氧，及时清除口、鼻、气道分泌物，避免误吸。对于昏迷并呼吸衰竭患者，配合医生行气管插管或气管切开术，做好人工气道的护理。

（3）建立静脉通路：补液是抗休克的基本治疗手段，应尽快建立静脉通路；外周静脉萎陷穿刺困难者可选择外周大静脉穿刺置管、静脉切开甚至中心静脉置管等；必要时行血流动力学监测以指导补液治疗。保持静脉通路通畅，并妥善固定，防止休克初期患者躁动而意外拔管。

（4）补充血容量：血容量的补充应以能够维持心脏适当的前、后负荷为度，可根据临床指标（意识、血压、心率、尿量等）和 CVP 逐步输入晶体溶液，应注意防止输液过多过快而诱发医源性心力衰竭。在休克治疗后期，循环状态逐渐稳定后，常易发生补液过量导致容量负荷过重，出现肺水肿，应及时给予利尿、脱水治疗。创伤及大出血的患者应尽快止血，并遵医嘱尽早输入血液制品。注意配伍禁忌、药物浓度及滴速，用药后要及时记录药物疗效。

（5）纠正酸碱平衡失调及电解质紊乱：应及时发现各种酸碱平衡失调及电解质紊乱并尽快纠正。休克时代谢性酸中毒最常见，若改善通气及补足血容量后休克症状缓解不明显，可给予 100～250mL 碳酸氢钠溶液静脉滴注。

3. 药物护理

遵医嘱给予多巴胺、去甲肾上腺素、间羟胺、肾上腺素等药物。足量输液后血压仍不稳定，或休克症状无缓解、血压继续下降者,应使用血管活性药物,其目的在于通过正性肌力作用增加心排出量,通过选择性缩血管作用增加重要脏器的血流量。保持血压于(110～130)/(60～80)mmHg 较适宜,过高可增加心肌氧耗及心脏负荷,应注意避免。用药过程中注意防止药物外渗。

4.患者护理

保持病室环境安静,温湿度适宜。加强对患者的保温,休克患者体表温度多有降低,应给予加盖棉被、毛毯等措施保暖,禁用热水袋、电热毯等方法,避免烫伤。体温过高时要采取适当措施降温。

三、健康教育

(1)创造安静、舒适的环境,减轻患者及其家属的紧张、焦虑情绪。

(2)过敏性休克因其机制不同,其临床表现也不相同,临床症状有轻有重。应尽量避免接触易引起过敏的物质,及早到医院诊治,找出致病原因,对症治疗,以绝后患。

(3)绝对卧床,减少活动,积极防治感染。

第八节 弥散性血管内凝血

弥散性血管内凝血(DIC)是由多种致病因素激活机体的凝血系统,导致机体弥散性微血栓形成,凝血因子大量消耗并继发纤溶亢进,从而引起全身性出血、微循环障碍乃至多器官功能衰竭的一种临床综合征。

一、评估要点

1.病因评估

既往有无感染性疾病、恶性肿瘤、手术及创伤、医源性因素、各种原因引起的休克、输血及输液反应、全身各系统疾病等。

2.症状及体征评估

(1)出血倾向:发生率为 84%～95%,观察出血症状、出血部位、出血量。出血具有突发性、自发性、多发性、广泛性、持续性,多见于皮肤、黏膜、伤口及穿刺部位,伤口和注射部位渗血可呈大片瘀斑。严重者可有内脏出血,如咯血、呕血、尿血、便血、阴道出血,甚至颅内出血而致死。休克程度与出血量不成比例。

(2)严密观察病情变化及生命体征,观察尿量、尿色变化。记录 24 小时出入量,及时发现休克或重要器官功能衰竭。观察有无皮肤、黏膜和重要器官栓塞的症状和体征,如肺栓塞表现为突然呼吸困难、咯血;脑栓塞引起头痛、抽搐、昏迷等;肾栓塞可出现腰痛、血尿、少尿或无尿,甚至发生急性肾衰竭;胃肠黏膜出血、坏死可引起消化道出血;皮肤栓塞可出现手指、足趾、鼻、颈、耳部发绀,甚至引起皮肤干性坏死等。持续、多部位的出血或渗血是 DIC 的特征,出血加重常提示病情进展或恶化,反之可视为病情有效控制。

(3)精神及意识状态:有无嗜睡、表情淡漠、意识模糊、昏迷等。

(4)观察实验室检查结果,如红细胞计数、凝血酶原时间(PT)、血小板计数、血常规等。

二、急救护理

1. 一般护理

(1)绝对卧床休息,根据病情采取合适体位。保持病室环境安静、清洁,注意保暖,对意识障碍者应采取保护性措施,防止发生意外。

(2)保持气道通畅,给予氧气吸入,改善缺氧症状。

2. 对症护理

(1)出血时,护理人员应密切观察出血倾向,限制侵入性治疗,以免加重出血;静脉穿刺、骨髓检查等侵入性穿刺后,局部按压至出血停止为止;减轻血压袖带或衣服的紧束,选择柔软衣物。

(2)尽快给予静脉输液,建立静脉双通道。

3. 用药护理

熟悉 DIC 救治过程中各种常用药物的名称、给药方法、主要不良反应及其预防和处理,遵医嘱正确配置和应用有关药物,尤其是抗凝药物,严密观察治疗效果,注意观察患者的出血情况,监测凝血时间等各项实验室指标,随时遵医嘱调整剂量,预防不良反应。

4. 实验室检查

这是 DIC 救治的重要的环节,因实验室检查的结果可为 DIC 的临床诊断、病情分析、治疗及预后判断提供极其重要的依据。应正确、及时采集和送检各种标本,关注检查结果,及时报告医生。

5. 饮食护理

根据基础疾病选择饮食,宜选择高蛋白、高热量、高维生素、易消化的饮食,消化道出血时应酌情给予冷流质饮食或禁食。

三、健康教育

(1)向患者及其家属解释疾病发生的原因、主要临床表现、治疗方法及预后等,以取得配合。

(2)向患者及其家属解释反复进行实验室检查的重要性和必要性,特殊治疗的目的、意义及不良反应。

第九节　发热

正常人体温受下丘脑体温调节中枢的控制,通过神经、体液因素调节产热与散热过程而保持相对恒定,使体温维持在 37℃ 左右。在某种情况下,体温中枢兴奋、功能紊乱或产热过多、散热过少,致使体温超过正常值 0.5℃ 或一昼夜体温波动在 1℃ 以上时,即为发热。发热是急诊最常见的症状之一。

一、护理评估与判断

(一)病史

1.现病史

包括起病缓急、发热程度、发热前有无寒战、高热还是低热、发病前有无诱因。每日温差波动情况,发热持续的时间、伴随症状,退热过程是骤退或渐退,自动退热或用药后退热。

2.流行病史

对高度怀疑传染病或流行病者,应重点询问患者所在地区、相关接触史、预防接种史和当地疾病流行情况,注意发病季节。

(二)诱因

发热的致热因素很多,最常见的是感染性发热。传统上把能引起人体发热的物质,通称为致热原。致热原大致可分为 3 种。①内源性致热原:是由中性粒细胞和单核细胞释放的致热物质,又称白细胞致热原。②外源性致热原:是各种病原体的毒素及其代谢产物,其中以内毒素最常见。③类固醇致热原:一般与原胆烷醇有关。后两种致热原都不直接作用于体温中枢,而最终的致热因素是白细胞致热原。当白细胞吞噬坏死组织或与外源性致热原、类固醇致热原、抗原-抗体复合物等接触时,则产生和释放内源性致热原,作用于体温调节中枢而引起发热。其他因素(如物理、化学因素)可直接或间接作用于丘脑下部的体温调节中枢,引起体温调节功能受损导致发热。一般来说,发热是人体患病时的一种病理生理反应。

发热常见诱因临床上大致分为两大类:感染性发热和非感染性发热。

1.感染性发热

是最常见的发热病因,临床上以各种病原体如病毒、细菌、支原体、衣原体、立克次体、螺旋体、真菌、寄生虫等微生物感染常见。

(1)病毒感染:见于流行性感冒、病毒性肝炎、乙型脑炎、流行性出血热、麻疹、风疹、脊髓灰质炎、传染性单核细胞增多症、流行性腮腺炎、水痘、巨细胞病毒感染、登革热、非典型肺炎(SARS)、中东呼吸综合征、人感染高致病禽流感等。

(2)细菌感染:见于肺炎、化脓性扁桃体炎、肾盂肾炎、结核杆菌感染、胸膜炎、细菌性痢疾、伤寒、猩红热、白喉、丹毒、炭疽、军团菌病、布氏杆菌病等。

(3)真菌感染:念珠菌病、霉菌性肺炎、隐球菌病、曲菌病等。

(4)支原体、衣原体感染:肺炎支原体肺炎、鹦鹉热等。

(5)螺旋体感染:钩端螺旋体病、回归热等。

(6)立克次体感染:斑疹伤寒、恙虫热等。

(7)寄生虫感染:疟疾、血吸虫病、阿米巴肝脓肿等。

(8)混合感染:由两种或两种以上病原体引起的感染,如病毒与细菌感染、细菌与寄生虫感染等。

2.非感染性发热

(1)无菌性坏死物质的吸收:如各种肿瘤,血液病,血管栓塞或机械性、物理性或化学性损害所引起的组织坏死及细胞破坏。

(2)抗原-抗体反应:如风湿热、药物热、血清病、结缔组织病等。

（3）内分泌与代谢障碍性疾病：如甲状腺功能亢进、大量脱水，前者主要引起产热过多，后者主要引起散热减少。

（4）体温调节中枢功能紊乱：由于物理性（如中暑）、化学性（如重度安眠药中毒）或机械性（如脑出血、硬脑膜下出血、脑震荡、颅骨骨折）等因素直接损害体温调节中枢，使其功能失常而引起发热。

（5）神经官能症：由于自主神经系统功能紊乱而影响正常体温调节，常表现为低热。诊断时应首先排除各类疾病后才能确定。

（6）热量平衡失调，产热过多：如甲亢、癫痫持续状态等，散热障碍如烧伤后广泛性瘢痕、严重鱼鳞癣、广泛性皮炎等。

（7）类固醇致热原发热：如慢性腺癌、慢性严重肝病、原胆烷醇酮治疗肿瘤等，多为低热。

二、主要护理措施

（一）体温低于 39.0℃

体温低于 39.0℃、持续时间不长、原因不明，又无严重疾病者，一般不急于退热，若过早退热，会掩盖病情，贻误急救时机。但患者感觉明显不适，或为肿瘤发热、心肌梗死、心脏手术、小儿体温达 38.5℃时，应及时适当给予退热。

（二）体温达 39.0℃ 以上

遇高热中暑、高热惊厥、高热谵妄、高热伴休克、高热伴心功能不全、体温高于 40.0℃时应作紧急降温处理。具体降温措施如下。

1. 物理降温

用冰袋冷敷头部或置于腋下、腹股沟、颈部等大血管处，每 10～15 分钟更换 1 次。体温超过 39.5℃时，给予温水擦浴，用 30～39℃温水擦四肢，或用 50％乙醇擦胸、背和颈部，或用 1％冷盐水灌肠，婴儿每次 100～300mL，儿童 500mL。对于高温中暑或过高热（41℃）可采用冰水灌肠（4℃），将患者置于冰水浴盆中或空调病房内，迅速将体温降至 38.5℃是治疗超高热的关键。患者出现寒战高热时，应遵医嘱及早抽取血培养送检，并给予患者保暖。

降温时应注意：

（1）冷敷不应长时间在同一部位，最长不得超过 30 分钟，以防冻伤。

（2）降温过程中注意观察周围循环情况，出现脉搏细速、面色苍白、四肢湿冷时，禁用冷敷，以免出汗过多或血管过度扩张引起虚脱或休克。

（3）擦浴时禁忌擦拭胸前区、腹部、后枕部、足心部，以免引起反射性的心率减慢、腹泻；对全身发疹或有出血倾向的患者禁忌擦浴降温。

（4）应用冬眠疗法降温前，应先补充血容量。

（5）使用冰帽时，双耳及后颈部应垫上干毛巾或棉布，以免发生冻伤。

（6）使用冰毯垫于患者臀部，不要触及颈部，以免因副交感神经兴奋而引起心跳过缓。使用冰毯降温时应密切监测患者体温、心率、呼吸、血压变化，每半小时测量一次。定时翻身擦背，避免低温下皮肤受压，血流循环速度减慢，发生皮肤的压力性损伤。

2.药物降温

视发热程度可采用口服或肌注解热镇痛药,常用的有乙酰水杨酸(阿司匹林)、复方氨基比林(安痛定)。也可采用安乃近滴鼻。惊厥或谵妄可应用冬眠疗法,按病情可采用冬眠Ⅰ号(氯丙嗪 50mg、异丙嗪 50mg、哌替啶 100mg)肌注或加入 5% 葡萄糖注射液 250mL 静滴。

(三)对症处理

1.休息与生活护理

发热患者应卧床休息,减少耗氧量,缓解头痛、肌肉酸痛等症状。病房保持安静,环境适宜,室温 18～20℃,湿度 50%～60%。

2.补充能量,保证充足易消化的营养食物

包括维生素,口服 0.9% 盐水加白糖水。高热时迷走神经兴奋性降低,胃肠活动减弱,消化吸收功能差。同时分解代谢增加,水分和营养物质大量消耗,致使入量不足、营养缺乏,因此应给予高热能、高蛋白质的流质或半流质饮食。

3.多饮水

鼓励患者多饮水,或经静脉补充水分、营养物质及电解质,预防脱水和水、电解质紊乱。

4.保持清洁和舒适

(1)加强口腔护理,补充水分:发热时由于唾液分泌减少,口腔黏膜干燥,利于病原体生长,易出现口腔感染。

(2)加强皮肤护理:退热时大量出汗,应随时擦干汗液,更换床单和衣服,防止受凉,保持皮肤清洁干燥,对于长期持续高热卧床者,应协助患者更换体位,防止压力性损伤发生。

5.安全护理

高热患者有时出现躁动不安、谵妄,应防止跌倒、坠床,必要时予以床档保护,或使用约束带固定患者。

(四)体温监测

对高热患者应每 4 小时测量 1 次体温,体温降至 38.5℃ 以下时,改为每天测温 4 次,待体温降至正常 3 日后,可改为每日测量 1～2 次。

(五)接触高度传染性发热患者时的个人防护

1.潜在污染区

戴医用一次性工作帽、医用防护口罩,穿工作服(裤)以及工作鞋,皮肤有破损时,戴乳胶手套。

2.污染区

在潜在污染区防护的基础上,加戴护目镜或防护面罩和乳胶手套,穿医用防护服(或隔离衣)和鞋套;给患者实施吸痰、气管插管或气管切开时,可将医用防护口罩和护目镜更换为戴医用防护口罩或全面型呼吸防护器。所有防护用品使用后均应放入指定的容器内。

第十节　昏迷

昏迷是最严重的意识障碍，表现为意识完全丧失，对外界刺激不能做出有意识的反应，随意运动消失，生理反射减弱或消失，出现病理反射，是急诊科常见的急症之一，病死率高，应及时做出判断和处理。

一、评估要点

1.病因评估

了解昏迷起病的缓急及发病过程。了解昏迷是否为首发症状，若是病程中出现，则应了解昏迷前有何病症；有无外伤史；有无中毒等原因。病因可分为原发性和继发性，原发性脑损伤常见于脑血管疾病、颅内占位性病变等，继发性脑损伤常见于呼吸系统疾病（肺性脑病）、消化系统疾病（肝性脑病）等。

2.症状及体征评估

重点评估患者的生命体征、瞳孔、血氧饱和度等，密切观察有无并发症等发生，如肺部感染、尿路感染、压疮、口腔感染等。根据格拉斯格昏迷评分法（GCS）及反应程度，了解昏迷程度。

（1）浅昏迷：患者随意运动丧失，仅对强烈的疼痛刺激有肢体简单的防御性运动和呻吟伴痛苦表情，各种生理反射如吞咽反射、咳嗽反射、瞳孔对光反射、角膜反射等存在，生命体征无明显变化。

（2）中昏迷：对周围事物及各种刺激全无反应，对激烈刺激全无反应，对剧烈刺激偶可出现防御反应，各种生理反射均减弱，生命体征有所变化，大小便潴留或失禁。

（3）深昏迷：全身肌肉松弛，对周围事物及各种刺激全无反应，各种生理反射均消失，呼吸不规则，血压下降，大小便失禁。

二、急救护理

1.观察病情

（1）严密观察生命体征、瞳孔大小及对光反射。

（2）根据 GCS 及反应程度，评估昏迷程度，发现变化，立即报告医生。

（3）观察患者水、电解质的平衡情况，记录 24 小时出入量，为补液提供依据。

（4）检查患者大便，观察有无潜血阳性反应。

2.对症护理

（1）患者平卧位，头偏向一侧，及时清除气道内分泌物，给予吸氧、吸痰，保持气道通畅，必要时给予气管切开或气管插管，行人工辅助通气。抬高床头 30°～40°或取半卧位，以促进脑功能恢复。

（2）保持静脉输液通畅，维持有效循环。

（3）检查：血、尿、便常规，血糖，电解质，心电图，必要时做其他检查，如血气分析、头颅CT、X 线片、B 超、脑脊液检查等。

（4）对症治疗：如颅内压升高者给予降颅内压药物，必要时行颅内穿刺引流等。预防感染，控制高血压及高热,控制抽搐。纠正水、电解质紊乱,维持体内酸碱平衡,补充营养。

(5)饮食护理:应给予患者高热量、易消化的流质饮食,不能吞咽者给予鼻饲。

(6)加强基础护理:每日进行口腔护理。躁动者应加床挡,适当给予约束带约束,必要时放置牙垫,防止舌后坠、舌咬伤。妥善固定各类管道,避免脱出。保持肢体功能位。

(7)预防烫伤:长期昏迷的患者末梢循环较差,尤其是冬季,手、脚较凉,避免使用热水袋保暖,以免发生烫伤。

(8)预防泌尿系统感染,保持大小便通畅:患者如能自行排尿,要及时更换尿湿的衣服、床单、被褥、隔尿垫;如患者留置导尿管,应注意定时给予会阴部清洗、消毒,导尿管要定期更换。帮助患者翻身时,不可将尿袋抬至高于患者膀胱,以免尿液反流造成泌尿系统感染。

(9)患者眼睑不能闭合时,定时用生理盐水擦洗眼部,用眼药膏或凡士林纱布保护角膜,预防角膜干燥及炎症。

三、健康教育

(1)做好患者家属的心理护理,使其协助配合治疗,指导患者家属对患者进行相应的意识恢复训练,帮助患者肢体被动活动与按摩。

(2)患者意识恢复后,应给予其情感支持,避免其情绪激动,以免造成心肌耗氧量增加。鼓励患者进行适度的体力活动,避免饱餐,防止便秘,坚持服药,定期复查;改变不良的生活方式,提高生活质量,防止疾病复发。

第十一节　抽搐

抽搐是指一种突发的、快速且短暂的不自主运动,以四肢、躯干或骨骼肌不自主地强直性与阵挛性收缩为主要临床特征。抽搐的发病机制迄今尚未完全阐明,许多研究结果表明其电生理本质是神经元过度同步放电的结果。根据兴奋放电引起抽搐的来源可区分为:大脑功能障碍,如癫痫等;非大脑功能障碍,如破伤风、低血钙等。

一、护理评估与判断

(一)病史及诱因

1.病史

(1)问诊。

1)既往发作史:因发作时多有意识障碍,故除向患者了解病史外,还应向其家属或目睹者作补充了解。

2)初次发作年龄、发作情况、发作频率、发作时间、场合,有无先兆,何部位首先出现症状。

3)发作形式:发作时有无意识障碍、口吐白沫、面色青紫、瞳孔散大、病理反射、自伤、外伤、失禁,发作后有无肢体瘫痪、无力、神经系统体征等。

4)应注意产妇的分娩史和胎儿发育史。

(2)伴随症状。

1)发热：常见于急性颅内感染、胃肠功能紊乱、中暑等。

2)脑膜刺激征：常见于脑膜炎、蛛网膜下隙出血、脑膜脑炎等。

3)瞳孔扩大或缩小：常见于癫痫大发作、脑疝、急性有机磷中毒等。

4)剧烈头痛：常见于高血压、急性感染、蛛网膜下隙出血等。

5)意识丧失：常见于颅脑疾病、癫痫大发作、严重心律失常、有机磷中毒等。

6)血压升高：常见于脑出血、高血压、脑外伤、肾炎、子痫等。

2.诱因

(1)日常生活方式：发热、过量饮水、过度换气、酗酒、过劳或饥饿、突然停用抗癫痫药物均可诱发抽搐发作。

(2)生化代谢异常：多见于低血钙、低血糖或高血糖、低钠血症或高钠血症、低镁血症等。

(3)精神因素：情绪激动、受惊、压力刺激可促使抽搐发作。

(4)感觉因素：部分患者对某些特定的感觉如视觉、听觉、嗅觉、味觉、躯体觉等较为敏感，当受到刺激时可引起不同类型的抽搐发作。对于抽搐患者病因的确定，首先应评估抽搐是大脑功能障碍还是非大脑功能障碍所致；是原发于颅内疾病还是继发于颅外的全身病变；判断抽搐发作是原发性还是功能性的；最后，需结合病史、体格检查及必要的辅助检查进行综合分析以确定病因。

(二)症状及体征

1.癫痫

(1)全身性抽搐：以全身性骨骼肌痉挛为主要表现，按其发展过程可分如下 3 期。

1)先兆期：指在意识丧失前的一瞬间所出现的各种体验。常见的先兆可为特殊感觉性的幻视、幻嗅、眩晕，一侧感觉性的肢体麻木、触电感，内脏感觉性如腹内气体上升或热血上涌感，运动性如头眼向一侧斜视，精神性如恐怖感、奇异感等。一般持续 1 秒至数秒钟。先兆症状多固定不变，大脑皮质有局限性损害，可根据先兆症状协助定位。

2)痉挛期：分为强直性发作及阵挛期。强直性发作(强直期)表现为患者突然尖叫一声，跌倒在地，头转向一侧或后仰，双眼向上凝视，瞳孔散大，对光反射消失；唇、舌或口腔黏膜有咬伤；全身肌肉强直，上肢肩部内收，肘、腕及掌关节内屈，拇指内收，双手握拳，下肢髋关节稍屈曲，膝关节伸直，踝关节及足趾屈曲；呼吸肌强直致呼吸暂停，颜面及全身皮肤由苍白或潮红迅速变为发绀。阵挛期表现为全身肌肉呈节律性抽搐，频率开始较快，随之逐渐减慢，抽搐停止；自动呼吸恢复，面、唇发绀逐渐减轻，口腔内分泌物增多，口吐白沫或血沫，可伴尿失禁、全身大汗。在痉挛发作期可出现心跳加快、血压升高等。由于意识障碍，突然跌倒，可致患者外伤、溺毙、触电、烧伤或引起火灾及各种事故。

3)昏睡期：抽搐停止后患者进入昏睡、昏迷状态，然后逐渐清醒。部分患者在清醒过程中有精神行为异常，表现为挣扎、抗拒、躁动不安。醒后对发作过程不能回忆，头痛、全身乏力、疼痛、呕吐等。

在一次发作之后意识尚未恢复又连续多次发作称全身强直—阵挛性发作持续状态，常因突然撤除或更换抗癫痫药物或感染等引起。由于发作持续状态期间脑神经元能耗骤增，加之全身性缺氧，肌肉强烈而持久性收缩，酸性代谢产物增加，可导致脑缺氧、脑水肿甚至脑疝形成。由于呼吸循环改变可导致缺氧性脑病、昏迷、去大脑皮质综合征,甚至危及生命。

（2）局限性抽搐：多数呈阵挛性发作,少数呈强直性发作。常见于身体的某一局部如一侧肢体远端（手指、足趾）或一侧口角或眼部,也可涉及一侧面部。由远端开始发作,按大脑皮质运动区的分布顺序缓慢向近端扩展,自一侧拇指开始向手指、腕、肘、肩扩展。发作部位可有暂时性的瘫痪,时间可持续数秒至数周,病灶在运动区或邻近额叶,病因多为症状性癫痫。

2. 面肌抽搐

疼痛刺激引起面部肌肉反射性痉挛性面肌抽搐称"痛性抽搐",常见于三叉神经痛。表现为患侧面肌反复发作性抽搐,口角牵向患侧,伴结膜充血,流泪等症状。多为一侧性眼睑抽搐,伴有皱眉肌、鼻部诸肌、颊肌收缩,眼睑呈快速频繁的抽动,反复发生可引起眼睑强直性收缩,提上睑肌收缩,睑裂缩小。

3. 手足抽搐症

低血钙或中毒引起。多见于婴儿、儿童与哺乳期妇女。为间歇发生的双侧强直性痉挛,以上肢显著,可表现为典型的"助产手",包括手指伸直并齐、掌指关节屈曲、大拇指对掌内收、腕部屈曲,常伴有肘部伸直和外旋。牵涉下肢时,有足趾和踝部的跖屈和膝部伸直。严重时可有口、眼轮匝肌痉挛,发作时意识清晰。沃斯特克征（Chvostek sign）试验可辅助诊断低钙血症时的隐性手足抽搐症,该方法是用手指或叩诊锤叩击耳前面神经处的皮肤,引起同侧口角或鼻翼抽搐,重者也可引起同侧面部肌肉抽搐。

4. 新生儿痫性抽搐

为局限性或偏侧性阵挛性痉挛,脑电图显示一侧尖波灶或正常。重症患者可呈全身强直性痉挛或肌阵挛,或是微小的眼球或肢体强直性或阵挛性动作,脑电图可显示为多发性尖波灶,弥散性阵发性活动或低平电位。

5. 破伤风、狂犬病抽搐

破伤风患者全身肌肉疼痛,强直性痉挛,偶见阵挛性抽搐,间歇期肌肉不松弛,以咀嚼肌最为明显,表现为牙关紧闭。狂犬病患者咽部痉挛、恐水、意识清醒,受外界轻微刺激即可诱发抽搐,每次发作数分钟。

6. 心源性抽搐

各种心律失常、主动脉狭窄、先天性心脏病以及一切可引起心排血量下降、血压降低的疾病,可出现意识丧失、四肢抽搐、口唇青紫、大小便失禁,相关病史及心电图、超声心动图有助于诊断,控制原发病后发作终止。

（三）发作时间评估

1. 发作持续时间

（1）全身强直—阵挛性发作可持续数秒至10分钟。

（2）强直性抽搐一般持续15～30秒。

（3）阵挛性抽搐一般持续30秒～3分钟。

（4）全身强直性抽搐每次发作持续10分钟至数十分钟不等。

（5）癫痫持续状态抽搐发作持续30分钟以上。

2.发作时间点

全身强直-阵挛性抽搐晨醒及傍晚时发作,也可在入睡后或觉醒前发作。新生儿痫性抽搐常在入睡前或睡醒后发作。

3.起病年龄

年龄对抽搐发作的发病率、发作类型、病因和预后均有影响。

(1)新生儿中常呈移动性部分发作;6 个月到 5 岁高热惊厥多见;癫痫的发作年龄 20%～30%在 20 岁之前;成年期多为部分性发作或继发性全身发作。

(2)青年期至成年期以颅脑外伤多见,中年期以脑肿瘤多见,老年期以脑血管疾病多见。

(四)患者及其家属心理状态评估

(1)评估患者是否有焦虑、恐惧、自卑等情绪。

(2)评估家属在患者发病时是否采取错误的处理方式,或自行调药、盲目求医。

(五)辅助检查

1.血液检查

根据病史进行血细胞计数及分类检查,有助于判断感染性疾病;血液生化检查及动脉血气分析有助于疾病的治疗和预后判断。

2.脑脊液检查

脑脊液细胞计数、分类和压力测定有助于判断神经系统病变的性质和原因。

3.脑电图检查

有助于颅内占位性病变及癫痫的诊断。

4.头颅 CT、MRI、脑血管造影检查

可辅助诊断颅内占位性病变和脑血管疾病。

5.尿液及呕吐物检测

有助于中毒性疾病的诊断。

二、主要护理措施

抽搐患者尤其是全身强直-阵挛性发作患者如不及时处理,易累及重要脏器功能,危及生命,需及时处置。

(一)抽搐患者急性发作紧急处理措施

1.院外紧急处理措施

(1)确保患者周围环境安全:移开所有可能导致患者受伤的尖锐物体;若患者在站立时发作,应扶住和引导患者,防止患者突然倒地或走向危险地段。

(2)保持呼吸道通畅:解开衣领衣扣,将患者翻转至侧卧位,或平卧位头偏向一侧,避免口腔内分泌物误吸入气管,防止舌后坠。

(3)当患者抽搐时,不要试图按住患者身体,以防关节脱臼、骨折或误伤救助者。需要特别指出的是,绝大多数抽搐发作在 1～2 分钟自行停止,旁人无法采取措施结束发作。

(4)切忌往患者口中放置任何物体:放入口中的物体易导致患者窒息、牙齿和软组织损伤或救助者的手指咬伤。同时,在患者清醒前勿喂水、喂药及其他食物。

(5)记录发作起止时间。待患者意识恢复后离开,或帮助联系家属。若发作持续不停止

（大于 5 分钟），应立即呼叫急救车。

2. 院内紧急处理措施

（1）明确抽搐发作的原因，询问患者及其家属是否按时服药，有无诱发因素，注意排除代谢性酸中毒及低氧血症、低血糖等。

（2）密切观察意识、瞳孔及生命体征变化，注意记录抽搐发作具体时间、症状。

（3）防止缺氧性脑损伤，立即给予氧气吸入，必要时遵医嘱予营养脑细胞药物，同时注意防止低血糖损伤脑细胞。

（4）药物控制。

1）控制抽搐：首选地西泮 10mg 静脉注射。在使用地西泮等控制发作后，常用苯巴比妥钠 0.1～0.2g 肌内注射，以维持治疗、巩固疗效。注意勿在短期内频繁应用多种药物，或连续多次用同一止痉药物，以免药物中毒。

2）减轻脑水肿：癫痫持续状态发作后常伴有脑水肿和颅内压升高，采用 20% 甘露醇、呋塞米等利尿脱水减轻脑水肿。

（二）病情观察

1. 发作期

注意观察并记录发作时间、意识状态、瞳孔变化、发作起始部位、发作持续时间、发作类型、伴随症状。

2. 发作后

注意观察意识状态、瞳孔恢复情况，以及有无头痛、疲乏、自动症等伴随症状。

3. 发作间歇期

注意观察有无情感、认知改变，有无发作先兆如幻觉、幻听，是否出现记忆障碍、思维障碍、自主神经障碍如突发腹痛、出汗等。

（三）基础护理

（1）保证患者充足的休息：任何原因引起的抽搐发作后，为患者营造安静、适宜休息的环境，避免外界刺激，安慰患者，消除其紧张情绪，促使其恢复体力。

（2）专人守护：拉起病床护栏，防止坠床。适当约束保护抽搐肢体，以防外伤。

（3）对于高热、呕吐或大小便失禁患者，及时清理皮肤，更换衣物、床单。对意识不清，生活不能自理的患者，做好皮肤护理、口腔护理，防止压疮、肺炎的发生。

（4）心理护理：安慰鼓励患者，予以精神和心理上的安慰，指导患者积极配合治疗和护理，减少诱因因素的刺激，树立战胜疾病的信心。

（四）预防性安全护理措施

（1）掌握患者发病类型及规律：预见性判断患者有无风险并采取安全保护措施。告知并纠正患者可控制的诱因，如发热、疲劳、饥饿、便秘等。

（2）患者外出检查时，做好交接班，并专人陪护。

（3）建立良好的护患关系：对既往有攻击行为、妄想、幻想的患者留家属陪护，与患者沟通时尽量避免不良语言刺激。

（五）健康教育

1.外出

患者外出时须携带个人信息卡,注明姓名、地址、诊断、联系人及联系电话、急救措施说明,并随身携带应急药物。患者不应驾车、骑自行车,远离公路、铁路、水边等场所。

2.用药

患者应当按时、按量遵医嘱服药,定期复查。切忌随意停药或改变用药剂量,告知患者药物常见不良反应,如有不适及时就医。

3.睡眠

应保证充足的睡眠,成人至少每天保证睡眠 7～9 小时,儿童 8～16 小时。

4.保持乐观情绪

家属应对患者关心,理解患者孤僻的性格、自卑的情绪或暴躁的脾气,同时应预防患者伤人、自伤或自杀。鼓励患者到公共场合与同龄人接触,参与适当的运动例如散步、慢跑,避免学习、工作过度紧张诱发发作。

5.就业选择

应避免高空作业、近水作业、机动车驾驶、重型机械作业、消防作业,以及直接接触强酸、强碱、有毒物品的危险作业,同时不宜选择发作时可能危害他人健康的职业,例如外科医生、消防队员、警察等。

第十二节　电击伤

电击伤是指一定强度的电流通过人体所引起的机体组织不同程度的损伤或器官功能障碍,甚至死亡,俗称触电。

一、评估要点

1.病因评估

了解触电原因,常见于违反用电操作规范及暴风、地震、火灾、雷击时意外触电。判断触电经过,包括时间、地点、电源情况。

2.症状及体征评估

（1）全身症状。

1）轻型:出现头晕、心悸、面色苍白、口唇发绀、惊恐、四肢无力、接触部位肌肉抽搐及疼痛、呼吸和脉搏加快,严重者可出现昏厥、短暂意识丧失,一般都能恢复。

2）重型:出现持续抽搐、呼吸不规则、各种内脏损伤、严重的心律失常或昏迷等。严重者发生心室颤动或心搏、呼吸骤停,如不及时抢救,可致死亡。

（2）局部症状。

1）低电压所致的烧伤:触电时间短者烧伤面小,直径 0.5～2cm,呈椭圆形或圆形,焦黄或灰白色,干燥,边缘整齐,常有进出口,与健康皮肤分界清楚。一般不损伤内脏,截肢率低。

2)高电压所致的烧伤:常有一处进口和多处出口,创面不大,但可深达肌肉、神经、血管,甚至骨骼,进口处的创面比出口处严重,肌肉组织常呈夹心性坏死,可引起继发性出血或组织的继发性坏死,严重者可并发肾衰竭。

(3)并发症:短期精神异常、心律失常、肢体瘫痪、继发性出血或血供障碍、局部组织坏死继发感染、高钾血症、酸中毒、急性肾衰竭、周围神经病、永久性失明或耳聋、内脏破裂或穿孔等。

(4)辅助检查:早期可出现肌酸磷酸激酶及其同工酶、乳酸脱氢酶、谷丙转氨酶(GPT)的活性增高,尿液红褐色为肌红蛋白尿。心电图检查常表现为心律失常,常见心室纤颤,传导阻滞或房性、室性期前收缩等。

二、急救护理

(1)帮助患者脱离触电环境,关闭电源或拔掉插座,用干燥的木棒、竹竿等绝缘物挑开电线,必要时剪断电线,妥善处理电线断端,拉开触电者,并做好自我保护措施。

(2)严密观察患者生命体征及病情变化,持续心电监护。若出现呼吸、心搏骤停,给予心肺复苏及时抢救。心室颤动者,给予电除颤。遵医嘱应用药物,如盐酸肾上腺素 $1\sim5mg$ 静脉注射或气管内滴入,如无效,可每 5 分钟注射一次;利多卡因,心室颤动时首次用量 $1mg/kg$,稀释后缓慢静脉注射,必要时 10 分钟后再注射 $0.5mg/kg$,总量不超过 $3mg/kg$。

(3)保持气道通畅,及时清除气道分泌物,高流量吸氧,$6\sim8L/min$。必要时行气管插管,呼吸机辅助呼吸,维持有效通气。

(4)建立静脉通路,积极抗休克治疗,给予 5% 碳酸氢钠静脉滴注,维持酸碱平衡,纠正水、电解质紊乱。

(5)早期遵医嘱应用利尿药,并注意碱化尿液,积极防治肾衰竭。监测尿量,准确记录。如已发生肾衰竭,可采用血液透析或腹膜透析治疗。

(6)给患者头戴冰帽,降低脑代谢,改善脑缺氧,必要时行高压氧治疗,遵医嘱应用甘露醇、激素等药物,防治脑水肿。

(7)创面用消毒液冲洗后,用无菌敷料覆盖。及时行焦痂及筋膜切开减压术,给予深部组织探查、清创及创面覆盖。由于电击伤创面深,注意防治感染,特别是厌氧菌如破伤风和气性坏疽的感染,必要时给予抗生素、破伤风抗毒素等药物应用。电击伤肢体应制动,防止出血及血栓脱落,并观察患肢有无血液循环障碍及肿胀。对合并骨折、内脏损伤、软组织损伤的患者,给予相应的急救措施。

三、健康教育

(1)大力宣传安全用电知识和触电现场抢救方法。

(2)定期对线路和电气设备进行检查和维修,避免带电操作。

(3)雷雨天气切忌在田野中行走或在大树下躲雨。高压电周围要有明显标识。

(4)救火时先切断电源,不可用湿手触摸电源。

(5)电击伤截肢后的患者常出现幻肢痛,可用弹力绷带包扎残肢,或应用电频疗法、微波治疗,一般一年后幻肢痛可消除。

(6)保护伤口、残肢清洁干燥,预防感染。伤口愈合后每日用中性肥皂水清洗残肢,条件允许时可给残肢涂抹护手霜。

(7)早期进行康复功能锻炼。

第十三节　溺水

溺水是指人淹没于水(包括其他液体)中,气道被水、泥沙、杂草等杂质堵塞,引起换气功能障碍,发生反射性喉头痉挛而缺氧、窒息,造成血流动力学及血液生化改变的状态。严重者如抢救不及时,可导致呼吸、心搏骤停而死亡。根据发生机制,分为干性淹溺和湿性淹溺。根据吸入水分的性质不同,分为海水溺水和淡水溺水。

一、评估要点

1.病因评估

评估淹溺史,询问陪护人员溺水者溺水的时间、地点及水源性质、溺水者的心理状态及情绪变化等。干性淹溺是指入水后,因受到强烈刺激(惊恐、骤然寒冷等),发生喉头痉挛导致窒息,气道及肺泡很少或无水吸入。湿性淹溺是指入水后,喉部肌肉松弛,大量水被吸入气道及肺泡而发生窒息。

2.症状及体征评估

(1)有无面部发绀及肿胀、眼结膜充血、四肢厥冷、寒战、神志不清,严重者或出现昏迷,急性肺水肿,肾衰竭,呼吸、心搏微弱或停止。注意口、鼻、眼内有无泥沙等异物堵塞,并评估心、肺与腹部情况。检查身体有无硬物碰撞痕迹,有无外伤。

(2)并发症:肺水肿、肺炎、脑水肿、电解质紊乱、休克、肾衰竭或心力衰竭等。

(3)辅助检查。

1)动脉血气分析:低氧血症、高碳酸血症、呼吸性酸中毒合并代谢性酸中毒。淡水溺水者:低钠血症、低氯血症、高钾血症。海水溺水者:高钠血症、高氯血症、高钙血症、高镁血症。

2)尿常规:血红蛋白阳性。

3)肺部 X 线:有肺不张、肺水肿的表现,肺野中大小不等的絮状渗出或炎症改变。

二、急救护理

(1)立即清除患者口、鼻、咽腔及胃内的水和泥沙等污物,可用膝顶法、肩顶法、抱腹法。保持气道通畅。吸氧,必要时行气管插管术,或采用机械通气,改善气体交换,纠正缺氧。尽早实施经支气管镜灌洗。

(2)恢复有效循环。对有呼吸、心搏骤停者,立即行心肺复苏术。心室颤动者,给予电除颤。

(3)严密观察病情变化,观察患者的神志、呼吸频率及深度,判断呼吸困难程度。监测尿的颜色及量。

(4)建立静脉通道,严格控制输液速度。淡水溺水者应从小剂量、慢速滴入开始,防止短时间内进入大量液体,加重血液稀释和肺水肿。海水溺水者出现血液浓缩症状时应及时给予5%葡萄糖注射液和血浆等输入,切勿输入生理盐水。纠正淡水溺水引起的溶血与贫血,补充血细胞或全血。

(5)对症处理:急性肺水肿,采取加压给氧,以减少肺泡内毛细血管渗出液的产生,给予40%～50%乙醇湿化吸氧,以降低肺泡内泡沫的表面张力,迅速改善缺氧状况。根据情况选用强心、利尿、扩血管药物,纠正血容量。防治脑水肿可使用甘露醇、利尿药。有条件者可行高压氧治疗。

(6)加强基础护理,注意保暖,给予营养支持。患者处于昏迷状态时,应注意为其翻身、拍背,及时清除其口、鼻、咽腔内分泌物,严防分泌物倒流引起或加重吸入性肺炎,并适时应用抗生素。

三、健康教育

(1)加强对游泳水域的管理,加强对游泳卫生常识的宣教。

(2)严格体格检查,潜水作业者应严格按照有关规定,防止过劳、工作时间过长。

(3)加强对溺水抢救知识的宣教,对溺水者及时救护,措施合理,提高抢救成功率。

(4)溺水者,特别是危重患者,常会有身心方面的较大创伤,应指导患者摆脱不安、恐惧、畏水等情绪,促进康复。

(5)对于自杀的患者,应引导其树立正确的人生观。

第十四节 中暑

中暑是指高温或烈日曝晒等引起体温调节功能紊乱,导致体热平衡失调,水、电解质代谢紊乱或脑组织细胞受损产生的一组急性临床综合征。分为先兆中暑、轻症中暑、重症中暑。重症中暑又分为热痉挛、热衰竭、热射病。

一、评估要点

1.病因评估

评估患者中暑的环境,合理判断属于何种类型,对症处理。

2.症状及体征评估

(1)先兆中暑:主要表现为大量出汗、口渴、胸闷、心悸、恶心、全身疲乏、四肢无力、注意力不集中、动作不协调、体温正常或略高(37.5℃以下)。如能脱离高温环境,稍稍休息,补充适量水和盐后,短时间内即可恢复。

(2)轻症中暑:体温在38℃以上,表现为面色潮红、皮肤灼热、胸闷等,不能继续劳动。有早期周围循环衰竭的表现,如面色苍白、皮肤湿冷、血压下降、脉搏细速、大量出汗。此时如能及时处理,可在数小时内恢复正常。

(3)重症中暑。

1)热痉挛:多见于健康青壮年。大多发生在强体力劳动大量排汗后,大量饮水而又未补充钠盐时,可引起短暂、间歇、对称性四肢骨骼肌的疼痛性痉挛,尤以腓肠肌多见,也可波及腹直肌、肠道平滑肌、膈肌。多数可自行缓解,体温正常或低热。

2)热衰竭:此型最常见,多见于老年人、儿童和慢性病患者。主要表现为起病急、眩晕、头痛、突然晕倒、面色苍白、皮肤冷汗、脉搏细弱、血压稍低、脉压正常、呼吸浅快。失水明显者表现为口渴、虚弱、烦躁,甚至手足抽搐、共济失调。失盐明显者表现为软弱乏力、头痛、恶心、呕吐、腹泻、肌肉痛性痉挛、体温无明显变化。

3)热射病:是致命性急症,又称中暑高热。以高热、无汗、意识障碍"三联征"为典型表现。多见于老年人及慢性病患者。早期表现为头痛、头昏、全身乏力、多汗,不久体温迅速升高,可达 40℃ 以上,继而颜面灼热潮红,皮肤干燥无汗,呼吸快而弱,脉搏细速,神志逐渐模糊、谵妄、昏迷、惊厥。严重者可出现弥散性血管内凝血(DIC)、肺水肿、脑水肿、心功能不全、肝肾损害等并发症。

(4)并发症:脑水肿、呼吸衰竭、心力衰竭、急性肾衰竭等。

(5)辅助检查。

1)血常规检查:白细胞升高,尤以中性粒细胞为主。

2)血生化:血尿素氮(BUN)、血肌酐(Cr)升高,高钾、低氯、低钠。

3)尿常规:见尿蛋白、血尿、管型尿。

二、急救护理

(1)立即将患者安置在阴凉通风处休息或静卧。可采用空调、室内置冰块等方法,使环境温度降至 20～25℃。

(2)严密观察生命体征,注意观察体温、脉搏、呼吸和血压的变化。迅速降温,如头戴冰帽或头部放置冰袋,腋窝、腹股沟等大血管分布区放置冰袋或化学制冷袋,用冷水、40%～50%乙醇全身擦浴。冰水浴:将患者浸浴在 4℃ 冷水中,并不断按摩四肢皮肤,使血管扩张,促进散热。年老体弱者,降温宜缓慢,不宜冰浴,以防心力衰竭。每 10～15 分钟测肛温一次,肛温降至 38℃ 左右时应停止降温,并注意防止体温复升。必要时给予药物降温,氯丙嗪是调节体温中枢、协助降温的常用药物,用药后动态观察血压。

(3)保持呼吸道通畅,及时清除呼吸道分泌物,呼吸困难时给予高流量氧气吸入,呼吸衰竭时给予呼吸中枢兴奋剂,呼吸停止时立即行人工呼吸、气管插管或呼吸机辅助呼吸。

(4)鼓励患者多喝水,口服凉盐水或清凉含盐饮料。遵医嘱补充液体,保持水、电解质及酸碱平衡。有周围循环衰竭者应静脉补充生理盐水、葡萄糖注射液和氯化钾。一般患者经治疗后 30 分钟至数小时即可恢复。静脉输液时控制滴速,不宜过多过快,以防发生心力衰竭。

(5)对于烦躁不安或抽搐频繁者,给予镇静药。做好安全防护,防止患者舌咬伤或其他自伤行为;昏迷、药物降温者,定时翻身,保持床铺干燥、平整,预防压疮。

(6)对有脑水肿征象或尿少患者,遵医嘱快速静脉滴注脱水药;休克者用升压药;心力衰竭者用洋地黄;肾衰竭者给予血液透析。

三、健康教育

(1)暑热季节要加强防暑宣传教育。改善年老体弱者、慢性病患者及产褥期妇女的居住环境。

(2)慢性心血管疾病、肝肾疾病患者和年老体弱者不宜从事高温作业。

(3)长期在高温环境中停留者,应适当饮用含钾、镁、钙盐的防暑饮料。

(4)炎热天气应穿宽松透气的浅色衣服,避免穿着紧身衣服。

(5)出现先兆中暑等情况时,应及时离开高温环境,在阴凉通风处休息,并服用清凉饮料或解暑药物。

(6)饮食应清淡、易消化。夏季出汗多者应多饮水,禁食辛辣刺激性食物,戒烟限酒。

(7)中暑恢复数周内,应避免室外剧烈活动和在阳光中曝晒。

第十五节 窒息

窒息是指因外界氧气不足或其他气体过多,或者呼吸系统发生障碍而导致呼吸困难甚至呼吸停止的现象。

一、评估要点

1.病因评估

(1)常见窒息类型及其原因。

1)机械性窒息:因机械作用引起的呼吸障碍,如缢、绞、扼颈项部,用物堵塞气道,压迫胸腹部,以及急性喉头水肿或食物吸入气管等。

2)中毒性窒息:如一氧化碳中毒,大量的一氧化碳由呼吸道吸入肺,进入血液,与血红蛋白结合成碳氧血红蛋白,阻碍了氧与血红蛋白的结合,导致组织缺氧而造成窒息。

3)病理性窒息:如溺水和肺炎等引起呼吸面积丧失。

4)新生儿窒息及空气中缺氧的窒息:如关进箱、柜内,空气中的氧逐渐减少等。

5)其他:脑循环障碍引起的中枢性呼吸停止。

(2)检查、治疗及护理经过:既往检查、治疗及护理经过及效果,目前用药情况,包括药物的种类、剂量和用法及用药后的效果等。

(3)注意询问有无过敏史,如接触各种粉尘、发霉的枯草,或进食某些食物时会出现喷嚏、胸闷,剧烈运动后出现胸闷、憋气等。

2.症状及体征评估

包括生命体征,意识状态,营养状况及皮肤、黏膜、甲床的颜色等。窒息一旦发生,病情危急,及时救治是关键。气道被异物阻塞时,患者可表现为突感胸闷、张口瞪目、呼吸急促、烦躁不安、严重发绀,吸气时锁骨上窝、肋间隙和上腹部凹陷,呼吸音减弱或消失。

二、急救护理

(1)将患者头偏向一侧,清除口鼻异物,防止分泌物吸入气管。定时拍背,及时吸痰,保持气道通畅。给予高流量(6~8L/min)吸氧,以缓解长时间的缺氧损害。

(2)备好呼吸机、吸引器、喉镜、气管插管、气管切开包等抢救物品。若心搏停止,应立即行心肺复苏术。

(3)急救措施:①院外急救,对有明显气道梗阻的患者,可暂用粗针、剪刀行环甲膜穿刺或切开术;②对舌后坠及喉梗阻者,可使用口咽通气管、拉舌钳以解除梗阻;③对炎性喉头水肿、肺水肿者,定时给予气道湿化、雾化;④如气管狭窄、下呼吸道梗阻所致的窒息,应立即行气管插管或气管切开术,必要时给予人工呼吸机辅助呼吸;⑤由于支气管扩张、咯血所致的窒息,拍背或取头低足高俯卧位,卧于床沿,叩击患者背部以清除梗阻的血块;⑥对颈部手术后引起的窒息,应迅速解除颈部压迫,迅速开放气道。

(4)观察辅助呼吸肌的活动情况,监测血氧饱和度,定时进行血气分析。

(5)监测生命体征,做好抢救记录。

三、健康教育

(1)广泛开展宣传教育工作,教育儿童勿将细小物件放入口内,家长及保育员应管理好儿童的食物及玩具。教育儿童进食时不要嬉戏、打闹。儿童进食时不可诱其发笑,也不能对其进行恐吓或打骂。

(2)如咽喉内有异物,绝不可用手指挖取,也不可用大块食物咽下,应设法吐出。尽早取出异物,帮助患者及其家属正确认识气道异物的危险性及预后。

(3)对有自杀倾向或有各种自杀因素的患者,应及时采取劝导、心理咨询和改变环境等措施,防患于未然。

(4)积极治疗引起窒息的原发病。

第十六节　多器官功能障碍综合征

多器官功能障碍综合征(MODS)是指急性疾病过程中两个或两个以上的器官或系统同时或序贯发生功能障碍。过去称为多器官衰竭或多系统器官衰竭,其发病基础是全身炎症反应综合征(SIRS),也可由非感染性疾病诱发,如果得到及时合理的治疗,仍有逆转的可能。一般肺先受累,次为肾、肝、心血管、中枢神经系统、胃肠、免疫系统和凝血系统功能障碍。多器官功能障碍综合征发病的特点是继发性、顺序性和进行性。

一、评估要点

1.病因评估

任何引起全身炎症反应的疾病均可能发生 MODS,临床上常见的病因如下。

(1)各种外科感染引起的脓毒症。

(2)严重的创伤、烧伤或大手术致失血、缺水。

(3)各种原因的休克,心搏、呼吸骤停复苏后。

(4)各种原因导致肢体、大面积的组织或器官缺血再灌注损伤。

(5)合并脏器坏死或感染的急腹症。

(6)输血、输液、药物或机械通气。

2.症状及体征评估

尽管 MODS 的临床表现很复杂,但在很大程度上取决于器官受累的范围及损伤是由一次打击还是多次打击所致。

（1）MODS 的临床分型。

1）速发型：指原发急性病在发病 24 小时后即出现两个或更多的系统、器官功能障碍，该类 MODS 常常提示原发急症特别严重。对于发病 24 小时内因器官衰竭死亡者，一般只归于复苏失败，而不作为 MODS。

2）迟发型：指首先出现一个系统或器官功能障碍（多为心血管或肾、肺的功能障碍），之后似有一稳定阶段，过一段时间再出现其他或更多系统、器官的功能障碍。

（2）MODS 的临床表现：MODS 临床表现的个体差异很大，一般情况下，MODS 病程为 14～21 天，并经历 4 个阶段。每个阶段都有其典型的临床特征，且发展速度极快，患者可能死于 MODS 的任何一个阶段。

（3）评估患者是否存在多器官功能障碍或衰竭。

1）肺：功能障碍时患者出现低氧血症，需呼吸机支持至少 3～5 天，进一步发展出现进行性 ARDS，需 PEEP（呼气末正压通气）＞10cmH$_2$O 和 FiO$_2$（吸入氧浓度）＞50％时表示患者出现肺功能衰竭。

2）肝：功能障碍时血清胆红素≥（34～50）μmol/L，谷草转氨酶（GOT）、谷丙转氨酶（GPT）等≥正常值 2 倍。若临床上出现黄疸，胆红素≥（272～340）μmol/L，表示患者出现肝衰竭。

3）肾：功能障碍时患者出现少尿，24 小时尿量＜400mL 或肌酐上升≥（177～270）μmol/L，进一步发展，需要血液透析时表示患者出现肾衰竭。

4）消化系统：功能障碍时患者腹胀，不能耐受经口进食＞5 小时，进一步发展，出现应激性溃疡需输血或无结石性胆囊炎时表示患者出现消化系统功能衰竭。

5）血液系统：功能障碍时患者出现 PT 和 APTT 升高＞25％或血小板＜（50～80）×10^9/L，进一步发展，出现 DIC 时表示患者出现血液系统功能衰竭。

6）中枢神经系统：功能障碍时患者出现意识混乱、轻度定向力障碍，进一步发展，出现进行性昏迷时表示患者出现中枢神经系统功能衰竭。

7）循环系统：功能障碍时患者表现为心脏射血分数降低或毛细血管渗漏综合征，对正性血管药和正性心肌药无反应时表示患者出现循环系统功能衰竭。

（4）实验室检查及其他检查：观察患者血气分析、血氨、血胆红素及血肌酐的变化；观察有无水、电解质和酸碱平衡紊乱，凝血功能异常，心肌酶学及心电图变化。

（5）心理状态：鉴别患者是因疾病所产生的心理问题还是出现精神障碍的表现。评估患者及其家属对疾病的认识程度。

二、急救护理

（1）密切观察病情变化，对于存在创伤、休克、感染的患者，应掌握病程发展的规律，并有预见性地护理，发现异常，及时通知医生。

1）循环系统：监测心率及心律，了解脉搏快慢及强弱、毛细血管充盈度及血管弹性，注意有无交替脉、短绌脉、奇脉等表现，密切监测血压、CVP、肺动脉楔压（PAWP）的变化。若患者出现休克、循环衰竭的情况，及早开始液体复苏，合并心力衰竭时，可静脉予以强心、利尿药物应用。

2)呼吸系统:监测呼吸频率及节律,观察是否伴有发绀、哮鸣音、"三凹"征(即出现胸骨上窝、锁骨上窝、肋间隙内陷)、强迫体位及胸腹式呼吸变化等,监测血氧饱和度和动脉血气及其变化,必要时做好机械通气的准备。

3)肾功能:准确记录尿量,注意观察尿液的颜色、性状,监测血尿素氮(BUN)、肌酐(Cr)的变化,病情需要时可行肾脏替代治疗。

4)神经系统:观察患者意识状态、神志、瞳孔、反应等的变化。

5)肝功能:定时监测,注意保肝,必要时行人工肝治疗。

6)消化系统:注意功能监测与支持治疗,根据医嘱正确给予营养支持,合理使用肠道动力药物,保持肠道通畅。

7)监测体温变化,当严重感染合并脓毒性休克时,口温可达 40℃以上而皮温可低于 35℃,提示病情十分严重,常是危急或临终表现,注意观察末梢温度和皮肤色泽。

8)监测血常规和凝血功能及电解质、酸碱平衡的变化。

(2)尽量减少侵入性操作,加强病房管理,严格控制院内感染,做好呼吸机相关性肺炎、血管内导管相关性血流感染、尿管相关性尿路感染、手术部位感染等的预防。

(3)控制患者的血糖水平,加强营养支持,维持能量的正平衡。

(4)保护重要脏器的功能,保证脑的供氧,减少氧耗,防止脑水肿,可采用亚低温和高压氧治疗。

(5)用药护理:合理安排用药时间,遵医嘱合理使用抗生素,条件允许的情况下尽早开始胃肠道营养支持。

(6)基础护理:症状缓解后,嘱患者绝对卧床休息,口腔护理每天 2 次,加强皮肤护理,定时翻身,预防压疮。待病情稳定进入恢复期时,制订康复计划,逐步增加活动量。

(7)心理护理:由于 MODS 患者一般病情较危重,病程进展快,病死率高,患者会出现烦躁、紧张和恐惧情绪,应及时安抚患者,耐心解释病情、检查及治疗目的,稳定患者情绪。对于有意识障碍的患者,注意与其家属及时沟通病情变化,做好相关知识的解释工作,增强其对治疗的信心。

三、健康教育

(1)向患者及其家属宣传有关疾病的预防与急救知识,讲解本病的发生、发展过程及治疗、预后,使他们认识到疾病的严重性及预防的重要性。

(2)预防和控制感染对预防 MODS 有非常重要的作用,对可能感染或已有感染的患者,要配合医生合理使用抗生素,必要时行外科手术引流,积极治疗原发病。对于存在创伤、休克、感染的患者,指导患者认识可能发生器官功能障碍的表现,如呼吸急促、胸闷、发绀、少尿、食欲缺乏、黄疸、血压下降、意识混乱、定向力障碍等,发现异常,及时告知医生。

(3)鼓励患者树立战胜疾病的信心,保持乐观的情绪,积极配合医生的治疗,家属应给予患者以精神支持和生活方面的照顾。

(4)坚持合理的饮食,保证充足的休息。根据患者的病情和对日常活动的耐受性,指导患者合理安排活动与休息,养成良好的生活方式,提高自身免疫力,避免各种诱因。

(5)指导患者遵医嘱按时服药,定期随访。

第三章　常见急性中毒护理

第一节　有机磷杀虫药中毒

有机磷杀虫药是当今生产和使用最多的农药,多呈油状或结晶状,色泽由淡黄色至棕色,稍有挥发性且有蒜味。常用的剂型有乳剂、油剂和粉剂等。有机磷农药经呼吸道、皮肤和消化道等途径染毒。有机磷农药对人体的毒性主要是对乙酰胆碱酯酶的抑制,引起乙酰胆碱蓄积,使胆碱能神经受到持续冲动,导致先兴奋后衰竭的一系列的毒蕈碱样、烟碱样和中枢神经系统症状。如处理不及时或不合理,严重患者可因昏迷和呼吸衰竭而死亡。

一、毒物分类、中毒原因及中毒机制

(一)毒物分类

有机磷杀虫药品种较多,根据毒性大小分为以下4类。

1.剧毒类

如甲拌磷(3911)、内吸磷(1059)、对硫磷(1605)、丙氟磷(DFP)。

2.高毒类

如甲胺磷、氧化乐果、甲基对硫磷(甲基1605)和敌敌畏(DDVP)。

3.中毒类

如乐果、乙硫磷、美曲膦酯(敌百虫)等。

4.低毒类

如马拉硫磷、锌硫磷、氯硫磷等。

(二)中毒原因

有机磷杀虫药常通过皮肤、胃肠道、呼吸道黏膜吸收引起中毒。

1.职业性中毒

有机磷杀虫药在生产、包装等过程中,由于设备密闭不严,化学物跑、滴、漏,毒物污染衣服、口罩、皮肤或吸入呼吸道导致中毒;也可在运输、保管和使用过程中,不注意个人防护,违反操作规程,经呼吸道、皮肤、黏膜吸收而中毒。

2.生活性中毒

主要是自服、误服或误食被农药污染的蔬菜、水源或食物引起中毒,也可见于接触灭虱、灭虫药液浸湿的衣服、被褥等引起中毒。

(三)中毒机制

有机磷杀虫药吸收入人体后与胆碱酯酶的酯解部位结合成磷酰化胆碱酯酶,后者比较稳定,且无分解乙酰胆碱的能力,致使乙酰胆碱不能被酶分解,在组织中大量蓄积,从而使胆碱能神经功能紊乱。先是过度兴奋,继而转为抑制,出现一系列毒蕈碱样、烟碱样和中枢神经系统

症状,严重者可致昏迷,以至于呼吸衰竭而死亡。

二、护理评估

(一)病史

应详细询问有机磷杀虫药接触史,了解杀虫药侵入时间、途径、浓度、种类、剂量。生活性中毒多为误服或自服,因此,应详细询问患者或陪同人员,患者近来生活和工作情况、精神状态、情绪变化,有机磷农药的来源、种类、服用量及具体时间,同时还应注意患者呕吐物、呼出气味有无刺激性大蒜臭味。生活性中毒有时为接触灭虱、灭虫药液浸湿的衣服、被褥等引起,应注意了解患者有无使用农药灭虱、灭虫史。

(二)身体状况

急性中毒发病时间与毒物品种、剂量和侵袭途径密切相关,经皮肤吸收中毒,一般在接触2～6 小时内发病,口服或呼吸道中毒在几分钟至数十分钟出现症状。因乙酰胆碱在体内分布及作用广泛,故有机磷中毒表现多种多样。

1.毒蕈碱样症状

出现最早,是由脏器平滑肌、腺体等兴奋而引起,症状与毒蕈中毒所引起症状相似。表现:①腺体分泌亢进,有多汗、流涎、流泪、口吐白沫、肺水肿等症状;②平滑肌痉挛,有瞳孔缩小,恶心、呕吐,腹痛,尿便失禁,气管、支气管痉挛导致呼吸困难等症状;③血管功能受抑制,可表现为心动过缓、血压下降、心律失常等症状。

2.烟碱样症状

自交感神经节和横纹肌活动异常引起,与烟碱中毒所引起的症状相似,故称烟碱样症状,表现为全身紧缩和压迫感,继而发生肌力减退和瘫痪,呼吸肌麻痹引起呼吸衰竭。

3.中枢神经系统症状

脑内乙酰胆碱积聚,引起中枢神经系统功能障碍,表现为头晕、头痛、疲乏、共济失调、烦躁不安、谵妄、抽搐和昏迷等。

4.其他表现

(1)症状复发:中、低毒类有机磷杀虫药,如乐果、马拉硫磷口服中毒,经急救后临床症状好转,可在数天至 1 周后突然急剧恶化,重新出现有机磷杀虫药急性中毒的症状,甚至发生肺水肿或突然死亡,临床称中毒后"反跳"现象。可能与残存在胃肠道、皮肤、毛发、指甲内的有机磷杀虫药重新吸收或阿托品等解毒药停用过早或减量过快或中毒性心肌炎引起严重心律失常等原因有关。

(2)迟发性多发性神经损害:个别重度中毒者,在急性中毒症状消失后 2～3 周后可发生迟发性感觉、运动神经损害,主要累及肢体末端,左右对称,下肢较重,可向上发展。临床表现为肢端麻木、疼痛、腿软、无力,甚至下肢瘫痪、四肢肌肉萎缩等。目前,认为这种病变可能是有机磷杀虫药抑制神经靶酯酶并使其老化所致。

(3)中间型综合征:少数病例一般在急性中毒后 24～96 小时突然发生肢体近端肌肉、脑神经支配的肌肉以及呼吸肌麻痹而死亡,称"中间型综合征"。病死前先有颈、上肢和呼吸肌麻痹,累及脑神经者可出现上睑下垂、眼外展障碍和面瘫。

(4)局部损害:有机磷杀虫药污染眼睛引起结膜充血、瞳孔缩小;敌敌畏、美曲膦酯(敌百虫）、对硫磷、内吸磷污染皮肤，可引起过敏性皮炎、水疱和脱皮。

（三）心理－社会状况

误服误用者会因突然发病而导致精神紧张、恐惧感或愤怒、怨恨的心理，并为是否留有后遗症而担忧。蓄意服毒者往往心理素质脆弱，缺乏自我调节能力，易出现激动、愤怒或抑郁的情绪反应；苏醒后，易产生矛盾心理，既想摆脱身心痛苦，又交织着悔恨、羞耻等复杂心理，产生自卑、抑郁，不愿亲友、同事探访。个别自杀者消极情绪严重，有再自杀的念头。

（四）辅助检查

血液中胆碱酯酶活性测定是诊断有机磷杀虫药中毒的特异性指标，能反映中毒严重程度，判断疗效，估计预后。血胆碱酯酶活性与病情轻重相平行，正常人全血胆碱酯酶活力值为80％～100％，有机磷杀虫药中毒时该值下降。对患者胃内容物或呼吸道分泌物做有机磷化合物测定，或尿中有机磷分解产物测定，均有助于诊断。

三、病情危重的指征

（1）胆碱酯酶活力在30％以下。

（2）面色苍白，发绀，大汗淋漓。

（3）骨骼肌出现肌纤维颤动、抽搐。

（4）全身出现意识障碍、呼吸循环衰竭的症状，如昏迷、肺水肿、休克等。

四、急救措施

（一）紧急处理，确保生命体征平稳

有机磷杀虫药中毒首要死因是呼吸衰竭，一旦呼吸衰竭，将迅速出现呼吸－循环衰竭。此时，患者不仅面临死亡，而且给予的药物也不能到达药物作用部位。因此，维持呼吸、循环功能不仅是抢救中毒患者的首要措施，也是抗毒药物发挥疗效的基础。当患者出现发绀或呼吸停止时，应立即给予吸氧或进行气管插管，呼吸机辅助呼吸。出现循环衰竭时，应立即进行心肺复苏，同时用大号静脉留置针开放两条静脉通道，以保证抢救的成功。

（二）迅速清除毒物

1. 皮肤、黏膜接触中毒者

立刻脱离现场，脱去污染的衣服，用清水或肥皂水反复彻底清洗污染的皮肤、毛发和甲缝，禁用热水或乙醇擦洗。

2. 眼部污染者

可用2％碳酸氢钠溶液或生理盐水冲洗，时间至少10分钟，然后滴入1％阿托品1～2滴。

3. 口服中毒者

立即予以催吐、洗胃、导泻和灌肠。早期反复洗胃，可彻底清除胃内毒物，减轻中毒。洗胃的原则为持续减压、反复洗胃。用清水、生理盐水、1％～2％碳酸氢钠溶液（敌百虫中毒禁用，因碱性溶液可使其转化为毒性更强的敌敌畏，只能用清水冲洗）或1：5000高锰酸钾溶液（对硫磷中毒禁用）反复洗胃，不用热水，以免增加毒物溶解吸收。对毒物品种不明者用清水或生理盐水洗胃。洗胃要尽早、彻底和反复进行，直至洗出液与洗胃液颜色、气味一致为止。洗胃过程中，应密切观察呼吸、心率、心律、神志等变化，一旦有呼吸、心搏骤停，应立即停止洗胃，迅速抢救。待病情平稳后再继续洗胃。洗胃后再给硫酸镁导泻。

(三)建立静脉通道,遵医嘱使用特效解毒药

有机磷杀虫药的特效解毒药为阿托品和胆碱酯酶复能剂,要观察解毒药的疗效和不良反应,尤其要注意"阿托品化"与"阿托品中毒"。有机磷农药中毒病情急、发展快,当确诊后应立即给予足够的胆碱酯酶复能剂和抗胆碱能药,用药原则为尽早用药、联合用药、首次足量、重复用药。过去传统的救治方法是以阿托品的对症治疗为主,并强调阿托品化。近年来提出新的治疗观念,主要如下。①治本为主,标本兼治。所谓治本就是彻底洗胃和用复能剂尽快使胆碱酯酶复活。②以胆碱酯酶为依据,因症施治。根据胆碱酯酶活力使用抗胆碱能药物及复能剂,例如,有毒蕈碱样症状应用抗胆碱能药物,若胆碱酯酶活力低于 50%,酌情使用复能剂。

1.阿托品的应用与护理

(1)作用机制:阿托品是解救有机磷杀虫药中毒的关键性药物,能阻断乙酰胆碱对副交感神经和中枢神经 M 受体的作用,解除平滑肌痉挛,抑制腺体分泌,防止肺水肿,消除毒蕈碱样症状,兴奋呼吸中枢,消除或减轻中枢神经系统症状。

(2)使用原则:早期、足量、反复给药。

(3)用药护理:阿托品化和阿托品中毒的剂量接近,阿托品化的临床表现为瞳孔较前散大、口干、皮肤干燥、颜面潮红、肺部湿性啰音消失及心率加快。按照新观念,阿托品用到口干舌燥、无汗、肺部啰音消失即可,不必用到瞳孔散大、颜面潮红。如患者出现神志恍惚、高热、烦躁不安、抽搐、昏迷和尿潴留等,提示阿托品过量,应酌情减量或遵医嘱停用阿托品。使用阿托品过程中,护士应准确记录用药时间、剂量和效果;注意观察神经系统、皮肤情况、瞳孔大小及体温、肺部啰音的变化,以便正确判断阿托品化或阿托品中毒;可疑阿托品中毒时应及时提醒医师,做好给药、输液及药物反应的记录。

目前用于救治有机磷杀虫药中毒的抗胆碱药还有新型抗胆碱药盐酸戊乙奎醚(长效托宁)。该药具有较强的中枢和外周抗胆碱作用,有效剂量小,持续时间长;而且不良反应小,不会致心率加快,与胆碱酯酶复活药联用,对严重有机磷杀虫药中毒疗效显著。

2.胆碱酯酶复活药的应用与护理

包括碘解磷定、氯解磷定、双复磷和双解磷。

(1)使用机制:其作用为肟类化合物通过竞争作用,夺取磷酰化胆碱酯酶中的磷酰基,使其与胆碱酯酶的酯解部位分离,从而使被抑制的胆碱酯酶恢复活力,消除烟碱样症状;对毒蕈碱样症状作用较差。WHO 将氯解磷定推荐为救治急性有机磷杀虫药中毒的首选肟类复活药。

(2)使用原则:早期、适量、短程。一旦确诊为有机磷杀虫药中毒应即刻使用。该类药起效速度快、作用持续时间较长。

(3)足量和停药的指征:肌颤消失和全血胆碱酯酶活力恢复至正常的 50%~60%。

(4)用药护理:碘解磷定见光易变质,水溶性不稳定。因含碘刺激性大,故不宜肌内注射,静脉推注时应防止药液外渗,以免引起剧痛和麻木感。因此,静脉推注时必须保证针头在血管内,才可注射药物。对碘过敏者禁用。氯解磷定疗效高,水溶性大,不良反应小,使用方便。复能剂在碱性环境中极不稳定,易水解生成剧毒的氰化物,而使毒性加剧,故禁忌与碱性药物合并使用。若需使用,必须间隔给药。在用药过程中护士应密切观察药物的不良反应。如氯解磷定用后有短暂的眩晕、视物模糊、血压升高、心律失常等不良反应,用量过大可引起癫痫样发

作;解磷定剂量较大时,有口苦、咽痛、恶心、血压升高等,注射过快可引起短暂性呼吸抑制,甚至反而抑制胆碱酯酶活性;双复磷可透过血脑屏障,迅速控制中枢神经系统症状,兼有阿托品样作用,不良反应明显,可有头部发胀、口周麻木、颜面潮红、全身灼热感、恶心、呕吐;剂量过大时,还可引起室性期前收缩、房室传导阻滞,甚至发生中毒性肝炎。

3.复方制剂的应用与护理

(1)作用机制:复方制剂是将生理性拮抗剂与中毒酶重活化剂组成复方制剂,既能对毒蕈碱样、烟碱样和中枢神经系统症状有较好的对抗作用,又能使被抑制的胆碱酯酶恢复活性。

(2)用药护理:常用解磷定注射液(每支含阿托品 3mg,苯那辛 3mg,氯解磷定 400mg),常规采用肌内注射,必要时可静脉注射,其起效快,作用时间持久,目前临床已广泛使用。在应用过程中应注意观察不良反应的发生,如瞳孔散大、口干、皮肤干燥、颜面潮红、心率加快等,用药过量可出现头痛、神志模糊、烦躁不安、抽搐、昏迷和尿潴留等。出现不良反应无须特殊处理,停药后即可恢复。

4.加强病情监护

密切观察患者神志、瞳孔、面色、皮肤、尿量、体温、脉搏、呼吸、血压、呼吸道分泌物、肺部啰音变化。注意观察毒物刺激和反复洗胃后有无消化道出血,如有呕血、便血应及早报告医生处理。

5.保持呼吸道通畅

有机磷杀虫药中毒可引起支气管黏膜分泌物增多及充血、水肿,重者常伴有肺水肿、呼吸肌瘫痪或呼吸中枢抑制所致呼吸衰竭,因此保持呼吸道通畅、维持呼吸功能极为重要。护士应及时清理呼吸道分泌物。

6.准确记录出入量

保证液体供应,防止脱水及电解质紊乱。

7.标本送检

按医嘱留取呕吐物、胃内容物及血标本送检。

五、护理措施

(一)休息与体位

急性有机磷杀虫药重度中毒者应绝对卧床休息,并根据患者的病情选择合理的体位,意识不清者置患者于平卧位,头偏向一侧,肩下垫高,使颈部伸展,防止舌后坠而发生窒息。

(二)饮食护理

吸入性或皮肤、黏膜侵入性中毒者,应鼓励患者早期进食,宜选择清淡、少渣的流食或半流食,逐渐恢复普通饮食;口服中毒者,不宜过早进食,待病情稳定、神志清醒后可试验性进食,以米糊、米汤、藕粉、蛋清等温流质饮食为主,禁食刺激性、高脂食物,以免引起残存在胆管系统和胃黏膜皱襞的毒物再次进入血液。禁食油类及酒类,防止残留的有机磷急性吸收。昏迷者应鼻饲,禁用牛奶及高糖类食物。注意补充维生素、水、电解质、优质蛋白质。

(三)病情观察

1.观察生命体征、瞳孔、意识的变化

有机磷中毒者呼吸困难较常见,在抢救过程中应严密观察呼吸的变化,呼吸中枢常为先兴奋后抑制。监测呼吸、血压、脉搏、体温,即使在阿托品化后也不能忽视。意识在一定程度上反映中毒程度的深浅,随着毒物的吸收,意识障碍的程度逐渐加深。有机磷中毒患者瞳孔缩小为其特征之一。严密观察神志、瞳孔的变化,以准确判断病情。轻度中毒者,监测 24 小时,观察病情有无发展;重度中毒者症状消失后停药,至少观察 3～7 天。

2.观察洗胃液及腹部情况

洗胃时注意观察洗胃液及腹部情况,有无消化道出血、穿孔症状。

3.观察胆碱酯酶活力

首次给药后 30～60 分钟,测定胆碱酯酶活力,如胆碱酯酶活力增加,继续观察;如胆碱酯酶活力无好转,再次给药,1～2 小时后再测胆碱酯酶活力;如下降,再次洗胃,重复给药。主要中毒症状基本消失,血胆碱酯酶活力上升达 50% 以上停药观察,每 2～3 小时测 1 次血胆碱酯酶活力,连续 3 次血胆碱酯酶活力保持在 50% 以上方可。

4.观察有无"反跳"与猝死的发生

"反跳"和猝死是有机磷杀虫药中毒死亡的第 2 个高峰(第 1 个死亡高峰是中毒后 24 小时内,为胆碱能危象)。一般发生在中毒后 2～7 天,其病死率占急性中毒的 7%～8%。为了避免或减少"反跳"的发生,①应尽可能清除残存在胃肠道、皮肤、毛发、指甲处的有机磷杀虫药,以防重新被吸收入血;②严格遵循阿托品使用原则以及停药或减量的指征,不能过早停药或过快减量;③在用药过程中,密切观察有无并发症发生。出现并发症即刻予以相应处理;出现"反跳"或"反跳"的先兆症状,如胸闷、流涎、出汗、言语不清、吞咽困难、神志模糊等,争分夺秒地抢救患者,迅速建立静脉通路,彻底清除残存在体内或体表的毒物,尽早应用特效解毒剂,并密切观察药物反应和减量或停药指征,严密观察病情变化,并做好记录;记录 24 小时出入量,监测心、肝、肾等主要脏器功能,防止多脏器功能障碍。

5.观察患者情绪反应

服毒自杀患者消极情绪严重,个别有再自杀的念头。因此,护理人员应观察患者情绪反应,让家属陪伴患者,不歧视患者,防止再自杀的意外发生。

(四)对症护理

呼吸困难应及时清除呼吸道分泌物,保持呼吸道通畅,吸氧(根据呼吸困难程度调节氧流量);中、重度中毒昏迷伴抽搐时,按昏迷常规护理,头偏向一侧,防止呕吐时发生窒息,并加强口腔护理和皮肤护理,防止坠积性肺炎和压疮的发生。尿潴留可行按摩、针灸、导尿等,留置导尿时应严格遵循无菌技术操作,保持尿道口清洁,保持引流管的通畅,定时更换贮尿袋,防止泌尿系统的逆行性感染。惊厥者遵医嘱使用药物并注意安全防护,防止外伤和坠床。中毒及使用大量阿托品易导致散热障碍,常出现高热,可采用头部冷敷或低压冰水灌肠,或遵医嘱使用解热药,但应注意避免过量,防止大量出汗引起失水、休克。如出现脑水肿,除头部置冰袋或冰帽、吸氧、脱水治疗外,变动体位时动作应缓慢,防止发生脑病。

(五)并发症护理

有机磷杀虫药中毒的主要并发症是肺水肿、呼吸衰竭、脑水肿,因此,护理的重点是维持正常呼吸和循环功能,保持呼吸道通畅,合理用氧,必要时应用机械通气。

（六）心理护理

误服、误用毒物患者因突然发病而导致精神紧张、恐惧或愤怒、怨恨的心理，并为是否遗留后遗症而担忧。蓄意服毒的患者易出现激动、愤怒或抑郁的情绪反应，苏醒后，易产生矛盾心理，自卑、抑郁，不愿亲友、同事探访。

护士应通过仔细观察以寻找急性中毒患者心理护理的切入点，以诚恳的态度与患者多交流，做好疾病的解释工作，消除精神紧张、恐惧感或愤怒、怨恨的心理。对自杀患者应详细了解其心理－社会状况，向患者解释自杀的危害性，开导患者叙述心理问题，给予安慰、体贴及疏导，打消其自杀念头，同时应与患者家属、亲戚及同事沟通，做好他们的思想工作，帮助患者正确对待人生，提高心理应激能力。

（七）健康教育

1. 生活指导

普及预防知识教育，告知生产者、使用者，特别是农民、牧民，有机磷杀虫药可通过皮肤、黏膜、呼吸道、胃肠道吸收，进入人体内导致中毒。要向牧民讲解有机磷杀虫药的危害，不能用农药灭虱（如衣服、被褥），以免农药通过皮肤、黏膜吸收中毒。

告诉农牧民在喷洒农药时应遵守操作规程，加强个人防护，穿长袖衣裤及鞋袜，戴口罩、帽子及手套。下工后用碱水或肥皂水洗净手和脸后方能进食。经治虫后的蔬菜瓜果，在雨季需半个月方可食用，干旱季节至少 1 个月方可食用。污染衣物及时洗净。农药盛具要专用，严禁装食品、牲口饲料等。

2. 疾病知识指导

告知患者出院后需要在家休息 2～3 周，按时服药，不可单独外出，以防发生迟发性神经症。

3. 自我监测

长期接触有机磷杀虫药者应定期体检，测定全血胆碱酯酶活力。若全血胆碱酯酶活力在 60％ 以下，应尽早治疗，不宜工作。

第二节　急性酒精中毒

一、病因

酒的有效成分是乙醇，别名酒精，是无色、易燃、易挥发的液体，具有醇香气味。能与水和大多数有机溶剂混溶，更易溶于水。乙醇用于工业溶剂。酒是含乙醇的饮料。谷类或水果发酵制成的酒中含乙醇浓度较低，以容量浓度（L/L）计，啤酒为 3％～5％，黄酒为 12％～15％，葡萄酒为 10％～25％；蒸馏形成烈性酒，如白酒、白兰地、威士忌等含乙醇 40％～60％。

二、临床表现

急性酒精中毒主要造成中枢神经系统、循环系统和呼吸系统功能紊乱。由于饮酒量的不同，临床症状出现的迟早也不相同，大致可分为以下 3 期。

1. 兴奋期

血中乙醇含量在 40~100mg/dL,患者表现为欣快、多语、面红、吐词不清、情绪不稳,也有安静入睡者。

2. 共济失调期

血中乙醇含量在 100~200mg/dL,患者可出现共济失调、动作笨拙、步态不稳、语无伦次。

3. 昏睡、昏迷期

血中乙醇含量在 200~400mg/dL,患者意识不清、昏睡或昏迷、面色苍白或潮红、皮肤湿冷、口唇青紫、心动过速、呼吸缓慢、血压下降。严重时尿便失禁、抽搐、昏迷。当血中乙醇含量达 400~500mg/dL 时,可抑制延髓呼吸中枢,最终因呼吸衰竭而死亡。

三、病情危重的指征

患者出现昏睡、昏迷、瞳孔散大;酗酒后可因误伤导致硬膜下血肿,患者出现双侧瞳孔不等大;生命体征出现改变。

四、救治原则

(一)保持呼吸道通畅

使患者处于头低左侧卧位,以防呕吐物吸入气道。呼吸抑制者,给予呼吸兴奋剂,必要时行气管插管,呼吸机辅助呼吸。

1. 清除毒物

如患者在 1~2 小时内饮用大量酒,并在 45 分钟内到达医院,根据患者意识程度可用催吐或洗胃的方法,清除未吸收的酒精。紧急血液透析可以有效地清除体内酒精,可用于昏迷或出现呼吸抑制者。血液灌流和利尿不能有效清除酒精。

2. 特效解毒剂

纳洛酮是阿片类受体拮抗剂,对昏迷和呼吸抑制的患者有兴奋呼吸和催醒作用。轻度中毒(兴奋期和共济失调期患者),给予 0.4~0.8mg 纳洛酮肌内注射或加入 10% 葡萄糖注射液 40mL 稀释后静脉注射,重度中毒(昏睡期)者给予 0.4~0.8mg,加入 10% 葡萄糖注射液 40mL 静脉注射,1 小时后症状无改善者,可重复给予 0.4mg。总药量可达 3~5mg。

(二)对症治疗

躁狂者可给予氯丙嗪 25mg 肌内注射,或地西泮 10mg 稀释后缓慢注射。这些药物能与酒精起协同作用,对中枢神经系统产生抑制作用,使用时切忌过量。可静脉输注肌苷、肝太乐、维生素 C 等保护肝脏。有出血倾向者给予维生素 K 及新鲜血浆。酒精依赖者常发生低镁、低钾或低磷血症,应及时补充。有精神状态改变及严重酒精戒断症状患者应住院治疗。

(三)护理措施

全面监护患者,防止意外。加强护理,减少并发症。

第三节　一氧化碳中毒

一氧化碳(即 CO)是一种无色、无味、无臭的气体,它是由含碳物质燃烧不完全所产生的,经呼吸道吸入可引起中毒。当人体吸入大量一氧化碳后,因一氧化碳与血红蛋白的亲和力比氧与血红蛋白的亲和力高 240 倍,所以极易与血红蛋白结合形成碳氧血红蛋白(HbCO),后者使血红蛋白丧失携带氧的能力,从而导致组织缺氧而产生急性中毒。尤其对大脑皮质的影响最为严重,由于支配人体运动的大脑皮质最先受到麻痹损害,当人们意识到自己发生一氧化碳中毒时,往往手脚已不听使唤,使人无法进行有效的自救,以致贻误治疗。一氧化碳中毒主要包括职业中毒和生活性中毒,前者主要是因设备故障导致天然气或液化气泄漏所致,而日常生活中最常见的原因是家庭中煤炉取暖和煤气泄漏。

一、病因及中毒机制

(一)生活性中毒

由煤气外漏或用煤炉取暖时通风不畅引起中毒最常见,多发生于室内 CO 浓度过高,而室内门窗紧闭,火炉无烟囱或烟囱堵塞、漏气、倒风等情况。

(二)职业性中毒

如炼钢、化学工业及采矿等生产过程中操作不慎或发生意外事故(管道泄漏及煤矿瓦斯爆炸)等可引起煤气中毒。

(三)其他

如汽车尾气、失火现场等。

CO 中毒途径是呼吸道。CO 吸入肺后,与血液中的血红蛋白结合形成稳定的碳氧血红蛋白(HbCO),使红细胞失去携氧功能。同时,HbCO 使血红蛋白的氧解离曲线左移,使氧气不易释放,加重组织缺氧。其中对缺氧最敏感的脑和心肌首先受累,出现中毒性脑水肿、心肌损害和心律失常等。CO 还可与还原型细胞色素氧化酶的二价铁结合,使细胞内呼吸受抑制,阻碍对氧的利用。

二、护理评估

(一)病史

评估 CO 吸入史。职业性 CO 中毒多见于意外事故,常为集体中毒。生活性中毒需详细询问病史,注意了解患者中毒时所处的环境、停留时间和突发昏迷情况及既往健康状况等。

(二)身体状况

中毒症状的轻重与空气中 CO、血中 HbCO 浓度有关,也与个体的健康状况及对 CO 的敏感性有关,如妊娠、嗜酒、贫血、营养不良、慢性心血管疾病或呼吸道疾病等均可加重中毒的程度。

1.轻度中毒

患者感到头痛、头晕、恶心、呕吐、心悸、四肢无力,甚至短暂性昏厥等。脱离中毒环境并吸入新鲜空气或氧气后,症状很快消失。血 HbCO 浓度为 10%～30%。

2.中度中毒

患者除有轻度中毒症状外,口唇黏膜呈樱桃红色,神志不清、呼吸困难、烦躁、谵妄、昏迷,对疼痛刺激可有反应,瞳孔对光反射、角膜反射迟钝,腱反射减弱,脉快、多汗等。经吸氧等抢救后恢复,一般无明显并发症及严重后遗症。血 HbCO 浓度为 30%～40%。

3.重度中毒

患者处于深昏迷,各种反射消失,肌张力增强,出现脑局灶性损害体征,常并发脑水肿、休克、严重心肌损害、肺水肿、呼吸抑制、上消化道出血,病死率高,抢救存活者多留有不同程度的后遗症。血 HbCO 浓度在 40% 以上。

4.迟发性脑病

急性 CO 中毒患者在意识障碍恢复后,经过 2～60 天的"假愈期",再次出现中枢神经系统损害症状者称迟发性脑病。常有下列表现:①大脑皮质局灶性功能障碍,如失语、失明、不能站立及继发性癫痫;②意识障碍、谵妄、痴呆或呈现去大脑皮质状态;③锥体系神经损害,如偏瘫、病理反射阳性或尿便失禁等;④锥体外系神经障碍,出现帕金森病。

(三)心理－社会状况

患者常因急性发病而焦虑不安。重度中毒者清醒后可因并发症、后遗症而产生焦虑、悲观、失望的心理反应。

(四)辅助检查

(1)血液 HbCO 测定:血 HbCO 测定是诊断 CO 中毒的特异性指标。

(2)动脉血气分析:急性 CO 中毒患者 PaO_2 和 SpO_2 降低,中毒时间较长者常呈代谢性酸中毒,血 pH 和剩余碱降低。

(3)CT 检查:脑水肿时,头部 CT 检查可见病理性密度减低区。

(4)脑电图检查:急性 CO 中毒患者脑电图可呈现中、高度异常波。

(5)心电图检查:重度中毒者可因心肌缺氧性损害出现 ST 段及 T 波改变、心律失常等。

三、病情危重的指征

(1)患者昏迷,口唇呈樱桃红色以及呼吸困难等。

(2)血液中碳氧血红蛋白的含量 40% 以上。

四、急救措施

(一)紧急措施

1.现场急救

进入中毒现场迅速打开门窗进行通风、换气,断绝煤气来源。立即将患者移送至空气新鲜处,解开患者衣领,松开腰带,保持呼吸道通畅,注意保暖。如呼吸、心跳停止应立即进行心肺脑复苏。

2.纠正缺氧

患者脱离现场后应立即吸氧,采用高浓度(大于 60%)面罩给氧或鼻导管给氧(氧流量应保持 8～10L/min),时间不超过 24 小时,以免发生氧中毒。有条件时应积极采用高压氧治疗,可以减少神经、精神后遗症和降低病死率。高压氧治疗应早期应用,最好在中毒后 4 小时内进行,中毒超过 36 小时效果甚微。氧疗过程中注意随时清除口鼻腔及气道分泌物、呕吐物,以提高氧疗效果,防止发生窒息。必要时协助医生行气管插管或气管切开。

(二)建立静脉通路,遵医嘱使用药物,防治脑水肿

CO 中毒所致的脑水肿可在 24～48 小时发展至高峰。患者应绝对卧床休息,床头抬高 15°～30°;头置冰袋、冰帽降温,减少耗氧及代谢;按医嘱应用 20% 甘露醇快速加压静脉滴注,6～8 小时 1 次;必要时加用呋塞米及激素类药物;按医嘱使用促进脑细胞代谢的药物,如能量合剂、细胞色素 C、胞二磷胆碱、脑活素等,注意应用细胞色素 C 之前需常规做过敏试验。

（三）准确记录液体出入量

注意液体的选择与滴速，防止脑水肿、肺水肿及水电解质紊乱等并发症的发生。

（四）做好病情观察及记录

一是生命体征的观察，重点是呼吸和体温；二是意识障碍的观察，注意昏迷程度变化；三是瞳孔、出入量、液体滴速的观察，并做好记录。

五、护理措施

（一）休息与体位

重度中毒者应绝对卧床休息，床头抬高 $15°\sim30°$。昏迷患者经抢救苏醒后应绝对卧床休息，观察 2 周，避免精神刺激。

（二）饮食护理

神志清醒者，给予清淡、易消化流质或半流质饮食，宜选用高热量、高蛋白、高维生素、低脂、低刺激的食物。神志不清者，可予以鼻饲营养，应进高热量、高维生素饮食。

（三）病情观察

（1）严密观察患者的生命体征、神志、瞳孔变化，若有呼吸衰竭、严重心律失常或心力衰竭表现，均应立即报告医生，并协助紧急处理。

（2）观察患者神经系统的表现及皮肤、肢体受压部位损害情况，例如，有无急性痴呆性木僵、癫痫、失语、惊厥、肢体瘫痪等。

（四）对症护理

高热昏迷、频繁抽搐者可予以物理降温或用冬眠疗法等降温；防止坠床或自伤；对皮肤出现水肿、水疱者，应抬高患肢，减少受压，可用无菌注射器抽液后包扎，注意防止因营养和循环障碍而继发皮损及感染，加强皮肤护理，保持清洁、干燥，预防发生压疮。

（五）并发症护理

头部抬高或配合头部物理降温，遵医嘱使用脱水剂、利尿剂防止脑水肿。注意输液量和输液速度，防止肺水肿发生。严重中毒患者清醒后须密切观察 $2\sim3$ 周，直至脑电图恢复正常，预防迟发性脑病的发生。

（六）用药护理

遵医嘱选用药物，以营养脑神经和减轻脑水肿。用药期间应注意药物的不良反应，如甘露醇可出现电解质失调，糖皮质激素应用后可能出现免疫力低下、并发感染等。

（七）心理护理

护理人员应有高度的同情心和责任心，多与患者交谈，建立良好的护患关系，增加患者的信任感和安全感，以消除不良的心理情绪，增强康复的信心，更好地配合护理和功能锻炼。

（八）健康教育

1. 生活指导

CO 中毒的宣传工作应每年冬季反复进行，以提高自我防护意识。居室内火炉要安装烟囱，烟囱要密闭不可漏气，并注意通风。煤气炉和管道要经常维修以防漏气。工矿企业生产过程中应认真执行操作规程，注意劳动保护，加强安全操作规程检查和监督，定期监测 CO 的浓度，并安置报警装置。

2.疾病知识指导

凡有可能接触 CO 的人出现头晕、头痛等症状,应立即离开所在环境,吸入新鲜空气,严重者须及时就医治疗。抢救后苏醒的患者,应绝对卧床休息,密切观察 2 周,以防神经系统后遗症的发生。对留有后遗症的患者,应鼓励其继续治疗,增强战胜疾病的信心,并教会家属对患者进行语言和肢体功能训练的方法。

第四节　百草枯中毒

百草枯化学名为 $1,1'$-二甲基-$4,4'$-联吡啶,又称克无踪、对草快、敌草快。是目前使用最广泛的除草剂之一。纯品百草枯为白色结晶,对金属有腐蚀性,不挥发,易溶于水,酸性条件下稳定,遇碱水解,与阴离子表面活性剂接触易失去活性。目前常见的为百草枯 20％水剂,在碱性溶液中水解,接触土壤后较快失去活性。

百草枯可经消化道、呼吸道及喷洒农药时皮肤接触后中毒。百草枯虽毒性中等,但对人毒性很高,成人致死量为 20％水溶液 5～15mL 或 40mg/kg,皮肤长期暴露在百草枯溶液中也可致死,是人类急性中毒致多脏器衰竭病死率最高的除草剂。

百草枯口服吸收率为 5％～15％。它几乎不与血浆蛋白结合,口服 2 小时后即达血浆浓度峰值,15～20 小时后血浆浓度缓慢下降。

百草枯中毒是多层次、多机制的作用,可引起人体多器官损害。超大剂量的百草枯中毒患者多在短期内死于多器官功能衰竭,中、重度中毒如能度过急性期,部分患者因出现难逆转的肺纤维化而死于肺功能衰竭;部分存活者可不遗留任何后遗症。其中毒机制未完全阐明,普遍认为主要与活性氧过度脂质过氧化反应所产生的脂质过氧化氢物及谷胱甘肽含量减少有关。

一、诊断及评估

(一)诊断依据

1.毒物接触史

仔细询问有无口服百草枯史或进食染毒食物史;或职业接触史;或根据患者本人及知情者描述;或找到服用百草枯的证据(遗书、包装百草枯容器、残留毒物等)。

2.临床表现

(1)局部刺激症状:皮肤污染接触性皮炎,表现为红斑、水疱、溃疡和坏死等;眼部污染出现畏光、流泪、眼痛、结膜充血和角膜灼伤等病损;呼吸道吸入出现喷嚏、咽痛、刺激性咳嗽;经口服者,口腔、咽喉、食管黏膜有腐蚀和溃烂。

(2)全身各系统的临床表现:除大量口服中毒者较快出现肺水肿和出血外,大多呈渐进式发展,1～3 天内肺、肾、肝、心脏及肾上腺等会发生坏死,病程中可伴发热。

1)消化系统:早期口腔、咽喉、胸、上腹部烧灼性疼痛,伴恶心、呕吐、口腔喉部溃疡、腹痛、腹泻及血便。可见黄疸、肝功能异常,甚至肝坏死。合并胰腺炎时伴明显腹痛。

2)呼吸系统:肺是百草枯中毒的靶器官。轻者胸痛、咳嗽、气急,部分患者常合并有自发性气胸或皮下气肿;重者呼吸窘迫、发绀,严重呼吸困难,肺水肿,直至呼吸衰竭。

3)泌尿系统:出现血尿、蛋白尿、脓尿,多在中毒后2～3天发生急性肾衰竭。

4)循环系统:重症者有中毒性心肌炎,出现心肌损害、血压下降、心电图 ST 段和 T 波改变,或伴有心律失常,甚至心包出血等。

5)神经系统:包括精神异常、嗜睡、手震颤、面瘫、脑积水和脑出血等,严重中毒者,临床发现有中毒后合并脑梗死病例。

3.实验室检查

(1)血液检查:白细胞计数及中性粒细胞数占比明显升高;大部分患者谷丙转氨酶、尿素氮、肌酐升高;部分患者可出现代谢性酸中毒。

(2)动脉血气分析:患者 PO_2 下降,PCO_2 升高不明显,部分患者出现呼吸性碱中毒。

(3)毒物检测:第一时间内收集血、尿及残余液标本,进行百草枯定性和定量检测。

4.辅助检查

(1)X 线胸片检查。

1)中毒早期(3 天～1 周):肺部呈弥散性改变,肺纹理增多,肺间质炎性改变,可见点、片状阴影,肺部透亮度减低或呈毛玻璃状。

2)中期(1～2 周):出现肺部实变,纵隔气肿或气胸,同时出现部分肺纤维化。

3)后期(2 周后):以肺间质改变为主,出现肺纤维化、肺不张及蜂窝状改变。

(2)胸部 CT 检查:百草枯中毒所致肺 CT 征象是一个连续的过程。

1)肺纹理增多。

2)磨玻璃征。

3)肺实变。

4)胸腔积液。

5)肺纤维化。

6)支气管扩张及囊性变,与肺纤维化同时出现在中后期。

7)肺气肿或纵隔气肿。

(二)诊断思路

明确的百草枯服毒史及毒物接触史,诊断较容易。在临床上,经常遇到患者急性低氧血症与临床症状或肺部影像学结果不一致;在排除肺部慢性疾病及传染性疾病后,结合咽喉及胸骨后疼痛、肝肾功能损害及胸片、胸部 CT 动态演变特征,应考虑百草枯中毒的可能,可进一步询问病史,协助明确诊断。

(三)病情评估

对于有明确百草枯接触者,应该高度重视,必须留观1～3天。如出现以下情况提示为重症中毒且预后不良。

(1)白细胞计数及中性粒细胞数占比显著增加。

(2)肝肾功能损害早而重。

(3)明显的胸闷、气急、烦躁等症状。

(4)胸片或胸部 CT 提示病变范围大,气胸,纵隔气肿。

(5)重症患者多需呼吸机维持呼吸功能,但即便如此目前临床上也未见明显改善预后的效果。

(6)如果患者未出现上述重症表现则提示预后较好。

二、急诊处理

百草枯中毒无特效治疗,尽早(6 小时内)开始合理处理可降低病死率。

1.治疗原则

尽早彻底清除毒物,减少百草枯吸收、加速排泄,消除化学性炎性损害及对症治疗。

2.一般处理

(1)现场洗消(应在第一时间内进行)。

1)接触性染毒患者:皮肤表面染毒者应脱除污染衣物,用肥皂水彻底清洗后再用清水洗净;眼部污染用 2%～4%碳酸氢钠液冲洗 15 分钟后再用生理盐水洗净。

2)经口服患者,应立即服肥皂水,也可用 30%白陶土(又称漂白土)或皂土,若无白陶土或皂土,也可用普通黏土用纱布过滤后,服用泥浆水,并反复催吐。

(2)彻底洗胃:反复洗胃,每次洗胃液量为 200～300mL,洗胃以洗出液中不再有浅绿色为准。

(3)导泻:中毒 6 小时内洗胃液中应加入吸附剂及泻剂,方法:20%漂白土悬浮液 300mL和活性炭 60g,同时以硫酸 15g,或者 20%甘露醇 200mL,通过鼻饲管注入导泻。

3.血液净化治疗

1976 年报道了应用血液透析(HD)和血液灌流(HP)治疗百草枯中毒的体外试验,HD 及HP 总的来说对清除百草枯是有效的,且 HP 效果优于 HD,HP 的清除率是 HD 的 5～10 倍。HP 应尽早进行,连续 HP 治疗 3～5 天。对于重度中毒患者,采用 HP 联合 HD 效果更好。

4.药物治疗

(1)糖皮质激素与免疫抑制剂:糖皮质激素可维护细胞膜的稳定性,产生强大的抗炎、对抗脂质过氧化的作用,阻止后期肺纤维化。应早期给予大剂量激素,甲泼尼龙 500～1000mg/d,持续使用 2～3 天,减量并停用。早期使用环磷酰胺可能影响细胞内所有成分及自身免疫,减轻炎症反应,环磷酰胺 200～400mg/d,加入 5%葡萄糖注射液 500mL 中静脉滴注,持续使用3～5 天即可。应该注意的是,在大剂量应用糖皮质激素的同时,应注意预防其不良反应,需要联用保护胃黏膜药物、钙剂等。

(2)抗氧化及抗自由基:百草枯的毒性作用是通过氧化应激,并产生大量的自由基对组织细胞进行损伤,及早、大量应用自由基清除剂是必要的。在抗自由基药物中,维生素 C、维生素 E、还原性谷胱甘肽的抗氧化作用已基本得到公认。N-乙酰半胱氨酸是谷胱甘肽的前体,也广泛应用于临床救治百草枯中毒患者。目前的动物实验及临床研究表明,血必净注射液对清除百草枯中毒后的活性氧自由基,减轻其介导的脂质过氧化有一定效果,血必净在临床救治百草枯中毒也得到了广泛应用。

(3)竞争剂:普萘洛尔可与结合于肺组织的毒物竞争,使其释放出来,联合血液净化时,加强毒物的清除。有报道维生素 B₁ 与百草枯的化学结构式同为季胺类型,推测有拮抗作用,早期有采用大剂量维生素 B₁ 成功救治百草枯中毒病例的报道。

5.肺移植与干细胞治疗

国外报道曾在 1997 年为 1 例 17 岁患者在百草枯中毒后第 44 天进行了肺移植并获得成功,也为中毒晚期的肺纤维化患者提供了一个可行的治疗方案。有报道在患者进行肺移植后,再发生肺纤维化,数天后死亡,可能与移植的时机选择有关。因为短时间内(百草枯蓄积在体内其他组织)蓄积在其他组织中的百草枯会再次释放,是否会再次损害移植肺,发生纤维化,是否有满意的长期预后效果,尚待更多的临床依据来证实。目前正进行干细胞动物实验及临床病例观察,其疗效有待进一步验证。

6.对症处理

(1)谨慎氧疗:给氧有增加自由基形成的作用,原则上禁用氧疗,在明显缺氧时可低浓度、低流量给氧。仅在 $PaO_2 < 40mmHg(5.3kPa)$ 或出现 ARDS 时才用 $>21\%$ 氧气吸入或用呼气末正压呼吸机给通气。从目前临床情况来看,经呼吸机救治的百草枯患者几乎无存活。

(2)营养支持治疗:消化道腐蚀性损伤时应禁食,可给予深静脉营养,并注意维持水、电解质、酸碱平衡,有效保护心、肝、肾功能。

(3)针对脏器损伤给予相应的保护剂,并维持其生理功能。

(4)注意观察患者出血倾向,严防 DIC 的发生。

(5)可选用广谱、高效抗生素,以预防和治疗继发细菌感染。

三、急救护理

(一)急救护理

阻止毒物继续吸收,皮肤污染者,立即脱去衣服,用肥皂水彻底洗净。眼睛污染者,用 $2\% \sim 4\%$ 碳酸氢钠冲洗 15 分钟,继而用生理盐水冲洗。经口中毒者,立即催吐,尽量彻底洗胃,可用清水或 2% 碳酸氢钠溶液洗胃,洗毕可口服或经洗胃管给予吸附剂,如 7% 的皂土溶液 1L 或活性炭混悬液,恶心、呕吐明显者可适量给予胃动力药物,然后用硫酸镁、硫酸钠或甘露醇导泻。

(二)病情观察

1.生命体征的监测

给予心电监护,重点监测呼吸的频率、节律,评估有无胸闷、咳嗽及进行性呼吸困难,有无气道梗阻及肺损害。监测心律、心率,了解有无心肌损害。

2.皮肤、黏膜的评估

观察皮肤、黏膜及巩膜的色泽,注意有无发绀、黄染。

3.出入量的监测

准确记录患者尿的颜色、性质、量的变化。

4.瞳孔的观察

观察患者瞳孔的位置、大小、形状及对光反射变化。

5.实验室检查

尿定性、定量测定和血浆百草枯浓度测定可明确诊断,判断预后。评估有无白细胞升高、发热、血尿、肾上腺坏死、贫血、血小板减少、高铁血红蛋白血症等。

（三）对症护理

1.清除已吸收的毒物

血液灌流、血液透析能清除血液中的百草枯。

2.药物护理

应用百草枯拮抗剂、免疫抑制药、自由基清除剂等。

3.消化道护理

（1）急诊洗胃 6 小时后给予第 2 次洗胃，洗胃液 3000～5000mL，洗胃毕注入吸附剂并保留胃管，必要时行胃肠减压，吸出残余毒药，并及时了解有无上消化道出血。插管时注意动作轻柔，充分润滑，以减轻胃管对咽喉、食管的刺激，避免加重上消化道损伤。

（2）急性期暂禁食，2～3 天后可给予牛奶、豆浆等流质饮食，做好口腔护理，观察口腔黏膜糜烂情况，观察有无继发感染及出血，并根据情况给予相应处理。

（3）观察导泻后大便的颜色、量、性质，观察有无出血及腹痛，并监测血压。

4.呼吸道护理

急性期一般不给予吸氧，以免加重肺损伤；密切观察呼吸情况，注意有无咳嗽、咳痰、咯血等，有无进行性呼吸困难，及时行血气分析检查，当 $PaO_2<5.3kPa$ 时，可间断给予低流量吸氧。

（四）营养支持

禁食期间，保持静脉输液通畅，按时完成当日补液量及各种药物的输入；禁食期后鼓励患者进食，当患者因口咽疼痛而不能进食时，可于饭前给其利多卡因稀释后含漱，以减轻疼痛，必要时给予鼻饲，以保证营养供给。

（五）预防并发症

积极预防肺不张、肺部炎症或胸膜渗出、肺间质纤维化、呼吸衰竭等并发症。

（六）基础护理

应注意口腔、皮肤、留置导尿管的护理，预防各种并发症。

（七）心理护理

应根据患者的心理状态及个性特征，给予不同的心理护理，同时做好患者家属的工作，使其给予患者精神上的安慰及支持。

（八）其他

昏迷患者执行昏迷急救护理。

第五节　镇静、安眠类药物中毒

一、定义及分类

（一）定义

镇静、安眠类药物中毒是指服用过量镇静、安眠类药引起的一系列中枢神经系统过度抑制的病症。镇静、安眠类药是中枢神经系统抑制药,小剂量具有镇静作用,中等剂量具有催眠作用,大剂量则可产生深度抑制,导致全身麻醉。一次大剂量服用可引起急性镇静、安眠类药中毒。长期滥用安眠药可引起耐药性和依赖性而致慢性中毒。突然停药或减量可引起戒断综合征。

镇静、安眠类药分为 3 类。

1. 苯二氮䓬类

抑制呼吸作用弱,大剂量也不引起麻醉作用,耐受性和药物依赖性轻。主要用于治疗焦虑、恐慌、抑郁、失眠、惊厥、肌肉及骨骼疼痛、酒精戒断及麻醉时的辅助用药。根据半衰期分为以下 3 类。

(1)长效类:氯氮平、地西泮、氟西泮、甲氨二氮䓬等。

(2)短效类:阿普唑仑、奥沙西泮、氟硝西泮、艾司唑仑等。

(3)超短效类:三唑仑、替马西泮、咪达唑仑、溴替唑仑等。

2. 巴比妥类

20 世纪初此类药为主要的镇静、安眠药,近 25 年逐渐被苯二氮䓬类替代。巴比妥类中毒发生率逐渐降低,主要用于静脉麻醉、抗惊厥、脑复苏的治疗。根据药物作用时间分为以下 4 类。

(1)长效类:巴比妥、苯巴比妥、扑痫酮。

(2)中效类:异丁戊巴比妥、异戊巴比妥。

(3)短效类:司可巴比妥、他布比妥、戊巴比妥。

(4)超短效类:硫喷妥钠、硫戊巴比妥。

3. 非巴比妥、非苯二氮䓬类

过量、中毒后毒性反应大,逐渐被苯二氮䓬类取代。常用药为水合氯醛、格鲁米特(导眠能)、甲喹酮(安眠酮)、甲丙氨酯(眠尔通)。

(二)病因及发病机制

大量误服或故意服药自杀可引起急性中毒;而长期滥用镇静、安眠药则可引起耐药、依赖而致慢性中毒。

近年研究苯二氮䓬类的中枢神经抑制作用,认为该类药的作用与增强 γ-氨基丁酸(GABA)能神经的功能有关。考虑在神经突触后膜表面有由苯二氮䓬受体、GABA 受体、氯离子通道组成的大分子复合物,苯二氮䓬类与苯二氮䓬受体结合后,可增强 GABA 与 GABA 受体结合的亲和力,使与 GABA 受体偶联的氯离子通道开放而增强 GABA 对突触后膜的抑制功能。苯二氮䓬类主要选择性作用于边缘系统,影响情绪和记忆力。

巴比妥类对 CABA 能神经有与苯二氮䓬类相似的作用,但由于二者在中枢神经系统的分布有所不同,作用也有所不同。巴比妥类有广泛的中枢抑制作用,但明显作用于脑干、小脑及脑皮质,可抑制延髓的呼吸中枢和血管运动中枢。巴比妥类对中枢神经系统的抑制有剂量一效应关系,随着剂量的增加,由镇静、催眠到麻醉,以致延髓中枢麻痹。

非巴比妥类、非苯二氮䓬类镇静、安眠药物对中枢神经系统有与巴比妥类相似的作用。

二、护理评估

(一)病史

患者具有误服或故意大量服用安眠药病史。护士应询问服用药物的名称、剂量、服用时间以及是否经常服用此种药物。

(二)身体状况

镇静、安眠药对中枢神经系统有抑制作用。中毒者多有服用安眠药病史,如超过催眠量的10倍可抑制呼吸或致死。临床主要表现为如下。

1.中枢神经系统

头晕、注意力不集中、记忆力减退、欣快感、情绪不稳、言语不清、意识模糊、嗜睡、瞳孔缩小或正常、眼球震颤、共济失调,严重者可出现抽搐、知觉减退或消失、腱反射消失、昏迷。

2.呼吸系统

初期呼吸速率减慢且规则,之后则呼吸减慢而不规则,严重时出现呼吸困难、发绀。

3.循环系统

脉搏细弱,心律失常,血压下降,尿少,重者可出现循环衰竭。

4.耐受性、依赖性和戒断综合征

发生机制尚未完全明了。长期服用苯二氮䓬类发生耐受的原因是苯二氮䓬类受体减少,突然停药时,苯二氮䓬类受体密度增高,出现戒断综合征,即焦虑和睡眠障碍。巴比妥类、非巴比妥类发生耐受性、依赖性和戒断综合征的情况更为严重,停用巴比妥类可出现躁动和癫痫样发作。镇静、安眠药之间有交叉耐受性,致死量不因耐受性而有所改变。

5.其他表现

可见皮疹、体温下降、恶心、呕吐、便秘、肝肾功能衰竭。安眠药一次用量多、时间长而未被发现的患者可导致死亡。

(三)心理-社会状况

因误服镇静、安眠药中毒的患者会出现焦虑、紧张不安、急躁易怒、悲观失望、忧虑消沉等情绪,自杀者对生活失去信心,有自卑、抑郁、绝望、消极抵触等心理。

(四)辅助检查

1.药物浓度检测

尿中药物的定性检查有助于诊断,而血药浓度测定对临床并无帮助,因其常不与临床病情平行,也难以判断预后。

2.生化检查

应检测动脉血气、血糖、肝肾功能、电解质。

三、病情判断

(一)轻度中毒

嗜睡,出现判断力和定向力障碍、步态不稳、言语不清、眼球震颤,但各种反射存在,生命体征正常。

(二)中度中毒

患者呈浅昏迷状态,强刺激可唤醒,很快又进入昏迷状态。腱反射消失,呼吸浅而慢,血压仍正常,角膜反射、吞咽反射存在。

(三)重度中毒

深昏迷,早期四肢肌张力增强,腱反射亢进,病理反射阳性。后期全身肌肉弛缓,各种反射消失。瞳孔对光反射存在,瞳孔时而散大,时而缩小。呼吸浅而慢、不规则或呈潮式呼吸。脉搏细数,血压下降。

四、急救措施

(一)保持呼吸道通畅、给氧

在及时清理呼吸道内分泌物、保持呼吸道通畅的情况下,给予氧气吸入,确保有效吸氧,防止脑水肿的发生。必要时进行气管插管,使用呼吸机。

(二)清除毒物,促进毒物排出

采用催吐、洗胃、导泻等方法迅速清除毒物,用 1∶5000 高锰酸钾洗胃,洗胃后用硫酸镁导泻。对深昏迷患者在洗胃前应行气管插管。

(三)建立静脉通道,遵医嘱使用特效解毒药或应用中枢神经系统兴奋药

苯二氮䓬类中毒的特效解毒药是氟马西尼,该药能通过竞争抑制苯二氮䓬受体而阻断苯二氮䓬类的中枢神经抑制作用,但不能改善遗忘症状。巴比妥类中毒无特效解毒药。对镇静、安眠药中毒引起的意识障碍、反射减弱或消失、呼吸抑制,可根据病情轻重选用中枢神经系统兴奋药,首选纳洛酮。

(四)及时准确记录患者病情变化

包括患者生命体征、尿量、意识状态,瞳孔大小、对光反射等变化。

五、护理措施

(一)体位护理

根据病情需要选择合适的体位,意识不清者取仰卧位,使头偏向一侧,或侧卧位,可防止舌根后坠阻塞气道。

(二)饮食护理

加强饮食护理,患者意识不清超过 3～5 天,营养不易维持,应鼻饲给予高热量、高蛋白、易消化的流质饮食,补充营养及水分。

(三)病情观察

(1)观察患者意识状态、瞳孔大小及对光反射,若瞳孔散大、血压下降、呼吸变浅或不规则,常提示病情恶化,应及时向医师报告,采取紧急处理措施。

(2)观察生命体征:观察体温变化,注意脉搏速率、节律,血压及尿量的变化,及时发现循环衰竭和休克征兆。注意保暖。危重患者每 15～30 分钟观察 1 次,并做好记录。

(四)并发症护理

对躁动患者加床旁护栏,防止坠床外伤的发生。意识障碍者应根据病情为患者定时翻身拍背,减少肺部感染或压疮的发生,定时做口腔护理。

(五)用药护理

严格遵医嘱用药,细心观察药物的不良反应,如嗜睡、共济失调、语言不清、低血压、视物模

糊、皮肤瘙痒等,若出现中毒反应必须立即告诉主管医师并迅速予以处理。

(六)心理护理

针对患者情况,给予患者心理支持和鼓励。若是自杀患者,避免歧视,应关爱、尊重患者,要有护理人员陪伴,避免周围一切安全隐患,从根本上消除患者的自杀念头,重新树立生活的勇气。

(七)健康教育

1. 严格慎重用药

严格控制镇静、安眠药的处方、使用、保管。对情绪不稳定和精神异常者应慎重用药。

2. 防止药物依赖

告知长期服用安眠药及服用苯巴比妥的癫痫患者,不可突然停药,应逐渐减量后停药。

3. 严格药物管理

将本类药物放置在安全地点,老年人应在监护下服药,同时防止儿童误服、乱服药。

第六节　强酸、强碱中毒

一、病因及发病机制

强酸、强碱为腐蚀性化学物。强酸主要指硫酸、硝酸及盐酸等,急性中毒多为经口误服或意外吸入,皮肤接触或被溅洒,引起局部腐蚀性烧伤,组织蛋白凝固和全身症状。强碱是指氢氧化钠、氢氧化钾、氧化钠和氧化钾等,急性中毒多为误服或意外接触,引起局部组织碱烧伤,与组织蛋白结合形成碱性蛋白盐,使脂肪组织皂化出现全身症状。

二、临床表现

口服中毒者发生口咽、喉头、食管及胃黏膜烧伤,从而出现剧烈灼痛,呕吐血性内容物,并可出现喉头水肿、痉挛,吞咽困难,严重者出现胃穿孔。幸存患者可遗留食管及胃部瘢痕收缩引起的狭窄等。吸入中毒者出现呛咳、咳痰、喉及支气管痉挛、呼吸困难、肺炎及肺水肿等。

三、救治原则

(1)强酸口服中毒患者立即服用氢氧化铝凝胶或 7.5% 氢氧化镁混悬液,并可服用生蛋清或牛奶,同时加服植物油,严禁洗胃、催吐。强碱口服中毒者立即用食醋、3%～5% 醋酸或 5% 稀盐酸,大量橘汁或柠檬汁等中和,禁用催吐、洗胃。

(2)强酸吸入中毒患者,用 2% 碳酸氢钠溶液雾化吸入,大量肾上腺皮质激素预防肺水肿,抗生素预防感染。

(3)皮肤接触首先脱掉污染衣物,用大量清水冲洗;强酸中毒可用 2% 碳酸氢钠溶液反复冲洗,强碱中毒用 2% 醋酸溶液湿敷。皮肤损伤时,按烧伤处理。

四、护理措施

(1)强酸、强碱中毒的患者,清洗毒物时首先以清水为宜,并要求冲洗时间稍长,然后选用合适的中和剂继续冲洗。强酸中毒可用2％～5％碳酸氢钠、1％氨水、肥皂水、石灰水等中和；强碱中毒用1％醋酸、3％硼酸、5％氯化钠、10％枸橼酸钠等中和。

（2）口服强酸、强碱的患者禁止洗胃，可给予胃黏膜保护剂缓慢注入胃内，注意用力不要过大，速度不要过快，防止造成穿孔。

（3）严密观察生命体征的变化，准确记录出入量，谨防休克发生。

第四章　急危重症监测

第一节　循环系统危重症监测

一、心电监护

心电监护是指长时间、连续显示、记录患者的心电变化，及时发现和诊断心律失常的一种非侵入性监护技术。它可以准确反映心律失常的性质，为早期诊断和治疗提供依据。另外，心电监护也是监测心律、心率、心肌供血、电解质紊乱、心脏压塞和药物反应的重要参考指标。

（一）适用范围

（1）手术患者。

（2）心血管疾病患者，如心力衰竭、严重心律失常等。

（3）其他危重患者，如各种类型的休克、气胸、脑血管疾病、哮喘持续状态、严重电解质紊乱等。

（二）监测与护理

（1）监测前的准备。

1）检查监护仪的性能良好、处于备用状态，正确连接各监测导线。

2）清洁胸前部的皮肤、去除油脂，如胸前毛发较多者予以剔除。

（2）正确放置电极片并连接心电监护仪。心电监护仪一般使用模拟双极胸导联，即通过心电监护仪上的胸部三级、四级、五级导联中的两个电极显示双极心电图。

1）五导联电极放置：右臂（RA）和左臂（LA）导联电极分别放置在右、左锁骨的正下方。右腿（RL）和左腿（LL）导联电极分别置于右侧和左侧腋前线肋缘处。胸部（V）电极的放置应根据情况进行选择。如监测 V_1，将胸前导联电极置于胸骨右侧第 4 肋间，若要监测 V_6 则将胸前导联电极置于第 5 肋间与腋中线的交叉处。

2）三导联电极放置：右臂（RA）和左臂（LA）导联电极分别放置在右、左锁骨的正下方。左腿（LL）导联电极分别置于左侧腋前线肋缘处。

（3）连接手指末梢血氧饱和度（SpO_2）传感器，避开灰指甲及涂抹指甲油的手指；避免无创血压袖带和 SpO_2 夹放在同一个肢体上以防影响监测；定期更换监测的手指，防止局部长期受压致手指压疮。

（4）无创血压袖带放在健康的肢体侧监测，松紧度以一指为宜；测压的肢体应与患者的心脏在同一水平位置，避免与静脉输液或插导管的肢体同侧；正确设置监测的间隔时间。

（5）监测时的观察。

1)持续监测心率和心律,正确、客观地读取监护数值并记录。观察心电图是否有 P 波,P 波、QRS 波、T 波是否规则出现,形态、高度有无异常。

2)正确设置报警限及报警音量。根据患者的具体情况设定报警上下限,常规设置心率报警范围为小于 60 次/分,大于 100 次/分;收缩压报警范围小于 90mmHg,大于 140mmHg;舒张压报警范围小于 60mmHg,大于 90mmHg;平均压报警范围小于 60mmHg,大于 110mmHg;呼吸报警范围小于 8 次/分,大于 30 次/分;血氧饱和度报警范围小于 90%。报警始终处于打开状态,及时处理异常情况(如超出正常报警范围、心律失常等)。

(三)注意事项

(1)选择最佳的监护导联放置位置,以获得清晰的心电图波形,常规选择 Ⅱ 导联及 V₅ 导联,Ⅱ 导联可以获得所有表面导联中电位最明显的 P 波,有助于识别心律失常和下壁心肌缺血;V₅ 导联可以监测前壁和侧壁心肌缺血。若条件允许应同时监测 Ⅱ 导联及 V₅ 导联。

(2)监护异常的常见原因。

1)严重的交流电干扰:可能原因为电极脱落、导线老化断裂、电极片干涸粘贴不牢等,其特点是在导联中可看到一条很有规律、每秒 50～60 次的纤细波形。

2)严重的肌电干扰:因为电极放置位置不恰当,如电极放置在胸壁肌肉较多的部位。

3)基线漂移:可能因为患者活动,电极固定不良或监测模式选择错误引起,因此基线漂移时判断心电图 ST 段应特别慎重。

4)心电图振幅低:可能原因有正负电极间距离太近、两个电极之一正好放在心肌梗死部位的体表投影区、电极片太松等。为确保大 T 波在心率测定时不被“重复计数”,必须设置合适的信号放大器及记录仪灵敏度;而对装有心脏起搏器的患者,有时需额外的滤波器以避免其起搏波被认为 QRS 波群。

5)每日检查 ECG 电极贴片,若有过敏现象及时更换电极或改变位置;做磁共振检查时应取下电极片以免造成皮肤灼伤。

6)监护仪及其传感器表面可用医用酒精擦拭,自然风吹干或用洁净、干爽的布清洁。袖带可以高压灭菌,或者浸入消毒液消毒,但切记要取出橡胶袋。

二、血流动力学监测

血流动力学监测是指依据物理学的定律,结合病理生理学概念,对循环系统中血液运动的规律性进行定量、动态、连续的测量和分析,从而得到反映心脏、血管、血液、组织的氧输送、氧耗量等功能的指标。一般可将血流动力学监测分为无创性和有创性两大类。

无创性血流动力学监测是应用对机体组织不造成损伤的监测手段而获得血流动力学参数,具有安全、操作方便、可重复的优点,但是监测过程中影响因素很多,影响监测结果的准确性。有创性血流动力学监测是指经体表插入各种导管或监测探头到心脏或血管腔内,利用各种监护仪或监测装置直接测定各项生理指标,如有创血压监测、中心静脉压监测、肺动脉压和心排血量监测等。

需要强调的是,任何一种监测方法所获得的数据都是相对的,各种血流动力学指标经常受到多种因素的影响,因此,单一指标的数值有时并不能反映血流动力学的真正状态,必须重视血流动力学参数的综合评估,包括分析数值的连续性变化;结合临床症状、体征等综合判断以及使用多项数值综合评估某一种功能状态。

(一)有创动脉血压监测

动脉血压是指血管内的血液对于单位面积血管壁的侧压力,与心脏功能及外周循环有关,是最基本的心血管监测项目。可反映循环血量和外周血管阻力、血管壁弹性等,是衡量循环系统功能的重要指标之一。血压监测可以提供与整个循环状态有关的信息。

血压监测分为两类:无创性监测和有创性监测。有创性血压监测是重症患者血流动力学监测的重要手段之一,是一种经动脉穿刺置管后直接测量血压的方法,能反映每一个心动周期血压的变化。通过换能器把机械性的压力波转变为电子信号,经放大后由显示屏直接显示动脉压波形,由数字标出 SBP、DBP、MAP 的数值,并可连续纪录、储存,供分析、研究用。

心脏收缩时,左心室射血产生动脉波形的上升支及峰值,收缩末期出现短暂的血压下降,直至主动脉瓣关闭、血液反流入主动脉。在主动脉或近心端动脉可以监测到"重搏切迹","重搏切迹"提示主动脉瓣关闭,心脏收缩期结束,舒张期开始。

血压在心室收缩后短时间达到最大值即收缩压(SBP),在心脏舒张后循环过程中最低的压力即舒张压(DBP),平均动脉压(MBP)指在动脉循环中的持续压力,计算公式:$MAP = (SBP + 2 \times DBP)/3$。

脉压差是指收缩压和舒张压的差值,随每搏输出量和血管顺应性的变化而变化。在低血容量状态、心动过速、主动脉狭窄、缩窄性心包炎、胸腔积液和腹水过多时脉压差减小;主动脉瓣反流、甲状腺毒症、动脉导管未闭、动静脉瘘、心包缩窄时脉压差增大。

有创动脉血压监测的临床意义:①有创动脉血压监测可提供准确、可靠和连续的动脉血压数据,特别是血管痉挛、休克或体外循环转流的患者,其监测结果更为可靠。②有创动脉血压监测导管的留置为动脉血气标本的留取提供了便利。③压力上升速度反映心肌收缩性的指标,可通过动脉血压波描记并计算。

1.适用范围

(1)各种原因的休克:如低血容量性休克、心源性休克、感染性休克等。

(2)应用血管活性药物的患者。

(3)血压不易控制的高血压患者。

(4)需要低温麻醉和控制性降压的患者。

(5)嗜铬细胞瘤。

(6)心肌梗死和心力衰竭抢救时。

(7)需反复抽取动脉血标本作血气分析。

(8)严重创伤和多器官功能衰竭患者。

(9)心脏大血管手术。

(10)无法用无创血压监测的患者。

2. 周围动脉插管途径选择

(1)桡动脉:由于桡动脉位置表浅,相对固定,因此穿刺插管比较容易且便于管理。在做桡动脉插管之前需测试尺动脉供血情况以防止置管后出现手部血流灌注障碍,可行艾伦(Allen)试验。具体操作如下:将穿刺侧前臂抬高,用双手拇指分别摸到桡动脉、尺动脉后,让患者做 3 次握拳和松拳动作,然后紧握拳头,测试者用双手拇指压迫阻断桡、尺动脉血流至手部变白后放开,观察手部皮肤转红的时间。若尺动脉通畅,转红时间多在 3 秒左右,5～7 秒属于正常;7～15 秒为可疑,说明尺动脉充盈延迟;大于 15 秒仍未变红说明尺动脉存在供血障碍。大于 7 秒试验即为阳性,不宜选用该侧桡动脉穿刺。

(2)肱动脉:在肘窝部容易摸到,外侧是肱二头肌肌腱,内侧是正中神经。几年来由于测压导管管径细,留置时对肱动脉内血流影响较小,对内膜损伤轻微,因此在肱动脉置管一般不会形成血栓。

(3)尺动脉:可代替桡动脉插管,但穿刺成功率较低。

(4)股动脉:血管搏动清楚,穿刺成功率高,但管理不方便,潜在感染机会较大,不宜长时间保留。

(5)足背动脉:穿刺成功率可达 70%～80%,血栓发生率较桡动脉低,可与桡动脉交替选用。但穿刺前要了解胫后动脉的血供情况,以免引起拇趾缺血性坏死,方法是压迫、阻断足背动脉,然后压迫拇趾数秒钟使拇指变苍白,放松压迫,观察趾甲颜色转红的情况。若颜色恢复迅速,说明有良好的侧支血流,可以进行足背动脉穿刺。

3. 监测与护理

(1)监测前的准备。①观察穿刺部位的皮肤、末梢血运的情况,桡动脉穿刺时,需行 Allen 试验。②准备穿刺相关的物品,动脉穿刺针、肝素封管液、换能器、加压袋、测压模块及导线、仪器性能良好处于备用状态、贴膜、胶布、0.5% 碘伏,必要时准备 2% 利多卡因。加压袋:配置封管液,装进加压袋中,加压袋内加压 300mmHg。换能器排尽气泡备用。③将换能器与监护仪正确连接,监护仪此时显示动脉压力,监测波形为直线。

(2)监测中的护理。①将换能器与穿刺导管正确连接,此时监护仪上显示患者的动脉血压波形。②校零:将换能器固定于腋中线第 4 肋间的位置(此位置为换能器零点的位置),调节三通使换能器与大气相通,点击监护仪上的校零键,进行校零,待动脉压力监测波形为直线且数值为"0"时,关闭三通使换能器与动脉置管相通,进行血压监测。③根据患者的血压调整合适的标尺。④根据患者的个体情况、监测参数的正常范围,正确设定报警限。⑤运用过程中注意监测血压及波形的变化。⑥固定:予透明贴膜、纱布固定(纱布易致导管脱出),贴膜常规 7 天更换一次,纱布 48 小时更换一次,如有渗出、潮湿、贴膜卷边等情况需及时更换。⑦保持通畅:保持加压袋内 300mmHg 的压力,肝素封管液每日更换或用毕及时更换。⑧观察穿刺部位的皮肤是否红、肿、渗血。⑨观察穿刺侧肢体的感觉、颜色、末梢血运情况。

(3)监测后的护理。拔管处常规加压至不出血后予纱布绷带固定 24 小时;绷带固定期间观察穿刺侧肢体的感觉、颜色、末梢血运情况。

4.注意事项

(1)保持监测导管在位通畅,换能器导管内无气泡,防止因气栓存在等原因造成监测数据的误差。

(2)使用换能器配套装置,禁止人为添加延长管,以免导致监测数据的误差。

(3)血栓形成和动脉栓塞:动脉置管血栓形成发生率为 20%～50%,手指缺血坏死率为 1%。插管后暂时性桡动脉搏动减弱或消失的发生率较高,但大多可以恢复。其原因主要为:置管时间过长;导管过粗或质量差;穿刺技术不成熟或血肿形成;严重休克、低心排综合征和高脂血症。

(4)局部渗血、出血和血肿:一般加压包扎止血即可。

(5)感染:动脉置管期间一般不超过 3～4 天,严格执行无菌操作和局部消毒。

(二)中心静脉压监测

中心静脉压(CVP)是指腔静脉与右心房交界处的压力,是反映右心前负荷和血容量的指标。CVP 正常值为 5～12cmH$_2$O。CVP 低于 5cmH$_2$O 表示心室充盈欠佳或血容量不足,高于 15～20cmH$_2$O 提示右心功能不全,但 CVP 不能完全反映左心功能,因此 CVP 结合其他血流动力学指标,参考价值更高。临床可以通过置入漂浮导管监测中心静脉压,但是因为并发症较多且置管时间较短,所以临床上常规通过置入中心静脉置管获得该数据。

1.适用范围

(1)各类大、中手术,尤其是心血管、颅脑和胸腔等大而复杂的手术。

(2)各种类型的休克患者。

(3)严重创伤及急性循环功能衰竭等危重患者。

(4)需要接受大量、快速输血及补液的患者。

(5)心功能不全的患者。

(6)需长期输液或全胃肠外营养治疗的患者。

2.测压途径

通过不同部位的周围静脉均可插入导管至上腔静脉部位,由于腹股沟部静脉插管易引起血栓性静脉炎和败血症,经下腔静脉插管的已较少。而且,如果导管尖端未越过膈肌平面,实际测得的可能是腹腔内压,容易造成判断困难。目前多数采用经皮穿刺锁骨下静脉或颈内静脉进行插管,将导管置入上腔静脉。

3.监测与护理

(1)监测前的准备。①穿刺相关的物品准备齐全,协助医生行床旁中心静脉置管术,仪器性能良好,处于备用状态。②加压袋:配置封管液,加压袋内加压 300mmHg,换能器排尽气泡。③将换能器与监护仪正确连接,监护仪此时显示中心静脉压力,监测波形为直线。

(2)监测中的护理。①将换能器与中心静脉导管的主孔正确连接,此时监护仪上显示患者的中心静脉压波形。②将换能器固定于腋中线第 4 肋间的位置(此位置为换能器零点的位置),调节三通使换能器与大气相通进行校零,点击监护仪上"校零"键,待压力监测波形为直线且数值为"0"时,关闭三通使换能器与中心静脉置管相通,进行中心静脉压监测。③根据患者的中心静脉压调整合适的标尺。④根据患者的个体情况、监测参数的正常范围,正确设定报警限。⑤运用过程中注意监测中心静脉压及波形的变化。⑥固定:予透明贴膜、纱布固定(纱布易致导管脱出),贴膜常规7天更换一次,纱布48小时更换一次,如有渗出、潮湿、贴膜卷边需及时更换。⑦保持通畅:保持加压袋内300mmHg的压力,肝素封管液每日更换或用毕及时更换。⑧观察穿刺部位的皮肤是否红、肿、渗血、渗出等情况。

(3)监测后的护理。拔管处常规加压至不出血后予无菌纱布覆盖穿刺点。

4.注意事项

(1)判断导管的位置是否正确,插管后需通过X线片判断导管的位置,测定中心静脉压时导管尖端必须位于右心房或近右心房的上、下腔静脉内。

(2)中心静脉置管可作为输液途径,因此不测压时可持续输液以保持通畅。

(3)为防止空气进入管路,管道系统须紧密连接。测压时护士不要离开,因为当CVP为负值时,很容易吸入空气。

(4)使用呼吸机呼气末正压(PEEP)通气时,吸气压大于25cmH$_2$O时胸膜腔内压力增高,影响CVP值,测压时应充分考虑。

(5)咳嗽、吸痰、躁动、呕吐、抽搐均影响CVP值,应在安静后10~15分钟测量。

(6)怀疑有管腔堵塞时不能强性冲管,只能拔管,以防血块栓塞。

(7)测压管零点必须与右心房中部(胸骨右缘第4肋间水平)在同一水平面,体位变动后应重新校正零点。

(8)预防感染,严格无菌操作,每日用碘酒和酒精清洁局部,及时更换辅料。

(9)预防出血和血肿:穿刺时如果误穿入动脉,应及时做局部压迫,对于肝素化后或凝血功能不好的患者更应该延长局部压迫的时间。

(10)其他:气胸、血胸、气栓、血栓、神经淋巴管的损伤等虽然发病率很低,但后果严重。因此,必须加强预防措施,熟悉解剖,认真操作,一旦发生并发症,应立即采取积极的治疗措施。

5.中心静脉压变化的意义

CVP的高低取决于血容量、心功能、静脉血管张力、胸膜腔内压、静脉血回流量和肺循环阻力等因素。在液体输注过程中,CVP不高,表明右心室能排出回心血量,可作为判断心脏对液体负荷的安全指标。临床中常依据动脉压的高低,脉压大小,尿量及临床症状、体征,结合CVP变化对病情做出判断,指导治疗。

(三)肺动脉压监测

漂浮导管(Swan-Ganz catheter)是进行肺动脉压(PAP)和肺毛细血管楔压(PCWP)测量的工具。当左心室和二尖瓣功能正常时,PCWP仅较左心房高1~2mmHg,因此PAP和PCWP分别是反映右心后负荷和左心前负荷的指标。肺漂浮导管监测参数及正常值如下。①PAP:肺动脉收缩压(PASP)为15~30mmHg;肺动脉舒张压(PADP)为5~15mmHg;肺动脉平均压(PAMP)为10~20mmHg。②PCWP:5~15mmHg,小于5mmHg提示容量不足;12~

15mmHg 提示容量正常或容量不足伴左心功能不全;大于 18mmHg 提示容量过多或伴左心功能不全,有肺水肿发生的危险。③右心房压:1~10mmHg。

肺动脉漂浮导管全长 110cm,每 10cm 有一个刻度,通常为四腔漂浮导管。导管的近端为 3 个腔的连接端和一根热敏电阻的连接线。这 3 个腔分别为:①开口于导管顶端的肺动脉压力腔,用于测量肺动脉压和采取混合静脉血标本;②开口于距顶端 30cm 的导管侧壁右心房压力腔,用于测量右房压和测量心排血量时注射生理盐水;③充盈导管顶端气囊的气阀端,气囊充盈后基本与导管的顶端平齐(气囊容积 1.25~1.5mL),有利于导管随血流向前推进,并减轻导管顶端对心腔壁的刺激。热敏电阻终止于导管顶端近侧 3.5~4cm 处,并通过导线与测量心排血流的热敏仪相连。

1.适用范围

(1)急性左心衰竭的患者。

(2)血流动力学极不平稳的患者,如心源性休克等。

(3)急性心肌梗死。

(4)区分心源性和非心源性肺水肿。

(5)各类大手术和高危患者。

2.禁忌证

(1)三尖瓣或肺动脉瓣狭窄。

(2)右心房或右心室内肿块(肿瘤或血栓形成)。

(3)法洛四联征。

(4)完全性左束支传导阻滞。

3.插管途径

(1)颈内静脉:是插入肺动脉漂浮导管的最佳途径,导管可直达右心房。从皮肤到右心房距离最短,并发症少。

(2)锁骨下静脉:导管到达右心房距离较短,经锁骨下穿刺需通过锁骨与第 1 肋间之间的狭窄间隙,穿刺并发症较少。

(3)肘贵要静脉:经静脉切开后插入导管,但导管经过路途较远,不利于导管通过和调整,插管成功率较低。

(4)股静脉:距离心脏较远,不利于导管调整,插管失败率高。诱发局部血栓发生率较高,又靠近会阴区,局部污染机会大,很少使用。

4.漂浮导管的置入

经导管鞘置入肺动脉漂浮导管,导管经过上腔静脉进入右心房、右心室,最后到达肺动脉,直至气囊在肺动脉被嵌顿。一般是根据压力波形来明确导管尖端所在的位置,漂浮导管自颈内静脉、锁骨下静脉置入,一般导管的长度:右心房 10~15cm,右心室 20~30cm,肺动脉 45~50cm,肺动脉嵌顿处 50~55cm。

5.监测与护理

(1)监测前准备。①穿刺相关的物品准备齐全,仪器性能良好,处于备用状态。②加压袋:

配置封管液,加压袋内加压 300mmHg,换能器排尽气泡。③将换能器与监护仪正确连接,监护仪此时显示肺动脉压力,监测波形为直线。

(2)监测中的护理。①将换能器与漂浮导管的肺动脉端正确连接,此时监护仪上显示患者的肺动脉压力监测波形。②将换能器固定于腋中线第 4 肋间的位置(此位置为换能器零点的位置),调节三通使换能器与大气相通进行校零,待压力监测波形为直线且数值为"0"时,关闭三通使换能器与肺动脉端相通,进行监测肺动脉压力监测。③根据患者的肺动脉压调整合适的标尺。④根据患者的个体情况、监测参数的正常范围,正确设定报警限。⑤运用过程中注意监测肺动脉压力及波形的变化。⑥固定:予透明贴膜、纱布固定(纱布易致导管脱出),贴膜常规 7 天更换一次,纱布 48 小时更换一次,如有渗出、潮湿、贴膜卷边需及时更换。⑦保持通畅:保持加压袋内 300mmHg 的压力,肝素封管液每日更换或用毕及时更换。⑧观察穿刺部位的皮肤是否有红、肿、渗血、渗出等情况。

(3)监测后的护理。尽量缩短漂浮导管留置的时间,长期置管易发生栓塞、感染等并发症。拔管后,拔管处常规加压至不出血后予无菌纱布覆盖穿刺点。

6.并发症及其防治

(1)心律失常:插管和导管留置过程中均可发生心律失常,室性早搏和一过性室性心动过速最为常见,主要由于导管顶端刺激心室壁所致。导管通过右心室时发生的室性心动过速,通常只要导管顶端通过肺动脉瓣即自动终止,因此无须处理,仅 1.3%～1.5% 的导管相关室性心动过速需抗心律失常药物、心前区锤击或转复治疗。导管相关的心律失常多与导管的机械刺激相关,在插管和导管留置时采取以下措施可有效预防和减少心律失常的发生。①心肌缺血、休克、低氧血症、电解质紊乱、酸中毒的患者发生室性心律失常的概率高,术前应尽量给予纠正。②导管到达右心房后,应立即充盈气囊,以减少导管顶端对心内膜的刺激。③导管通过三尖瓣进入右心室后,应快速轻柔地送入导管,使导管向上反折经右心室流出道进入肺动脉,尽量缩短在右心室内的操作时间。

(2)导管打结:常见原因是导管在右心室或右心房内缠绕,易发生在扩大的右心房或右心室。如高度怀疑导管打结,应立即在 X 线下证实,并置入导引钢丝,松解导管结后将其退出体外。如果导管结无法松解或其中含有腱索、乳头肌等心内结构,则需采取外科手术取出导管。

(3)肺梗死:通常是小范围而无症状。多数是由于保留导管期间心脏有节律的收缩和血流的推动力促使导管尖端向远端肺部移位。为此,导管保留期间应连续监测 PAP。若自动出现了 PCWP,表示导管尖端移到了嵌入位,应立即拔出导管 2～3cm。每次气囊充气的时间要尽量缩短,完成测量后即放松气囊,排出气体。

(4)气囊破裂:导管多次使用、留置时间长或频繁过量充气均会引起气囊破裂。向气囊内注气时阻力感消失,放松时注射器内栓不弹回,常提示气囊已破裂。

(5)肺动脉破裂:肺动脉破裂是血流动力学监测中最严重的并发症。典型表现为突然大咯血,多见于高龄、肺动脉高压及其他抗凝治疗的患者。最主要的原因是导管位置过深或气囊偏心等。预防措施:①气囊未充盈时,禁止向前推送导管;②测量肺动脉嵌顿压时,应缓慢充盈气囊,当肺动脉压波形变为肺动脉嵌顿压波形时,应立即停止继续充气;③禁止用液体充盈气囊;④尽量减少气囊充盈、导管嵌入的时间和气囊充盈的次数;⑤导管不可置入过深;⑥一旦发生大咯血,应立即进行气管插管,首选双腔气管插管,保持气道通畅,必要时手术治疗。

(6)感染:导管留置期间,穿刺局部出现红、肿、痛或皮温升高,或全身出现发热、寒战,考虑肺动脉漂浮导管相关感染,立即将导管拔除,同时取穿刺局部分泌物、导管血和外周静脉血、导管远端送培养,并做抗菌药物敏感试验,必要时行抗感染治疗。预防措施:①在所有与导管相关的操作中,严格执行无菌操作原则;②插管局部每天常规消毒,更换敷料,敷料被浸湿或污染时随时更换;③尽量缩短导管留置的时间。研究表明,导管留置时间超过 72 小时,导管相关感染的发生率明显增加。

(四)心排血量监测

心排血量是指心室每分钟排出的总血量,正常时左、右心室的心排血量基本相同。心排血量是反映心泵功能的重要指标,主要受心肌收缩性、前心负荷、后心负荷、心率等因素影响,正常值为 4～8L/mim。目前临床常用的心排血量监测方法主要是应用肺动脉漂浮导管行温度热稀释法和脉搏轮廓分析法。

肺动脉漂浮导管应用热稀释法测定心排血量,其基本原理是从肺动脉漂浮导管右房开口快速均匀地注入冷的生理盐水液体,注入的液体混入血液使血温发生变化,血液经右房,右室到达肺动脉,导管远端的热敏电阻感知注射后血液温度变化,心排血量监测仪描记并处理温度变化曲线,按照 Stewart-Hamilton 公式计算出心排血量。

脉搏指示连续心排血量监测(PICCO)是近几年较为广泛使用的血流动力学监测技术。其基本原理是,从中心静脉同时注入温度和染料两种指示剂,在股动脉测定心排血量,同时根据两种指示剂的不同特点(温度指示剂可透过血管壁,染料不透过血管壁),测定出血管外肺水等一系列参数。现阶段,在大量临床数据的支持下总结了经验公式,只需用温度进行测量的单指示剂法。从中心静脉注入一定量的冷生理盐水(2～8℃)。经过上腔静脉→右心房→右心室→肺动脉→肺静脉→左心房→左心室→升主动脉→腹主动脉→股动脉 PICCO 导管温度探头感受端。计算机可以将整个热稀释过程画成热稀释曲线,并自动对该曲线波形进行分析,然后通过患者的动脉脉搏波形和心率变化持续算出搏出量,从而获得一系列血流动力学参数,可以更好地反映心脏前负荷,指导临床及时调整心脏容量负荷与肺水肿之间的平衡。

1.适用范围

各种原因引起的休克、急性呼吸窘迫综合征、心力衰竭、水中毒、严重感染、重症胰腺炎、严重烧伤以及大手术围手术期患者血管外肺水及循环功能的监测等。

2.禁忌证

出血性疾病、主动脉瘤、大动脉炎、动脉狭窄、肢体有栓塞史、肺叶切除、肺栓塞、体外循环期间、体温或血压短时间变差过大、严重心律失常、严重气胸等;心内分流。

3.监测与护理

(1)肺动脉漂浮导管应用热稀释法测定心排血量。①确认肺动脉漂浮导管远端位于肺动脉主干,连接肺动脉漂浮导管和心排血量计算机的电缆线,连接注射系统和心排血量计算机的温度探头,并将温度探头与导管右心房端口连接。②用注射器抽吸所需的冰生理盐水的量(10mL 或 5mL),排尽气泡。③打开注射器和右心房注射端口之间的三通,连续、平稳地快速注射液体,一般在 4 秒内完成注射。④评估心排血量曲线的外观,寻找有连贯、平稳的上升支同时具有平稳下降支的心排血量曲线,以准确测定心排血量。⑤至少重复测定 3 次,取 3 次正确测定结果的平均值,作为心排血量的测定结果。

(2)脉搏指示连续心排血量监测应用肺热稀释技术和脉搏轮廓分析技术相结合的监测方法。①将温度探头连接于中心静脉导管腔,一端连接心排血量监测仪。②PICCO 热稀释导管,动脉端连接换能器,监测动脉血压,另一端连接温度传感器。③校准心排血量:运用热稀释法校准心排血量,至少 6～8 小时一次,动脉压力校零后必须校准,如患者病情变化及时校准。校准时静脉端停止输液 30 秒以上。注射水温<80℃,4 秒内匀速注入 10～15mL 冰盐水(注:注射冰盐水时勿触摸中心静脉端的温度传感器及导管)。常规监测 3 次,取其平均值。④通过监护仪的计算软件,计算相关血流动力学的参数并记录。

4. 注意事项

(1)肺动脉漂浮导管。①注意注射液体的温度:注射液体应与血液的温差在 10℃ 以上;②注射液体的容积:注射液体的容积必须与心排血量监测仪预设液体容积一致,如果注射液体有 0.5mL 的误差,其结果可出现 5％ 的误差。③注射速度:注射应快速、均匀,注射时间以 4 秒为佳。④两次测量的间隔时间:间隔时间恰当,两次间隔时间过短,会发生基线不稳定或基线漂移。⑤中心静脉大量输液时可使肺动脉处血温降低,热稀释曲线下面积假性变小,导致所得心排血量结果高于实际值。⑥呼吸、心率、体位、肢体活动均可使热稀释曲线基线波动,特别是呼吸,因此应在呼吸周期的同一时期测量,一般在呼气末监测。

(2)脉搏指示连续心排血量监测。①置管选择:PICCO 导管有 5F、4F、3F 三种型号可供选择,可置于股动脉、肱动脉或腋动脉,一般选择股动脉。②换能器压力校零:一般 6～8 小时校准一次;每次行动脉压力校准后,都必须通过热稀释法对脉搏轮廓分析法进行重新校正。③PICCO 定标:为了保证脉搏轮廓分析对患者状况有更准确的检测,推荐病情稳定后每 8 小时用热稀释法测定 1 次心排血量校正,每次校正根据患者的体重和胸腔内液体量注入 3～5 次冰盐水,4 秒内匀速输入,注射毕立即关闭三通开关。④为获得精确的动脉压力波形应注意避免使用很长的连接管或多个三通,严密观察各个连接处有无松动、脱出及血液反流现象,保持动脉导管通畅。⑤穿刺肢体护理,患者取平卧位,术肢保持伸直、制动,定时给予按摩,促进血液循环,翻身时注意妥善固定导管。⑥预防感染:严格执行无菌操作的原则,动脉导管留置一般不超过 7～10 天,长时间动脉导管留置期间,还需要注意局部缺血和栓塞。

(五)主动脉球囊反搏监测

主动脉球囊反搏(IABP)多用于经药物治疗后仍无法改善的心源性休克或心脏手术后无法脱离体外循环支持的危重患者。它是通过一段时间临时性的心脏辅助手段使心脏功能改善,或为终末期心脏病患者心脏移植术赢得准备的时间,是临床应用比较广泛和有效的机械性循环辅助装置。其工作原理是将带有一个气囊的导管置入降主动脉近心端,在心脏收缩期,气囊内气体迅速排空,造成主动脉压力瞬间下降,心脏射血阻力降低,心脏后负荷下降,心脏排血量增加,心肌耗氧量减少;在心脏舒张期,主动脉瓣关闭同时将气囊迅速充盈,向主动脉远、近两端驱血,使主动脉根部舒张压增高,增加了冠状动脉血流和心肌氧供,全身灌注增加。

1.适用范围

(1)各种原因引起的心泵衰竭,如:急性心肌梗死合并心源性休克,围手术期发生的心肌梗死,心脏手术后难纠正的心源性休克,心肌挫伤,病毒性心肌炎等。

(2)急性心肌梗死后的各种并发症,如:急性二尖瓣关闭不全,梗死后室间隔缺损,乳头肌断裂,室壁瘤等。

(3)内科治疗无效的不稳定性心绞痛。

(4)缺血性室性心动过速。

(5)其他:高危患者行各种导管及介入和手术治疗,心脏移植前后的辅助治疗,人工心脏的过渡治疗。

2.禁忌证

(1)绝对禁忌证:严重主动脉瓣关闭不全;胸腹主动脉瘤;影响导管插入的外周动脉疾病,如严重钙化的主动脉-髂动脉疾病或周围血管病。

(2)相对禁忌证:终末期心脏病;不可逆转的脑损害;主动脉、髂动脉严重病变或感染;出血性疾病;转移性恶性肿瘤。

3.置管选择

目前有多种型号的导管可供选择,在选择导管时应考虑气囊充气时可阻塞主动脉管腔的 90%～95%。临床可以根据患者的体表面积和股动脉的粗细选择不同大小的气囊。经皮股动脉穿刺是目前使用最广泛的方法。插入之前应评价患者股动脉和足背动脉搏动、双下肢皮肤颜色、温度等。

4.监测与护理

(1)监测前准备。①穿刺相关的物品准备齐全,仪器性能良好,处于备用状态。②加压袋:配置封管液,加压袋内加压 300mmHg,换能器排尽气泡。③换能器连接测压导线备用。

(2)监测中护理。①正确连接导线及反搏仪。②将换能器固定于腋中线第 4 肋间的位置(此位置为换能器零点的位置),调节三通使换能器与大气相通进行校零,待动脉压力监测波形为直线且数值为"0"时,关闭三通使换能器与动脉置管相通,进行血压监测。③每 30 分钟定时冲洗测压管路,防止测压管路阻塞和血栓形成。④常规选择 ECG 触发,以选择 R 波高尖、T 波低平的导联为宜,如为起搏心律可选择起搏触发;转运时可选择压力触发。⑤持续监测心率、心律、BP 的变化,循环辅助的效果(心电触发时,监护导线勿脱落)。反搏比例根据患者的病情选择 1∶1、1∶2、1∶3。⑥熟悉报警:如触发、漏气、导管位置和系统报警,及时处理;避免球囊反搏仪暂停时间过长;⑦正确执行抗凝治疗:遵医嘱使用低分子右旋糖酐 20mL/h 维持或者予肝素抗凝治疗(肝素抗凝时监测 ACT 保持在 180～200 秒);⑧观察穿刺侧肢体的感觉、温度、血运、动脉搏动情况,及时发现穿刺侧肢体缺血的征象;⑨观察患者的尿量,如突然锐减则需要评估是否为导管移位所致;⑩患者的体位:平卧位或床头抬高≤30°,IABP辅助期间观察患者心功能改善情况,及时调整血管活性药物的应用剂量。

(3)监测后护理。①拔管时暂停IABP。②拔管后穿刺点压迫30分钟,至不出血后予弹力绷带加压包扎穿刺点并予沙袋压迫4～6小时,穿刺侧肢体保持伸直外展。③暂停因IABP治疗期间的抗凝治疗。④穿刺点压迫期间,继续观察穿刺侧肢体的感觉、温度、血运、动脉搏动情况,及时发现穿刺侧肢体缺血的征象。⑤观察患者心功能指标。

5.注意事项

(1)开始反搏前应注意确保所有连接点紧密无泄漏,确保导管延长管的型号与球囊导管相符。

(2)通过胸片确认导管的正确位置。导管过深易阻塞左锁骨下动脉开口,过浅易堵塞肾动脉开口,球囊头端在左锁骨下动脉开口远端2cm处(导管的尖端平第4胸椎水平)。

(3)避免充气、放气时间不适。①充气过早:导致心脏后负荷增加,心肌氧耗增加;同时主动脉瓣提前关闭,致每搏射血量减少。②充气过迟:舒张反搏压低于理想状态,致疗效欠佳。③排气过早:后负荷未减轻,心肌耗氧未减轻。④排气过迟:左心室的后负荷增加,心排血量减少。

(4)妥善固定:当IABP治疗开始后,要按照无菌原则对插管部位进行包扎处理,将主动脉气囊反搏导管固定在患者的大腿上,防止移位。每24小时更换伤口敷料,必要时随时更换。

(5)主动脉血管并发症的预防:主动脉血管并发症是最常见的并发症,发生率为6%～24%,通常与插入操作有关。应密切观察患者是否出现相关的症状和体征,如突然剧烈的疼痛、低血压、心动过速、血色素下降、肢体末梢凉等,并及时向医生报告。

(6)下肢缺血的预防:应注意观察患者穿刺肢体的脉搏,皮肤颜色,感觉,肢体运动,皮肤温度等。在主动脉内气囊导管插入后第1小时内每隔15分钟判断1次,此后每小时判断1次。当发生下肢缺血时,应撤除气囊导管。

(7)预防血栓、出血和血小板减少:无论何种原因造成的主动脉气囊反搏泵不工作的时间都应控制在15分钟以内,1∶3反搏比例使用时间不超过1小时,以免造成血栓形成。正确执行肝素抗凝治疗,监测血小板计数、血红蛋白等指标。

(8)预防感染:严格执行无菌操作,注意伤口有无红、肿、热、痛和分泌物。常规预防性使用抗生素。

(六)体外膜肺氧合

体外膜肺氧合(ECMO)简称肺膜,是走出心脏手术室的体外循环技术。其原理是将体内的静脉血引出体外,经过特殊材质人工心肺旁路氧合后注入患者动脉或静脉系统,起到部分心肺替代作用,以维持人体脏器组织氧合血供。是一种持续性体外生命支持手段,使心肺得以充分休息,为心、肺病变治愈及功能恢复争取时间。其基本构成结构包括:血管内插管、连接管、动力泵(人工心)、氧合器(人工肺)、空氧混合器、水箱、监测系统等。

1.适用范围

心脏术后心源性休克;急性心肌梗死并发心源性休克,重症心肌炎,各种原因引起的心跳及呼吸骤停。

2.禁忌证

(1)绝对禁忌证:心脏反复停跳,不可逆的脑损害;急、慢性不可逆性疾病;恶性肿瘤;重度中枢神经系统损害;活动性出血或严重凝血功能障碍。

(2)相对禁忌证:高龄患者(年龄大于 70 岁);呼吸机使用 14 天以上;进展性肺间质纤维化;难以逆转的感染性休克。

3.置管方式

(1)静脉-动脉(V-A)转流:经静脉将静脉血引出经氧合器氧合,并排除二氧化碳后泵入动脉。成人通常选着股动脉-股静脉,是可同时支持心肺功能的连接方式。

(2)静脉-静脉(A-A)转流:经静脉将静脉血引出经氧合器氧合并排除二氧化碳后泵入另一静脉。通常选择股静脉引出,颈内静脉泵入。

4.监测与护理

(1)根据患者的病情正确选择 ECMO 辅助的模式、穿刺部位,建立循环通路。

(2)正确安装肝素化管路,将空氧混合气体连接到氧合器上,固定连接,检查渗漏。

(3)根据患者的病情正确调整 ECMO 辅助流量(50~60mL/kg·min,静脉-动脉模式时,维持循环量要求超过心排血量的 50%),监测血气分析,及时调整呼吸机使用参数。

(4)根据 ACT 的指标(ACT 常规维持 160~220 秒)及时调整抗凝剂的剂量,监测凝血功能,观察患者的出血倾向。

(5)患者体位:床头抬高≤30°,通过拍摄胸片观察导管的位置,观察穿刺侧肢体的活动度、动脉搏动情况、末梢血运。必要时建立侧支循环。

(6)适当镇静,实施镇静评分的观察,实施每日唤醒计划,定期进行神经系统的评价。

(7)严格掌握 ECMO 撤离的适应证,撤离后将体外循环的血液回输患者体内,并给予鱼精蛋白中和肝素,使 ACT 恢复正常水平。

(8)拔管后穿刺点按压止血,防止出血和血肿形成。

(9)密切观察患者的生命体征变化和穿刺侧肢端血运情况。

5.注意事项

(1)循环系统监护:持续心电、有创血压、中心静脉压、血氧饱和度、电解质、出入量、体温监测;使用微量泵静脉输入血管活性药物,根据病情调节剂量,观察尿量及颜色。

(2)呼吸系统监护:2~4 小时监测动脉血气分析 1 次;呼吸机设置在正常范围的最小参数,使肺得到充分的休息,并根据血气分析结果及时调整呼吸机各项参数;采用密闭式吸痰,保持呼吸道通畅;定期复查胸部 X 线片,了解肺部情况。

(3)ECMO 使用监护:①灌注量监测,需严密监测灌注量,防止灌注量过低而发生并发症;②膜肺监测,观察膜肺进出两端血液颜色的变化,如发现两端颜色为黯红色及时通知医生,采取两端血标本做血气分析；③管道护理，定时检查管道各接口是否妥善固定，保持管道功能位；④每小时记录离心泵头转速及血流速，观察泵前压力及泵后压力。

（4）并发症的预防：出血、栓塞、感染、肢体缺血性损伤、肾功能不全都是可能出现的并发症，因此应定时做凝血常规检查，严密观察动静脉穿刺部位及全身出血情况；每小时观察并记录四肢动脉尤其是足背动脉搏动情况，皮肤温度、颜色、有无水肿等情况，评估患者意识情况，防止脑血栓的发生。

第二节　呼吸系统危重症监测

一、脉搏血氧饱和度监测

动脉血氧饱和度（SaO_2）是动脉血气分析中反映血红蛋白携氧能力的数值。脉搏血氧饱和度（SpO_2）监测是一种无创、连续的 SaO_2 监测方法。

原理是血氧仪用发光二极管作为发光器，光敏二极管作为光探测器。通过发光的二极管发出一定波长的红光（660nm）测量去氧血红蛋白（Hb），发出的红外光线（940nm）测量氧合血红蛋白（HbO_2）。HbO_2 和 Hb 对特定波长的光线吸收程度不同，血氧仪将这些信号转换为 SaO_2 和脉搏的数值，故又称双谱法。

（一）适用范围

（1）持续监测 SpO_2。

（2）及时发现患者出现的低氧血症。

（3）指导机械通气患者呼吸模式选择和参数调节。

（二）监测与护理

（1）根据血氧仪型号、肢体末梢温度情况选择放置探针的合适位置。

（2）妥善固定探针。

（3）保持探针所测位置的温度，确保测量数据准确。

（4）定时变换探针位置，避免皮肤损伤。

（5）注意监测 SpO_2 的动态变化，一旦发现 SpO_2 过低，立即查找原因并处理。

（三）注意事项

（1）严重低氧血症，测量的数据可能不准确。此时应密切监测血气分析，复核血气分析与 SpO_2 之间的差异。

（2）末梢循环灌注差会影响监测的准确性（如患者出现低血压、体温过低、贫血等）。

（3）异常血红蛋白会影响监测的准确性（如高铁血红贫血、碳氧血红蛋白等会吸收红光和红外光）。

（4）探针与指甲、血氧仪与心电监护仪接触不良会影响监测的准确性。

(5)皮肤过厚或皮肤色素沉着会影响光的穿透,从而影响监测的准确性。

(6)涂抹指甲油会影响监测的准确性。

二、呼气末二氧化碳监测

呼气末二氧化碳(ETCO$_2$)监测是使用无创技术连续监测 ETCO$_2$ 水平的一项临床检测肺功能的手段。

原理是红外线二氧化碳测量仪发出红外线穿过呼出的气体,部分红外线被气体中的二氧化碳吸收,致余下的红外线强度减弱。红外线二氧化碳测量仪测量出余下的红外线强度,计算出患者呼出的二氧化碳成分。

(一)适用范围

(1)机械通气患者,可为重症患者的呼吸支持和呼吸管理提供明确指标,并可判断气管插管的位置。

(2)各种原因引起的呼吸功能不全。

(3)严重休克、心力衰竭和肺栓塞患者。

(4)神经外科手术患者有颅内压增高。

(5)行 CPR 的患者。

(二)监测与护理

(1)确保带定标尺的导线、CO$_2$ 模块及监护仪正确连接,避免短路。

(2)检查定标尺上标明的数值与监护仪显示的校准值是否相同,若不相符需校准。

(3)确保呼吸机回路、传感器及导线正确连接,监护仪屏幕则显示 ETCO$_2$、吸入最小 CO$_2$(IM CO$_2$)、气道呼吸频率(AWRR)的数值及 CO$_2$ 波形。

(三)注意事项

(1)严重通气血流比值(V/Q 比)失调的患者,监测的 ETCO$_2$ 浓度不准确。

(2)红外线二氧化碳测量仪分主流型分析仪和旁流型分析仪两种类型,主流型分析仪是将传感器连接在患者的人工气道上进行监测,适合于建立人工气道的患者,旁流型分析仪是经取样管经鼻腔从气道内持续吸出部分气体进行监测,适用于未建立人工气道的患者。

三、动脉血气监测

动脉血气监测用于客观评价患者的氧合、通气及酸碱平衡状况以及肺脏、肾脏和其他脏器功能,为抢救危重患者提供重要的指标。

原理是血气分析仪利用电极对动脉血中酸碱度(pH)、氧分压(PO$_2$)、二氧化碳分压(PCO$_2$)进行测定,然后根据测定结果及血红蛋白值计算出 HCO$_3$$^-$ 浓度[实际碳酸氢根(AB)和标准碳酸氢根盐(SB)]、CO$_2$ 总量(TCO$_2$)、氧饱和度(SO$_2$)、碱剩余(BE)、缓冲碱(BB)等。

(一)主要指标的正常值及临床意义

1.动脉血氧分压(PaO$_2$)

正常值范围 80~100mmHg。PaO$_2$ 是判断缺氧和低氧血症的客观指标,一般 PaO$_2$ < 60mmHg 可诊断为低氧血症。

2.动脉血二氧化碳分压($PaCO_2$)

正常值 $35\sim45mmHg$。$PaCO_2<35mmHg$ 为过度换气,见于过度通气、低代谢状态,或代谢性酸中毒合并代偿性低碳酸血症。$PaCO_2>45mmHg$ 为二氧化碳潴留,见于二氧化碳排出障碍或代偿性碱中毒伴代偿性高碳酸血症。若 $PaCO_2>50mmHg$ 且 $PaO_2<60mmHg$ 为 Ⅱ 型呼吸衰竭。另外也是主要的呼吸性酸碱平衡失调的指标。

3.动脉血氧饱和度(SaO_2)

正常值 $90\%\sim100\%$。SaO_2 仅表示血液中氧与血红蛋白结合的比例,多数情况下也作为判断低氧血症的客观指标,但与 PaO_2 不同的是它在某些情况下并不能完全反映机体缺氧的情况。

4.动脉血酸碱度(pH)

正常值 $7.35\sim7.45$,是主要的酸碱失衡诊断指标,但 pH 正常也不能表明机体没有酸碱平衡失调,还需结合其他指标进行综合分析。

5.动脉血标准碳酸氢根盐(SB)和实际碳酸氢根(AB)

正常值 $22\sim27mmol/L$,是主要的碱性指标,两者区别在于 SB 不受呼吸因素影响,仅仅反映代谢因素 HCO_3^- 的储备量,不能反映体内 HCO_3^- 的真实含量;而 AB 受呼吸因素影响,反映体内 HCO_3^- 的真实含量。

6.动脉血 CO_2 总量(TCO_2)

正常值 $24\sim32mmol/L$,也是重要的碱性指标,主要代表 HCO_3^- 的含量,$<24mmol/L$ 提示酸中毒,$>32mmol/L$ 提示碱中毒。

7.碱剩余(BE)

正常值 $-3\sim+3mmol/L$。代表体内碱储备的增加或减少,$<-3mmol/L$ 提示代谢性酸中毒,$>+3mmol/L$ 提示代谢性碱中毒。

(二)适用范围

(1)机械通气的患者。

(2)心肺复苏后评估。

(3)急性呼吸窘迫综合征、呼吸衰竭患者。

(4)不明原因的神志不清。

(5)急性呼吸困难,气喘,心跳过速者。

(6)术前评估。

(三)监测与护理

(1)严格无菌操作采集动脉血,若是经动脉穿刺,穿刺后务必按压穿刺口,避免出现血肿。

(2)缓慢倾倒采血器 $3\sim5$ 次,混匀样品后,排除第一滴血,采血器内如果有空气立即排出。

(3)根据血气分析仪提示进行操作,直至显示血气分析结果并打印。

(4)记录血气分析结果并报告医生,如结果异常,遵医嘱及时处理。

(四)注意事项

(1)若用注射器采血,采血前用肝素液湿润,并将肝素液排尽,避免过多的肝素液造成 pH

下降和 PaO_2 升高,过多的肝素也会造成血液稀释,影响血红蛋白和血糖等数值。

(2)现采血现监测,标本放置时间过长,可导致 pH 和 PO_2 下降。

(3)标本注意避免进入空气,因为空气会影响 PO_2 值。

(4)准确输入数据,尤其体温。pH 与体温呈负相关,PCO_2 和 PO_2 与体温呈正相关。

(5)准确进行动脉穿刺采血,若误穿静脉,血气分析结果将与临床不符,因此必须全面了解病情,仔细分析结果,必要时重新采血检查。

(6)血气分析仪电极必须定时校正及更换。

四、呼吸波形监测

机械通气支持时有 4 个基本参数:压力、容积、流速和时间。这些参数相互组合后就构成了各种通气波形,包括压力-时间、容积-时间和流速-时间曲线及压力-容积环、流速-容积环和压力-流速环。下文主要讲述压力-时间、流速-时间和容积-时间曲线,即呼吸波形。

(一)压力-时间曲线

压力-时间曲线反映了气道压力随时间逐步变化的曲线,纵轴为气道压力,单位为 cm H_2O;横轴是时间,以秒为单位。

(1)自主呼吸时的压力-时间曲线。

(2)定容型通气时的压力-时间曲线的临床意义。

1)呼气阻力的增高使得呼气肢呈线性下降而非指数下降。

2)平均气道压直接受吸气时间的影响。

(3)定压型通气时的压力-时间曲线的临床意义。

1)呼气阻力的增高使得呼气肢呈线性下降而非指数下降。

2)当设置外源性 PEEP 时,呼气末压回到基线压+PEEP 水平。

3)回路出现泄漏时,气道压无法达到预置压力水平。

4)吸气肢曲线呈扇形提示吸气流速不足。

(二)流速-时间曲线

流速-时间曲线反映了吸气流速和呼气流速各自的变化形式,纵轴为流速,单位是 L/min,横轴为时间,单位是秒。

呼吸机释放的容积等于流速曲线下的面积。吸气相流速形态取决于设置的通气模式影响,而呼气相流速的变化可反映系统的顺应性和全部阻力的情况。目前呼吸机控制的流速波形主要有 8 种,分别为方形波、递增波、50%递增波、指数递减波、线性递减波、50%递减波、正弦波和调整正弦波。其中方形波和递减波是临床上最常用的标准波形,其他流速波形到目前为止尚无在治疗上取得特别成功的证明。

(1)自主呼吸时的流速-时间曲线。

(2)定容型通气的流速-时间曲线。

(3)定压型通气的流速-时间曲线。

（三）容积－时间曲线

在吸气相和呼气相中,容积－时间曲线在呼吸机释放的容积内平缓变化,曲线纵轴为容积,单位为毫升,横轴为时间,单位为秒。

1.恒定流速波形通气的临床意义

（1）呼气阻力的增高如动态气道阻塞导致呼气肢呈线性递减。

（2）平台期吸入气体在肺内重分布。

（3）吸气开始后曲线突然降至基线提示回路出现泄漏。

2.指数递减流速波形通气的临床意义

吸气开始后曲线突然降至基线提示回路出现泄漏。

（四）常见病理状态的波形改变

1.黏性阻力增高

（1）恒定流速定容型通气。

（2）递减流速定压型通气。

2.顺应性减退

（1）恒定流速定容型通气。

（2）递减流速定压型通气。

（五）常见呼吸机所致故障的排除

1.呼吸回路泄漏

即呼吸机管道回路出现泄漏时的通气波形。此时气道峰压降低,呼出潮气量少于吸入潮气量。在泄漏时,可有一个或多个输出参数报警。

（1）低吸气峰压。

（2）低平均气道压。

（3）低分钟通气量。

（4）低呼出潮气量。

2.通气回路阻塞

（1）通气回路部分阻塞:部分阻塞可导致呼气流速降低,呼气时间延长,在压力波形中也可发现吸气终止后压力回到基线的时间延长。部分阻塞时呼吸机报警系统可能不报警,这取决于阻塞的程度;严重时气道压无法回到基线水平。

（2）通气回路完全阻塞:通气回路呼气端完全阻塞时,呼吸机自动延迟下一次通气直至气道压出现下降,完全阻塞时可由多项报警启动:①高吸气峰压;②高平均气道压;③高呼气膜基线压;④低分钟通气量;⑤低呼吸频率。

第三节　神经系统危重症监测

一、脑电图监测

脑电图（EEG）描计的是脑细胞群的自发性、节律性的生物电活动，主要反映皮质锥体细胞产生的突触后电位的总和。EEG 须连续监测，对脑功能状态、病变部位、治疗及预后判断都有一定价值。

EEG 监测方法如下。①动态脑电图监测（AEEG）：患者携带一盒式磁带记录器，存储来自头皮的脑电信号，可同时记录 4 或 8 导联脑电信号和 1 导联脑电图，24 小时后在主机上分析。优点是患者可自由活动，资料可重复应用；缺点是导联少，不能观察患者发作时的临床表现。②多导联睡眠监测：包括脑电图、心电图、肌电图、眼电图和呼吸图同步监测。优点是用于睡眠分期的判断和婴幼儿重症疾病的监测；缺点是患者活动受限。③视频脑电图，电极按 10/20 系统安装，身旁带有前置放大器、导联选择器和编码仪。经 PCM（脉冲编码调制）译编仪将数字信号转变为脑电信号输入主机显示在监护仪上，室内有摄像机可同步回放。优点是检测导联多，可同时观察到患者的发作情况，资料可重复应用；缺点是患者活动受限。下面重点介绍视频脑电图。

（一）适用范围

（1）用于脑缺血、缺氧的监测。

（2）用于昏迷患者的监测。EEG 对判断昏迷的严重程度，特别对判断患者的病情及预后有重要意义。视频脑电图对于鉴别非典型的癫痫发作与假性癫痫发作具有重要价值。

（3）用于脑功能判断与预测预后。

（4）用于诊断、监测大脑癫痫放电及预后评估。动态 EEG 对无抽搐样发作性癫痫进行诊断具有较好的优越性，可及时发现病情变化，及时处理。

（二）监测与护理

（1）脑电图监测目前通用国际 10 或 20 导联系统，电极数量根据目的不同从 8 个至 16 个不等，以 16 导联居多，电极数量的选择应根据不同的目的而定，重症患者监测最好不少于 8 个。各电极安放位置如下。

Pz：位于前额正中。

Cz：头顶正中，双侧外耳道连线与经过眉心正中枕骨粗隆正中线的相交。

Dz：枕骨粗隆连线的中点。

Fp_1、Fp_2（左右额极）：位于 Pz 旁 10%，向上 10% 的距离，一般正对瞳孔下方。

C_3、C_4（左右中央区）：位于 Cz 旁 20% 距离。

T_3、T_4（左右中颞）：位于左右外耳道上方 10% 的距离。

O_1、O_2（左右枕区）：位于枕外隆凸向外、向上各 10% 的距离。

F_3、F_4(左右额区)：位于 Fp_1、Fp_2 与 C_3、C_4 之间。

P_3、P_4(左右顶区)：位于 C_3、C_4 与 O_1、O_2 之间。

F_7、F_8(左右前颞区)：位于 Fp_1、Fp_2 与 T_3、T_4 之间。

T_5、T_6(左右后颞区)：位于 T_3、T_4 与 O_1、O_2 之间。

A_1、A_2(耳电极)：置于左右耳垂上或乳突上。

每次描记至少 30 分钟。

(2)癫痫持续状态患者需尽早开始视频脑电图监测；脑损伤后昏迷患者在发病后 1～7 天开始短程脑电图监测。

(3)短程脑电图监测时间需 0.5～2 小时，多用于昏迷患者的预后评估；长程脑电图监测至少为 24～48 小时，主要用于癫痫持续状态和非惊厥性痫症(NCS)的诊治。

(4)在记录最平稳时段给予声音刺激(耳边呼唤)或疼痛刺激(按压甲床)，观察是否存在 EEG 反应。

(三)注意事项

(1)电极放置要准确无误，要求两侧对称，并与 EEG 监测仪正确连接。

(2)电极与患者头皮连接是否完好，尽量减少电极阻抗。

(3)注意 EEG 是否存在心电及脉搏的干扰。

(4)脑电监测仪和前置放大器尽可能远离各种干扰源，避免各种电源线或电缆与 EEG 电极导联交叉。

(5)对于应用长程(数天)脑电图监测患者，24～48 小时后暂停脑电图监测(暂停时间为 12～24 小时)，清洁电极处皮肤，如患者不能暂停脑电图监测，可微调电机位置，以避免头皮破溃或感染。

二、颅内压监测

颅内压(ICP)是指颅内容物(脑组织、脑脊液、血液)对颅腔内壁的压力，正常成人为 5～15mmHg。颅内压升高是指颅内压持续超过 15mmHg($20cmH_2O$)，并持续超过 5 分钟。多种重症神经系统疾病，如颅脑创伤、脑血管疾病、脑炎、脑膜炎、静脉窦血栓、脑肿瘤等，多伴有不同程度的颅内压升高。颅内压升高可使患者出现意识障碍，严重者出现脑疝，并可在短时间内危及生命。在 ICU 中颅内压监测对判断病情、指导降颅压治疗方面有重要的临床意义。

(一)适用范围

(1)急性颅脑创伤。

(2)脑血管意外。

(3)颅内肿瘤：颅内压监测对颅内肿瘤患者术前、术中和术后均可应用。

(4)其他脑功能受损的疾病。

(5)禁忌证：有凝血功能异常；感染或穿刺点附近感染。

(二)监测与护理

1.有创颅内压监测

(1)操作方法：根据传感器放置位置的不同，可将颅内压监测分为脑室内、脑实质内、硬膜下、硬膜外测压;还有腰椎穿刺脑脊液测压。按其准确性和可行性依次排序为:脑室内导管>脑实质内光纤传感器>硬膜下传感器>硬膜外传感器。

(2)脑室内压力监测:是目前测量颅内压的金标准。导管法常以脑室作为监测部位,主要为侧脑室,一般选择右侧脑室为置放脑室导管的部位。它能准确地测定颅内压与波形,便于调零与校准,可行脑脊液引流,便于取脑脊液化验与脑内注射药物,安装技术较简单。无菌条件下,选右侧脑室前角穿刺,与发际线后 2cm(或眉弓上 9cm)、中线旁 2.5cm 处颅骨钻孔,穿刺方向垂直于两外耳道连线,深度一般为 4~7cm,置入内径为 1~1.5mm 的塑料导管,将导管置入侧脑室前角,将导管的颅外端与传感器、换能器及监测仪相连。将传感器固定,并保持在室间孔水平。如选用光导纤维传感器须预先调零,持续监测不会发生零点漂移。如选用液压传感器,则监测过程中应定时调整零点。

(3)脑实质压力监测:电子传感器或光导纤维传感器常以脑实质作为监测 ICP 的部位,任何脑实质的部位 ICP 均可反映颅内的压力状况。颅内结构的复杂性使各个部位存在一定的压力梯度,临床上一般选择右额叶脑皮质进行 ICP 监测。

(4)腰椎穿刺测压:是较为常用的颅内压监测方法,但只能测定一次结果,不能对 ICP 进行动态观察。是通过腰 2 至骶 1(以腰 3~4 为主)椎间隙穿刺测定颅内压。正常侧卧位脑脊液压力为 7~20cmH_2O(5~15mmHg)或 40~50 滴/分钟。

2.无创颅内压监测

颅内压监测方法最初多为有创,但技术条件要求高、价格昂贵,且并发症多;近年来无创颅内压监测有了很大发展并成为新的热点。

经颅多普勒(TCD):TCD 波动指数(PI)与 ICP 水平密切相关。TCD 监测的指标是血流速度,最常用到的是监测大脑中动脉(MCA),临床上可用 TCD 观察脑血流动力学变化,从而间接监测 ICP,因此,可以利用 TCD 进行连续监测 ICP,并可评价药物对 ICP 的治疗作用。

3.颅内压监测的护理

(1)确保监测装置正常(有创监测):正确连接,妥善固定,保持通畅;监测前性能测定;及时校订 0 点;患者平卧或床头抬高 10°~15°。

(2)确保 ICP 监测准确:及时发现和排除外界干扰;对症处理,如躁动时用镇静剂;当 ICP>15mmHg 时,合理使用脱水药。

(3)观察数据变化并记录:及时观察并记录;异常时及时报告医生处理;合理调节脱水剂、利尿剂及其使用时间。

(4)把握 ICP 与病情的联系,密切观察病情变化;准确判断,抓住抢救时机。

(三)注意事项

1.调零

ICP 监测系统的组成包括光导纤维及颅内压力换能系统或外部充液换能系统。颅内换能 ICP 监测系统常将换能器置于 ICP 导管内,因而无须调零;而外部充液换能系统,因换能器置于颅外,需要将液体充满导管,并需将换能器固定在正确的位置以便调零。外部传感器正确的调零位置应与颅内导管或螺栓的尖端相对。脑室内导管的外部传感器的体表标志应对应室间孔位置,建议以耳尖和外眦的假想连线中点为零参照点的位置。

2.监测数据失真

(1)基线漂移或结果失真:此类问题常发生在电子传感器或其相应的连接系统,如脑室穿刺套管针的连接管出现轻微渗漏。光纤导管 ICP 监测系统的基线漂移不应超过 1mmHg/d,而且基线趋于向压力升高方向漂移,如果确信光纤导管的读数存在错误,应立即拔除并在无菌状态下更换另一新的导管。

(2)信号消失:监测系统中导管中液体阻力增加可使 ICP 信号消失。阻力增加的原因有:①导管系统中有气泡;②脑室导管或空心螺栓出现阻塞或漏液;③光纤导管损坏等。

3.注意引流过度

行控制性持续性闭式引流术时,压力控制在 15～20mmHg 很重要,不能将颅内压过度降低,否则会引起脑室塌陷。

4.避免颅内压升高

应避免非颅内情况而引起的颅内压升高,如呼吸道不通畅、躁动、体位不正、高热等。

5.有创颅内压监测时,预防并发症的发生

如感染、颅内出血、医源性颅内高压、脑实质损伤等。

三、脑电双频谱指数监测

脑电双频谱指数(BIS)是应用非线性相位锁定原理对原始 EEG 波形进行处理并量化的持续脑电图监测技术,能反映大脑皮层功能状况。BIS 在 ICU 是更为及时、客观、量化的镇静指标;通过 BIS 以期用最小的镇静药物剂量达到最佳的镇静效果。

(一)适用范围

BIS 在 ICU 主要用于镇静水平的监测,评估意识状态、镇静深度较敏感的指标,同时可作为评估重症患者脑功能及总体预后的客观指标。

(二)监测与护理

(1)患者额部、颞部皮肤用乙醇进行清洁、脱脂。

(2)将 BIS 转换器(电极片)贴在患者额颞相应的部位,传感器与数字信号转换器连接,将转换器固定于患者头部附近。

(3)将转换器与 BIS 监护仪连接,开始进行监测。

(4)监测数值范围为 0～100,数值越大,患者越趋于清醒,数值越小,则提示患者大脑皮层的抑制越严重。BIS 值在 85～100 表示清醒状态;65～84 表示镇静状态;40～64 表示适当的麻醉状态;低于 40 表示深度催眠和各种意识不清的麻醉状态并可能呈现爆发抑制。

(三)注意事项

(1)BIS 传感器、转换器及连线等,尽量不要与其他传导物体连接,以减少干扰。

(2)BIS 能够为临床提供许多有价值的趋势信息,但 BIS 像主观评分一样也需要个体化,BIS 用于 ICU 镇静监测应该主观和客观评估相结合。

(3)BIS 不推荐用于小儿镇静监测。

(4)由于 BIS 受肌肉活动的影响较大,因此在患者烦躁或其他原因导致患者"体动"均可使 BIS 值假性增高。

(5)低血糖、低血容量、低体温以及中枢神经系统的疾病会导致 BIS 值下降。

四、脑死亡判定方法

脑死亡是包括脑干在内的全脑技能丧失的不可逆转的状态。

(一)先决条件

昏迷原因明确的不可逆性深昏迷。

(二)监测与护理

1.临床判定

以下 3 项必须全部具备。

(1)深昏迷:①拇指分别强力压迫患者两侧眶上切迹或针刺面部,不应有任何面部肌肉活动;②格拉斯哥昏迷量表(GCS)测定昏迷评分为 3 分。

(2)脑干反射全部消失:瞳孔对光反射、角膜反射、头眼反射、前庭眼反射、咳嗽反射均消失。

(3)无自主呼吸:必须依靠呼吸机维持通气,通过观察胸腹部无呼吸运动和自主呼吸诱发试验(apnea test)证实无自主呼吸。①先决条件:肛温≥36.5℃(如体温低下,可升温);收缩压≥90mmHg 或平均动脉压≥60mmHg(如血压下降,可用药物升压);PaO_2 位于基础水平,肺通气功能正常者为 35～45mmHg(不足时,可减少每分钟通气量);PaO_2≥200mmHg(不足时应吸入 100%纯氧 10～15 分钟)。②试验方法及步骤:脱离呼吸机 8 分钟;将输氧导管通过气管插管插至气管隆突水平,输入 100%纯氧 6L/min;观察腹部及胸部有无呼吸运动;8 分钟内测 $PaCO_2$ 不少于 2 次。③结果判定:若 $PaCO_2$≥60mmHg 或超过基线水平 20mmHg,仍无呼吸运动,即可确定无自主呼吸。

2.确认试验

以下 3 项中至少有 1 项为阳性。

(1)短潜伏期体感诱发电位(SLSEP):正中神经 SLSEP 显示双侧 N_9 和(或)N_9 存在,P_9、N_9 和 N_9 消失。

(2)脑电图:脑电图显示电静息。

(3)TCD:显示颅内前循环和后循环血流呈振荡波、尖小收缩波或血流信号消失。以上 3 项确认试验至少具备 2 项。

3.脑死亡判定时间

临床判定和确认试验结果均符合脑死亡判定标准者可首次判定为脑死亡。首次判定 12 小时后再次复查,结果仍符合脑死亡判定标准者,方可最终确认为脑死亡。

(三)注意事项

(1)任何刺激必须局限于头面部;三叉神经或面神经病变时,不应轻率判定为深昏迷;颈部以下刺激时可引起脊髓反射;脑死亡时不应有去大脑强直、去皮质强直、痉挛或其他不自主运动。

（2）若脑干反射项目中有不能判定的项目时,应增加确认试验项目。

（3）自主呼吸诱发试验期间如出现严重低氧血症、低血压、心律失常或其他危险时,应立即终止试验。为了避免自主呼吸激发试验对下一步确认试验的影响,须将该试验放在脑死亡判定的最后一步。

自主呼吸激发试验至少由 2 名医师(一名医师监测呼吸、血氧饱和度、心率、心律和血压,另一名医师管理呼吸机)和 1 名护士(管理输氧导管和抽取动脉血)完成。

第四节　消化系统危重症监测

消化系统功能监测主要包括胃肠功能监测与肝功能监测。胃肠与肝脏功能障碍时会引发机体环境与全身机能状态的改变,因此危重患者消化系统功能状态的监测显得尤为重要。

一、消化道出血的监测

（一）适用范围

胃、十二指肠溃疡,门静脉高压症,出血性胃炎,胃癌出血,胆道出血等。

（二）监测方法

1. 判断出血部位

上消化道出血主要表现为呕血,下消化道出血主要表现为便血。

2. 估计失血量

观察呕血和黑便的量、性质和次数。

成人每日消化道出血＞5mL,大便潜血试验即可阳性;每日出血量超过 50mL 时,可出现黑便;柏油样便提示出血量 500～1000mL。一次出血量＜400mL 时,一般不引起全身症状。胃内潴留血量达 250～300mL,可引起呕血。

3. 判断出血程度

出血的严重程度可以用休克指数判断。休克指数:即脉率/收缩压,正常值为 0.54±0.02。当休克指数为 1,失血量约为 800～1000mL;指数＞1,失血量一般为 1200～2000mL。

（1）轻度出血:出血量＜500mL,失血量占全身总量的 10%～50%,无症状或轻度头晕,脉搏、血压正常,血红蛋白浓度、白细胞计数正常。随之可出现怕冷、皮肤苍白、头晕、乏力、脉搏和血压常随体位改变,颈静脉塌陷,尿的颜色变深。

（2）中度出血:出血量 500～1000mL,失血量占全身总量的 20%,有眩晕、口渴、烦躁不安、心慌、尿少,经卧床症状可减轻,但脉搏一般在 100 次/分左右,血压下降,血红蛋白可在 90g/L 左右。

(3)重度出血:出血量＞1000mL,有烦躁不安、出冷汗、四肢湿冷、尿少、尿闭甚至意识模糊等周围循环衰竭征象。心率＞120 次/分,收缩压 80mmHg 以下;血红蛋白低于 70g/L,血细胞比容低于 30%;中心静脉压降低。

4.观察出血或再出血的征象

(1)反复呕血,由咖啡色转为鲜红色。

(2)黑便次数增多,由柏油色转为鲜红色或黯红色。

(3)周围循环衰竭持续存在,经补足血容量而未见改善和好转,或好转后又恶化。经积极治疗后,血压和脉搏仍不稳定,中心静脉压恢复后又下降。

(4)血红蛋白浓度、红细胞计数和血细胞比容不断下降,同时红细胞计数持续升高。在尿常规检查正常情况下,尿素氮持续或再次升高。

(5)第一次出血量大者容易再出血。

(6)门静脉高压者原有脾肿大,在出血后脾缩小,如不见脾恢复,提示可能出血未停止。

二、胃肠黏膜内 pH 监测

胃肠黏膜内 pH(pHi)监测已成为判断危重患者复苏的一项重要指标。pHi 是指黏膜内 pH,常以测量胃黏膜的 pH 为代表,可反映器官局部的氧合状态,也可间接反映全身的缺氧情况。胃黏膜 pHi 的正常值为 7.35～7.45,pHi 测定值低于正常,提示组织细胞氧供应不足,组织细胞缺氧程度越严重,pHi 下降越明显。此监测对危重患者的复苏效果评价及预后评估具有高度敏感性、特异性,且因安全、经济和无创等优点不断得以推广应用。

(一)适用范围

创伤、休克、多器官功能障碍综合征(MODS)、应激、出血、再灌注损伤、长期禁食以及有机磷中毒的危重患者。

(二)监测方法

1.直接法

采用 pH 微电极直接进行监测,是一种有创性的精确监测方法,但操作过程复杂,临床应用较少。

2.间接法

测定前患者禁食 12 小时以上并在测定期间绝对禁食水;对于没有禁食水的患者,应至禁食水 1 小时以上再测定胃黏膜 pHi;禁用制酸剂中和胃酸,可酌情使用 H_2 受体阻滞剂或质子泵阻滞剂,如西咪替丁、奥美拉唑等,以达到抑制胃酸分泌作用,从而减少反渗对临床判读胃黏膜 pHi 的干扰。若患者有胃内积血征象,则不宜测定。

(1)生理盐水张力法:用生理盐水将测压管水囊内的气体完全排出,再将生理盐水抽空,以三通开关锁闭水囊;采用常规经鼻插胃管法插入测压管至胃腔,并经 X 线拍片确认测压管水囊确实在胃腔内,用胶布妥善固定测压管;经三通开关向囊内注入 4mL 生理盐水,关闭三通,准确记录注入时间,60 分钟后抽出囊内生理盐水,弃去前 1.5mL 无效腔内液体,保留余下的 2.5mL 做血气分析,同时抽取动脉血进行血气分析,所得结果代入 Henderson-Hasselbalch 公式计算。

该公式为 $pHi=6.1+lg[HCO_3](HCO_3/PCO_2×0.03×K)$，$[HCO_3]$ 为动脉血中碳酸氢根浓度，PCO_2 为胃黏膜内二氧化碳分压，0.03 为 CO_2 解离常数，K 为校正系数。不同的校正时间要求不同的校正系数，导管在 37℃ 时平衡时间为 30 分钟、45 分钟、60 分钟、90 分钟的校正系数分别为 1.24、1.17、1.13、1.12。

(2)空气张力法：将胃黏膜 CO_2 张力计插入胃腔并连接至胃张力监测仪，通过对张力仪气囊内空气自动采样，可直接测出 PCO_2，同样要求抽取动脉血进行血气分析，利用 Henderson-Hasselbalch 公式计算出 pHi。

三、腹内压监测

腹内压(IAP)是指腹腔内压力，其稳定、平衡对维持生理状态下机体各脏器的正常功能至关重要。有腹内高压倾向的患者应将 IAP 监测作为常规监测项目，有膀胱外伤的患者是膀胱压监测的绝对禁忌证。

(一)适用范围

IAP 监测适用于创伤后或腹部手术后。常应用于腹腔感染、术后腹腔内出血、复杂的腹腔血管手术(如肝脏移植)、严重的腹腔外伤伴随脏器肿胀、腹腔内或腹膜后血肿形成、使用腹腔内填塞物止血、急性胰腺炎等。

(二)监测方法

1.直接测压法

通过腹腔引流管或穿刺针连接压力计或传感器直接测定 IAP，或通过腹腔镜检查术中的气腹机对 IAP 进行自动连续监测。测量结果直接准确，但属于有创性检查，临床上一般不作为常规检查方法。

2.间接测压法

主要以胃内压、膀胱内的压力来间接反映 IAP。

(1)胃内压：腹腔压可通过测量胃内压来进行估计，从鼻胃管或胃造口管向胃内缓慢注射 $50\sim100mL$ 盐水或应用胃内气囊，近端提起与地面垂直，通过连接的水压计或压力传感器进行测压，以腋中线为零点测量。液面高度即为胃内压。人体研究表明，当腹腔压低于 20mmHg 时胃内压与膀胱压有一定的相关性；当腹腔压突然升高超过 20mmHg 时，胃内压与膀胱压则显示不一致。

(2)膀胱内压(UBP)：是临床上最广泛使用的方法。在 $0\sim70mmHg$ 的腹腔压范围内，膀胱压与腹腔压直接测量值高度相关，被认为是临床间接测量腹腔压的"金标准"。但在膀胱挛缩、神经源性膀胱或腹腔粘连等情况下，用膀胱压来估计腹腔压较粗略。①间断测定 UBP 法：患者取仰卧位保持腹肌松弛，留置 Foley 尿管，排空膀胱，接三通管；向膀胱内注入温度为 37.0℃ 的无菌 0.9%NaCl 25mL(25mL 的灌注量时膀胱内压和腹内压相关性最好)，注入时间 ＞1 分钟；通过三通连接水压计，以腋中线为"0"点，等水柱波动平稳时，于呼气末测定，水柱高度即为 IAP(所测数字单位为 cmH_2O)。②持续测定 UBP 法：在三腔尿管上加一个三通开关,除一腔道用于持续导尿外,一腔道用生理盐水 4mL/h 持续注入膀胱,另一腔道连接传感器及床旁监护仪,调零点同间断测定法,可记录全部数值。此法省时、省力,可更好地监测病情,尽早发现间断测定法数小时间隔中的 IAP 变化。

(三)IAP 监测的影响因素

(1)某些状态,如病态肥胖、怀孕等,可能会合并慢性 IAP 升高;一些外界因素,如患者使用胸腹带、棉被过重压迫腹部、未采取平卧位等都会使腹内压增高。

(2)危重患者的 IAP 通常会高于正常基线水平(5~7mmHg)。

(3)近期腹部手术史、机械通气、体位改变等也可伴 IAP 升高。

(4)外界因素,如患者使用胸腹带、棉被过重压迫腹部、未采取平卧位等都会使腹内压增高。

(5)患者烦躁不安、频繁咳嗽咳痰、呼吸困难、屏气等因素都会不同程度影响 IAP 的监测。

(6)膀胱本身因素会影响 IAP 的监测,如既往有膀胱手术史、膀胱肿瘤、膀胱炎、神经性膀胱等。

(7)原有腹部手术史,如腹膜粘连会引起腹腔局限性高压,此类患者即使膀胱测压正常,也不能排除腹内高压的存在,而应结合临床和其他检查才能明确诊断。

(8)注入膀胱的生理盐水温度以 37~40℃为宜,过冷、过热及灌注速度过快刺激膀胱可使膀胱压增高。另外,为减少人为误差,可重复测量 2~3 次取平均值。

(9)小型膀胱、神经源性膀胱、腹腔粘连、膀胱创伤、排尿异常、张力性盆腔血肿等情况,UBP 监测可靠性不高,可使用经胃测压法。

四、肝功能监测

肝功能监测是通过各种生化试验方法,检测与肝功能代谢有关的各项指标,以反映肝功能的基本状况。其目的在于评价肝功能;判断是否存在肝脏疾患;对肝功能状态作动态比较,观察患者的病情变化;评价肝病的严重程度及预后。

(一)常用的肝功能监测指标

1.反映肝脏合成功能的指标

总蛋白、清蛋白(ALB)、前清蛋白、胆碱酯酶、凝血因子等,其降低程度与肝脏合成功能损害程度正相关。

2.反映肝脏排泄功能的指标

总胆红素、直接胆红素、总胆酸、血氨浓度等,其升高程度与肝细胞损害程度呈正相关。

3.反映肝细胞有无受损的指标

当肝细胞膜受损或肝细胞坏死时,谷丙转氨酶(ALT)、谷草转氨酶(AST)、胆碱酯酶等入血增多。通过测定各种酶的活性,即可反映肝细胞受损情况及损伤程度。

4.反映胆汁淤积的酶指标

碱性磷酸酶(AKP)、γ-谷氨酸转肽酶(γ-GT)等在肝内胆管上皮层的浓度较高,当上皮层受损及胆管内压力增高时,便有这些酶增多进入血清中,其中以 AKP、γ-GT 监测最为常见。

5.反映肝脏间质变化的指标

γ-球蛋白增高的程度可评价慢性肝病的演变和预后,提示 Kuffer 细胞功能减退,不能清除血循环中内源性或肠源性抗原物质。其他如透明质酸、板层素等的血清含量,可反映肝脏内皮细胞、贮脂细胞等变化,与肝纤维化和肝硬化密切相关。

(二)判断肝病预后的常见指标

1.ALB

其含量与有功能的肝细胞数量成正比,是评估预后的良好指标。急性肝炎时正常或轻度下降;慢性肝病时下降程度与肝病严重程度一致,ALB<30g/L 提示肝功能受损严重,预后差;ALB<25g/L 易发生腹腔积液。

2.清蛋白/球蛋白比值(A/G)

正常为(1.5~2.5)∶1,A/G 倒置提示肝功能严重损伤。

3.凝血酶原时间(PT)

可作为急重、弥散性肝病预后的良好指标。排除弥散性血管内凝血(DIC),若 PT 延长提示肝细胞严重损害,预后较差;急性肝病时,PT 明显延长预示暴发性肝坏死发生;PT 活动度下降至正常对照组的 10% 以下时,预后极差;慢性肝病时,PT 延长与维生素 K 缺乏有关,注射维生素 K 后 24 小时内 PT 恢复正常或改善 30% 以上,说明肝功能良好。

4.甲胎蛋白(AFP)

急性肝功能衰竭时,若 AFP 升高,反映肝细胞再生,是预后良好的指标,且含量越多预后越好,若早期下降或转阴则预后不良。

5.血氨

肝性昏迷前期至昏迷过程中血氨逐渐升高时,提示预后不良。

第五节　泌尿系统危重症监测

肾脏是调节体液的重要器官,其基本功能是清除体内代谢产物及某些废物、毒物,同时维持水、电解质及细胞内外渗透压平衡,保证机体内环境相对恒定。肾功能监测的主要内容是防止发生急性肾功能不全或急性肾衰竭,以及在发生急性肾衰竭后能给予及时正确的治疗。

一、尿液监测

(一)尿量

尿量监测是危重患者多种监测指标中的一项重要内容,是反映肾脏血流灌注水平最直接、最敏感的生理指标。对于危重症患者来说,尿量常常能够在血肌酐升高之前预示肾功能的紊乱。根据 AKIN 国际共识制订的肾衰竭分层诊断标准——RIFLE 标准,尿量是重要的分层诊断指标。

因此临床上常记录每小时尿量和 24 小时尿量。正常成人每天尿量 1000～2500mL。当每小时的尿量小于 30mL 时，多为肾血流灌注不足，间接提示全身血容量不足。当 24 小时尿量少于 400mL 或每小时尿量小于 17mL 为少尿，表示有一定程度上的肾功能损害；24 小时尿量少于 100mL 为无尿或尿闭，是肾衰竭的基础诊断依据。夜间尿量超过白天尿量或夜间尿量超过 750mL 为夜尿增多，夜尿持续增多且尿比重低而固定，提示肾小管浓缩功能减退。

(二)尿比重

尿比重反映肾小管的浓缩功能。尿比重的正常值为 1.015～1.025，尿比重＞1.025 为高比重尿，提示尿液浓缩，肾功能尚好；尿比重＜1.010 为低比重尿，提示肾脏浓缩功能下降，见于肾功能不全恢复期、尿崩症、利尿剂治疗后、慢性肾炎及肾小管浓缩功能障碍等情况。

(三)尿渗透压

尿渗透压是反映单位容积尿中溶质分子和离子颗粒数的一项监测指标。尿渗透压和尿比重均反映尿中溶质的含量，但蛋白质、葡萄糖等分子量较大，对尿比重的影响比尿渗透压大，故判断肾小管浓缩、稀释功能时，监测尿渗透压更有意义。尿渗透压正常值为 600～1000mOsm/L。临床上血渗透压、尿渗透压同时测量，计算两者的比值，也可反映肾小管的浓缩、稀释功能。血渗透压正常值为 280～310mOsm/L，尿/血渗透压正常比约为(2.5±0.8)∶1，若比值降低，提示肾小管浓缩功能障碍。

(四)尿蛋白质

正常成年人每日尿蛋白定量不超过 80mg，定性为阴性。当尿中蛋白质含量持续超过 150mg/d，尿蛋白定性阳性，称为蛋白尿。尿蛋白＞150mg 且＜1.0g/d 为轻度蛋白尿、1.0～3.5g/d 为中度蛋白尿、＞3.5g/d 为重度蛋白尿。

(五)尿葡萄糖

正常人尿中仅含有微量的葡萄糖，24 小时浓度为 2.78mmol/L，定性试验为阴性。当血浆葡萄糖浓度增高，超过肾小管重吸收阈值；或肾小管重吸收葡萄糖阈值降低，尿中葡萄糖检查为阳性，出现糖尿。

(六)尿红细胞

正常成年人新鲜尿沉渣计数每高倍镜视野(HP)红细胞数不超过 3 个，若多于 3 个/HP或每小时尿红细胞计数＞10 万个，称为镜下血尿。当血尿呈现肉眼可见的血样或洗肉水样时称肉眼血尿。血尿可分为肾小球源性和非肾小球源性。

(七)尿白细胞

正常成年人新鲜离心尿液每高倍镜视野白细胞不超过 5 个，若＞5 个/HP，或每小时新鲜尿液白细胞计数＞40 万个，称为白细胞尿或脓尿。尿中白细胞增多提示泌尿系统感染。

二、血生化监测

(一)血尿素氮

血尿素氮(BUN)是体内蛋白质代谢产物，经肾小球滤过，随着尿排泄，正常值为 2.9～6.4mmol/L。血尿素氮增加程度与肾功能损害程度成正比，通过血尿素氮的监测可以帮助诊断肾功能不全或肾功能衰竭。它反映肾小球滤过功能,但是 BUN 升高并不具备肾脏特异性。

(二)内生肌酐清除率

内生肌酐清除率是指肾脏在单位时间内,把若干毫升血浆中的内生肌酐全部清除出去,称为内生肌酐清除率。它能够准确可靠地反映肾小球的滤过功能,是临床常用的监测指标。成人正常值为 $80\sim120mL/min$, $50\sim70mL/min$ 为肾小球功能轻度损害,$30\sim50mL/min$ 为肾小球功能中度损害,$<30mL/min$ 为肾小球功能重度损害。

(三)血肌酐

正常成人血肌酐(SCr)正常值力 $83\sim177\mu mol/L$,它与内生肌酐清除率临床意义相似,但其敏感性和可靠性要低于内生肌酐清除率。肌酐浓度可反映肾小球的滤过功能,且具有肾脏特异性,血肌酐浓度升高提示肾功能不全。

第六节　内分泌系统重症监测

一、肾上腺皮质功能监测

在感染、创伤、休克等严重应激情况下,部分危重患者可出现急性肾上腺皮质功能不全,从而增加死亡风险,而小剂量糖皮质激素替代治疗可显著降低病死率。但对于非急性肾上腺功能不全的严重感染患者,应用糖皮质激素则可能使感染、消化道出血等并发症的风险增加。因此,尽早判断危重患者的肾上腺皮质功能,对其休克后复苏及进一步治疗非常重要。

(一)适用范围

(1)感染性休克,经过充分液体复苏后仍依赖血管活性药物维持血压者。

(2)颅脑损伤、垂体梗死、肾上腺出血、恶性肿瘤危重期。

(3)患病前曾接受皮质激素治疗的患者。

(4)临床上出现不能解释的发热、精神状态改变与高动力循环状态,以及疲劳、虚弱、恶心、厌食、呕吐、腹泻、贫血、代谢性酸中毒等表现。

(5)某些药物的应用可影响皮质功能,如酮康唑、苯妥英钠等。长时间使用上述药物的重症患者应注意监测肾上腺皮质功能。

(二)监测与护理

肾上腺皮质功能监测通常包括基础血清皮质醇水平测定及 ACTH 刺激试验。

1.血清皮质醇水平测定

正常血清氢化可的松水平在 $2\sim5\mu g/dL$。皮质醇由肾上腺皮质分泌,且有明显的昼夜节律变化,上午 8 时左右分泌最高,以后逐渐下降,午夜零点最低。严重感染、创伤、出血等应激后,患者下丘脑-垂体-肾上腺轴(HPA 轴)被激活,皮质醇分泌的昼夜节律和分泌波峰消失,可测定任意时间的皮质醇水平。

（1）标本留取：外周血 4mL，无须抗凝，静置送检。目前医院多采取化学发光免疫法测定。

（2）意义：非应激状态下基础皮质醇＜3μg/dL，或 250μgACTH 刺激试验后皮质醇＜18～20μg/dL，可认定为肾上腺皮质功能不全；应激状态下，任意血清皮质醇＜25μg/dL，提示存在肾上腺皮质功能不全。

2. ACTH 刺激试验

是评价患者肾上腺皮质功能状态的重要手段。包括 HD-ACTH（高剂量 ACTH）和 LD-ACTH（低剂量 ACTH）试验。有学者认为 LD-ACTH 试验比 HD-ACTH 试验在重症患者肾上腺皮质功能不全诊断中具有更高的敏感性和特异性，并且推荐应用于非应激下肾上腺皮质储备功能的评估。

（1）HD-ACTH 试验：任意时间取血测定基础皮质醇浓度后，静脉注射 ACTH 250μg，30分钟和 60 分钟后再次取血测定血浆皮质醇浓度，若其浓度变化低于＜9μg/d(250nmol/L)，提示肾上腺皮质功能不全。

（2）LD-ACTH 试验：任意时间取血测定基础皮质醇浓度后，静脉注射 ACTH 1μg，30分钟和 60 分钟后再次取血测定血浆皮质醇浓度，若其浓度变化低于＜9μg/dL(250nmol/L)，提示肾上腺皮质功能不全。

(三)注意事项

合并急性肾上腺皮质功能不全的危重患者，严重应激状态下可表现为以下几种情况：

（1）任意血清皮质醇浓度＜15μg/dL 和（或）Δcortisol≤9μg/dL。

（2）不管基础皮质醇水平，Δcortisol≤9μg/dL 或低血压，任意 cortisol≤20μg/dL。

（3）合并严重低蛋白血症时，基础血清皮质醇水平（free cortisol）≤2μg/dL，或 ACTH 刺激试验游离皮质醇≤2μg/dL。

二、血糖监测

应激性高血糖在危重症患者中普遍存在，并成为影响其预后的独立危险因素。近年来的临床研究证实，严格控制血糖能明显降低危重症患者感染、器官功能障碍等发生率，改善危重症患者的预后。而严密监测血糖有助于调整胰岛素用量，避免低血糖发生，是实现安全、有效、平稳控制血糖的关键。

(一)适用范围

（1）严重创伤、感染、出血、大手术等应激状态的危重症患者。

（2）合并糖尿病的患者。

（3）接受任何形式营养支持的患者。

（4）患者应用大剂量糖皮质激素时（如氢化可的松＞90mg）。

（5）患者应用生长激素、生长抑素治疗时。

（6）CRRT 治疗过程中。

(二)监测与护理

目前常用的监测为经生化分析系统定量测定血液中的血糖含量，以及通过血糖仪测定指血的血糖含量。

1. 监测方法

（1）动脉或静脉取血（通常是静脉取血）2mL，不抗凝，静置送检。

（2）取指尖血 1 滴，滴于快速血糖试纸上，插入快速血糖仪监测窗内，片刻即可显示血糖结果。

2. 检测间隔

（1）血糖≥200mg/dL 或＜99mg/dL，每 30 分钟检测 1 次血糖。

（2）血糖在 100～200mg/dL，调整胰岛素用量后 1～2 小时复测血糖，达到目标血糖且稳定后（较上一次变化幅度＜20mg/dL 时），每隔 3～4 小时复测，稳定后可继续酌情延长监测间隔。

（三）注意事项

（1）动脉血糖浓度比指尖血糖浓度约高 5mg/dL，比静脉约高 10mg/dL。

（2）休克、PaO_2＞13.3kPa(100mmHg) 的患者可能出现假性低血糖。

（3）额外使用糖及血液制品时酌情增加普通胰岛素用量。

（4）CRRT 时置换液使用低糖配方。

（5）在应用胰岛素控制血糖过程中多采用持续胰岛素泵入的方法。

第七节　重症患者的营养监测

营养不良是临床面临的严重问题。据报道，住院患者营养不良的发生率高达 10％～60％。重症患者在严重应激或创伤后，处于持续高分解代谢状态，所导致的营养不良和免疫功能障碍可促使患者病情恶化，同时并发二重感染和全身衰竭，使之成为患者死亡的重要原因。营养支持治疗已经成为此类患者的一项必要治疗措施。

现代营养支持治疗学的观点主张，将"单纯供给能量和营养素以保证细胞、组织代谢"升华为"在调理机体受损状况时于免疫和代谢水平基础上进行营养调理治疗，对组织器官结构和功能进行维护和修复"。但是，重症患者若不存在营养不足和（或）营养风险，营养支持治疗反而可能增加并发症的发生率，这就需要有证据地选择和进行营养支持。

2016 年，美国肠外肠内营养学会（ASPEN）和重症医学会（SCCM）联合发表的《成人重症患者营养支持疗法提供与评定指南（2016 版）》建议：对所有入 ICU 的患者，如果预期自主摄食不足时，均进行营养风险的评估，例如应用营养风险筛查 2002。营养风险高的患者从早期肠内营养治疗中获益的可能性最大。营养评估包括对基础疾病、胃肠道功能、反流误吸风险的评估。不建议使用传统的营养指标或者替代指标，因为这些指标在重症监护中没有得到验证。

一、营养支持治疗模式的选择

营养支持治疗按途径可分为肠内和肠外两大类。在重症患者中应重视营养支持治疗，但并非越早越足量越好。原则上是肠内营养（EN）为主，肠外营养（PN）为辅，先从少量开始，再逐渐加量，可为单一的 EN，或是 EN 加 PN，待机体内环境稳定、分解代谢下降后，再达到营养需要的全量。

二、肠内营养的监测与护理

(一)肠内营养的适应证与禁忌证

1.适应证

(1)胃肠功能正常，但营养物质摄入不足或不能经口摄入的重症患者。

(2)胃肠道功能不良者。①胃肠道瘘：EN 适用于提供的营养素不致从瘘孔处流出的重症患者；②短肠综合征：部分重症患者在适当阶段采用或兼用 EN，更有利于肠道发生代偿性增生与适应；③重症急性胰腺炎：建议频繁多次地评估患者疾病严重程度，以指导营养支持治疗，首选 EN。

(3)慢性危重症患者（机械通气时间＞6 天，持续性脏器功能不全需要住进 ICU＞21 天者）进行积极的高蛋白 EN。

2.禁忌证

(1)麻痹性和机械性肠梗阻、消化道活动性出血、肠缺血或腹腔间室综合征的患者不宜给予 EN。

(2)严重腹胀、腹泻或极度吸收不良，经一般处理无改善的患者，建议暂停 EN。

(3)血流动力学受影响或者不稳定的患者，暂停 EN，直到患者充分复苏或者稳定。

(4)处于血管活性药物撤除过程中的重症患者，启动或者再启动 EN 需要谨慎。

3.注意事项

(1)早期 EN，如果重症患者血流动力学稳定且无 EN 禁忌证，可在入 ICU 24～48 小时内启动。

(2)在 ICU，有无肠鸣音或肛门排气(便)不作为开始 EN 的判断指标，因为重症患者胃肠功能障碍的发生率高达 30％～70％，可能与其当时的健康状况、使用药物和机械通气等有关。胃肠功能障碍多见于黏膜屏障破坏、黏膜萎缩，消化道运动功能减退和肠道淋巴结功能减退。肠鸣音仅代表肠道的收缩蠕动，与黏膜完整性、屏障功能及吸收能力无关。

(二)肠内营养的途径与选择原则

根据重症患者的病情、耐受性和预计需要 EN 的持续时间，可采用鼻胃管、鼻腔肠管、经皮内镜下胃造瘘(PEG)、经皮内镜下空肠造瘘(PEJ)、术中胃－空肠造口或经肠瘘口等途径进行 EN。

与鼻胃管营养途径相比，鼻肠管营养支持治疗能有效改善重症患者总蛋白、清蛋白、血红蛋白营养指标，减轻胃肠功能失调，减少并发症发生率，显著提高患者营养支持治疗的安全性和耐受性。研究发现食物分解产物距幽门越远，刺激肠黏膜释放胰泌素就越少。

(三)肠内营养的监测

1.喂养管位置监测

喂养开始前需确定导管位置。胃内置管可通过吸出胃内容物而证实，十二指肠或空肠内置管可借助腹部 X 线确定,其中前端有金属头或不透 X 线的导管可直接在 X 线下确定其位置。长期置管的患者,应注意观察喂养管在体外的标志以了解其是否移位。若导管位置不当者应重新调整位置再继续施行 EN。

2.胃肠道耐受性的监测

重症患者在接受 EN 治疗时可出现对肠内营养不耐受,表现为腹胀、腹痛,严重者可见呕吐、腹泻、肠鸣音亢进等,与营养液高渗、输注速度过快及含乳糖或被细菌污染有关,特别是在 EN 治疗开始时或中途更换营养液种类时出现。对于胃内喂养者,开始喂养阶段通过测定胃潴留量来判断,一般每隔 3~4 小时检查一次,潴留量不应大于前一小时输注量的两倍,胃潴留过多说明其耐受性差,应停止输注一段时间或降低营养液浓度和(或)速率。对于空肠内喂养者,开始喂养阶段每 4~6 小时观察一次,询问有无上述症状出现,以后可每日检查一次。针对不耐受原因给予喂养管末端夹加温器、服用促胃肠动力药物等相应处理。对于不能耐受乳糖者,则更换用无乳糖营养制剂。

3.有关营养的监测

包括监测营养需要、营养状态及营养效果,用以指导下一步营养方面的治疗。

(1)EN 支持治疗前对患者行全面营养状况评定,根据其营养状况确定营养配方。

(2)对患者行人体测量、相关实验室检查等。

(3)对长期行 EN 治疗者根据病情对易发生缺乏的营养素不定期测定,如锌、铜、铁、维生素、叶酸等。

4.有关代谢的监测

肠内营养对机体代谢影响相对少,但也需严密监测。

(1)每日记录患者液体出入量。

(2)定期监测血糖、尿糖及酮体。

(3)定期检查肝功能及电解质(钠、钾、氯、钙、镁、磷等)。

(4)定期监测尿素氮、肌酐、碳酸氢盐,必要时行尿电解质测定。

(四)肠内营养的并发症与护理

肠内营养的并发症主要包括喂养管相关并发症、胃肠道并发症、感染性并发症、代谢性并发症等。

1.喂养管相关并发症

(1)黏膜损伤:多见于喂养管在留置操作时造成的局部黏膜损伤,或置管后对局部组织的压迫而导致黏膜水肿、糜烂,甚至坏死。因此,置管前,应选择直径适宜、质地柔软而富有韧性的喂养管;置管时,操作者熟练掌握操作技术且动作轻柔。

(2)喂养管堵塞:主要由于膳食黏稠未调匀、药片未研碎、药物与膳食不相容形成沉淀黏附于管壁,且喂养后冲管不彻底所致。发生堵塞后可用温开水低压冲洗,必要时也可借助导丝疏通管腔。

(3)喂养管脱出:多因喂养管固定不牢、患者躁动不安或严重呕吐所致。若经造瘘置管的患者,发生喂养管脱出,不仅影响 EN 的顺利进行,还有引起腹膜炎的危险。因此,置管后应妥善固定并加强护理与观察,严防导管脱出,一旦发生导管脱出,应及时重新置管。

(4)其他:喂养管异位、喂养管肠内扭结、造口并发症(造口出血、造口周围溢出胃肠内容物)等。

2.胃肠道并发症

(1)恶心、呕吐与腹胀:主要由于高渗透压导致胃潴留、营养液中脂肪含量过高、乳糖不耐受、输注速度过快、营养液口味不耐受等所致,其发生率达 10%～20%。一旦发生恶心、呕吐与腹胀,配合医生针对其原因进行相应处理,预防或减少其发生率。

(2)腹泻:最常见,多见于以下情况。

1)低蛋白血症和营养不良时小肠吸收功能下降。

2)乳糖酶缺乏者不耐受含乳糖的营养液。

3)脂肪酶缺乏者,脂肪吸收障碍。

4)肠内渗透负荷过高。

5)营养液温度过低及输注速度过快。

6)营养液配制或输送系统被污染。

7)同时应用某些治疗性药物。一旦发生腹泻,应查明相关原因,配合医生针对原因进行处理,必要时遵医嘱给予止泻药。

(3)便秘:比较少见。主要由于脱水、肛门粪块嵌塞和肠梗阻引起。根据患者的情况,选择富含纤维素的营养液进行 EN 治疗。

3.感染性并发症

最常见的是吸入性肺炎。在接受 EN 治疗的过程中,一旦发生误吸,营养液可被吸入到呼吸系统内,一方面导致呼吸窘迫的发生,另一方面营养液作为病原微生物的良好培养基,可引起或加重肺内感染。因此,一旦发生误吸,应立即停止 EN,促使患者气道内的液体与食物颗粒排出,必要时应用纤维支气管镜吸出异物,同时遵医嘱应用抗生素治疗。

4.代谢性并发症

多见于水代谢异常、糖代谢异常、电解质或微量元素异常、维生素缺乏等,但远较 PN 的代谢性并发症少见。其中,最常见的是糖代谢异常(高血糖、低血糖)。因此,密切监测患者的血糖变化,出现异常及时报告医生并做好处理,但注意避免 EN 治疗突然中止,因为易导致低血糖的发生。

三、肠外营养的监测与护理

(一)肠外营养的适应证与禁忌证

1.适应证

不能耐受 EN 和 EN 禁忌的重症患者,主要包括以下情况。

(1)胃肠功能障碍的重症患者。

(2)因手术或解剖问题胃肠道禁止使用的重症患者。

(3)存在尚未控制的腹部情况(如腹腔感染、幽门梗阻等)的重症患者。

(4)重症急性胰腺炎,当 EN 不可行时,在胰腺炎发病 1 个星期后可以考虑启动 PN。

(5)无论是高营养风险(例如 NRS－2002≥5 或者 NUTRIC≥6)还是低营养风险(例如 NRS－2002≤3 或者 NUTRIC 评分≤5)患者,如果 7～10 天后通过 EN 无法满足患者 60% 以上的能量和蛋白质需求,则需要补充 PN。

(6)在重症患者中,一些 EN 无法改善结局同时可能对患者不利的,建议在 7～10 天前启动 PN。

2.禁忌证

(1)胃肠功能正常,可适应 EN 者。

(2)营养状况良好,需 PN 支持治疗少于 7 天者。

(3)预计发生 PN 并发症的危险性大于其可能带来的益处者。

(二)肠外营养的途径与选择原则

PN 可选择经外周静脉营养(PPN)、中心静脉营养(CPN)和动静脉瘘营养 3 种途径。

1.PPN

常用贵要静脉,操作简便,可以反复穿刺,但输注流量小,适用于患者病情较轻,预计 PN 时间≤2 周者。

2.CPN

常用锁骨下静脉、颈内静脉、股静脉和经外周中心静脉导管(PICC)输注高浓度、大剂量营养液,减少反复穿刺的痛苦。

3.动静脉瘘营养

仅用于行血液透析治疗的患者或无法行中心静脉穿刺置管的患者。

(三)肠外营养的监测

1.常规监测指标

(1)生命体征:用于及时发现有无营养液输注引起的不良反应和感染并发症。

(2)每日出入液体量:特别是 24 小时尿量,用于了解患者体液平衡情况。

(3)血气分析:用于了解酸碱平衡情况。

(4)血清电解质浓度:包括血清钾、钠、氯、钙、镁、磷浓度。

(5)其他:常规监测血常规、血清蛋白浓度、血糖、尿糖、肝肾功能、血脂、体重、氮平衡等。

2.特殊监测指标

(1)血清渗透压:当怀疑接受 PN 治疗的重症患者可能出现血液高渗情况时,应及时测血清渗透压(成人正常值 285～295mmol/L)。可用下面公式估算:血清渗透压(mmol/L)＝2[血清钠(mmol/L)＋血清钾(mmol/L)]＋血糖(mmol/L)＋血清尿素氮(mmol/L)。

(2)胆囊超声检查:了解胆囊容积、胆汁稠度、有无胆泥等,结合肝功能检查结果综合评定肝胆系统是否受损和有无胆汁淤积情况。

(3)肌酐身高指数:如<0.8 提示营养不良。

（4）迟发型变态反应试验：用于了解患者的免疫功能。

（5）其他：血清维生素与微量元素测定、尿 3-甲基组氨酸测定、微生物污染的监测和血清氨基酸谱分析。

（四）肠外营养的并发症与护理

肠外营养的并发症主要包括导管相关性并发症、代谢性并发症、胃肠道并发症、肝胆系统并发症等。

1. 导管相关并发症

（1）机械性并发症。

1）置管操作相关并发症：包括气胸、血胸、液气胸和动脉、神经、胸导管损伤等。要求操作者应熟练掌握置管操作流程与规范，操作过程中应动作轻柔，以减少置管过程中的机械性损伤。

2）导管堵塞：①营养液宜使用输液泵匀速以（30～40）滴/分或 200mL/h 输注，速度变动在 15% 左右，以免因营养液输注速度过慢而发生导管堵塞；②输液过程中，防止导管折叠、受压；导管尽量不作他用，如输血、抽血、推药、压力监测等；③输液结束时应根据患者病情用封管液进行正压封管。

3）静脉血栓形成：表现为颈部肿胀、静脉压升高、胸部及颈静脉充盈等，与导管本身质量及患者病情有关。一旦发生，应考虑尽快拔除导管，必要时进行溶栓治疗。

4）空气栓塞：见于置管时、输液中和拔管过程中。置管时，将患者处于头低位，操作者严格执行操作规程，嘱清醒患者屏气，防止空气进入血管。输液过程中，加强巡视，液体输完及时补充，最好使用输液泵进行输注。导管维护时，每日更换管路系统要夹闭近端和妥善固定各接头，防止空气进入血循环。拔管引起的空气栓塞主要由于空气经长期置管后形成的隧道进入血管，故操作者拔管速度宜慢，拔管后应密切观察患者反应。

（2）感染性并发症：是 PN 最常见、最严重的并发症。

2. 代谢性并发症

1）糖代谢紊乱：①低血糖，持续输注高渗葡萄糖，可刺激体内胰岛素分泌相应增加，若突然中止输注，体内血胰岛素水平依然较高，可导致血糖下降，降至 2.8mmol/L 以下，出现心悸、出汗，甚至低血糖性昏迷，因此 PN 治疗时避免突然中止输注；②高血糖、高渗透压、非酮性昏迷，开始输注大量含糖溶液时速度过快，超过机体的耐受能力，严重高血糖所致的高渗状态可导致脑细胞脱水，患者出现昏睡或昏迷，同时出现全身脱水征。因此，PN 治疗时输液速度宜慢，每日葡萄糖输注总量要适当，密切监测血糖、尿糖变化，必要时配合医生加用胰岛素治疗。

2）电解质紊乱：重症患者由于机体的消耗及丢失增加，可导致低钾血症、低钙血症、低磷血症、低镁血症，而在接受 PN 治疗时，这些电解质的需要量又相应增加，故加重了电解质的缺乏，应及时补充。

3）脂肪代谢紊乱：长期接受 PN 治疗的患者，需每日补充脂肪乳剂，因为营养液中不含有脂肪可能导致必需脂肪酸（EFA）缺乏。EFA 必须由外界摄入，人体无法合成，包括亚油酸、亚麻酸和花生四烯酸。一旦发生 EFA 缺乏,表现为皮肤干燥、毛发脱落、伤口延迟愈合、肝肿大、肝功能异常等。

4)其他:氨基酸代谢紊乱、微量元素缺乏等。

3. 胃肠道并发症

接受 PN 治疗时,重症患者肠道处于休息状态,长期不使用导致肠黏膜上皮绒毛细胞萎缩、变稀、皱褶变平,肠道黏膜正常结构和功能被破坏,极易引起肠道菌群移位而发生肠源性感染。

4. 肝胆系统并发症

长期 PN 治疗的重症患者容易出现胆汁淤积、胆泥形成,甚至胆道结石。因此,做好胆囊超声检查,积极预防并发症发生。

第五章　循环系统急危重症护理

第一节　心搏骤停

心搏骤停(CA)指心脏泵血功能突然停止。心脏的搏动骤然停止标志着临床死亡,此时组织血流中断,随之出现一系列病理生理变化,最终导致细胞死亡,机体进入生物学死亡。心搏骤停可分为 3 类,即室颤、无脉电活动和心室停搏,其中室颤可以用电除颤救治,而无脉电活动和心室停搏不能用电除颤。

心搏骤停的治疗措施主要是立即进行心肺复苏(CPR)或心肺脑复苏(CPCR)。对于各种原因所致的心搏骤停而言,虽然患者处于临床死亡状态,但经过积极抢救,仍存在复苏并恢复健康生活的希望。

一、诊断要点

(1)在现场最简单、迅速的判断方法是观察 4 个临床征象,即突然神志丧失,颈动脉或股动脉等大动脉的搏动丧失,呼吸停止,瞳孔逐渐散大。

(2)判断外伤患者有无心搏骤停,主要方法是观察呼吸是否停止,特别要注意大动脉(如颈动脉和股动脉)的搏动是否消失。另外要特别注意创伤抢救时,患者原出血的伤口是否突然出血停止或者出血的颜色由鲜红色转变为黯紫色。

(3)手术过程中判断心搏骤停的依据包括:麻醉监护忽然不能测得血压和脉搏;手术时突然大动脉搏动丧失,或者出血的颜色转变为黯红色,或者伤口不再出血;胸科医生突然发现心脏停止跳动。

(4)在对心搏骤停做出诊断时,注意不要等待心电图检查的结果,因为心电图检查出结果最快的时间也要 2～3 分钟。也不能依靠听诊判断能否听到心音。

二、院前处理要点和急诊处理常规

(一)生存链

1.早期启动应急医疗服务系统

早期的目击者在发现患者没有反应之后,应该立即拨打急救电话。在成人患者中,开放气道和确认昏迷后,首先拨打电话。在社区,也应该拨打电话并对心搏骤停者采取有效的措施。在医院内,应该立即启动医院急救程序。早期启动应急医疗服务系统可以大大减少除颤延误的时间。

2.早期基础生命支持

当发现没有意识的患者,立即启动应急医疗服务系统,同时返回给予患者基础生命支持,等待救援人员的到来。尽量选定一个既可以确保无须移动患者,又可以确保呼吸的通畅和胸外按压的位置。选定在一个坚硬的位置以保证有效的心脏按压,通过在患者胸背部放置床板来保证位置的准确和适当。通常把除颤器放在患者的左边,贴近患者的耳旁,完成 C－A－B 操作。

(1)C(循环):通过检查颈动脉的搏动来评估循环。颈动脉位于气管的外侧,检查其搏动5～10秒。如果搏动存在,每4～5秒持续给予1次通气,如果搏动消失,立即给予胸外心脏按压。固定恰当的按压位置,用手指按压在靠近施救者一侧患者的胸廓下缘;手指向中线滑动,找到肋骨与胸骨连接处;将手掌贴在患者胸骨的下半部,另一手掌重叠放在这只手背,上,手掌根部长轴与胸骨长轴确保一致,保证手掌全力压在胸骨上,可避免发生肋骨骨折,不要按压剑突;无论手指是伸直,还是交叉在一起,都不应离开胸壁。

抢救人员的膝部应该尽可能地靠近患者,抢救者的肩、肘和手掌的根部应该与患者的胸骨呈垂直线。肘关节应该保持固定。对正常形体的患者,按压幅度为至少5cm,为达到有效的按压,可根据体形大小增加或减少按压幅度,最理想的按压效果是可触及颈动脉或股动脉搏动。但按压力量以按压幅度为准,而不仅仅依靠是否触及脉搏。按压应该是有节律的,按压与放松的时间应该是相等的,按压手始终不应该离开胸壁。按压频率为至少100次/分。为了防止按压者疲劳和按压质量与频率下降,每两分钟二者更换操作。当有多人参与复苏时,应该每两分钟更换按压者1次。

(2)A(气道):使用仰头抬颏法来开放患者的气道。应把一只手放在患者前额,用手掌把额头用力向后推,使头部向后仰,另一只手的手指放在颏部,向上抬颏,使牙关紧闭,下颏向上抬动,在昏迷的患者,不要压前额。

如果怀疑颈椎损伤,开放气道应该使用托颌手法。但是如果托颌手法无法开放气道,则应采用仰头抬颏手法,因为在 CPR 中维持有效的气道保证通气是最重要的。需要检查呼吸道内有无异物、分泌物、血液及呕吐物等,如果有,必须尽快将这些物体清除。最简单的办法就是将头部侧偏,使口腔内的流体流出口腔,或者用手将异物抠出。

(3)B(呼吸):在维持气道开放的前提下,通过向下看患者的胸壁是否伴随呼吸上下起伏,同时用耳朵贴近患者的口旁听和感觉是否有气流通过来评估呼吸,整个评估过程不能超过10秒钟,如呼吸停止,立即给予2次人工呼吸,每次超过1秒,包括口对口、口对面罩、球囊面罩通气。如果通气有效,可见到胸廓膨隆。按压通气比例为30∶2。如果已经有人工气道(如气管插管,食管气管联合式导气管或喉罩),并且有2人进行 CPR,则每分钟通气8～10次,人工呼吸不用与胸外按压同步。在人工呼吸时,胸外按压不应停止。急救人员应该熟练掌握各种通气技术。

3.早期电除颤

早期除颤对于救活心搏骤停患者至关重要,是对于室颤的一种干预方法。当一定水平的能量经过心肌细胞时,心室发生去极化,这给予窦房结或其他起搏点重新恢复节律的机会。电极板位置分别置于右胸上部锁骨下区域和左乳头外侧腋前线胸壁即心尖区。

4.早期高级生命支持

如果患者对于最初的心肺复苏和电除颤没有任何反应,就需要进一步的治疗。随着早期治疗的成功,恢复窦性心律的患者仍然需要高级生命支持来进一步改善其预后。

(1)高级气道处理:高级气道技术主要包括气管内插管,喉、面罩气道的使用,双腔管的使用。

气管内插管是开放气道最好的方法,然而气管插管只能由有经验的熟练操作者进行。插管的位置也应该由呼气末二氧化碳检测仪、食管检测仪、二氧化碳描计图或者更多的技术确定。操作者应该选择合适型号的气管插管,由于喉镜常常不能很好地暴露声门,在气管插管时经常遇到困难,可通过伸屈颈部和抬头寻找暴露声门的最佳位置。当患者的气道不能开放或者不能使用球囊面罩通气时,有经验的操作者应该立即给予气管切开术。

(2)药物治疗:复苏用药首选静脉给药,在理论上复苏给药应选择离心脏近的中心静脉,主要原因是中心静脉穿刺成功率高,药物进入心脏的时间更短,但中心静脉穿刺可能会中断CPR,因此在大多数复苏时不必中心静脉注射。成人外周给药与中心静脉给药相比,药物峰浓度更低、循环时间更长,但外周静脉通道建立时不必中断 CPR。如果从外周静脉入壶复苏药物,则应在入壶药物后静脉推注 20mL 液体,给药后抬高肢体 10～20 秒有助于药物更快到达中心循环。

1)肾上腺素:肾上腺素是 α 和 β 受体激动剂。到目前为止,仍为最重要的心脏复苏药物。主要原因是其 α 肾上腺素能受体刺激(即缩血管)特性。心搏骤停开始时静脉注射 1mg,大剂量肾上腺素可能更有助于复苏,特别在心脏停搏时间长时。目前并无证据表明可以改变推荐剂量,但应注意不超过 3～5 分钟间隔给药。

2)血管升压素:血管升压素是一种内源性激素。当复苏时间较长时血管升压素效果很好,对标准高级心脏急救(ACLS)无效的心脏停搏患者,血管升压素可升高血压并增加自主循环的重建。在电除颤效果不佳的心搏骤停患者,反复静脉注射血管升压素在维持冠脉灌注压方面优于肾上腺素,有利于自主循环的建立,可以作为室颤时肾上腺素的治疗替代品。血管升压素对于无脉性电活动和心室停搏没有作用。血管升压素在婴幼儿患者中未发现有任何益处。应用剂量为 40U 静脉滴注(必要时重复 1 次)。

3)去甲肾上腺素:去甲肾上腺素主要是 α 受体激动效应,但是同样也有许多 β 受体激动作用。严重的低血压(收缩压＜70mmHg)和对其他升压药无效的外周阻力降低是应用适应证,对于脓毒性休克、神经源性休克和伴低外周阻力者效果好。在低血容量休克者相对禁忌,需要首先恢复血容量,因其可增加心肌氧需要,在心肌缺血时需慎重应用。通常通过中心静脉导管输注以免漏在血管外,禁用碱性溶液或含碱性药物与其混合输注。去甲肾上腺素 4mg 或酒石酸去甲肾上腺素 16mg 加入 250mL 5％葡萄糖注射液,起始剂量 0.5～1μg/min,逐步调整剂量,平均剂量 2～12μg/min。应缓慢停药以避免突然低血压。

4)胺碘酮:胺碘酮是 Ⅲ 类抗心律失常药物。有证据支持室上性心动过速时胺碘酮可以控制心率和转复节律。对控制血流动力学稳定的室速有效,但在血流动力学不稳定的室颤时不推荐使用。心搏骤停时胺碘酮 300mg 静脉推注(稀释于 5% 葡萄糖注射液 20～30mL),对于复发者或顽固性 VF/VT 在 3～5 分钟内另给 150mg 静脉推注,继之 1mg/min 静脉滴注 6 小时,然后 0.5mg/min 维持 24 小时,静脉滴注总量<2.2g。

5)多巴胺:多巴胺属于儿茶酚胺类药物,是去甲肾上腺素的化学前体,既有 α 受体又有 β 受体激动作用,还有多巴胺受体激动作用。主要表现在剂量依赖性,常用剂量为 2～20μg/(kg · min)。

6)多巴酚丁胺:多巴酚丁胺主要有 β 受体激动和少许的 β_2 受体激动或者 α 受体激动效应,主要特点在增加心肌收缩力和心排血量。对于收缩压低于 70～100mmHg 和无征象休克的患者,多巴酚丁胺是主要的选择,一般剂量在 2～20μg/(kg · min)。

7)阿托品:阿托品有拟副交感神经作用,可以逆转胆碱能性心动过缓、降低血管阻力和血压。可治疗窦性心动过缓。对于缓慢心律失常,给药剂量是静脉 0.5～1mg,应在 5 分钟内重复给药,总剂量为 3mg。无脉性电活动及心脏停搏时不建议常规应用阿托品。

8)利多卡因:利多卡因是 IB 类抗心律失常药物,主要治疗室性心律失常,包括稳定性和不稳定性。具有相对弱的传导减慢性,在常规剂量下对心室肌收缩影响小。对由 VF/VT 导致的心搏骤停,使用剂量为:开始给 1～1.5μg/kg(静脉),难治性 VF,可给附加量 0.5～0.75mg/kg(静脉),5～10 分钟重复,最大极量 3mg/kg,单剂量 1.5mg/kg,静脉气管给药 2～4mg/kg。

(3)脑复苏:使患者恢复正常的脑功能和其他器官功能应是心肺脑复苏的基本目标。在自主循环恢复(ROSC)阶段,脑组织在经过最初短暂的充血后,由于微循环障碍,脑血流量下降(无复流现象),即使脑灌注压正常也可发生脑血流下降。对无知觉的患者应维持正常或轻微增高的平均动脉压,减少增高的颅内压,以保证最好的脑灌注压。因为高温和躁动可以增加需氧量,所以必须考虑低温疗法以治疗高热。一旦发现抽搐,必须立即采用抗惊厥药加以终止和控制。

实验和临床均已证实 32～34℃ 的全身低温有益于脑复苏。低温治疗的作用机制可能与降低脑氧代谢率,减轻再灌注损伤、降低颅内压,减轻脑水肿、延缓 ATP 耗竭有关。正常脑组织中,脑温度>28℃时,每降低 19℃,脑氧代谢率(CMRO₂)减少 6%;轻度低温能抑制许多与再灌注损伤相关的化学反应,如产生自由基、释放兴奋性氨基酸,能导致线粒体损害和细胞凋亡的钙离子内流、DNA 损伤和炎症反应等,这些反应可导致海马和小脑等缺血易损区的神经元死亡。国内外学者推荐重点头部降温关键时刻是脑缺血、缺氧的最初 10 分钟。

(二)复苏后治疗

复苏后治疗重在恢复重要器官的有效灌注。心搏骤停患者 ROSC 后,需要持续性的评估和处理。首要需要收集的文件包括患者的病史,潜在条件和近期的身体状况。患者病史的收集主要来源于患者的朋友、家人、目击者和院前急救人员。

从病史和体格检查来评估患者心搏骤停前的身体状况,通过体格检查、实验室检查、放射学检查和持续的血流动力学检测来评估患者的状况。典型的复苏后检查包括全血分析,电解质、葡萄糖、心肌酶谱、动脉血气、血乳酸和胸部 X 线片检查。进一步的检查可能包括超声心动、肺动脉造影、心脏导管造影和计算机断层摄像。直接首要的治疗主要是保证血流动力学稳定,这个环节最主要的目标是恢复外周器官,特别是肾脏和脾脏的足够灌流。提供足够的控制设备,如果先前没有,放置 Foley 导管检测尿量输出,开放静脉通路和提供明确的气道,必要时可给予机械通气保证患者持续性通气支持。

低血压的复苏后治疗首先是给予小剂量的晶体溶液,及时评估和发现患者低血压的原因,像气胸、心脏压塞等。如果液体复苏治疗失败,应该立即给予血管收缩剂,多巴胺为首选。多巴胺应该作为血管收缩剂应用,肾上腺素和去甲肾上腺素也同样应用。

应该避免高体温,因为这样可以增加脑的血流,导致氧供和消耗的失衡,还可能导致缺氧细胞的坏死,激发全身炎症反应。相反,低体温对于患者是有益处的,自发中度低体温(34～36℃)与复苏后患者预后的提高有很大关系。

三、复苏后护理及健康教育

(一)护理措施

(1)监测心电图、血压、血氧饱和度,密切观察心率、心律及心电图的变化。如发现心率过快或过慢、心律不齐等,应立即通知医生,查清心律失常的原因及性质,遵医嘱及时准确地给予抗心律失常药物,备好除颤仪,以防心室颤动和心搏骤停再度发生。

(2)保持气道通畅,对无自主呼吸或气道分泌物多而不易咳出的患者,及早行气管插管或气管切开术,对有自主呼吸的患者要及时吸痰。

(3)密切观察呼吸频率及深浅的变化。

(4)注意观察瞳孔的变化及各种反射。

(5)记录 24 小时出入量,观察并记录每小时尿量、尿比重,必要时留置尿管。如尿量＜20mL/h,可能为早期肾衰竭,应严格控制水摄入量。

(6)降低体温。将冰袋放在患者颈部、腋下及腹股沟,患者头戴冰帽,也可配合冬眠疗法,以减少脑细胞耗氧量;遵医嘱使用脱水药,降低颅内压;早期进行高压氧治疗,改善脑缺氧。

(7)遵医嘱使用中枢兴奋药及血管活性药物,以保护心、脑、肾等重要脏器的功能。

(8)患者复苏后给予高热量、高蛋白、高维生素、易消化的流质饮食。

(二)健康教育

(1)向患者及其家属宣教疾病的主要病因、诱发因素及预防。

(2)定期进行健康检查,按时服药,监测血压,定期复查肝功能、血脂、血糖等。

(3)规律生活,保持心情舒畅,避免情绪激动及精神过度紧张。

(4)适当安排生活及工作,以不感到疲劳为宜,保证充足睡眠。

(5)给予低盐、低脂饮食,忌烟限酒,避免食用辛辣刺激性食物。

第二节　急性心肌梗死

急性心肌梗死(AMI)是在冠状动脉病变的基础上,发生冠状动脉血供急剧减少或中断,使供血区域的心肌严重而持久地急性缺血,心肌组织代谢和血液营养成分及氧的供需不平衡,形成不可逆性坏死。绝大多数 AMI 是冠状动脉粥样斑块破裂出血,继发血栓形成所致。临床表现为持久的胸骨后剧烈疼痛、发热、白细胞计数和血清心肌酶增高以及心电图进行性改变，可发生心律失常、休克或心力衰竭，属冠心病的严重类型，需要进行特别护理。

一、病因

冠状动脉粥样硬化造成管腔狭窄和心肌供血不足，而侧支循环尚未建立时，由于下述原因加重心肌缺血即可发生心肌梗死。

（一）冠状动脉完全闭塞

病变血管粥样斑块内破溃或内膜下出血，管腔内血栓形成或动脉持久性痉挛，使管腔发生完全闭塞。

（二）心排血量骤降

休克、脱水、出血、严重的心律失常或外科手术等引起心排出量骤降，冠状动脉灌流量严重不足。

（三）心肌需氧、需血量猛增

重度体力劳动、情绪激动或血压剧升，左心室负荷剧增，儿茶酚胺分泌增多，心肌需氧需血量增加。

AMI 也可发生于无冠状动脉粥样硬化的冠状动脉痉挛，偶有由于冠状动脉栓塞、炎症、先天性畸形所致。

心肌梗死后发生的严重心律失常、休克或心力衰竭，均可使冠状动脉灌流量进一步降低，心肌坏死范围扩大。

二、临床表现

（一）典型 AMI 表现

1.诱因

大约有半数的患者能查出诱因，有半数以上的患者在发病前数日有 UAP（不稳定型心绞痛）的症状。

2.疼痛

为此病最突出的症状，其部位和性质类似心绞痛，常发生于安静时，程度较重难以耐受，有濒死感，伴烦躁不安、出汗，持续数小时或数天，可放射至左肩、左臂及左手尺侧，休息和含服硝酸甘油多不能缓解。

3.发热

可在疼痛发生 24～48 小时出现发热（体温一般在 38℃左右），心动过速，白细胞增多和红细胞沉降率加快增快，持续 1 周。

4.恶心、呕吐

疼痛剧烈时常伴有频繁的恶心、呕吐，以下壁心肌梗死多见，重症者可发生顽固性呃逆。

5.心律失常

发生率为 75％～95％，起病 24 小时内最多见。可伴有乏力、头晕、昏厥。可出现多种心律失常，以室性心律失常最多见。下壁 AMI 易发生房室传导阻滞，前壁 AMI 如发生房室或室内传导阻滞表明坏死范围广泛。

6.低血压和休克

疼痛引起神经反射造成周围血管扩张、出汗等引起血容量不足,常出现低血压,但未必是休克。当收缩压<80mmHg,伴有烦躁不安、面色苍白、脉压减小、脉细而快,皮肤湿冷,尿量减少(20mL/h),神志淡漠,甚至昏迷,则为休克。发生率约为20%,多在起病后数小时至1周内发生。

7.心力衰竭

发生率为32%～48%,主要是左心衰竭,表现为呼吸困难、咳嗽、发绀、烦躁等。右心室心肌梗死者可出现右心衰竭,表现为颈静脉怒张、肝肿大、水肿等,伴低血压。

(二)不典型 AMI 表现

(1)无痛性 AMI 占 10%～20%,见于:①老年人;②糖尿病患者;③因休克、心力衰竭症状较重而掩盖疼痛者;④因脑供血不足而出现神志障碍者。

(2)一开始即表现为休克或急性左心衰或脑卒中。

(3)疼痛位于上腹部,误认为胃穿孔或急性胰腺炎等急腹症。

(4)疼痛放射至下颌、背部上方,被误认为骨关节痛。

(三)体征

(1)表情痛苦,烦躁不安,焦虑,恐惧。

(2)多有血压降低。

(3)心率增快,也可减弱。

(4)心尖部第一心音减弱。

(5)可有与心律失常、休克或心力衰竭有关的体征。

(6)发病 2～3 天后可出现心包摩擦音。

三、辅助检查

(一)心电图

1.特征性改变

(1)在面向心肌坏死区的导联上出现宽而深的 Q 波。

(2)在面向坏死区周围心肌损伤区的导联上出现 ST 段抬高呈弓背向上型。

(3)在面向损伤区周围心肌缺血区的导联上出现 T 波倒置。心内膜下心肌梗死一般无病理性 Q 波。

2.动态性改变

(1)超急性期:发病数小时内,可出现异常高大两肢不对称的 T 波。

(2)急性期:数小时后,ST 段明显抬高,弓背向上,与直立的 T 波连接,形成单相曲线,1～2 日内出现病理性 Q 波,同时 R 波减低,病理性 Q 波或 QS 波常持久不退。

(3)亚急性期:ST 段抬高持续数日至 2 周左右,逐渐回到基线水平,T 波变为平坦或倒置

(4)恢复期:数周至数月后,T 波呈 V 形对称性倒置,可永久存在,也可在数月至数年后恢复。

3.判断部位和范围

可根据出现特征性改变的导联来判断心肌梗死的部位。例如,V_1、V_2、V_3 和 V_4、V_5、V_6

反映左心室前壁和侧壁病变，Ⅱ、Ⅲ、aVF 反映下壁病变，Ⅰ、aVL 反映左心室高侧壁病变。

(二)超声心动图

可发现坏死区域心肌运动异常，了解心脏功能。

(三)血液检查

1.血象

起病 24～48 小时后白细胞可增至$(10\sim20)\times10^9/L$，中性粒细胞增多，嗜酸性粒细胞减少或消失，红细胞沉降率增快，均可持续 1～3 周。

2.血清酶

血清心肌酶升高。磷酸肌酸激酶(CPK)及同工酶 MB(CK-MB)在 3～6 小时开始升高，24 小时达最高峰，2～3 日下降至正常。

四、诊断

诊断主要依靠典型临床表现，特征性的心电图及血心肌坏死标志物改变，上述 3 项中具有 2 项即可诊断。对老年患者，突发严重心律失常、休克、心力衰竭而原因未明，或突然发生较重而持久的胸闷、胸痛者，都应考虑本病的可能。应先按 AMI 处理，并短期内进行心电图和 cT-nT(Ⅰ)、CK-MB 的动态观察以确定诊断。cTnI 或 T 和 CK-MB 增高对非 ST 段抬高心脏梗死(NSTEMI)的诊断更有价值。

五、院前急救措施

帮助已患有心脏病或有 AMI 高危因素的患者提高识别 AMI 的能力，以便自己一旦发病立即采取急救措施。①停止任何主动活动和运动。②立即舌下含服硝酸甘油片(0.5mg)，每 5 分钟可重复使用。若含服硝酸甘油 3 片仍无效则应拨打急救电话，由急救中心派出配备有专业医护人员、急救药品和除颤器等设备的救护车，将其运送到附近能提供 24 小时心脏急救的医院。随同救护的医护人员必须掌握除颤和心肺复苏技术，应根据患者的病史、查体和心电图结果做出初步诊断和急救处理，包括持续心电图和血压监测、舌下含服硝酸甘油、吸氧、建立静脉通道和使用急救药物，必要时给予除颤治疗和心肺复苏。尽量识别 AMI 的高危患者，如有低血压(100mmHg)、心动过速(>100 次/分)或有休克、肺水肿体征，直接送至有条件进行冠状动脉血运重建术的医院。

AMI 患者被送达医院急诊室后，医师应迅速做出诊断并尽早给予再灌注治疗。力争在 10～20 分钟内完成病史采集、临床检查和记录 1 份 18 导联心电图以明确诊断。对 ST 段抬高的 AMI 患者，应在 30 分钟内开始溶栓，或在 90 分钟内开始行急诊 PTCA 治疗。当典型临床表现和心电图 ST 段抬高已能确诊为 AMI 时，绝不能因等待血清心肌标志物检查结果而延误再灌注治疗的时间。

六、治疗措施

(一)监护和一般治疗

(1)监护。

(2)休息:卧床休息 2 周。

(3)吸氧。

（二）解除疼痛

剧烈胸痛使患者交感神经过度兴奋，产生心动过速，血压升高，从而增加心肌耗氧量。心肌再灌注治疗开通梗死相关血管，恢复缺血心肌的供血是解除疼痛最有效的方法。再灌注治疗前可选用下列药物尽快镇痛。

（1）吗啡 3mg 静脉注射，必要时 5～10 分钟后重复，总量不宜超过 15mg；或吗啡 5～10mg 皮下注射，必要时 1～2 小时后再注射 1 次，以后每 4～6 小时可重复应用。不良反应有恶心、呕吐、低血压和呼吸抑制。一旦出现呼吸抑制，可每隔 3 分钟静脉注射纳洛酮 0.4mg（最多 3 次）或哌替啶（杜冷丁）50～100mg 肌内注射。

（2）硝酸甘油静脉滴注。

（3）β 受体阻滞剂静脉＋口服。

（三）抗血小板治疗

氯吡格雷加阿司匹林联合应用。

（四）抗凝治疗

（1）对溶栓治疗的患者，肝素作为其辅助用药，溶栓剂不同，用法不同。

（2）未溶栓治疗的患者，应用 LMWH 皮下注射。

七、护理措施

（一）监测及病情观察

观察并定时记录患者神志、脉搏、呼吸、血压、体温、尿量及血氧饱和度。充分保证静脉通道以供急救时给药，准备好急救药品及仪器，如除颤器、临时心脏起搏器、呼吸机等。发现下列问题及时向医生汇报，且配合医生进行抢救。

（1）心室颤动，首先在心前区叩击数次，无效后，立即采用非同步直流电除颤。

（2）收缩压低于 80mmHg，伴烦躁不安、面色苍白、皮肤湿冷、脉搏细速、少尿、意识模糊，甚至昏迷，则提示休克。

（3）呼吸困难、咳嗽、咳泡沫痰，提示出现急性左心衰竭。

（4）AMI 后持续或反复发作的剧烈胸痛，而 ECG 并无梗死延展的表现，是心脏破裂最常见的先兆症状。

（5）患者突然神志丧失，呼吸骤停，测不到血压，无脉搏，无心音。ECG 示窦性心动过缓、交界区心律，室性自主心律，呈"电—机械分离"，提示心脏破裂造成心脏压塞而猝死。

（6）患者胸痛伴右心衰竭表现，胸骨中下部有响亮的收缩期杂音，提示发生室间隔穿孔。若伴左心衰竭表现，心尖部可闻及响亮的全收缩期杂音，考虑乳头肌断裂。

（7）突然发生呼吸困难、胸痛、咯血、血压下降，继而出现右心衰竭的体征，猝死，应考虑肺栓塞。

（8）无明显原因下肢局部疼痛，患肢周径增粗，应考虑下肢深静脉血栓。

（9）肢体麻木，疼痛局部皮肤苍白、发凉、坏疽，动脉搏动减弱或消失，考虑肢体动脉栓塞。

（10）突然头痛、眩晕、偏瘫、昏迷，应考虑脑梗死。

（11）突发上腹痛、恶心、呕吐、黑便，类似绞窄性肠梗阻，提示肠系膜动脉栓塞。

（12）突发腰痛，继而血尿，考虑肾栓塞。

(二)吸氧

AMI 患者常有不同程度的动脉血氧分压降低,吸氧能改善心肌缺血缺氧,有助于减轻疼痛,防止心律失常,对休克或左心室功能衰竭患者特别有益。故 AMI 患者入院后给予中等流量吸氧(3～5L/min)24～48 小时。急性肺水肿患者采用配置 30%～50%酒精吸氧,面罩加压吸氧,必要时气管插管机械通气。

(三)休息

发病后 12 小时内卧床休息,避免搬动,洗脸、进食、排尿便、翻身等均由护理人员协助和照料。若无并发症,发病后 24 小时内应鼓励患者在床上行肢体活动,逐渐增加活动量,自行洗脸、进食、翻身、坐起排便、坐位休息等。第 3 天可在病房内走动,以后逐渐增加活动,直至每天 3 次,每次步行 100～150m。

(四)饮食护理

因患者心功能下降,心排血量减少,加上卧床,胃肠蠕动减弱,消化功能减低,故宜进清淡易消化饮食,少食多餐,保证热量供应(每天 1000～1500cal),避免饱食增加心脏负担。避免进食产气多的食物(如牛奶)而引起腹胀。钠盐和液体的摄入量应根据出汗量、尿量、呕吐量及有无心力衰竭而确定。

(五)排便护理

AMI 患者常因不习惯卧床排便,进食量减少,应用吗啡而发生便秘,必须避免用力排便增加心脏负担,给予患者缓泻剂,如通便灵、蓖麻油、麻仁润肠丸,保持每 1～2 天有 1 次排便。有便意,但排便困难者,给予开塞露,必要时可作低压温水灌肠。

(六)心理护理

及时了解患者的焦虑程度,耐心做好解释、安慰工作,消除患者的思想顾虑及紧张情绪,使其能正确对待疾病,配合治疗。同时做好家属的思想工作,但急性期谢绝过多探视和陪伴,避免给患者带来不良刺激和劳累,充分保证患者休息。

(七)AMI 溶栓护理

1.溶栓前的准备

(1)物品准备:除颤器、急救用药、套管针、三通、注射泵、溶栓剂(如 UK、rt-PA 等)。

(2)患者准备:连接好心电监测仪,监测生命体征,建立两条静脉通道以便给药和采血。溶栓剂要严格按医嘱规定的输液速度滴入。

2.溶栓中的护理

严密监测血压、心率、心律、心电图 ST 段改变,密切观察胸痛缓解情况,注意有无过敏反应。

3.溶栓后的护理

遵医嘱做心电图及采集血标本;注意观察有无出血征象。

(八)直接 PCI 治疗的护理

1.术前准备

遵医嘱采集标本;备皮,做碘过敏试验;左上肢建立静脉通路。

2.术后准备

(1)持续心电监测,密切观察血压、心率、心律、体温变化,按医嘱采集血标本。

(2)采用股动脉穿刺者需卧床 24 小时,穿刺侧肢体制动。

(3)观察穿刺部位有无渗血,检查双侧足背动脉搏动及足温,若出现足背动脉搏动减弱或消失,或皮温异常,应及时报告医生,以免造成下肢缺血坏死。

(4)术后嘱患者多饮水,遵医嘱补液,记录 24 小时出入量。

(5)术后可进食。但拔管前尽量少进食,以免拔管过程中呕吐。

(6)如出现腹痛或腰痛、腹胀、头晕、面色苍白、血压降低、心率加快及血红蛋白进行性下降提示腹膜后出血。

(7)拔管时的护理:①拔管前测量 APTT 以决定拔管时机;②备好抗迷走神经反射的药物,如多巴胺、阿托品、甲氧氯普胺(胃复安);③备好拔管用品;④拔管时,密切观察血压、心率、心律,了解患者的主诉;若出现迷走神经反射遵医嘱给予补液等对症治疗;⑤拔管后手压止血 30 分钟,观察无出血、渗血后以纱布绷带加压包扎,并用沙袋压迫 6 小时(根据患者体重选择 2～3kg 的沙袋),如无出血、渗血,24 小时后解除加压包扎;⑥遵医嘱给予 3 天抗生素,预防感染。

(九)并发症的护理

(1)疼痛:患者绝对卧床休息,注意保暖,并遵医嘱给予解除疼痛的药物,如硝酸异山梨酯,严重者可选用吗啡等。

(2)心源性休克:应将患者头部及下肢分别抬高 30°～40°,高流量吸氧,密切观察生命体征、神志、尿量,必要时留置导尿管观察每小时尿量,保证静脉输液通畅,有条件者可通过中心静脉或肺毛细血管楔压进行监测。应做好皮肤及口腔护理,按时翻身预防肺炎等并发症,做好 24 小时监测记录。

(3)加强心律失常与心力衰竭的护理。

(4)密切观察生命体征的变化,预防并发症,如乳头肌功能失调或断裂、心脏破裂、室壁瘤、栓塞等。

第三节　急性心力衰竭

急性心力衰竭是指某种原因导致心肌收缩力下降或心脏前后负荷突然增加引起心脏排血量急剧下降、体循环或肺循环急性瘀血、组织器官灌注不足的临床综合征。根据解剖学部位分急性左心衰竭和急性右心衰竭。其中,临床以急性左心衰竭最常见,表现为急性肺水肿,严重者发生心源性休克及心搏骤停等。急性右心衰竭比较少见,多由大块肺栓塞引起,也可见于右室心肌梗死。本节主要介绍急性左心衰竭。

一、病因及发病机制

(一)病因

1.急性弥散性心肌损害

急性心肌炎、急性广泛性心肌梗死、心肌缺血。

2.急性机械性排血受阻

严重二尖瓣狭窄,持续性快速心律失常,大量心包积液、积血,缩窄性心包炎。

3.急性左室后负荷增加

高血压、严重主动脉瓣狭窄、梗阻性肥厚性心肌病。

4.急性左室前负荷增加

急性瓣膜穿孔、静脉输血输液过多过快。

(二)诱因

(1)急性感染:特别是呼吸道感染或感染性心内膜炎。

(2)心律失常:特别是房颤、心动过速或严重缓慢性心律失常。

(3)妊娠、分娩或甲亢。

(4)精神与身体的过度劳累。

(5)药物使用不当:洋地黄用量不足或过量。

(6)输血输液过多过快或钠盐摄入过多。

(三)发病机制

由于左室排血量急剧下降,致左室舒张末压显著增加,左房、肺静脉及肺毛细血管压力随之升高。当肺毛细血管内流体静压超过胶体渗透压时,大量血浆自肺毛细血管漏入肺间质和肺泡,发生肺水肿或肺瘀血。

血浆进入肺泡内与气体形成泡沫后,表面张力增大,影响气体交换,引起缺氧。肺泡与肺间质水肿使肺的顺应性下降,引起换气不足和肺内动静脉分流,导致动脉血氧含量降低,组织代谢乳酸产生过多而发生代谢性酸中毒,使心力衰竭进一步恶化。另外左室排血量下降,造成组织器官灌注不足,不能满足机体对氧和代谢的需要,血压降低,最后导致休克、严重心律失常而死亡。

二、护理评估

(一)症状

主要由肺循环瘀血和肺水肿引起。

1.夜间阵发性呼吸困难是左心衰竭的典型表现

常在夜间入睡后突然憋醒,出现咳嗽、胸闷、气短,轻者坐起后症状可缓解,严重者坐起或站起后仍有明显气短,并有频繁咳嗽和喘鸣,发展为急性肺水肿。

2.急性肺水肿是急性左心衰竭的严重表现

典型症状为突发呼吸窘迫、端坐呼吸、咳嗽、咳粉红色泡沫样痰、极度烦躁、大汗淋漓、面色苍白、口唇发绀、皮肤湿冷、昏厥和休克。

(二)体征

两肺布满哮鸣音与湿啰音,心率增快,心尖部第一心音低钝,可出现收缩期杂音或舒张期奔马律,肺动脉瓣区第二心音亢进,呼吸浅快,频率在 30～40 次/分以上,吸气时肋间隙、锁骨上窝、胸骨上窝凹陷。伴心源性休克时出现相关的体征与血压改变。

(三)辅助检查

1.实验室检查

检测血清电解质、血尿素氮和肌酐,判断有无电解质紊乱和肾功能不全。动脉血气检测显示动脉血氧分压降低,二氧化碳分压降低、正常或升高。

2.X 线检查

肺间质水肿时,肺野透亮度下降,肺纹理增粗、模糊,肺门边缘轮廓不清,呈云状阴影。肺泡水肿时,典型 X 线表现为由肺门向周围扩展的蝶状阴影,大多数为两肺广泛分布、大小不等的斑片状阴影,可融合成片,严重者出现胸腔积液。

3.血流动力学检查

因血流动力学变化先于临床表现和 X 线改变,肺毛细血管楔压(PCWP)升高早于肺瘀血,故血流动力学检查对于早期发现左心衰竭以及指导治疗甚为重要。急性左心衰竭早期,PC-WP 增加,心排血指数(CI)正常。PCWP 大于 2.4kPa(18mmHg),提示肺瘀血;CI 为 2.2～2.5L/(min·m²)、PCWP 为 3.3～4.7kPa(25～35mmHg),提示肺水肿;CI 2.2L/(min·m²)、PCWP 大于 2.4kPa(18mmHg),提示心源性休克。

三、急救措施

(一)体位

将患者置于端坐位或半卧位,两腿下垂,减少静脉回心血量。

(二)纠正缺氧

一般用鼻导管或面罩给氧,流量为 5～6L/min,供氧浓度为 40%～60%。氧气湿化瓶内可放入 30%～50%乙醇或加甲基硅油消泡剂,降低肺泡表面张力,以改善通气。如患者反应迟钝,血气分析结果示 $PaCO_2>70mmHg$,$PaO_2<60mmHg$,即应给予气管插管呼吸机辅助呼吸,可以使用呼气末正压通气(PEEP),以增加肺的功能残气量,减轻肺泡萎陷,并可抑制静脉回流。

(三)建立静脉通道

准备做进一步处理。

(四)药物治疗

1.吗啡

5～10mg 皮下或静脉注射,可减轻烦躁不安和呼吸困难,并可扩张周围静脉,减少回心血量。已有呼吸抑制者或慢性肺病者应避免使用,低血压者应避免静脉用药。

2.利尿剂

可选用呋塞米 20～40mg 静脉注射。必要时 4～6 小时再重复给药 1 次,可大量快速利尿,减少血容量。

3.血管扩张剂

可减轻心室前负荷及降低后负荷,以改善心功能,减低氧耗,增加心搏量和心排出量,常用的药物有硝普钠、硝酸甘油、酚妥拉明及压宁定。

4.强心剂

近期未用过洋地黄药物者,可以毛花苷丙(西地兰)0.2～0.4mg 缓慢静脉注射。

5.氨茶碱

氨茶碱 0.25g 放入生理盐水溶液 250mL 中静脉滴注,以减轻支气管痉挛,并有强心利尿作用。

6.肾上腺皮质激素

激素可降低周围血管阻力,减少回心血量和解除支气管痉挛,可用地塞米松 10～20mg 静脉注射。

四、护理措施

(1)生命体征监测:给予患者心电监测,注意观察体温、脉搏、呼吸、血压变化。及时发现心力衰竭的早期征兆,夜间阵发性呼吸困难是左心衰竭的早期症状,应予以警惕。当患者出现血压下降、脉率增快时,应警惕心源性休克的发生。

(2)观察神志变化:由于心排血量减少,脑供血不足、缺氧及二氧化碳增高,可导致头晕、烦躁、迟钝、嗜睡、昏厥等症状,应及时观察,特别是使用吗啡时应注意观察神志及有无呼吸抑制情况。

(3)做好护理记录,准确记录 24 小时出入量,尤其是每小时尿量。

(4)保持呼吸道通畅,及时清除呼吸道分泌物。

(5)保持床单位清洁,及时为患者更换潮湿衣物。

(6)药物应用观察。

1)应用强心剂时,注意有无中毒症状,如恶心、呕吐、厌食等胃肠道症状;心律失常;头痛、失眠、眩晕等神经系统症状及黄视、绿视。应监测电解质变化及酸碱平衡,纠正低钾、低钙及酸中毒。

2)应用血管扩张剂时,应从小计量、低速度开始,根据血压变化调整滴速,并严密观察用药前后血压、心率的变化,若血压明显下降,心率显著增快并伴有出汗、胸闷、气短等症状应及时报告医生,立即停药,将双下肢抬高。静脉滴注时还应注意观察注射局部有无血管炎及外渗引起的组织坏死。

3)应用利尿剂时注意观察尿量的变化,若用药后 24 小时尿量大于 2500mL 为利尿过快,患者可出现心率加快、血压下降等。全身软弱无力、腱反射减弱、腹胀、恶心、呕吐等症状可能为低钾、低钠的征象。

(7)判断治疗有效的指标:自觉气短、心悸等症状改善,情绪安定,发绀减轻,尿量增加,水肿消退,心率减慢,血压稳定。

(8)避免诱发因素:做好心理护理,解除患者的焦虑,避免过分激动和疲劳;做好生活护理,防治呼吸道感染;控制输液量及输液速度,防止静脉输液过多过快。

第四节　高血压危象

高血压危象是指威胁生命或器官功能的极重度高血压状态,发病时外周小动脉发生暂时性强烈痉挛,血压急剧升高并伴有重要器官不同程度的功能障碍或不可逆损害,是常见的急重症之一。

一、诱因与发病机制

(一)诱因

1.药物因素

高血压患者未规律服药或突然停止用药。

2.其他因素

如紧张、疲劳、寒冷、外伤及手术等。

(二)发病机制

高血压危象时血压极重度升高的直接原因是外周小动脉强烈收缩,在上述作用下肾脏产生"压力性利尿"和由此诱发的低血容量进一步刺激血管收缩素释放,导致外周阻力血管进一步收缩,形成恶性循环,使血管失去自我调节能力。血管的损害直接导致器官和组织的损害,心、脑、肾是最易受累的靶器官。

二、临床表现

(一)脑动脉痉挛、脑水肿

常有剧烈头痛、头晕、耳鸣、恶心、呕吐、视物模糊、失明、抽搐,甚至脑出血、昏迷。

(二)心脏受累

可出现心悸、呼吸困难,并可出现急性左心衰、肺水肿、心绞痛。

(三)肾脏受累

可出现少尿、无尿、尿比重改变,严重时可发生急性肾衰竭。

(四)交感神经兴奋

如异常兴奋、发热、出汗、口干、皮肤潮红(或面色苍白)、心动过速、手足颤抖等。

(五)体征

血压显著升高,舒张压大于 120mmHg,收缩压可达 250mmHg;眼底血管痉挛或出血、渗出,视神经盘水肿。

三、救治原则

(一)迅速降压

降压应做到迅速、安全、有效。常选用静脉用药,可根据病情联合用药,不但可以提高疗效、减少药量及不良反应,而且可以延长降压作用时间。降压常用药物如下。

(1)硝普钠,$1\sim3\mu g/(kg \cdot min)$,总量不超过 $500\mu g/kg$。

(2)硝酸甘油,1～5mg 溶于 5％葡萄糖注射液 100mL 中静脉滴注,10～20 滴/分,根据病情,每 10～15 分钟递增剂量 25％～50％,最大剂量为 200μg/min。

(3)美托洛尔,5mg 溶于 25％葡萄糖注射液 20mL 中,缓慢静脉注射,1～2μg/min,隔 5 分钟一次,直至有效,一般总量 10～15mg。

(4)呋塞米,20～40mg,用氯化钠注射液稀释后,缓慢静脉注射。儿茶酚胺类突然释放所致高血压危象,可选用 α 受体阻滞剂酚妥拉明降压,合并子痫可静脉使用肼屈嗪、拉贝洛尔、镁盐。

(二)防治脑水肿

高血压脑病加用脱水剂,如甘露醇、呋塞米等治疗,以减轻脑水肿。

(三)抗心力衰竭

合并急性左心衰时给予强心、利尿、扩血管治疗,选用硝普钠最为理想。

(四)对症处理

制止抽搐躁动可给予地西泮、苯巴比妥钠等肌内注射,或以水合氯醛保留灌肠。

(五)病因治疗

待血压控制、病情平稳后,根据患者的具体情况做进一步检查,积极寻找病因;如为继发性高血压,可根据引起高血压危象的原因制订相应的治疗措施,防止高血压危象复发。

四、护理评估

(一)病史

高血压危象最常见于慢性原发性高血压患者的血压骤然升高,因此,需了解患者危象发生前的基础血压值及血压波动情况,是否服用降压药物或其他药物,药物的名称、剂量、服药时间等,发病前有无不良的精神刺激、既往心脏情况等。此外,还应了解患者家庭成员有无高血压病史。

(二)身心状况

1.体征与特征

高血压危象常见的类型如下。

(1)急进型高血压急症:多见于中年、青年,短期内血压可急剧升高,尤其舒张压持续在 120mmHg 以上,临床上出现兴奋,呕吐,视物模糊,眼底出血、渗出、视神经盘水肿,肾功能损害等,病情进展迅速,如不及时救治,患者可在数周甚至数日内因肾衰竭、充血性心力衰竭、脑卒中而死亡。

(2)高血压脑病:由于血压过高突破了脑血管的自身调节,引起急性脑血液循环障碍,导致脑水肿和颅内压升高。临床表现以神经系统症状为主,头痛为最初的症状,常伴呕吐、视物模糊、视神经盘水肿、神志改变,可出现病理征、惊厥、昏迷等,颅内压可高达 400mmH_2O。经有效治疗,血压下降,症状可迅速缓解。

(3)儿茶酚胺类突然释放所致高血压危象:主要见于嗜铬细胞瘤,少数可由于高血压患者服用单胺氧化酶抑制剂、三环类抗抑郁药或其他升压药物而诱发。表现为血压急剧升高,伴心动过速、头痛、恶心、呕吐、面色苍白、出汗、麻木、手足发冷。发作持续数分钟至数小时。通过发作时尿液中儿茶酚胺代谢产物,如香草基杏仁酸(VMA)含量测定、B 超、放射性核素、CT 等检查可做出诊断。

(4)高血压危象伴主动脉夹层动脉瘤:起病急骤,特征为剧烈胸痛,向胸前或背部放射,可随病变波及的部位及范围而延伸至腹部、下肢及颈部,伴焦虑不安、大汗、面色苍白、心率加速、血压增高(原有高血压者血压更高)。

病变累及颈动脉或肋间动脉者,可造成脑或脊髓缺血而引起偏瘫、神志模糊、昏迷等。夹层动脉瘤由于涉及范围不同,可出现相应的症状和体征。主动脉造影或超声检查有助于诊断。主动脉夹层动脉瘤破裂多在起病后数小时至数日内死亡。病变在远端、范围较小、出血较少者预后较好。

2.心理和社会状况

因血压骤升,使心、脑、肾等重要脏器受累,患者常出现焦虑不安,担心出现严重并发症而影响以后的工作和生活,消极悲观,甚至绝望厌世,这些沉重的心理负担会使血压容易波动,影响治疗效果。

(三)辅助检查

1.实验室检查

(1)尿常规:了解是否有蛋白尿、红细胞与红细胞管型等,肾实质是否受损。

(2)肾功能:当合并急性肾衰竭时,肌酐、尿素氮升高。

(3)VMA:怀疑为嗜铬细胞瘤时,可行尿 VMA 检查。

(4)脑脊液检查:脑脊液压力常升高。

(5)可出现血钾升高、代谢性酸中毒。

2.影像学检查

(1)X 线胸片:观察充血性心力衰竭、肺水肿征象。

(2)脑 CT:观察有无脑出血、水肿或梗死等。

(3)怀疑为嗜铬细胞瘤时,可行肾上腺 CT 检查。

(4)怀疑为主动脉夹层瘤时,应做胸部 CT、经食管超声、主动脉造影等检查。

五、护理诊断

(一)舒适的改变

舒适的改变与血压骤然升高、颅内压升高有关。

(二)体液过多

与尿少、肾功能受损有关。

(三)知识缺乏

缺乏应用降压药物的知识。

六、护理目标

(1)患者血压稳定,头痛、头晕、耳鸣、恶心、呕吐等症状消失。

（2）患者尿量正常，水、电解质、酸碱平衡紊乱得到纠正，肾功能得到改善。

（3）患者初步了解发生高血压危象的可能因素，能遵照医嘱服用降压药物。

七、护理措施

（一）一般护理

（1）体位：绝对卧床休息，将床头抬高 30°，可起到体位性降压作用。

（2）吸氧：高血压危象患者应常规吸氧，一般给予鼻导管给氧，必要时可予面罩给氧。

（3）迅速建立静脉通道，保证降压药物及时输入。

（4）昏迷者应及时吸痰，保持呼吸道畅通。

（5）保持排便通畅，必要时按医嘱给予缓泻剂。

（二）急救护理

1. 密切观察病情变化

监测血压、呼吸、脉搏、神志及心、肾功能变化，观察双侧瞳孔大小、两侧是否对称及对光反射。对持续抽搐或有神志改变的患者，护士应守护在患者身旁，去除义齿，安放齿垫，以防咬伤舌或误吸；意识障碍患者需加床挡，防止坠床。

2. 用药护理

迅速降压是急救的关键，但降压的幅度因人而异，如果肾功能正常，无脑血管或冠状动脉疾患史，也非急性主动脉夹层动脉瘤或嗜铬细胞瘤伴急性高血压者，血压可降至正常水平。否则降压幅度过大，可能会使心、肾、脑功能进一步恶化，其安全的血压水平为 160～180/100～110mmHg。护士应熟知常用降压药物的药理学知识，仔细观察药物的疗效和不良反应，出现不良反应需及时通知医师处理。例如，使用硝普钠时应注意药物避光，并注意滴注速度；用 β 受体阻滞剂时应注意其抑制心肌收缩力、心动过缓、房室传导时间延长、支气管痉挛等不良反应。

（三）健康教育

（1）患者出院后，应坚持低盐、低脂饮食，根据患者体质情况制订运动计划。

（2）避免不良精神刺激。

（3）遵医嘱按时服药，定期到医院复查。

（4）如为嗜铬细胞瘤等引起的高血压危象，劝导患者尽早手术治疗。

第五节　急性心律失常

急性心律失常指突然发生的、以心脏电活动异常为主要表现的一组生理改变或临床病症，其主要包括心脏电活动的起源、部位、顺序、频率、节律以及传导等单一或诸多方面的改变。心律失常的性质与其导致的血流动力学障碍的程度有直接关系，其主要影响因素有心动频率、心动节律、房室收缩的协调性、心室收缩的同步性、药物影响以及患者的全身情况、有无电解质紊乱、有无心脏疾患等。所以对心律失常患者急救时最重要的是判断和制止心律失常导致的血流动力学障碍。

一、常见突发心律失常

窦性心律失常起源于窦房结,其常见类型有窦性心动过缓、窦性心动过速、窦性心律不齐及病态窦房结综合征(SSS)。

(一)病因与发病机制

窦性心律失常的病因和发病机制主要取决于原发疾病和患者的自主神经状态,如迷走神经兴奋可以导致窦性心动过缓,交感神经兴奋可以导致窦性心动过速,心脏起搏及传导系统的原发性退行性病变或起搏及传导系统供血不足可以导致病窦综合征。此外,心肌炎、心肌病、风湿性心脏病以及药物(如洋地黄类、奎尼丁)、电解质紊乱(如高血钾)都可对起搏及传导系统产生影响。

(二)临床表现

1. 窦性心动过缓

患者的主导心律为窦房结发出的冲动,其频率 40～60 次/分,低于 40 次/分提示患者伴有窦房传导阻滞。

(1)症状及体征:轻度窦性心动过缓临床上一般无症状,但如果患者心率＜50 次/分或伴有严重的器质性心脏病时可以出现头晕、视物模糊、乏力、胸闷、心悸,严重者可以发生心绞痛、昏厥、低血压等。

(2)心电图特征:窦性心律,频率 40～60 次/分;窦性节律缓慢时,房性、结性或室性异位搏动较易出现。

2. 窦性心动过速

患者的主导心律为窦房结发出的冲动,其成人患者的窦性心律的频率在 100 次/分以上,但多数在 150 次/分以内。

(1)症状及体征:窦性心动过速临床上一般无症状。如果心率＞130 次/分,患者多感到心悸、胸闷等。按压颈动脉窦可以使患者心率逐渐变慢,停止按压后其心率又逐渐加快。

(2)心电图特征:窦性心律;频率＞100 次/分,但很少超过 160 次/分,偶可达到 180 次/分;P-R 间期＞0.12 秒。

3. 窦性心律不齐

患者的主导心律为窦房结发出的冲动,其节律不规则,心率出现吸气时加快而在呼气时减慢的周期性现象。

(1)症状及体征:常无临床症状,患者有时可有心悸的感觉。

(2)心电图特征:窦性心律;同一导联内的 P-P 间距的差异＞0.12 秒;P-R 间期正常。注意:做心电图检查时如果发现患者有窦性心律不齐的特征,可以让其屏住呼吸同时加长走纸,记录下来的便是较齐的心律。

4.病态窦房结综合征

为窦房结及其周围组织病变导致窦房结的起搏和(或)传导功能障碍和衰竭,从而引起的多种类型的心律失常。

(1)症状及体征:患者有无症状取决于其血流动力学状态以及其原发病的情况,轻者可以无症状或仅有心悸感,重者可以出现头晕、乏力、低血压、昏厥等情况。

(2)心电图特征:可单独或同时存在如下情况:严重而持久的窦性心动过缓、心率低于 50 次/分;窦性停搏,在正常的节律后出现较长时间的间歇,其间无 P 波,长 P-P 间期与短 P-P 间期不呈倍数关系,常有逸搏或逸搏心律;莫氏Ⅰ型窦房传导阻滞;缓慢心室率的慢性房颤;慢-快综合征:在窦缓、窦停及窦房阻滞的基础上反复发作心速(室上速、房扑、房颤),发作过后常有一个较长的间歇;双结病变:在窦缓、窦停及窦房阻滞的基础上出现交界区逸搏心律或该逸搏心律的频率低于 40 次/分,房室传导阻滞或室内传导阻滞。

(三)病情危重的指征

(1)合并于急性冠状动脉综合征、严重电解质紊乱以及药物过量引起的窦性心律失常,特别是病窦综合征时的快速心律失常突然终止而窦房结及次级起搏功能未及时启动,患者心脏间歇时间有时可以超过数秒,尤其在应用抗心律失常药物时更容易发生。此时,患者危险性较大,甚至可以发生猝死,高龄者尤其如此。

(2)患者有血流动力学障碍,表现为面色苍白、口唇皮肤发绀、血压下降、脉搏微弱等。

(3)病窦综合征的逸搏周期的长度超过 1.6 秒(8 个大格)往往提示双结病变,其危险性较大。

(四)治疗措施

1.院前急救措施

治疗重点是患者的原发疾病,对单纯的窦性心动过速或心动过缓,如果患者无症状或症状较轻一般无须处理,有症状时可以给予增加心率的药物,如山莨菪碱、阿托品、沙丁胺醇(舒喘灵)、溴丙胺太林(普鲁苯辛)、氨茶碱及异丙肾上腺素口服、皮下及肌内注射或静脉滴注;减慢心率的药物,如 β 受体阻滞剂。其他措施有吸氧、心电监护等,现场救治后要将患者送医院进一步检查治疗。

2.院内治疗措施

病因及原发疾病的进一步诊治,对有适应证的病窦综合征患者可安装起搏器。

(五)护理措施

1.急诊急救的准备工作

核对和检查除颤器、吸痰器、气管插管装置、呼吸机、输液泵等急救设备以及急救药品、导电糊的放置位置,使之处于随时可以应用的良好状态。

2.生命体征的监测

血压、呼吸、脉搏和心电活动的检查和监测,尤其注重患者有无血流动力学障碍的征兆,并将这些情况准确记录,同时及时向医生报告。

3．医疗护理

为患者供氧,静脉穿刺建立静脉通道及留取化验标本等,同时准确填写护理文件。

4．心理护理

通过谈话了解患者的情况、需求和想法,协助医生做好与患者及其家属的沟通工作。同时安抚患者,使之放松心情,避免紧张和恐惧的情绪,配合急救医疗行动的实行。

5．医疗文件的记录和保留

急性心律失常起病急骤,病情变化迅速,而各种医疗及护理文件是重要的学术和法律证据,因此,应该及时准确书写、记录并妥善保管。

二、阵发性室上性心动过速

阵发性室上性心动过速(PST)简称室上速,是冲动起源于房室交界区以上的、阵发性快速心律失常(除外房颤)的总称。

(一)病因与发病机制

绝大多数情况下室上速主要的发病机制是各种因素导致的"折返"导致,即心电冲动在下传过程中形成折返环,在激动心室的同时在房室结以上的区域又沿着折返环回传,然后再次下传重新激动心室,引发另外一次心搏,如此反复,从而引起心室率严重加快。

(二)临床表现

1．症状及体征

突然发病,突然终止。患者主要表现为心悸、脉搏增快、脉律较齐,严重者可有出汗、面色苍白及昏厥,冠心病及高龄患者可伴有胸痛。患者年龄越大、心率越快症状越重,此外,发病初始症状较重,随着心律失常持续时间的延长,部分患者的症状可以逐渐减轻,但心率＞180次/分者持续时间越长,症状越重。部分患者既往有类似发作史,其发作频率多为每月数次至每年数次。按压颈动脉窦后部分患者心率可以突然减慢并且规则。

2．心电图特征

(1)心率在 150～260 次/分。

(2)心室律基本匀齐(R-R 间距差异小于 0.01 秒)。

(3)P 波常因与其前的 T 波融合而不易辨认,或呈逆性 P 波,如果 P 位于 QRS 波之前则 P-R 间期＜0.12 秒,如果 P 波位于 QRS 波之后则 R-P 间期＜0.20 秒。

(4)由于过快的心率,冠心病及 60 岁以上的患者常有相应导联 ST 段显著下移(aVR 导联除外),T 波低平或倒置,此时应与非 Q 波心梗相鉴别。

(5)QRS 波呈室上图形,时间常小于 0.12 秒。

(6)患者如合并束支传导阻滞、预激综合征及心室内差异传导,则可使 QRS 波宽大畸形,需要与室性心动过速相鉴别。

3．对宽 QRS 波心动过速性质的鉴别诊断

Brugada 提出了四步鉴别法,即只要符合下述 4 条之一者就可以诊断为室速:QRS 波 V_1～V_6 导联均无 RS 型(特异性 100%,敏感性 21%),RS 波谷时间＞0.1 秒(特异性 98%,敏感性

66%),房室分离(特异性98%,敏感性82%),QRS波 V_1 和 V_6 导联同时具有室速的特点(特异性96.5%,敏感性98.7%)。

(三)病情危重的指征

(1)高龄患者以及合并急性冠状动脉综合征和严重电解质紊乱的患者。

(2)器质性心脏病患者心室率≥180次/分,非器质性心脏病患者心室率≥210次/分。

(3)合并预激综合征的室上性心动过速。

(4)出现血流动力学障碍的室上性心动过速,临床表现为面色苍白、口唇及皮肤发绀、血压下降等。

(四)治疗措施

1.院前急救措施

(1)兴奋迷走神经的物理疗法。

1)转换呼吸法:嘱患者深呼吸数次,然后屏住呼吸,直到不能忍受时再度进行深呼吸,反复1～2次。

2)咽刺激法:也称催吐法,令患者取前倾坐位,低头张口,操作者将中指伸到患者口中,手心向上,用中指腹反复轻轻按摩患者软腭,诱发其呕吐反射。

3)乏氏动作:嘱患者紧闭声门,同时用力做呼气动作,增加胸腔压力。如患者不能领会或无法配合,则急救者用手压迫患者腹部并令其用力挺腹,可以获得与乏氏动作相同的效果。

4)面部降温法:也称潜水反射法,患者取坐位,嘱其深吸气后屏气并迅速将面部浸入装有5～10℃的冷水盆中或用冰冻后的毛巾冷敷面部。

(2)同步电复律:该法适用于突然发生的,有严重血流动力学障碍、合并心绞痛、心衰的患者以及预激综合征合并室上速,或经过药物加物理治疗无效的室上速。

1)方法:建立静脉通道及心电监护,将除颤器置于同步除颤状态(SYN)。患者取平卧位;首先给予地西泮 10mg 静脉注射,边注射边嘱患者数"1,2,3……",待患者入睡后首次同步电击,无效时可增加至 100～200J。

2)非适应证:洋地黄中毒、病窦综合征、严重的低钾血症。

(3)药物治疗。

1)三磷酸腺苷(ATP):选择较粗大的静脉以 7 号注射针头或使用套管针建立静脉通道。ATP 3～5mg 作为起始剂量,以最快速度(<2 秒)推注,随后以 10mL 生理盐水快速冲洗,使其在体内的浓度瞬时达到高峰。如果无效则在 3～5 分钟后追加 2～3mg,方法相同,直至心律转复或因症状较重而不能忍受。

2)普罗帕酮:首剂 70mg(每次 1～2mg/kg)静推,注药时间多为 3～5 分钟,高龄及有严重器质性心脏病患者的注射时间可适当延长(5～10 分钟)。如果在推药过程中患者心律转复则立即停药,无效可于 10～15 分钟后重复应用 35mg,但总量不超过 350mg。反复发作者可用普罗帕酮静脉滴注[1.5～2mg/(kg·min)],总量不超过 560mg/24h。

3)胺碘酮:5～10mg/kg(每次 150～300mg)静脉推注,如无效则每间隔 10～20 分钟加注

75～150mg,直至转为窦性心律或总量达到 450mg。注意与普罗帕酮和维拉帕米(异搏定)比较,胺碘酮转复心律所需时间一般较长,应耐心观察,不要急于求成。

4)维拉帕米:5～10mg 或 0.15mg/kg 稀释后缓慢静脉注射(4～6 分钟),注射时心电监护出现二度房室传导阻滞波形时应立即停止注射。如无效则在 15～20 分钟可重复应用,但总量不应超过 20mg。QRS 波群宽大畸形者禁用该药。

2.院内治疗措施

除院前急救措施的继续实施外,患者入院后应该充分利用院内的设备,进一步查找病因,针对病因治疗。

(五)护理措施

对阵发性室上速的护理工作主要是做好患者的血流动力学监测,特别要注意观察患者的面色、肢体末端温度、血压、心率及血氧饱和度等。用药时要严格遵照医嘱执行,特别在应用抗心律失常药物时应注意给药速度和浓度,以免药物的负性肌力作用导致患者发生急性心力衰竭。

三、阵发性心房颤动伴快速心室率

心房颤动(Af)简称房颤,是指心房肌出现 350～600 次/分的不规则、不协调的微细收缩,是发生率较高的心律失常之一。房颤在临床上被分为 3 种:阵发性房颤、持续性房颤和永久性房颤。

(一)病因与发病机制

房颤最常发生于风湿性心脏病患者,其次见于冠心病,发生率常与患者年龄成正比。大多数患者的房颤,特别是阵发性房颤是由短阵的异位冲动所引起,这些冲动主要起源于心房附近的大静脉(肺静脉和腔静脉)肌袖的快速电冲动的触发或驱动作用。

(二)临床表现

1.症状及体征

房颤的临床症状取决于患者心室率的快慢,心室率慢者可以无症状,心室率快无并发症的房颤表现为突然发作,突然中止,或心室率先减慢再终止。患者的主要感觉为心悸、胸闷,有时可以出现胸痛、头晕等。体征表现为房颤三联征:心律绝对不齐,心音强弱不一,心率大于脉率。

2.心电图特征

(1)P 波及等电位线消失,代之以不规则的微小波动(t 波),心房率在 350～600 次/分,心室率多在 100～180 次/分,少数患者的心室率可达 180～250 次/分,此种情况多见于预激综合征。

(2)QRS 波多数情况下呈室上型,但其形态不尽相同。

(3)房颤如果出现大于 1.5 秒的长 R-R 间歇,或在不规则的心室律中 R-R 波出现有规律的长 1～1.5 秒的间歇,则提示合并二度房室传导阻滞。

(4)房颤时心室律绝对不齐,如果心室律慢而匀齐,则是合并三度房室传导阻滞或洋地黄中毒的征象。

（三）病情危重的指征

（1）预激综合征合并的房颤，患者有可能发生室速和室颤，危险性较大。

（2）继发于急性冠脉综合征和严重缺氧（如肺心病）导致的房颤。

（3）与左心衰竭并存的房颤，患者表现为咳嗽、咳痰、呼吸困难、端坐呼吸、肺部湿性啰音等。

（4）有器质性心脏病同时心室率较快（≥180 次/分）的房颤，患者有可能发生心绞痛及心力衰竭等。

（四）治疗措施

1. 院前急救措施

（1）同步电复律：适用于突然发生的，有严重血流动力学改变，合并心绞痛、心衰的患者以及预激综合征的房颤，成功率为 $76\%\sim96\%$。首次 50J，无效时可增加至 $100\sim200J$。非适应证：洋地黄中毒，心室率<90 次/分，合并二度以上房室传导阻滞，慢性房颤，病窦综合征，心肌病及心脏扩大。

（2）药物治疗：阵发性房颤的药物治疗可以分为两大类，第一是抗心律失常治疗，第二是抗凝治疗，二者缺一不可。

1）毛花苷丙（西地兰）：首剂 $0.4\sim0.8$mg，稀释后静推，10 分钟后起作用，2 周内未用过洋地黄者效果较好。

2）普罗帕酮：首剂 70mg 静推（每次 $1\sim2$mg/kg），$15\sim30$ 分钟可重复应用 35mg，但总量不超过 350mg。反复发作者可用普罗帕酮静脉滴注（$20\sim40$mg/min，总量不超过 560mg/24h）。

3）胺碘酮：$5\sim10$mg/kg（每次 $150\sim300$mg）。左室功能正常的患者以 50mg/min 的速度静脉滴注，左心功能不全的患者上述剂量静脉滴注 $30\sim60$mg/min。静脉滴注维持量为 10mg/（kg·d）。

4）维拉帕米：$5\sim10$mg 稀释后缓慢静脉注射（$4\sim6$ 分钟），注射时心电监护出现二度房室传导阻滞波形时应立即停止注射。如无效则在 $15\sim20$ 分钟可重复应用，但总量不应超过 20mg。宽 QRS 波者禁用该药。

2. 院内治疗措施

主要是病因及原发病的治疗，如降低体温，应用抗生素控制炎症，控制风湿，改善冠状动脉循环，治疗高血压，药物或手术控制甲状腺功能亢进等，同时给予抗凝治疗。

（五）护理措施

阵发性房颤虽然属于良性心律失常，但如果患者心率过快，也容易导致严重后果，对老年人尤其如此。护理工作主要注意做好患者的血流动力学监测，特别要注意面色、肢体末端温度、血压、心率及血氧饱和度等监测。用药时要严格遵照医嘱执行，综合征导致的房颤要格外小心，以防快速心室率导致室颤的发生，此时，应将除颤器置于准备状态。

四、期前收缩

期前收缩也称期外收缩，简称早搏，指窦房结或窦房结以外的异位起搏点的冲动提前发生,导致心跳提早出现,在心电图上显示为提前出现的 QRS 波群。期前收缩是主动发生的心律失常,大致可分为窦性期前收缩、房性期前收缩、房室交界区性期前收缩和室性期前收缩。

(一)病因与发病机制

导致功能性室性期前收缩的主要原因有情绪激动、焦虑、饱餐、寒冷、吸烟、咖啡因(如浓茶、咖啡等)、酒精的摄入及女性的经期等,此外,药物也可以导致室性期前收缩的发生,常见药物有洋地黄、麻黄素、奎尼丁、肾上腺素及锑剂等。病理性室性期前收缩见于冠心病,特别是急性心肌梗死、风湿性心脏病、高血压性心脏病、心肌炎、心肌病、各种心功能不全、缺氧、感染、水电平衡紊乱及酸中毒等。

(二)临床表现

1. 房性期前收缩

房性期前收缩指位于心房的异位起搏点提前发出的冲动引发的心脏搏动。

(1)症状及体征:房性期前收缩的临床症状常取决于其原发疾病,患者可有心悸、胸闷、脉律不整等。

(2)心电图特征:①提前出现的 P 波,其形态与窦性 P 波不同;②P-R 间期在 0.12~0.20 秒;③QRS 波群形态与主导心律的 QRS 波群形态相同;④代偿间歇多不完全。

2. 交界性期前收缩

交界性期前收缩指位于房室交界区的异位起搏点提前发出的冲动引发的心脏搏动。

(1)症状及体征:患者的临床症状常取决于其原发疾病,发作频繁者可有心悸、胸闷、脉律不整等。

(2)心电图特征:①P 波为逆行 P 波(P'波),有以下几种形式:P'波出现在 QRS 波之前,P-R 间期<0.12 秒,P波出现在 QRS 披之后,R-P 间期<0.20 秒,QRS 波前后均无 P'波、P'波后无 QRS 波;②提前出现的 QRS 波群,其形态与主导心律的 QRS 波群形态相同,但在合并差异传导时可出现宽大畸形的 QRS 波,其形态大多类似右束支传导阻滞,此时应与室性期前收缩相鉴别;③代偿间歇多为完全。

3. 室性期前收缩

室性期前收缩是指位于心室的异位起搏点提前发出的冲动引发的心脏搏动。

(1)症状及体征:室性期前收缩患者的临床症状也主要取决于原发病和室性期前收缩的发生频率,多数患者发病较突然,主要表现为心悸、胸部撞击感及停顿感、胸闷、脉律不齐等。体征有心律相对不齐、脉搏短促并可闻及第一心音增强、第二心音减弱或消失等以及原有心脏病的表现。

(2)心电图特征:①提前出现的 QRS 波群,其前无相关的 P 波,形态宽大畸形;心室起搏点的位置越靠下,距希氏束分叉越远,其 QRS 形态畸形越明显;起搏点的位置越接近房室结,其畸形程度越轻,形态越接近正常;②T 波与 QRS 主波方向相反;③代偿间歇完全;④室性期前收缩>6 次/分为频发室性期前收缩,连续出现 3 个以上的室性期前收缩称短阵室性心动过速。

(三)病情危重的指征

1.急性冠脉综合征

患者突然出现的期前收缩,特别是室性期前收缩。

2.高等级的 Lown 分级的室性期前收缩

多年来 Lown 分级是应用较为广泛的判断室性期前收缩危险性的传统方法,它将室性期前收缩分成 6 级,级数越高,提示患者的危险越大。

0 级:无室性期前收缩。

1 级:偶发室性期前收缩(2 次/分)或<30 次/小时。

2 级:频发室性期前收缩(≥2 次/分)或≥30 次/小时。

3 级:多源室性期前收缩。

4a 级:成对室性期前收缩。

4b 级:成串室性期前收缩(连续 3 个或 3 个以上)。

5 级:RonT 性室性期前收缩。

3.恶性室性期前收缩

器质性心脏病特别是急性冠状动脉综合征患者突然发生的频发室性期前收缩(>5 个/分)或室性期前收缩二联律、三联律;多源、多形室性期前收缩;连续 3 个以上的室性期前收缩(短阵室速);RonT、RonP、RonU 现象;Q 波性室性期前收缩。恶性室性期前收缩属于危险的心律失常,随时可能对患者的生命构成威胁。

(四)治疗措施

1.院前急救措施

单纯的期前收缩无须治疗,恶性室性期前收缩的救治措施主要以纠正诱因、治疗原发病为主,可以给予镇静剂和 β 受体阻滞剂等,抗心律失常药物可以选择利多卡因、胺碘酮、β 受体阻滞剂及普罗帕酮。注意:对急性心肌梗死后出现的室性期前收缩应密切观察,发现期前收缩频率增加时立即应用抗心律失常药物将其终止,可以选择胺碘酮 150mg 或利多卡因 50~100mg 静脉注射,并且根据情况给予足够的维持量。对洋地黄中毒导致的室性期前收缩可以给予苯妥英钠及钾盐等。对有明确或潜在危险性的患者不应该在院前做过多停留,用药后应立即在心电监护下送其至医院。

2.院内治疗措施

入院后治疗的主要目的是寻找期前收缩的原因和原发疾病的检查和治疗,及时从病因上防止和纠正恶性心律失常的发生。

(五)护理措施

对期前收缩的护理工作主要是注意恶性及潜在恶性期前收缩患者的血流动力学监测,特别要注意观察患者面色、肢体末端温度、血压、心率及血氧饱和度等。

五、室性心动过速

室性心动过速(VT)简称室速,是指冲动起源于心室(希氏束分叉以下)、连续 3 个或 3 个以上、频率大于 100 次/分的异位搏动。

(一)病因与发病机制

室速常在原有心脏病的基础上发生,在全部室速中有 90% 的患者有器质性心脏病,其中合并于急性心肌梗死较为常见。此外,也有部分患者的室速是继发于电解质紊乱(常见于低血钾)及药物中毒(常见于洋地黄类药物)。很多情况下室速的发生是在室性期前收缩发生后未能及时发现或发现后未能得到有效的控制,以致加重成为室速,但也有事先无室性期前收缩,直接发生的室速。

导致室速的主要电生理机制是折返(占全部室速的 70%～80%),其他机制有心肌的自律性增高、触发活动和并行心律。室速在院前急救时并不罕见,多数情况下属于病理状态,部分患者将很快发展为心室纤颤,极有可能对患者的生命构成威胁,故被列为致命性心律失常。

(二)临床表现

1.症状及体征

突然发病,突然中止,心室率多在 140～200 次/分,采用兴奋迷走神经的方法不能终止其发作。主要表现为心悸、胸闷、头晕、出汗,严重者可出现昏厥、心绞痛、急性左心衰竭、低血压、休克等血流动力学障碍的表现。体征可有心音分裂、奔马律、大炮音及第一心音强弱不等。

2.心电图特征

(1)3 次或 3 次以上的室性期前收缩连续出现,QRS 波宽大畸形,时间大于 0.12 秒,其前无相关 P 波。

(2)因有窦性 P 波按周期落在 QRS 波上,故 QRS 波型不尽相同。

(3)心室律略有不齐,频率一般为 140～180 次/分,有时可达 200 次/分或 120 次/分(高于 200 次/分者常为室扑,低于 120 次/分者常为非阵发性室速)。

(4)胸导联的 QRS 波多数情况下或全部为正向,或全部为负向。

(5)有 12%～20% 的患者可有房室分离、心室夺获和室性融合波。

(6)扭转性室速:多数患者发作前可有心动过缓和 Q-T 间期延长及 T 波畸形、QRS 波形态及振幅方向不断改变,围绕基线扭转,其波峰的方向数秒钟向上,数秒钟向下,可反复发作和自行停止。

(三)病情危重的指征

器质性心脏病合并的室速、扭转型室速、心室率逐渐加快的室速、陈旧性心梗特别是室壁瘤患者的室速以及有心肺复苏史者都是室速的高危患者,容易发生室颤。

(四)治疗措施

1.院前急救措施

(1)咳嗽:咳嗽可在瞬间增加胸腔压力并对心脏产生某种刺激,从而在理论上有消除或减轻心律失常的作用,故在患者发生室速时嘱其剧烈咳嗽,可为抢救患者赢得时间,值得试用。

(2)胸部捶击:适用于心电监护显示为室速的患者,除此之外还可以用于治疗室上速和室颤。操作者单手握拳,从患者胸壁 20～30cm 处用拳头的小鱼际向患者胸骨中部迅速有力地捶击一次,如果未恢复窦性心律,可重复使用数次。注意:胸部捶击实施得越早越好,在室速发生最初数秒之内效果最好,发病时间越长,捶击效果越差;由于胸部捶击有可能导致室颤的发生,如果无心电监护,同时患者神志清醒则不宜使用该法。

(3)同步电复律:室速合并下述情况之一时应首选该法。①严重的低血压、休克和昏厥。②心绞痛、急性心肌梗死。③急性左心衰竭。④心室率大于 200 次/分。⑤药物治疗无效。禁忌证:洋地黄中毒、严重的低钾血症和病窦综合征。

方法:首次 50W/s,如无效可逐渐增加至每次 360W/s。注意:对于某种类型的室速(如扭转型室速)仅仅用电击治疗是不够的,必须辅以病因及原发病的治疗,如纠正电解质紊乱、改善心肌供血等,否则即使复律成功室速也极易复发。

(4)药物复律。

1)利多卡因:首次冲击量 50～100mg(或每次 1～2mg/kg),静脉注射,如果无效则每 5～10 分钟加注 50mg,直至转为窦性心律或总剂量达到 300mg。维持量 1～4mg/min 静脉滴注。

2)胺碘酮:首次负荷量 150～300mg(3～5mg/kg),静脉注射,在 5～10 分钟内注完,如无效则每隔 10 分钟加注 75～150mg,直至转为窦性心律或总量达到 450mg。维持量在 6 小时内给予 1～1.5mg/min。

3)普罗帕酮:首剂 70mg 静推,注药时间多为 3～5 分钟。高龄及有严重的器质性心脏病者的注射时间可适当延长(5～10 分钟),如果无效可于 10～15 分钟后重复应用 35 毫克/次,但总量不超过 350mg。

4)β受体阻滞剂:适用于急性冠脉综合征导致的室速和右室性室速,索他洛尔 1.5mg/kg静脉注射。扭转型室速患者可首选β受体阻滞剂治疗。有人报道,用β受体阻滞剂治疗病死率可由 78% 降低至 6%。用法:美托洛尔 3～5mg 静脉注射,然后以 12.5～25mg 口服,每日 3次,维持 3～6 个月,然后视检查情况决定是否继续用药。

5)苯妥英钠:目前主要用于洋地黄中毒引起的室性心律失常,口服 100～200mg,每日 3 次。对扭转型室速首剂 100～200mg,稀释后缓慢静脉注射(≤50mg/min),如无效则每间隔 5～10 分钟加注相同剂量,直至转为窦性心律或总量达到 1000mg。注意:应用苯妥英钠的同时补充钾盐及镁盐。

6)维拉帕米:首剂 5mg 加入媒介液体 10mL 中缓慢静脉注射(一般为 3～5 分钟,高龄及严重心脏病患者为 5～10 分钟),若注射 20～30 分钟后心律未转复可再给 5mg,但总量最好不超过 20mg,高龄及严重心脏病患者不超过 15mg。

7)镁盐:硫酸镁 2～3g 静脉推注,如有必要 10～15 分钟后可重复,室性心动过速终止后继以 2～10mg/min 静脉滴注维持。如果与钾盐合用,可能效果更好。

8)碱性药物:适用于奎尼丁导致的扭转型室速,血液 pH 提高可以使奎尼丁与血浆蛋白结合率增加,从而降低其血浓度及毒性作用。

2.院内治疗措施

通过实验室检查及其他辅助检查尽快了解室速的原因,然后展开有针对性的治疗。

（五）护理措施

做好生命体征的监测，尤其注意观察患者的神志、血压、心率及血氧情况，同时将除颤器置于待机状态，耦合剂放在触手可得的位置，以便在病情变化时能够在最短的时间迅速为患者行电击复律。

六、心室颤动

心室颤动全称心室纤维性颤动，简称室颤，指患者的心室突然丧失了整体的协调性和收缩的同步性，各处心肌呈不规则的收缩状态，因而丧失了功能。

（一）病因与发病机制

室颤可分为原发性室颤和继发性室颤两种。前者指室颤发生之前无心力衰竭、低血压或休克等循环异常情况，室颤的发生是患者局部心肌缺血导致的可逆性心电活动紊乱的结果，临床型室颤导致的猝死占心脏性猝死的 80%～90%。后者指继发于严重的各种疾病尤其是终末期心脏病的患者，如大面积心肌梗死、严重的心肌炎和心肌病、心室破裂和主动脉夹层等。

导致室颤的最常见原因是心电不稳定，可能与下述因素有关：急性冠状动脉综合征导致的心脏局部供血障碍，如血栓形成和冠脉痉挛；无氧代谢造成乳酸等大量代谢产物增加及心肌细胞代谢异常，如细胞内钙离子、钠离子超负荷蓄积及钾离子丢失等；再灌注产生的超氧自由基大量增加，细胞膜离子泵活性改变和局部电生理紊乱；缺血心肌组织和非缺血心肌组织之间的明显代谢差异。

（二）临床表现

1.症状及体征

意识突然丧失，心音及脉搏消失，呼吸于数十秒后停止，多数患者有发绀，部分患者有短暂抽搐及尿便失禁，多数患者瞳孔散大。

2.心电图特征

P 波、QRS 波、T 波及等电位线消失，代之以形状不同、大小各异、无规律的畸形波群；频率在 250～500 次/分；多数波群的振幅大于 0.5mV 称粗颤、小于 0.5mV 称细颤。

（三）治疗与护理措施

按照室颤性心搏骤停抢救。

七、房室传导阻滞

房室传导阻滞（A-VB）是指窦房结的电冲动在正常下传的过程中受到各种因素的影响而出现障碍，其速度变慢或部分及全部传导中断的现象。

（一）病因与发病机制

导致该现象的最主要原因是心脏传导系统的不应期发生生理或病理性延长。冲动传导时间延长，但仍能全部通过阻滞区者称一度传导阻滞；部分冲动不能通过阻滞区称二度传导阻滞；冲动几乎不能通过阻滞区称高度传导阻滞；冲动全部被阻而不能通过阻滞区者称三度传导阻滞。

（二）临床表现

1.一度房室传导阻滞

指由于心房和房室交界区相对不应期延长引起的房室传导时间延长，但窦性冲动全部可以下传至心室。

（1）症状及体征：单纯一度房室传导阻滞的患者多无明显的不适，其临床表现主要取决于原发疾病。

（2）心电图特征：①P-R间期延长，成人＞0.20秒，儿童＞0.17秒；②有时P-R间期可以极度延长，严重的P-R间期延长者的P波可以在其前的ST段内，有时其P-R间期甚至可以超过R-R间期。

2.二度房室传导阻滞

指室上性冲动有时不能下传到心室的现象，可以分为两型，即Ⅰ型和Ⅱ型，导致前者的主要原因是房室传导系统的相对不应期延长，后者的主要原因是绝对不应期延长，有时两型A-VB可以同时存在或相互转化。

（1）症状体征：二度房室传导阻滞患者的临床表现与其原发病密切相关，如果无血流动力学改变，临床多无症状及典型的特异性体征。

（2）心电图特征：二度Ⅰ型A-VB，也称文氏型或莫氏Ⅰ型A-VB。①文氏现象：P-R间期依次逐渐延长，直到一个P波的冲动由于阻滞而未能下传而发生心室漏搏，在心电图上表现为P波后无QRS波，从而发生较长的R-R间歇，然后上述情况再次发生并且周而复始地进行。②R-R间期逐渐缩短，直至出现一个较长的R-R间期，长R-R间期小于任何两个短R-R间期之和。③漏搏前的最后一个R-R间期最短，漏搏后的第一个R-R间期最长。④心室漏搏后的长间歇后可以出现房室交界区逸搏。

二度Ⅱ型A-VB，也称莫氏Ⅱ型。①多数情况下P-R间期固定，无逐渐延长的现象，然后突然出现心室漏搏，在心电图上表现为P波后无QRS波，从而发生较长的R-R间歇。②长R-R间歇是正常R-R间歇的倍数，多为2倍。③房室传导比例多为3:2。如果患者半数以上的P波不能下传，称为高度A-VB。

3.三度房室传导阻滞

所有的室上性冲动均无法下传至心室时称三度A-VB，也称完全性A-VB。此时，心房和心室分别由两个起搏点控制，二者相互无关，形成完全性房室分离，患者的基本心律为逸搏心律。

（1）症状及体征：三度房室传导阻滞患者的临床表现与其原发疾病、基本心室率及血流动力学状态密切相关，除心率慢外主要有头晕、视物不清、胸闷、乏力、心悸及昏厥等，如果该病持续时间较长，患者已经适应或无明显的血流动力学改变，其临床也可无症状及典型的特异性体征。

（2）心电图特征：①P-P间期和R-R间期均有各自的规律，但二者之间却毫无关系；②心房率较心室率快，因此，P波数量大于QRS波，但多数情况下无倍数关系；③如果控制心室率的逸搏冲动是由房室结或希氏束分叉以上的部位发出，则患者的主导心律为交界区逸搏心律，如果冲动的起搏点位于希氏束分叉以下，患者的主导心律为室性逸搏心律。

（三）病情危重的指征

（1）心室率低于50次/分的二度Ⅱ型A-VB、高度A-VB和三度A-VB。

（2）洋地黄中毒或合并于急性冠状动脉综合征特别是急性心肌梗死的二度Ⅱ型、高度和三度 A-VB。

（3）导致血流动力学障碍的 A-VB,患者表现为出汗、血压下降、发绀、四肢冰凉等。

（四）治疗措施

1. 院前急救措施

对突然发作的房室传导阻滞患者如无血流动力学障碍则无须处理,但应该查找原因并首先建立静脉通道,然后在心电监护下将患者送医院即可。对有症状、特别是出现血流动力学障碍的患者应该尽快给予救治,主要是原发病的治疗,如对急性心梗患者改善心肌血供;对洋地黄中毒者停用该药,注意此时不能补充钾盐,因为血钾增高可以加重传导阻滞;其他可以针对原发疾病采取改善缺氧、抗风湿、抗感染措施等。此外,可以应用提高交感神经兴奋性的药物:①阿托品 0.5～1mg 皮下、静脉注射或加入 5％葡萄糖注射液 100～250mL 中静脉滴注;②山莨菪碱(654-2)10～20mg,皮下、静脉注射或加入 5％葡萄糖注射液 100～250mL 中静脉滴注;③异丙肾上腺素(喘息定)0.5～1mg 加入 5％～10％葡萄糖注射液 250～500mL 中静脉滴注;④氨茶碱 0.25～0.5g 加入 5％葡萄糖注射液 250mL 静脉滴注或氨茶碱 0.25g 用 5％葡萄糖溶液 10～20mL 稀释后缓慢静脉注射(10～15 分钟);⑤降低血钾的药物:25％葡萄糖注射液 40～60mL 静脉注射(有条件时最好与胰岛素共同应用);5％碳酸氢钠 100～200mL 静脉滴注;呋塞米 20～40mg 静脉注射;⑥地塞米松 5～10mg 静脉注射。

2. 院内治疗措施

在院前治疗的基础上如果病情未得到改善,可以安装临时或永久起搏器。

（五）护理措施

与其他急性心律失常一样,对房室传导阻滞护理的重点是患者血流动力学的监测,尤其对急性冠状动脉综合征导致的二度Ⅱ型 A-VB、高度 A-VB 和三度 A-VB,如果心率严重减慢则有可能导致心源性昏厥,甚至发生猝死,故应密切观察患者的心率、血压、面色及血氧情况。因有些传导阻滞对药物的疗效欠佳,安装起搏器才能缓解病情,故应做好安装起搏器的准备工作。

八、预激综合征

预激综合征简称预激,也称为 WPW 综合征。这种心律失常是由患者心房和心室之间存在的异常传导束造成的。导致异常传导的旁路共有 3 条:肯特束、杰姆束和马海纤维。异常传导有时可以干扰正常的心电活动,对窦房结、心房和心室都可产生不良结果,严重时可以造成致命性心律失常,甚至导致猝死。

（一）病因与发病机制

除了正常的房室传导通路(房室束)外,预激综合征患者的心脏还先天生有附加的房室传导束,对此称之为"旁路"。因为有时旁路的传导绕过了房室结,其速度要比正常传导途径的速度快,所以窦性冲动尚未从正常途径下传之前就从旁路传到了心室,并且提前引起部分心室提前除极。

（二）临床表现

1.症状及体征

单纯的预激患者无临床症状，当合并快速心律失常时患者可有心悸、胸闷等不适感，如果患者心室率过快导致了血流动力学障碍，还可有低血压及末梢循环障碍的表现。

2.心电图特征

正常窦性心律时预激的心电图特征：①P-R 间期缩短，成人＜0.12 秒，儿童＜0.10 秒；②QRS 波增宽，成人≥0.12 秒，儿童＞0.09 秒；③QRS 波群起始处有 △ 波（也称为预激波），导致该起始处模糊、顿挫或切迹，此为预激的特征心电图改变；④δ波常与 P 波融合，从而使 P-R 段消失；⑤P-J 间期正常＜0.26 秒；⑥继发性 ST-T 改变，在主波向上的导联 ST 段上移，T 波直立，在主波向下的导联 ST 段下移，T 波倒置。

不同类型预激的心电图表现。①A 型预激：在 V_1～V_6 导联中主波和 δ 波均向上；②B 型预激：在 V_1、V_2、导联中主波和预激波 δ 波均向下，在 V_5、V_6 导联中主波和 δ 波均向上；③C 型预激：在 V_1、V_2 导联中主波和 δ 波均向上，在 V_5、V_6 导联中主波和 δ 波均向下。

（三）病情危重的指征

1.预激诱发的阵发性室上性心动过速

患者心率一般在 180～220 次/分或更快，如果持续发作，将造成严重的心排出量下降，从而发生一系列临床症状，有器质性心脏病的患者容易发生心力衰竭和急性冠状动脉综合征等。

2.预激诱发的阵发性房扑或房颤

大量的房性冲动分别、共同或交替从正常通道和异常旁道传向心室，患者的心室率多超过 180 次/分，使心排血量严重下降，严重时导致循环衰竭。此外，房颤对心室的影响也较室上速严重，它可使心室的不应期弥散，室颤阈值下降，从而诱发室颤。

3.预激诱发的室颤

室颤是最危险的心律失常，即使是年轻的、无器质性心脏病的预激患者，一旦被预激诱发室颤，如果未能得到及时治疗也将不可避免地发生猝死。如果在预激合并的房颤中患者的心室率不断加快，就应该立即采取紧急纠正措施，同时准备好除颤装置，因为这种情况常是室颤的先兆表现。

（四）治疗措施

1.院前急救措施

多数情况下单纯预激无须治疗，如果预激合并快速心律失常则应立即采取措施将其终止，如果患者出现血流动力学障碍则应尽快采取电击复律，无电击设备时采用抗心律失常药物治疗。

2.院内治疗措施

（1）单纯的预激：如果预激波影响某些疾病的诊断，可以采用加速房室传导或抑制旁路传导的方法暂时消除预激波。①运动：适用于无器质性心脏病的患者，可以采用蹬车及其他方法，增加患者的心脏做功，达到加快心率的目的。心率加快后预激波和预激导致的 Q 波可以减轻或消失。注意：高龄和器质性心脏病患者禁用此法。②阿托品 0.5～1mg 静脉注射 3～5 分钟，通过抑制迷走神经张力来加快房室传导，近而增加心室率。③普鲁卡因胺或奎尼丁等药物的应用。

（2）预激合并快速心律失常的治疗详见有关章节。

（五）护理措施

与其他急性心律失常一样，对预激合并有可能危及患者生命的快速心律失常加强监测，同时尽快做好电击复律准备，建立静脉通道，随时配合医师处理突然发生的意外。

第六节　急性冠状动脉综合征

急性冠状动脉综合征（ACS）是冠状动脉在原有病变的基础上，由于血栓形成或痉挛而极度狭窄甚至完全闭塞，冠状血流急剧减少，心肌严重缺血导致的一组症候群。临床上主要包括不稳定型心绞痛（UAP）、非 ST 段抬高型心肌梗死（NSTEMI）和 ST 段抬高型心肌梗死。其共同的病理特征是冠状动脉斑块破裂，表现血栓形成，导致病变远端血管完全性或非完全性闭塞。急性冠状动脉综合征具有发病急、病情变化快、病死率高的特点，因此，患者就诊后均需进行监护，以达到最大限度降低患者住院病死率的目的。

一、概念

急性冠状动脉综合征（ACS）是指急性心肌缺血引起的一组临床症状。ACS 根据心电图表现可以分为无 ST 段抬高型和 ST 段抬高型两类。无 ST 段抬高型 ACS 包括不稳定型心绞痛（UA）和无 ST 段抬高的心肌梗死（NSTEMI）。冠状动脉造影和血管镜研究的结果揭示，UA/NSTEMI 是粥样硬化斑块破裂，进而引发一系列导致冠状动脉血流减少的病理过程所致。许多试验表明，溶栓治疗有益于 ST 段抬高型 ACS，而无 ST 段抬高者溶栓治疗则未见益处。因此，区别二者并不重要，而将二者一并讨论。

UA 主要有 3 种表现形式，即静息时发生的心绞痛、新发生的心绞痛和近期加重的心绞痛。新发生的心绞痛疼痛程度必须达到加拿大心脏学会（CCS）心绞痛分级至少 Ⅰ 级方能定义为 UA，新发生的慢性心绞痛疼痛程度仅达 CCS 心绞痛分级 Ⅰ～Ⅱ 者不属于 UA 的范畴。在临床上经常使用 Braunwald 对 UA 进行分类，它有助于进行危险度分层和指导临床治疗。

另外，变异型心绞痛是由冠状动脉痉挛所致，是 UA 的一种特殊表现形式。

二、病理生理

ACS 的病理生理基础是心肌需氧和供氧的失衡导致的心肌相对供血不足，主要由 5 个方面的原因所导致。

（1）不稳定粥样硬化斑块破溃后继发血栓形成造成相应冠脉的不完全性阻塞，是 ACS 最常见的原因，由血小板聚集和斑块破裂碎片产生的微栓塞是导致 ACS 中心肌标志物释放的主要原因。

（2）冠脉存在动力性的梗阻，如变异型心绞痛，这种冠脉局部的痉挛是血管平滑肌和（或）内皮细胞的功能障碍引起，动力性的血管梗阻还可以由室壁内的阻力小血管收缩导致；另外一种少见的情况是心肌桥的存在，即冠脉有一段走行于心肌内，当心肌收缩时，会产生"挤奶效应"，导致心脏收缩期冠脉受挤压而产生管腔狭窄。

（3）由内膜增生而非冠脉痉挛或血栓形成而导致的严重冠脉狭窄，多见于进展期的动脉粥样硬化或经皮穿刺冠脉介入治疗（PCI）后的再狭窄。

（4）冠脉的炎症反应（某些可能与感染有关，如肺炎衣原体和幽门螺杆菌），与冠脉的狭窄、斑块的不稳定以及血栓形成密切相关，特别是位于粥样硬化斑块肩部被激活的巨噬细胞和 T-淋巴细胞可分泌基质金属蛋白酶（MMP），导致斑块变薄和易于破裂。

（5）继发性 UAP 患者有冠脉动脉粥样硬化导致的潜在狭窄，日常多表现为慢性稳定型心绞痛，但一些外来的因素可导致心肌耗氧量的增加而发生 UAP，如发热、心动过速、甲亢、低血压、贫血等情况。

冠状动脉粥样硬化斑块破裂、崩溃是 ACS 的主要原因。斑块破裂后，血管内皮下基质暴露，血小板聚集、激活，继而激活凝血系统形成血栓，阻塞冠状动脉。此外，粥样硬化斑块在致炎因子作用下，可发生炎细胞的聚集和激活，被激活的炎细胞释放细胞因子，激活凝血系统，并刺激血管痉挛，其结果是使冠状血流减少，心肌因缺血、缺氧而损伤，甚至坏死。心肌损伤坏死后，一方面心脏的收缩、舒张功能受损，射血能力降低，易发生心力衰竭；另一方面，缺血部位心肌细胞静息电位和动作电位均发生改变，与正常心肌细胞之间出现电位差，同时因心梗时患者交感神经兴奋性增高，心肌组织应激性增强，极易出现各种期前收缩、传导阻滞，甚至室颤等心律失常。

三、临床表现

（一）症状

UAP 引起胸痛的性质与典型的稳定型心绞痛相似，但程度更为剧烈，持续时间长达 20 分钟以上，严重者可伴有血流动力学障碍，出现昏厥或昏厥前状态。原有稳定型心绞痛出现疼痛诱发阈值的突然降低；心绞痛发作频率增加；疼痛放射部位改变；出现静息痛或夜间痛；疼痛发作时出现新的伴随症状，如恶心、呕吐、呼吸困难等；原来可以使疼痛缓解的方法（如舌下含化硝酸甘油）失效，以上皆提示不稳定型心绞痛的发生。

老年患者以及伴有糖尿病的患者可不表现为典型的心绞痛症状而表现为恶心、出汗和呼吸困难，还有一部分患者无胸部不适而仅表现为下颌、耳部、颈部、上臂或上腹部不适，孤立新出现或恶化的呼吸困难是 UAP 中心绞痛等同发作最常见的症状，特别是在老年患者。

（二）体征

UAP 发作或发作后片刻，可以发现一过性的第三心音或第四心音以及乳头肌功能不全所导致的收缩期杂音，还可能出现左室功能异常的体征，如双侧肺底的湿性啰音、室性奔马律，严重左室功能异常的患者可以出现低血压和外周低灌注的表现。此外，体格检查还有助于发现一些导致继发性心绞痛的因素，如肺炎、甲亢等。

（三）心电图

怀疑 UA 发作的患者，ECG 是首先要做的检查，ECG 正常并不排除 UA 的可能，但 UA

发作时 ECG 无异常改变的患者预后相对较好。

如果胸痛伴有 2 个以上的相邻导联出现 ST 段抬高≥1mm,则为 STEMI,宜尽早行心肌再灌注治疗。胸痛时 ECG 出现 ST 段压低≥1mm、症状消失时 ST 的改变恢复是一过性心肌缺血的客观表现,持续性的 ST 段压低伴或不伴胸痛相对特异性差。

相应导联上的 T 波持续倒置是 UA 的一种常见 ECG 表现,多反映受累的冠脉病变严重,胸前导联上广泛的 T 波深倒(≥2mm)多提示 LAD 近端严重病变。因陈旧心梗 ECG 上遗有 Q 波的患者,Q 波面向区域的心肌缺血较少引起 ST 变化,如果有变化常表现为 ST 段升高。

胸痛发作时 ECG 上 ST 的偏移(抬高或压低)和(或)T 波倒置通常随着症状的缓解而消失,如果以上 ECG 变化持续 12 小时以上,常提示发生非 Q 波心梗。心绞痛发作时非特异性的 ECG 表现有 ST 段的偏移≤0.5mm 或 T 波倒置≤2mm。孤立的 Ⅲ 导联 Q 波可能是一正常发现,特别是在下壁导联复极正常的情况下。

怀疑缺血性胸痛的患者,要特别注意排除其他一切引起 ST 段和 T 波变化的情况,在 ST 段抬高的患者,应注意是否存在左室室壁瘤、心包炎、变异型心绞痛、早期复极、预激综合征等情况。中枢神经系统事件以及三环类抗抑郁药或吩噻嗪可引起 T 波深倒。

怀疑心肌缺血的患者,动态的心电图检查或连续的心电监护至为重要,因为 Holter 显示 85%～90%的心肌缺血不伴有心绞痛症状。此外,还有助于检出 AMI,特别是在联合连续测定血液中的心脏标志物的情况下。

四、诊断

(一)危险分层

1.高危患者特征

(1)心绞痛的类型和发作方式:静息性胸痛,尤其既往 48 小时内有发作者。

(2)胸痛持续时间:持续胸痛 20 分钟以上。

(3)发作时硝酸甘油缓解情况:含硝酸甘油后胸痛不缓解。

(4)发作时的心电图:发作时动态性的 ST 段压低≥1mm。

(5)心脏功能:心脏射血分数<40%。

(6)既往患心肌梗死,但心绞痛是由非梗死相关血管所致。

(7)心绞痛发作时并发心功能不全(新出现的 S3 音、肺底啰音)、二尖瓣反流(新出现的收缩期杂音)或血压下降。

(8)心脏 TnT(TnI)升高。

(9)其他影响危险因素分层的因素:高龄(>75 岁)、糖尿病、CRP 等炎性标志物或冠状动脉造影发现是三支病变或者左主干病变。

2.低危患者特征

(1)没有静息性胸痛或夜间胸痛。

(2)症状发作时心电图正常或者没有变化。

(3)肌钙蛋白不增高。

(二)UAP 诊断

诊断依据:①有不稳定型缺血性胸痛,程度在 CCSI 级或以上;②明确的冠心病证据,如心肌梗死、PTCA、冠脉旁路移植、运动试验或冠脉造影阳性的病史;陈旧心肌梗死心电图表现;与胸痛相关的 ST-T 改变;③除外急性心肌梗死。

五、治疗措施

(一)治疗原则

首先对 UAP/NSTEMI 患者进行危险度分层。低危患者通常不需要做冠状动脉造影,合适的药物治疗以及危险因素的控制效果良好。治疗药物主要包括阿司匹林、肝素(或低分子肝素)、硝酸甘油和 β 受体阻滞剂,所有的患者都应使用阿司匹林。血小板糖蛋白 Ⅰ b、Ⅱ a 受体拮抗剂(GBⅡ b/Ⅲ a 受体拮抗剂)不适用于低危患者。低危患者的预后一般良好,出院后继续服用阿司匹林和抗心绞痛药物。

高危患者通常最终都要进入导管室,虽然冠脉造影的最佳时机还未统一。目前针对 UAP/NSTEMI,存在两种不同的治疗策略,一种为早期侵入策略,即对冠脉血管重建术无禁忌证的患者在可能的情况下尽早行冠脉造影和据此指导的冠脉血管重建治疗;另一种为早期保守治疗策略,在充分的药物治疗基础上,仅对有再发心肌缺血者或心脏负荷试验显示为高危的患者(不管其对药物治疗的反应如何)进行冠脉造影和相应的冠脉血管重建治疗。

近来多数学者倾向于早期侵入策略,其理由是该策略可以迅速确立诊断,低危者可以早期出院,高危者则可以得到有效的冠脉血管重建治疗。没有条件进行介入治疗的社区医院,早期临床症状稳定的患者保守治疗可以作为 UAP/NSTEMI 的首选治疗,但对于最初保守治疗效果不佳的患者应该考虑适时地进行急诊冠状动脉造影,必要时需行介入治疗。在有条件的医院,高危 UAPINSTEMI 患者可早期进行冠状动脉造影,必要时行 PCI/CABG。在早期冠状动脉造影和 PCI/CABG 之后,静脉应用血小板 GPⅡ b/Ⅲ a 受体拮抗剂可能会使患者进一步获益,并且不增加脑内出血的并发症。

(二)一般处理

所有患者都应卧床休息,开放静脉通道,并进行心电、血压、呼吸的连续监测,床旁应配备除颤器。对于有发绀、呼吸困难或其他高危表现的患者应给予吸氧,并通过直接或间接监测血氧水平确保有足够的血氧饱和度。若动脉血氧饱和度降低至<90%时,应予间歇高流量吸氧。手指脉搏血氧测定是持续监测血氧饱和度的有效手段,但对于无低氧危险的患者可不进行监测。应定期记录 18 导联心电图,以判断心肌缺血程度、范围的动态变化。酌情使用镇静剂。

(三)抗血栓治疗

抗血小板和抗凝治疗是 UAP/NSTEMI 治疗中的重要一环,其有助于改变病情的进展和减少心肌梗死、心肌梗死复发和死亡。联合应用阿司匹林、肝素和一种血小板Ⅱ b/Ⅲ a 受体拮抗剂代表着最高强度的治疗,适用于有持续性心肌缺血表现和其他一些具有高危特征的患者以及采用早期侵入措施治疗的患者。

抗血小板治疗应尽早,目前首选药物仍为阿司匹林。在不稳定型心绞痛患者症状出现后尽快给予服用,并且应长期坚持。对因过敏或严重的胃肠道反应而不能使用阿司匹林的患者,可以使用噻吩吡啶类药物(氯吡格雷或噻氯吡啶)作为替代。在阿司匹林或噻吩吡啶类药物抗血小板治疗的基础上应该加用普通肝素或皮下注射低分子肝素。有持续性缺血或其他高危的患者,以及计划行经皮冠状动脉介入(PCI)的患者,除阿司匹林和普通肝素外还应加用一种血小板 GPⅡb/Ⅲa 受体拮抗剂。对于在其后 24 小时内计划做 PCI 的不稳定型心绞痛患者,也可使用阿昔单抗治疗 12～24 小时。

(四)抗缺血治疗

1.硝酸酯类药物

本类药物可扩张静脉血管、降低心脏前负荷和减少左心室舒张末容积,从而降低心肌氧耗。另外,硝酸酯类扩张正常和硬化的冠状动脉血管,且抑制血小板聚集。对于 UAP 患者,在无禁忌证的情况下均应给予静脉途径的硝酸酯类药物,根据反应逐步调整剂量。应使用避光装置以 10μg/min 的速度开始持续静脉点滴,每 3～5 分钟递增 10μg/min,出现头痛症状或低血压反应时应减量或停药。

硝酸酯类血流动力学效应的耐受性呈剂量和时间依赖性,无论何种制剂在持续 24 小时治疗后都会出现耐药性。对于需要持续使用静脉硝酸甘油 24 小时以上者,可能需要定期增加滴注速度以维持疗效,或使用不产生耐受的硝酸酯类给药方法(较小剂量和间歇给药)。当症状已经控制后,可改用口服剂型治疗。静脉滴注硝酸甘油的耐药问题与使用剂量和时间有关,使用小剂量间歇给药的方案可最大程度地减少耐药发生。对需要 24 小时静脉滴注硝酸甘油的患者应周期性增加滴速维持最大的疗效。一旦患者症状缓解且在 12～24 小时内无胸痛以及其他缺血的表现,应减少静脉滴注的速度而转向口服硝酸酯类药物或使用皮肤贴剂。在症状完全控制达数小时的患者,应试图给予患者一个无硝酸甘油期以避免耐药的产生。对于症状稳定的患者,不宜持续 24 小时静脉滴注硝酸甘油,可换用口服或经皮吸收型硝酸酯类制剂。另一种减少耐药发生的方法是联用一种巯基提供剂,如卡托普利或 N-乙酰半胱氨酸。

2.β 受体阻滞剂

β 受体阻滞剂的作用可因交感神经张力、左室壁应力、心脏的变力性和变时性不同而异。β 受体阻滞剂通过抑制交感神经张力、减少斑块张力达到减少斑块破裂的目的。因此,β 受体阻滞剂不仅可在 AMI 后减少梗死范围,而且可有效降低 UAP 演变成为 AMI 的危险性。

3.钙离子通道阻断剂

钙离子通道阻断剂并不是 UAP 治疗中的一线药物,随机临床试验显示,钙离子通道阻断剂在 UAP 治疗中的主要作用是控制症状,对复发的心肌缺血和远期病死率有影响,目前认为,短效的二氢吡啶类药物,如硝苯地平单独用于急性心肌缺血会增加病死率。

4.血管紧张素转换酶抑制剂(ACEI)

ACEI 可以减少急性冠状动脉综合征患者、近期心肌梗死或左心室收缩功能失调患者、有左心室功能障碍的糖尿病患者以及高危慢性冠心病患者的病死率。因此,ACS 患者以及用 β 受体阻滞剂与硝酸酯类不能控制的高血压患者如无低血压均应联合使用 ACEI。

5.介入性治疗

UAP/NSTEMI 中的高危患者早期(24 小时以内)干预与保守治疗基础上加必要的紧急干预比较,前者明显减少心肌梗死和死亡的发生,但早期干预一般应该建立在使用血小板糖蛋白Ⅱb/Ⅲa 受体拮抗剂和(或)口服氯吡格雷的基础之上。

冠状动脉造影和介入治疗(PCI)的适应证:①顽固性心绞痛,尽管有充分的药物治疗,仍反复发作胸痛;②尽管有充分的药物治疗,心电图仍有反复的缺血发作;③休息时心电图 ST

段压低,心脏标志物(肌钙蛋白)升高;④临床已趋稳定的患者出院前负荷试验有严重缺血征象:如最大运动耐量降低不能以其他原因解释者、低做功负荷下几个导联出现较大幅度的 ST 段压低、运动中血压下降、运动中出现严重心律失常或运动负荷放射性核素心肌显像示广泛或者多个可逆的灌注缺损;⑤超声心动图示左心室功能低下;⑥既往患过心肌梗死,现有较长时间的心绞痛发作者。

六、护理措施

患者到达急诊科,接待护士必须在获得检查数据和医生做出诊断之前,选择必要的紧急处置措施。急诊护士尤其应在 ACS 综合征患者给予适时、有效的治疗方面发挥作用。护士需要在医疗资源有限的环境下,在患者床边判定紧急情况,减少延误。作为急诊护士还要具备心脏病护理技术,能处置 AMI,用电子微量注射泵进行输液,识别心律失常和准确处理严重心脏危象。

(一)病情观察

(1)ACS 患者病情危重、变化迅速,随时都可能出现严重的并发症。

(2)要认真细致地观察患者的精神状况、面色、意识、呼吸,注意有无出冷汗、四肢末梢发凉等。

(3)经常询问患者有无胸痛、胸闷,并注意伴随的症状和程度,尤其是夜间。

(4)常规持续心电、血压监护,严密观察心率(律)、心电图示波形态变化,对各种心律失常及时识别,并报告医生及时处理。

(5)有低血压者给予血压监护至血压波动在正常范围。

(6)给予心力衰竭者血氧饱和度监测,以保证血氧饱和度在 95%～99%。

(7)急性心肌梗死患者还要定时进行心电图检查和心肌酶检测,了解急性心肌梗死的演变情况。

(8)在监护期间,应注意患者有无出血倾向。观察患者的皮肤、黏膜、牙龈有无出血。观察尿的颜色。询问有无腹痛、腰痛、头痛现象。对行尿激酶溶栓治疗的急性心肌梗死患者,更应严密观察。

(二)护理评估

ACS 的患者常需急诊入院,将患者送入监护室后,急诊科护士迅速评估患者是否有高度危险性或低度危险性非常重要。根据评估情况严格按照急诊护理路径,迅速采取相应措施。

1. 危险评估

迅速评估患者是否有高度或低度危险的 ACS,是当今对护士的最大挑战。

(1)有研究表明,约 33% 的 AMI 患者在发病初期无胸痛的表现,然而这些被延迟送入医院的患者有更高的危险性,因为无典型胸痛的患者很少能及时得到溶栓,血管成形术或阿司匹林、β 受体阻滞剂、肝素等药物治疗。

(2)在美国每年约 460 万具有急性冠脉局部缺血症状的患者来到急诊科,其中只有大约 25% 的患者确诊后被允许入院。

(3)在急诊科疑为 ACS 的患者中,只有约 1/3 有"真的病变"。

急诊护理决定性的作用在于快速完成对患者的评估,并且在早期对 ACS 高危人群提供及时的紧急看护照顾,使病情缓解。据统计,在美国每年有 100 万人发生 AMI,约 25% 的患者在到达急诊科前死亡,而到达医院的患者仍有死亡可能。

2.Antman 危险评分量表

2002 年 Antman 等建立了早期危险评估的 7 分危险评分量表:①年龄＞65 岁;②存在 3 个以上冠心病危险因素;③既往血管造影证实有冠状动脉阻塞;④胸痛发作时心电图有 ST 段改变;⑤24 小时内有 2 次以上心绞痛发作;⑥7 天内服用了阿司匹林;⑦心肌坏死标志物升高。

具有上述危险因素的患者出现死亡、心肌梗死或需要血管重建负性心脏事件的可能性增高。评分越高危险性越大,且这些患者从低分子肝素、血小板 GP Ⅱ b/Ⅲ a 受体拮抗剂和心脏介入等治疗中获益也越大。这一评分系统简单易行,使早期对患者进行客观的危险分层成为可能,有利于指导临床对患者进行及时正确的治疗。

(三)急救护理

1.早期干预原则

在急诊情况下,一旦胸痛患者明确了 ACS 的诊断,快速和有效的干预即迅速开始。1999 年在美国心脏病学会(ACC)和美国心脏联合会(AHA)制订的 ACS 治疗指南中曾推荐:患者应在发病 10 分钟内到达急诊科,对所有不稳定型心绞痛患者给予吸氧、静脉输液、连续的心电图(ECG)监护。并依据临床表现将患者分为高度危险、中度危险和低度危险,高度危险患者严格管理,低度危险患者必须按监护程序治疗,并定期随访,急诊护士和医师必须精确地评估患者的危险层次。

2.干预时间分期

近来国外有学者将早期干预分为 4 个节段,称为 4Ds。

时间 0(症状):症状开始时间点,它代表着冠状动脉闭塞的时间,虽然其是比较好的指标,但不是完美的时间点。

时间 1(门口):患者入急诊科的时间点。

时间 2(资料):患者进行初步检查及获得心电图等材料的时间点。

时间 3(决定):决定是否进行溶栓治疗或进一步检查。

时间 4(药物):开始用药或治疗的时间点。

其中时间 1～2:6～11 分钟;时间 2～3:20～22 分钟;时间 3～4:20～37 分钟。

GISSI－2 研究中,不足 30% 的患者在症状发生后 3 小时才得到治疗。平均耽搁时间在 3～5 小时,其主要原因如下。

(1)患者本身的耽搁:患者在就医问题上耽搁时间是延误时间的一个主要因素,其原因多在患者发病之初期症状较轻,未意识到病情的严重性,或地处偏僻,交通不便。

(2)运送患者的过程:患者发病后运送至医院途中,也要耽搁一些时间,据估计一般为 30 分钟到数小时。

(3)医院内耽搁:患者到达医院以后耽搁时间是相当普遍的。在多数研究中,从患者到达医院至实施溶栓治疗,平均延误 45～90 分钟。

在症状发作不到 1 小时内接受治疗的患者 6 周病死率为 3.2%;在症状发作 4 小时接受治疗的患者 6 周病死率为 6.2%。事实上非常早期的综合治疗(包括市区及郊区)可减少 50% 心肌梗死的发病率。"4Ds"在减少从发病到处理的时间延误方面发挥了积极作用。

3.急诊过程耽搁

ACS患者急诊就诊耽搁主要是因为:①患者到医院接受医师检查;②对患者胸痛评估,因为需要仔细观察;③做ECG;④诊断技师不能及时识别ST变化,ECG报告延迟传递给内科医师。

为避免这些急诊耽搁,有些医院尝试由急诊科护士做ECG,并直接由医师快速阅读ECG。还可自行设计护理观察记录文书,既节省了护士书写的时间,又提高了护理质量标准。

4.一般急救措施

(1)立即让患者采取舒适体位,合并心力衰竭者给予半卧位。

(2)常规给予吸氧,3~5L/min。

(3)连接好心电监护电极和测血压袖带(注意电极位置应避开除颤区域和心电图胸前导联位置)。开启心电监护和无创血压监护,必要时给予血氧饱和度监护。

(4)协助给患者做全导联心电图作为基础心电图,以便对照。

(5)在左上肢和左下肢建立静脉通路,均留置Y形静脉套管针(以备抢救和急诊介入手术中方便用药)。

(6)备好急救药品和除颤器。

(7)抗凝疗法:给予嚼服肠溶阿司匹林100~300mg,或加用氯吡格雷片75mg,每日1次,皮下注射低分子肝素等。

(8)介入疗法:对于ACS患者的治疗尤其是急性心肌梗死,尽快重建血运极为重要,对行急诊PCI的患者应迅速做好术前各项准备。

5.急诊冠状动脉介入治疗(PCI)的术前准备

(1)首先向患者及其家属介绍介入诊断和治疗的目的、方法、优点。

(2)急查血常规,血凝全套,心肌酶谱,甲、乙、丙肝抗体,抗HIV等,术区备皮,做碘过敏皮试。

(3)让患者排空膀胱,必要时留置导尿管。

(4)嚼服肠溶阿司匹林0.3g,口服氯吡格雷片300mg,备好沙袋、氧气袋,全程监护,护送患者到导管室。

6.急诊PCI术后监护

(1)患者返回病房后,护士立即进行心电、血压监护,注意心率(律)变化。

(2)急诊PCI患者术后常规留置动脉鞘管6~12小时。嘱患者术侧肢体伸直制动,防止鞘管脱出、折断和术侧肢体血栓形成。观察术区有无渗血,触摸双侧足背动脉搏动情况,注意皮肤颜色和肢体温度的变化。协助按摩术侧肢体。

(3)动脉鞘管拔管前向患者说明拔管的简要过程,消除其紧张心理。医生拔管时,护士应准备好急救药品,如阿托品、多巴胺等,观察患者心电监护和血压。拔管后,穿刺部位进行加压包扎,观察有无渗血,保持局部清洁无菌,严格交接班并做好记录。

(四)心肌耗氧量及护理

在ACS发病的极早期患者心肌脆弱,电活动极不稳定,心脏供血和耗氧量之间的矛盾非常突出,因此,在发病早期,尤其是 24 小时以内,限制患者活动,降低心肌耗氧量,缓解心肌供血和需求之间的矛盾,对保证患者平稳度过危险期,促进心肌恢复,具有非常重要的意义。

1.心肌耗氧量

影响心肌耗氧量的主要因素有心脏收缩功、室壁张力、心肌体积。Katz 提出以二项乘积(D-P)作为心肌耗氧量的指标,其公式为最大血压乘以心率。由于该指标计算方法简单,可重复性好,临床研究证实其与心肌耗氧量的真实情况相关性好,已被广泛应用于临床。

2.排便动作

各种干预因素都可以引起 D-P 的增加,排便时患者需要屏住呼吸,使膈肌下沉,收缩腹肌,增加腹压,这一使力的动作,加上卧位排便造成的紧张、不习惯等因素,会导致血压升高和心率加快,从而加重心脏负担,使心脏的氧供和氧耗之间失衡,增加心律失常的发生危险。因此,在护理中应注意以下问题。

(1)必须确实保证 ACS 患者排便通畅,如给予缓泻剂、开塞露等。

(2)另有研究表明,坐位排便的运动强度低于卧位排便,故对无法适应卧位排便的患者在监护的情况下试行坐位排便,以缓解其焦虑情绪。

(3)在患者排便期间还必须加强监护,要有护士在场,以处理可能出现的意外情况。

3.接受探视

患者接受探视时 D-P 增加明显。亲友的来访使患者情绪激动,交感神经兴奋,心脏兴奋性增强,心肌耗氧量增加,尤其是来访者表现为过度紧张和不安时更是如此。因此在护理中应注意以下事项。

(1)应尽可能减少探视的次数。

(2)对来访者应事先进行教育,说明避免患者情绪波动对患者康复的意义。

(3)对经济有困难的患者,应劝其家属暂不谈及经费问题。

4.音乐疗法

曾有研究表明,对心肌梗死及不稳定型心绞痛患者进行音乐疗法,可使其情绪稳定,交感神经活动减少,副交感神经活动增强,从而使心肌耗氧量减少。当进行音乐疗法时应加强针对性。

第六章　呼吸系统急危重症护理

第一节　大咯血

咯血是指声门以下的呼吸道或肺组织出血,经咳嗽由口腔咯出。咯血是临床常见的症状,部位主要包括呼吸道和肺。咯血的来源一为肺循环,即肺动脉及其分支,属低压系统,占95%;二为支气管循环,发自主动脉,属高压系统,占5%;或者还可来自含有这两种循环的肉芽组织。就出血概率而言,肺循环远低于支气管循环。小量咯血为每日咯血量少于100mL,中等量咯血为每日咯血量100~500mL,大量咯血为每日咯血量大于500mL。大量或反复咯血是危重并且能导致死亡的急症,需迅速确定出血原因和部位,并施以积极的治疗。

一、病因

(一)支气管疾病

1.支气管扩张

大咯血的原因是炎症及支气管壁弹性纤维破坏,形成假性动脉瘤破裂引起大咯血。

2.支气管肺癌

早期多为少量咯血,晚期癌细胞侵袭较大血管可引起大咯血。

3.支气管结核

结核病灶侵袭黏膜下血管,导致血管破裂而出血,但大咯血较少见。

(二)肺部疾病

1.肺结核

慢性纤维空洞型肺结核形成假性动脉瘤破裂时引起大咯血。

2.肺脓肿

脓肿壁血管破裂可引起大咯血。

3.肺炎

炎症病灶毛细血管渗透性增高引起少量咯血。

4.其他

肺吸虫病、肺瘀血、恶性肿瘤肺转移、肺囊肿及肺血管瘤破裂等。

(三)心血管疾病

(1)风湿性心脏病二尖瓣狭窄:左心房扩大超过代偿极限,左房内压增高,肺循环瘀血而致咯血或痰中带血。

(2)左心衰竭:肺循环瘀血引起咯血。

(3)肺动脉瘘。

(四)全身性疾病

1.急性传染病

肺出血性钩端螺旋体病、流行性出血热等。

2.血液病

白血病、血友病、血小板减少性紫癜等。

3.肾病

慢性肾衰竭、尿毒症等。

4.结缔组织病

系统性红斑狼疮、结节性动脉炎。

(五)外伤

如胸部外伤、肋骨骨折、枪弹伤、肺部外伤、异物伤等。

(六)其他

(1)肺出血、肾病综合征、替代性月经等原因及机制不明的咯血。

(2)特发性咯血:经 X 线支气管碘剂造影及痰液检查未能发现引起咯血的原发病,一般占咯血的 10%～20%。

二、护理评估

(一)病史评估

(1)详细询问病史,了解患者年龄、职业、诱因、发病过程、传染病接触史等。

(2)观察咯血的量、颜色、性状及出血量。

(二)体格检查

(1)观察血压、脉搏、呼吸、神志状态、皮肤和黏膜颜色,有无出血倾向和杵状指,有无颈静脉怒张。

(2)详细进行心肺检查,风湿性心脏病二尖瓣狭窄可闻及心尖部舒张期隆隆样杂音;肺部局限性哮鸣音多见于支气管肺癌;局限性湿性啰音见于肺炎;肺部固定湿性啰音可考虑支气管扩张症。

(三)咯血程度评估

一般情况 24 小时咯血量在 100mL 以下称少量咯血;咯血量 100～500mL 称中等量咯血;24 小时达 500mL 以上者或一次咯血量超过 200mL,或 48 小时内超过 600mL,称大咯血,大咯血病死率高,绝大多数患者死于咯血后窒息,因此,应予及时治疗。

(四)实验室检查

1.胸部 X 线、CT 检查

可诊断肺部实质病变。

2.纤维支气管镜检查

可确定出血部位、出血原因,清除分泌物、积血及取活组织检查。

3.痰液检查

进行痰液细菌培养和药物敏感试验以确定致病菌。

4.血液检查

血常规、出凝血时间、血细胞比容等检查以判断咯血原因、贫血程度及感染等。

5.其他检查

心电图、B 超、支气管造影及多普勒等检查有助于明确诊断。

(五)咯血伴随症状

(1)大咯血、血色鲜红伴咳嗽、咳痰量增多,见于支气管扩张症。

(2)咯血伴发热、咳嗽、盗汗、消瘦,见于肺结核。

(3)咯血伴发热、咳嗽、咳痰、胸痛,见于肺炎、肺脓肿等疾病。

(4)咯血伴急性胸痛、发热,见于肺梗死及大叶性肺炎。

(5)咯血或痰中带血伴胸痛、刺激性呛咳,见于支气管肺癌等。

(6)咯血伴皮肤、黏膜出血,见于血液病、结缔组织病、流行性出血热等。

三、急救措施

咯血的救治原则:及时迅速止血、保持呼吸道通畅及维持患者生命。

(一)一般治疗

(1)大咯血患者应绝对卧床休息,取患侧卧位或平卧位,头偏向一侧,可减少出血量及避免血液流向健侧肺内或堵塞气管而造成窒息。

(2)密切注意体温、脉搏、呼吸、血压等病情变化,记录咯血量。

(3)通畅气道,鼓励患者咳出滞留于呼吸道的血液及血凝块,咳嗽剧烈者可适当应用镇咳药,如口服可待因,对年老体弱、肺功能不全者应防止呼吸抑制而引起窒息。

(4)精神紧张、恐惧不安者必要时可用少量镇静剂。

(5)随时做好大咯血和窒息的各项抢救准备,呼吸困难者给予氧气吸入,每分钟 4～6L。

(二)止血治疗

1.止血药的应用

(1)垂体后叶素:用垂体后叶素 5～10U 加入 25％葡萄糖注射液 40mL 中缓慢静脉注射,一般为 15～20 分钟,或将垂体后叶素 10～20U 加入 5％葡萄糖注射液 500mL 中静脉滴注。该药物有强烈的血管收缩作用,可致肺小动脉收缩,肺血流量减少,使出血部位血管收缩而止血,作用迅速,止血效果明显,是大咯血治疗的常用和首选药物。高血压、心力衰竭患者和孕妇禁用。

(2)对羧基苄胺:用羧基苄胺 0.1～0.2g 加入 5％葡萄糖注射液或生理盐水 100mL 稀释后静脉滴注,每日最大量 0.6g。

(3)6-氨基己酸:6-氨基己酸 4～6g,加入 5％葡萄糖注射液或生理盐水 100mL 稀释,在 15～30 分钟内静脉滴完,维持量每小时 1g,持续 2～24 小时或更久。

(4)卡巴克络:口服 2.5～5mg,每 6 小时 1 次,可减少毛细血管通透性和增加毛细血管回缩作用以止血。

(5)海藻酸钠微球(KMG):作为一种新型的栓塞材料,临床采用选择性或同轴微导管超选择性支气管动脉栓塞技术,应用 KMG 微球栓塞剂治疗经内科止血无效的大咯血,栓塞效果显著,并发症少,复发率低。

2．气管镜止血

经药物治疗无效者可考虑通过纤维支气管镜检查并止血。

(1)冷盐水灌洗：4℃生理盐水 500mL 加用肾上腺素 5mg 局部滴入。

(2)气囊导管止血：气囊堵塞出血支气管，压迫止血，防止窒息。24 小时后放松气囊，观察几小时无出血可拔管。

(3)凝血酶或纤维蛋白原灌洗：将纤维支气管镜插入出血部位后，注入 1000U/mL 的凝血酶溶液 5～10mL 或给予 2％纤维蛋白原 5～10mL，再注入 1000U/mL 凝血酶溶液 1～10mL，保留 5 分钟，出血停止再拔管观察。

3．输血

根据病情少量多次输新鲜血(每次 100～200mL)，除可补充血容量外，还有止血作用。

4．人工气腹

适用于反复大咯血，经上述治疗不佳，两侧胸膜无明显粘连，心肺功能尚可者，可行人工气腹止血。每次注气量为 1000～1500mL，必要时每隔 1～2 小时重复注气 1 次。

(三)手术治疗

用于经内科综合治疗无效或有窒息危险的大咯血患者，可行急诊外科手术治疗，以挽救患者生命。

1．适应证

(1)肺部病变引起的大咯血，咯血量＞600mL/12h。

(2)一次性咯血量≥200mL 并在 24 小时内反复发生。

(3)可能引起气道阻塞和窒息。

2．禁忌证

(1)肺功能不全。

(2)全身状态较差。

(3)肺癌晚期出血，两肺病变广泛。

(4)凝血功能障碍。

(四)控制感染

反复咯血及血液滞留，极易合并肺内感染，因此，选择合适的抗菌药物，预防及控制感染。

(五)咯血窒息的处理

1．体位引流

立即将患者平卧，头偏向一侧或将患者置于俯卧头低足高位，进行体位引流，轻叩背部以利于血液流出。

2．清除积血

神志不清、牙关紧闭者，应用压舌板或开口器打开口腔，用吸引器吸出积血。必要时行气管插管或气管切开，术后经支气管镜止血、清理积血及分泌物，保持呼吸道通畅。

3．氧气吸入

吸入 30％～40％氧气或做高频通气治疗。如自主呼吸减弱或停止，立即机械通气，给予呼吸兴奋剂。

4.对症治疗

窒息解除后,应纠正酸中毒、补充血容量、控制休克、治疗原发病及脑水肿等。

5.避免刺激

保持病室安静,嘱患者避免饮用刺激性饮料。

四、护理措施

(一)密切观察病情

大中量咯血患者,定时监测生命体征。伴休克的患者,应注意保温;高热患者应降温止血。观察有无咯血窒息的征兆。若在咯血过程中,患者突然胸闷、挣扎坐起,继而气促、发绀、牙关紧闭和神志不清,说明患者将面临咯血窒息的危险,应迅速清除口腔内血块,轻拍背部,以利于血块咯出解除险情,同时做好抢救准备。

(二)休息与饮食护理

保持病室安静、清洁、舒适、空气新鲜,温度、湿度适宜。避免感冒,防止剧烈咳嗽,以免诱发咯血。大咯血患者应暂禁饮食。咯血停止后或少量咯血时,应给予温凉流食或半流食,忌服浓茶、咖啡等刺激性饮料,并保持排便通畅。

(三)心理护理

咯血者情绪紧张、恐惧,尤其在大咯血时更为恐慌,甚至欲借屏气来减少咯血,由此造成喉头痉挛,咯血不畅,导致呼吸道阻塞而窒息。此时,应安慰患者,使其尽量放松身心,将血轻轻咯出。因咯血而被污染的衣、被应及时更换,咯出的血痰应及时倒去,以避免不良刺激。

五、健康教育

指导患者合理饮食,给予营养丰富、易消化的饮食,有利于疾病的恢复。按时服用镇咳药、止血药及抗生素等,并了解用法、注意事项及不良反应。根据身体健康状况,适当进行体育锻炼。若出现心悸、乏力、头晕、烦躁、胸闷及喉痒等症状或发生咯血,应保持镇静,取平卧位,头偏向一侧,将积血轻轻咯出,不可坐起,以免引流不畅,导致血块阻塞气道,立即就诊或拨打"120"急救,住院患者及时报告医生、护士,以便及时处理。

第二节　急性呼吸窘迫综合征

急性呼吸窘迫综合征(ARDS)是指严重感染、创伤、休克等肺内外疾病后出现的以肺泡—毛细血管损伤为主要表现的临床综合征,其临床特征为呼吸加快和窘迫,难以纠正的进行性低氧血症。ARDS是急性肺损伤(ALI)的严重阶段或类型。该病起病急骤,发展迅猛,预后极差,病死率极高。存活者大多能完全恢复,部分遗留肺纤维化,但大多不影响生活质量。

一、发病机制

ARDS发病的共同基础是肺泡—毛细血管的急性损伤。肺损伤可以是直接的,如胃酸或毒气的吸入、胸部创伤等导致内皮或上皮细胞物理及化学性损伤,更多见的则是间接性肺损伤。虽然肺损伤的机制迄今未完全阐明,但已经确认它是全身炎症反应综合征(SIRS)的一部分。

(一)全身炎症反应

临床上严重感染、多发创伤是导致急性肺损伤和 ARDS 最主要的病因,其中主要的病理生理过程是 SIRS。在 ARDS 复杂的病理生理机制中包含着对损伤的炎性反应和抗炎性反应之间微妙的平衡与失衡关系。事实上,机体对损伤产生的炎性反应物质会被内源性抗炎性物质所对抗,这种在 SIRS 和代偿性抗炎症反应综合征(CARS)之间的平衡是机体对损害因素适当反应的关键。如果出现过度 SIRS 反应,则可能发展为多脏器功能障碍综合征(MODS),如果发生过度 CARS,则可能导致免疫抑制或感染并发症,因此,在 ARDS 危重患者中,这两种拮抗的反应综合征可能决定了患者的最终命运。

(二)炎症细胞参入

几乎所有肺内细胞都不同程度地参与 ARDS 发病,最重要的效应细胞是中性粒细胞(PMN)、单核巨噬细胞等。ARDS 时,PMN 在肺毛细血管内大量聚集,然后移至肺泡腔。PMN 呼吸暴发和释放其产物是肺损伤的重要环节。近年发现,肺毛细血管内皮细胞和肺泡上皮细胞等结构细胞不单是靶细胞,也能参与炎症免疫反应,在 ARDS 次级炎症反应中具有特殊意义。

(三)炎症介质激活和释放

炎症细胞激活和释放介质是与炎症反应伴随存在的,密不可分。众多介质参与 ARDS 的发病,包括:①脂类介质,如花生四烯酸代谢产物、血小板活化因子(PAF);②活性氧,如超氧阴离子(O_2^-)、过氧化氢(H_2O_2)等;③肽类物质,如 PMNs/AMs 蛋白酶、补体底物、参与凝血与纤溶过程的各种成分等。近年对肽类介质尤其是前炎症细胞因子(如 TNF 等)和黏附分子(ICAM-1)等更为关注,它们可能是启动和推动 ARDS"炎症瀑布"、细胞趋化、跨膜迁移和聚集、炎症反应和次级介质释放的重要介导物质。

(四)肺泡表面活性物质(PS)改变

研究表明,肺泡表面活性物质具有降低肺泡表面张力、防止肺水肿、参与肺的防御机制等功能。ARDS 过程中,PS 的主要改变为功能低下、成分改变和代谢改变等。

另外,细胞凋亡与一些细胞信号传导通路与 ARDS 的发病密切相关,如 G 蛋白、肾上腺素能受体、糖皮质激素受体等。同时还发现核转录因子(NF 等)、蛋白激酶(MAPK 等)的活化参与 ARDS 发病机制。

二、临床表现

ARDS 临床表现可以有很大差别,取决于潜在疾病和受累器官的数目与类型,而不取决于正在发生的肺损伤所导致的表现。

(1)ARDS 多发病迅速,通常在受到发病因素攻击(如严重创伤、休克、误吸有毒气体或胃内容物)后 12~48 小时发病,偶有长达 5 天者。一旦发病很难在短时间内缓解,因为修复肺损伤的病理改变通常需要 1 周以上的时间。

(2)呼吸窘迫是 ARDS 最常见症状,主要表现为气短和呼吸次数增快。呼吸频率大多在 25~50 次/分,其严重程度与基础呼吸频率和肺损伤的严重程度有关。

(3)难以纠正的低氧血症,严重氧合功能障碍。其变化幅度与肺泡渗出和肺不张形成的低通气或无通气肺区与全部肺区的比值有关,比值越大,低氧血症越明显。

(4)死腔/潮气比值增加,≥0.6时可能与更严重的肺损伤相关(健康人为0.33～0.45)。

(5)重力依赖性影像学改变,在 ARDS 早期,由于肺毛细血管膜通透性一致增高,可呈非重力依赖性影像学变化。随着病程进展,当渗出突破肺泡上皮防线进入肺泡内后,肺部斑片状明影主要位于下垂肺区。

三、诊断标准

我国 1999 年研讨会修订的 ARDS 诊断标准为如下。

(1)有原发病的高危因素。

(2)急性起病,呼吸加快和(或)呼吸窘迫。

(3)低氧血症,ALI 时 $PaO_2/FiO_2 \leqslant 300mmHg$,ARDS 时 $PaO_2/FiO_2 \leqslant 200mmHg$。

(4)胸部 X 线检查有两肺浸润阴影。

(5)肺毛细血管楔压(PCWP)≤18mmHg 或临床上能除外心源性肺水肿。

凡符合以上 5 项可诊断 ALI 或 ARDS。因 ARDS 病程进展快,一旦发生多数病情已相当严重,故早期诊断十分重要,但迄今尚未发现有助于早期诊断的特异指标。

四、急救措施

(一)纠正缺氧

尽快给予吸氧、提高 PaO_2,这是抢救 ARDS 患者的首要措施。及时有效地给氧,可提高机体耐受性、减轻组织损伤、延缓脏器衰竭。可根据患者病情和血气分析的结果采取不同的给氧浓度或不同的给氧方法。因 ARDS 患者缺氧主要表现为单纯缺氧,故在短时间内可以给予高浓度(>40%)或高流量(5～7L/min)氧气吸入。其给氧的主要原则是保证迅速提高 PaO_2 和 SpO_2,使 $PaO_2 \geqslant 60mmHg$、$SpO_2 \geqslant 90\%$。给氧的方法主要有鼻导管、鼻塞、面罩给氧以及机械通气等。鼻导管或鼻塞给氧优点为简单、方便,不影响患者进食、咳痰;其缺点为氧浓度不恒定,易受患者呼吸影响,流量过高时对局部黏膜会产生一定的刺激。面罩给氧浓度相对稳定,可按需调节,对鼻黏膜刺激小,缺点为一定程度上可影响患者进食及造成咳嗽,有些患者不能耐受。机械通气对于 ARDS 的患者来说目前尚无可行的治疗指征,但多数学者认为,ARDS 患者应尽早使用机械通气,在急性肺损伤的早期,轻症患者可试用无创正压通气,如无效或病情加重时可迅速采取气管插管或气管切开行有创机械通气,以迅速纠正缺氧。

(二)预防并发症

合理限制液体入量,既能减轻肺水肿及病情,又能预防水、电解质及酸碱平衡紊乱。原则是在保证血容量足够、血压稳定的前提下,液体出入量宜轻度负平衡(−1000～−500mL/d),即入量少于出量,每日液体入量以不超过 1.5～2L 为宜。对于肺水肿比较严重的患者,可适当使用利尿剂以促进水肿消退,但在治疗的过程中应随时纠正电解质紊乱。同时要加强抗感染护理,特别是对于体质弱而伴有慢性疾病者。而对于有创机械通气患者应加强无菌操作及抗感染护理,防止呼吸道、消化道、皮肤、泌尿系统等部位感染的发生。加强基础护理,预防压疮等并发症的发生。

五、护理措施

(一)心理护理

由于对病情的不了解及对预后的顾虑,患者往往会产生恐惧、抑郁心理,极易对治疗失去信心,尤其气管插管或气管切开行机械通气的患者,语言表达及沟通障碍,造成情绪烦躁,产生痛苦悲观甚至绝望的心理反应,表现为拒绝治疗或对呼吸机产生依赖心理。应多与患者交流,认真评估患者的焦虑程度,鼓励患者说出或写出引起或加剧焦虑的因素,教会患者自我放松等各种缓解焦虑的方法。做好健康教育,加强患者对身边事物的了解也有助于缓解焦虑。而对于机械通气的患者,要让患者学会应用手势、写字等非语言沟通方式表达其需求,也可以缓解焦虑、恐惧等心理反应,从而改善通气效果及增强患者战胜疾病的信心。对于有严重躁动的患者,可按医嘱应用镇静剂和肌松药物,以避免"人机对抗",这些药物还可以抑制清醒患者的自主呼吸,保证呼吸功能采用最适当的通气方式。

(二)饮食护理

ARDS 的患者机体处于高代谢状态,导致能量消耗增加,机体代谢处于负平衡,营养支持对于提高 ARDS 患者的生活质量及治愈率有重要意义,故治疗时应常规鼻饲高蛋白、高热量、低脂肪及适量维生素和微量元素的流质饮食,必要时给予静脉高营养,但静脉给予营养时一定要注意防止感染和血栓等并发症的发生。患者应尽量给予全胃肠营养,如能经口进食,应少食多餐,不但能提供足够能量,而且能降低进食增加的氧消耗,进餐时应维持给氧,防止气短和血氧降低。

(三)病情观察

要密切观察患者的呼吸频率、节律、深浅度,呼吸困难的程度以及咳嗽的性质、时间,注意有无痰液产生,监测血压、呼吸、心率等生命体征,注意有无出汗、皮肤发绀、肺部湿性啰音等情况,及时了解血气分析、血电解质等检查结果,注意 PaO_2、$PaCO_2$、SaO_2 数值的变化情况,及时观察有无水、电解质及酸碱平衡紊乱、感染等并发症,有异常情况应及时通知医师。

(四)用药护理

脱水利尿剂可促进水肿消退,但要在保证血容量足够及血压稳定的前提下使用,在使用过程中一定要注意水、电解质及酸碱平衡,限制液体入量,注意钠、钾离子的平衡,并及时做出调整。糖皮质激素有保护毛细血管内皮细胞,防止白细胞、血小板聚集和黏附管壁形成微血栓的作用,可保护肺Ⅱ型细胞分泌表面活性物质,抗炎和促使肺间质液吸收,缓解支气管痉挛,抑制后期肺纤维化。对于刺激性气体吸入、外伤骨折所致的脂肪栓塞等非感染性因素引起的 ARDS 早期可以应用激素,如地塞米松 $60 \sim 80 \text{mg/d}$ 或氢化可的松 $1000 \sim 2000 \text{mg/d}$,每 6 小时 1 次,连用 2 天,有效者继续使用 $1 \sim 2$ 天后停药。ARDS 伴有败血症或有重度呼吸道感染忌用激素。使用镇静剂及肌松剂主要是解除患者烦躁,减少机械通气患者的"人机对抗",保证最适当的通气方式。护理人员在执行医嘱时要注意加以判断,禁用对呼吸有抑制作用的镇静药物。

(五)健康教育

向患者做好卫生宣传教育,讲解疾病发病机制、发展和转归,语言要通俗易懂,尤其是对一些文化程度不高的老年人应反复讲解,使患者理解康复保健的意义及目的,能积极配合治疗。活动会增加患者的耗氧量,应指导患者注意合理的休息与活动,协助患者采取舒适卧位,如半卧位或端坐位,对有明显呼吸困难的患者,嘱其绝对卧床休息。指导患者采取有效咳嗽、咳痰的方式,做好患者思想工作,减轻心理压力。指导患者遵医嘱用药,能掌握药物应用的剂量、用法和注意事项等。同时学会观察病情变化,如有咳嗽、咳痰、心动加速、出汗、皮肤发绀等呼吸困难加重的情况应及时呼救。

第三节　支气管哮喘

支气管哮喘(简称哮喘)是由多种细胞包括气道的炎性细胞和结构细胞(如嗜酸性粒细胞、肥大细胞、T淋巴细胞、中性粒细胞、平滑肌细胞、气道上皮细胞等)和细胞组分参与的气道慢性炎症性疾病。这种慢性炎症导致气道高反应性,通常出现广泛多变的可逆性气流受限,并引起反复发作性的喘息、气急、胸闷或咳嗽等症状,常在夜间和(或)清晨发作、加剧,多数患者可自行缓解或经治疗缓解。

一、诊断

(一)诊断标准

(1)反复发作喘息、气急、胸闷或咳嗽,多与接触变应原、冷空气,物理、化学性刺激及病毒性上呼吸道感染、运动等有关。

(2)发作时在双肺可闻及散在或弥散性、以呼气相为主的哮鸣音,呼气相延长。

(3)上述症状和体征可经治疗缓解或自行缓解。

(4)除外其他疾病引起的喘息、气急、胸闷和咳嗽。

(5)临床表现不典型者(如无明显喘息或体征),应至少具备以下1项试验阳性。

1)支气管激发试验或运动激发试验阳性。

2)支气管舒张试验阳性 FEV_1 增加≥12%,且 FEV_1 增加绝对值≥200mL。

3)呼气流量峰值(PEF)日内(或2周)变异率≥20%。

符合(1)～(4)条或(4)、(5)条者,可以诊断为哮喘。

(二)分期

根据临床表现支气管哮喘可分为急性发作期、慢性持续期和临床缓解期。慢性持续期是指每周均不同频度和(或)不同程度地出现症状(喘息、气急、胸闷、咳嗽等);临床缓解期是指经过治疗或未经治疗症状、体征消失,肺功能恢复到急性发作前水平,并维持3个月以上。

(三)分级

1.病情严重程度的分级

主要用于治疗前或初始治疗时严重程度的判断。

(1)一般表现为反复发作的喘息、气急、胸闷或咳嗽等症状。

(2)发作严重者可在短时间内出现呼吸困难和低氧血症。

2.哮喘急性发作时的分级

哮喘急性发作是指喘息、气促、咳嗽、胸闷等症状突然发生,或原有症状急剧加重,常有呼吸困难,以呼气流量降低为特征,常因接触变应原、刺激物或呼吸道感染诱发。其程度轻重不一,病情加重,可在数小时或数天内出现,偶尔可在数分钟内即危及生命,故应对病情做出正确评估,以便给予及时有效的紧急治疗。

(1)轻度:患者会出现轻度的气喘,以及可以平卧并且有焦虑、烦躁,患者会出现散在的哮鸣音等。

(2)中度:多见于患者喜欢坐位,并且有明显的呼吸频率增加,患者可能会存在辅助呼吸肌活动、三凹征。

(3)重度:多见于患者出现不劳动时也有气短的可能,并且有明显的呼吸频率增加,而且哮鸣音响亮散漫。

(4)危重:多见于患者难以说话,伴有意识障碍,像嗜睡、意识模糊等一系列的表现。

(四)相关诊断试验

肺功能测定有助于确诊支气管哮喘,也是评估哮喘控制程度的重要依据之一。对于有哮喘症状但肺功能正常的患者,测定气道反应性和 PEF 日内变异率有助于确诊哮喘。

二、院前处理要点

(1)院前医生要了解患者平时哮喘控制的情况和治疗效果,除外其他原因导致喘憋的发作。

(2)评估哮喘急性发作时的病情严重程度。

(3)由变应原导致哮喘急性发作时,及时脱离相关环境。

(4)根据哮喘急性发作时病情严重程度,给予相应治疗。

(5)经治疗病情不稳定者,及时送往医院急诊科。

三、急诊处理与护理

一般来说,如果患者突然咳喘、胸闷、气短,而且进行性加重,平时所用的常规平喘药效果不明显,哮喘发作严重程度在中度以上时就应该到医院进一步诊治,以尽快缓解症状,纠正低氧血症,保护肺功能。

(一)重度和部分中度哮喘急性发作的治疗

所有重度和部分中度急性发作均应到急诊科或住院治疗。

1.药物治疗

除氧疗外,应重复使用速效 β_2 受体激动剂,可通过压力定量气雾剂的储雾器给药,也可通过射流雾化装置给药。推荐在初始治疗时连续雾化给药,随后根据需要间断给药(每 4 小时 1 次)。联合使用 β_2 受体激动剂和抗胆碱能制剂(如异丙托溴铵)能够取得更好的支气管舒张作用。对规律服用茶碱缓释制剂的患者,静脉使用茶碱应尽可能监测茶碱血药浓度。中重度哮喘急性发作应尽早使用全身激素,特别是对速效 β_2 受体激动剂初始治疗反应不完全或疗效不能维持,以及在口服激素基础上仍然出现急性发作的患者。口服激素与静脉给药疗效相当,不良反应小。推荐用法:泼尼松龙 $30\sim50mg$ 或等效的其他激素,每日单次给药。严重的急性发作或口服激素不能耐受时,可采用静脉注射或滴注,如甲泼尼龙 $80\sim160mg$,或氢化可的松 $400\sim1000mg$ 分次给药。地塞米松因半衰期较长,对肾上腺皮质功能抑制作用较强,一般不推荐使用。静脉给药和口服给药的序贯疗法有可能减少激素用量和不良反应,如静脉使用激素 $2\sim3$ 天,继之以口服激素 $3\sim5$ 天。不推荐常规使用镁制剂,可用于重度急性发作(FEV_1 $25\%\sim30\%$)或对初始治疗反应不良者。

2.机械通气

重度和危重哮喘急性发作经过上述药物治疗,临床症状和肺功能无改善甚至继续恶化,应及时给予机械通气治疗。

(1)机械通气的目的:对重症哮喘患者进行机械通气的目的如下。

1)对已处于呼吸衰竭或边缘状态下的哮喘患者,减少其呼吸功。

2)改善患者的通气和气体交换。

3)清除气道内的分泌物。

(2)机械通气的指征:重症哮喘治疗时,临床上一般应尽量避免首先使用呼吸机,临床经验表明只有相当少数紧急危及生命的重症哮喘患者,才需要机械通气治疗。可先采用经鼻(面)罩无创机械通气,若无效应及早行气管插管机械通气。

何时行气管插管通气无统一标准,决定气管插管的一个重要因素是患者的临床症状。通常气管插管指征如下。

1)常规治疗失败,出现下列征象:神志改变,呼吸肌疲劳、衰竭,心动过速(>130次/分),危及生命的心律失常,严重低氧血症(PaO_2<60mmHg),高碳酸血症,或酸中毒。

2)FEV_1<0.6L,PEF<60L/min,对支气管扩张剂无反应。重症哮喘患者的神志状态改变为气管插管和机械通气的绝对指征,这一临床表现说明哮喘患者:不能适应目前的治疗;不能保护其气道,很可能即将发生心肺骤停(接近窒息),这是机械通气的重要指征。

(3)机械通气初始参数的设置:机械通气初可选用容量控制通气模式(VC)。低潮气量(VT 8~10mL/kg);低呼吸频率(10~14次/分);高吸气流量(100L/min);吸呼比例1:3;高吸氧浓度。以后可应用同步间歇指令通气(SIMV)作为初期的通气模式。压力通气模式(PSV或PCV)可作为选择性的通气模式。哮喘急性发作机械通气需要较高的吸气压,可使用适当水平的呼气末正压(PEEP)治疗。如果需要过高的气道峰压和平台压才能维持正常通气容积,可试用允许性高碳酸血症通气策略以减少呼吸机相关肺损伤。

(4)镇静剂和肌松剂在重症哮喘患者机械通气时的应用:许多镇静剂和肌松剂对重症哮喘发作有一定的治疗效应,患者躁动不合作或人机呼吸矛盾,可用镇静剂地西泮10~20mg或氯胺酮50mg静脉滴注,肌肉松弛剂琥珀酰胆碱50~100mg加入5%葡萄糖注射液100mL静脉滴注。

3.纠正水、酸碱失衡和电解质紊乱

脱水造成气道分泌物黏稠难以排出,使气道进一步阻塞和影响通气。每日静脉补液2500~3000mL足以纠正脱水。补液量过多可使低钾、低钠加重,注意补充钾、钠等电解质。及时纠正酸中毒尤为重要。临床上通常把pH<7.2作为补碱指征。

(二)控制感染

大多数哮喘急性发作并非由细菌感染引起,应严格控制抗菌药物的使用指征,除非有细菌感染的证据,或属于重度或危重哮喘急性发作。

1.重度哮喘急性发作容易并发感染的主要原因

(1)气道炎症、支气管痉挛和黏液痰栓使痰液引流不畅。

(2)糖皮质激素的大量使用抑制机体的免疫力。

（3）氨茶碱可降低中性粒细胞的趋化力和吞噬作用。

2.重度哮喘急性发作并发感染时抗生素的选择

（1）静脉给药。

（2）先根据经验选用广谱抗生素，以后参考痰细菌培养药敏试验结果和所用药物的临床疗效调整方案。

（3）注意药物对肝、肾功能的影响，以及药物及药物间的相互作用。

（三）哮喘管理

严重的哮喘急性发作意味着哮喘管理的失败，这些患者在病情稳定回家后，应当给予密切监护、长期随访，包括审核患者是否正确使用药物、吸入装置和峰流速仪，找到急性发作的诱因并尽量避免接触，调整控制性治疗方案。

（四）护理措施

哮喘患者因为突然发病，几乎都存在恐惧的心理，因反复发作而出现焦虑情绪，特别是重症哮喘患者更有种濒死感和绝望感。护理人员应关注患者的神情变化，适时给予恰当的心理支持。

第四节　急性肺水肿

急性肺水肿是指心室排血量下降，左心室充盈障碍或左心负荷突然明显增加，导致左心室舒张期末压或左心房压急剧升高，肺静脉血流受限，引起肺静脉和肺毛细血管流体静压升高，当超过肺毛细血管血浆胶体渗透压 25mmHg 时，大量浆液渗出至肺间质和肺泡内，影响呼吸功能，继而发生呼吸困难、发绀和咳粉红色泡沫痰等一系列症状。

一、评估要点

（一）病因评估

（1）患病起始时间，有无明显诱因，主要症状及其特点（如严重程度、持续时间、发作频率、缓解因素），有无伴随症状，是否出现并发症，是否呈进行性加重。

（2）评估患者的主要检查结果、治疗及护理经过及效果，目前用药情况，包括药物的种类、剂量和用法，以及用药后的效果等。

（二）症状及体征评估

（1）观察脉搏的频率、节律、强弱，血压及脉压有无异常变化，心尖部是否可闻及奔马律。

（2）有无突然出现严重的呼吸困难（呼吸频率 30～50 次/分）、端坐呼吸、窒息感、口唇发绀、大汗淋漓、烦躁不安、咳嗽伴咳大量粉红色泡沫痰、面色灰白或发绀、大汗、皮肤湿冷。

（3）评估患者 24 小时出入量及水、电解质平衡情况。

（4）是否有并发症，如水、电解质紊乱，心源性休克，心力衰竭，呼吸衰竭，心搏骤搏等。

（5）心理状态：有无焦虑、恐惧、抑郁、悲观等心理反应及其严重程度。

二、急救护理

(一)给氧

通过氧疗将血氧饱和度维持在≥95％水平是非常重要的,可以防止出现脏器功能障碍或多脏器功能障碍。首先开放气道,给予高流量(6～8L/min)鼻导管或面罩吸氧,湿化瓶中可加20％～30％的乙醇湿化,使肺泡内泡沫表面张力降低而破裂,以利于改善肺泡通气。情况严重者应采用无创呼吸机持续正压(CPAP)或双水平气道正压(BiPAP)通气。

(二)卧位与休息

绝对卧床休息。立即协助患者取坐位,双下肢下垂,必要时用止血带轮流结扎四肢,每隔15分钟轮流放松一个肢体,以减少静脉回流。患者常烦躁不安,需注意安全,谨防跌倒受伤。

(三)建立静脉通道

迅速建立两条静脉通路,遵医嘱正确使用药物,观察疗效与不良反应。

(1)吗啡:吗啡3～5mg可使患者镇静,减少躁动,同时可扩张小血管而减轻心脏负荷。必要时可每间隔15分钟重复用药,共用2～3次,老年人应减量或改为肌内注射。注意观察患者有无呼吸抑制或心动过缓、血压下降等不良反应。呼吸衰竭、昏迷、严重休克者禁用。

(2)快速利尿药:呋塞米20～40mg静脉注射,可迅速利尿,有效降低心脏前负荷,必要时可重复给药。

(3)血管扩张药:可选用硝普钠、硝酸甘油等静脉滴注。根据血压调整剂量,维持收缩压90～100mmHg。

1)硝普钠:为动、静脉扩张剂。一般剂量为12.5～25μg/min,应现配现用,注意避光,定时更换,连续使用一般不超过72小时。

2)硝酸甘油:扩张小血管,减少回心血量。一般从10μg/min开始,每10分钟调整一次,每次增加5～10μg。

3)重组人脑钠肽:具有扩张静脉和动脉、利尿、抑制肾素-血管紧张素-醛固酮系统(RAAS)和交感神经作用,用药一般不超过7天。

4)洋地黄制剂:尤其适用于快速心房颤动或已有心脏增大伴左心室收缩功能不全的患者。可用毛花苷丙稀释后静脉注射,首剂0.2～0.4mg,10min后起效,1～2小时作用达到高峰,24小时总剂量为0.8～21.2mg。

(四)用药护理

(1)合理安排用药时间,利尿药不宜在晚间服用,以免夜间因利尿作用影响患者睡眠。

(2)静脉给予强心药时,注射速度宜慢,并观察脉搏及心率变化。

(3)观察药物疗效,监测24小时尿量,观察水肿有无好转。

(4)观察药物不良反应,用药期间根据需要测定血清电解质浓度,观察有无低钾血症、低钠血症、代谢性碱中毒等不良反应。低钾血症表现为软弱无力、恶心、呕吐、腹胀、肠蠕动减弱或消失,心率早期增快并有心律失常,心电图示T波低平、倒置,可出现U波。低钠血症主要表现为精神萎靡不振、恶心、呕吐、神志不清、昏迷、抽搐、胃肠功能失常等。代谢性碱中毒主要表现为易激动、神经肌肉过度兴奋,严重者可有强直性痉挛。

(五)病情监测

严密监测血压、呼吸、血氧饱和度、心率、心电图、血电解质、血气分析等的变化。观察患者的意识，精神状态，皮肤颜色、温度及出汗情况，肺部啰音及哮鸣音的变化，记录 24 小时出入量。

(六)基础护理

症状缓解后，嘱患者绝对卧床休息，待病情稳定进入恢复期后，制订康复计划，逐步增加活动量，以不出现心悸、气短为原则，避免过度劳累。避免呼吸道感染，继续按时服药。保持口腔清洁，预防感染。注意保暖，避免受凉。

(七)饮食护理

限制液体及钠盐摄入，低盐(≤2g/d)饮食，少量多餐，大量应用利尿药者应注意补钾，保持水、电解质平衡。

(八)大便护理

保持大便通畅，避免大便过度用力而增加心脏负担，必要时使用缓泻剂。

(九)皮肤护理

维护皮肤及黏膜的完整性，对各种有创性动静脉插管、导尿管及机械通气管路定期消毒，操作时严格执行无菌原则，降低导管相关性感染的发生率。

(十)心理护理

由于急性肺水肿发病急，患者无心理准备，会出现极度烦躁、紧张和恐惧情绪，应及时安抚患者，耐心解释病情及检查和治疗的目的，稳定患者情绪，增强其战胜疾病的信心，使其避免因紧张、烦躁而加重病情。

三、健康教育

(1)向患者及其家属宣传有关疾病的防治与急救知识，以及疾病的相关保健知识，告知患者该病常见的病因及诱因，引导患者纠正不良的生活方式。

(2)鼓励患者积极治疗各种原发病，避免各种诱因。

(3)指导患者劳逸结合，保证足够的睡眠并避免各种精神刺激。

(4)指导患者低盐、低脂饮食，少量多餐，忌烟酒。

(5)指导患者保持积极乐观的心态，养成良好的生活习惯，必要时备家庭氧疗设备，定时通风，保持家庭居室空气新鲜，预防感冒。

(6)指导患者遵医嘱按时服药，定期随访。

第五节　呼吸衰竭

急性呼吸衰竭是指各种原因引起的肺通气和(或)换气功能严重不全，以致不能进行有效的气体交换，导致缺氧和(或)二氧化碳潴留，引起一系列生理功能紊乱及代谢不全的临床综合征。因机体不能很快代偿，若不及时抢救，会危及患者生命。

一、病因及发病机制

(一)病因

1. 脑部疾患

急性脑炎、颅脑外伤、脑出血、脑肿瘤、脑水肿等。

2. 脊髓疾患

脊髓灰质炎、多发性神经炎、脊髓肿瘤、颈椎外伤等。

3. 神经肌肉疾患

重症肌无力、周围神经炎、呼吸肌疲劳、破伤风、有机磷杀虫药中毒等。

4. 胸部疾患

血气胸、大量胸腔积液、胸部外伤、胸腔和食管肿瘤手术后、急性胃扩张、膈运动不全等。

5. 气道阻塞

气道肿瘤、异物、分泌物及咽喉、会厌、气管炎症和水肿。

6. 肺疾患

ARDS、肺水肿、急性阻塞性肺疾患、哮喘持续状态、严重细支气管和肺部炎症、特发性肺纤维化等。

7. 心血管疾患

各类心脏病所致心力衰竭、肺栓塞、严重心律失常等。

8. 其他

电击、溺水、一氧化碳中毒、严重贫血、尿毒症、代谢性酸中毒、癔症等。

(二)发病机制

急性呼吸衰竭的发生主要有肺泡通气不足、通气/血流比例(V/Q)失调、气体弥散障碍、肺内分流 4 种机制。

1. 肺泡通气不足

其结果引起低氧和高碳酸血症。机制主要如下。

(1)呼吸驱动不足:如中枢神经系统病变或中枢神经抑制药过量抑制呼吸中枢,使呼吸驱动力减弱,导致肺容量减少和肺泡通气不足。

(2)呼吸负荷过重:胸廓或膈肌机械性运动能力下降,致使肺泡通气下降及气道阻力增加,胸肺顺应性下降。

(3)呼吸泵功能障碍:由于呼吸肌本身的病变导致呼吸运动受限,如呼吸肌疾患、有机磷杀虫药中毒等。

2. 通气/血流比例(V/Q)失调

正常人肺泡通气量(V)约为 4L/min,流经肺泡的血流(Q)约为 5L/min,V/Q 约为 0.8。有效的气体交换主要取决于 V/Q 保持在 0.8 水平。当 V/Q 低于 0.8 时,肺泡通气不足、血流过剩,肺动脉内混合静脉血未经充分氧合即进入肺静脉,引起低氧血症。当 V/Q 大于 0.8 时,肺泡过度通气,肺泡内气体不能与血液进行充分的气体交换而成为无效通气,结果也导致低氧血症。严重的通气/血流比例失调也可导致二氧化碳潴留。

3. 气体弥散障碍

氧和二氧化碳可自由通过肺泡毛细血管膜进行气体交换,氧的弥散能力约为二氧化碳的 1/20。当肺不张、肺水肿、肺气肿、肺纤维化导致气体弥散面积减少、弥散距离加大时,往往影响氧的弥散,从而引起低氧血症。

4. 肺内分流

肺动脉内的静脉血未经氧合直接流入肺静脉,引起低氧血症,是通气/血流比例失调的特例,常见于肺动脉－静脉瘘。

二、护理评估

(一)分类

(1)换气功能不全(Ⅰ型呼吸衰竭):以低氧血症为主。

(2)通气功能不全(Ⅱ型呼吸衰竭):以高碳酸血症为主。

(二)症状

呼吸衰竭表现为低氧血症、高碳酸血症或二者兼有,可使机体各器官和组织受到不同程度的影响。主要表现为呼吸困难、呼吸频率加快、鼻翼扇动、辅助呼吸肌活动增强、呼吸费力,有时出现呼吸节律紊乱,表现为陈－施呼吸、叹息样呼吸,重症患者可出现意识不全、烦躁、定向力不全、谵妄、昏迷、抽搐、全身皮肤黏膜发绀、大汗淋漓,可有腹痛、恶心、呕吐等症状。

(三)体征

早期心率加快,血压升高;严重时可有心率减慢、心律失常及血压下降。严重高血钾时出现房室传导阻滞、心律失常,甚至心搏骤停。

(四)辅助检查

(1)血气分析:$PaO_2 < 60mmHg$ 时即可诊断为呼吸衰竭。

(2)电解质测定:注意血钾水平。

(3)胸部 X 线:如胸片上表现为弥散性肺浸润,主要见于 ARDS、间质性肺炎、肺水肿等;如表现为局限性肺浸润阴影,可见于重症肺炎、肺不张等。

三、急救措施

1. 氧疗

Ⅰ型呼吸衰竭患者给予中、高流量吸氧,流量为 $4 \sim 6L/min$,Ⅱ型呼吸衰竭患者给予低流量吸氧,氧流量为 $1 \sim 2L/min$。

2. 清除呼吸道分泌物

根据病情稀释痰液,湿化气道,刺激咳嗽,辅助排痰,也可给予肺部物理治疗,有支气管痉挛可给予支气管扩张剂,如氨茶碱等。

3. 机械通气

吸氧浓度高于 40%、血气分析示 $PaO_2 < 60mmHg$ 时,应尽早给予气管插管,人工呼吸机辅助呼吸。

4. 控制感染

肺和支气管感染是引起呼吸衰竭的主要原因,而迅速有效地控制感染是抢救呼吸衰竭的最重要措施,一般根据既往用药情况与药物敏感试验选用抗生素。

5.使用呼吸兴奋剂

呼吸衰竭经常规治疗无效,PaO_2过低,$PaCO_2$过高,或出现肺性脑病表现或呼吸节律、频率异常时,可考虑使用呼吸兴奋剂。常用尼克刹米,可直接兴奋呼吸中枢,使呼吸加深加快,改善通气。

6.监测通气和血氧饱和度变化

动态监测血气,指导临床呼吸机各种参数的调整和酸碱平衡紊乱的处理,持续血氧饱和度监测敏感、方便,以便指导临床。

7.并发症的防治

保持水、电解质和酸碱平衡,及时纠正酸碱平衡失;调和电解质平衡紊乱,纠正休克和防治DIC。同时防止心衰与脑疝的发生,及时治疗肺性脑病。

四、护理措施

(一)一般护理

(1)将患者置于坐位或半坐卧位,以利于呼吸和保证患者舒适。

(2)做好心理护理,安慰患者,消除紧张情绪。

(3)清醒患者给予高蛋白、高热量、高维生素、易消化饮食。

(4)做好口腔、皮肤护理,防止细菌感染。

(二)建立静脉通道

用于药物治疗。

(三)病情观察

(1)注意观察患者的神志、呼吸频率与节律、有无发绀,监测血氧饱和度及动脉血气的变化。

(2)监测血压、脉搏、心律及体温的变化,观察原发病的临床表现。

(3)观察神经系统的表现,如神志、头痛、瞳孔的变化,及时发现脑水肿及颅内压增高。

(4)监测和记录液体出入量。

(5)观察氧疗的效果。

(6)注意控制静脉用药的滴速,及时监测血钾等电解质的变化。

(四)清除痰液,保持呼吸道通畅

鼓励患者深呼吸,进行有效的咳嗽和咳痰,必要时给予吸痰。协助患者翻身、叩背,必要时给予肺部物理疗法。

(五)机械通气的护理

(1)保持呼吸机正常运转。

(2)保持呼吸机管路接口紧密。

(3)监测呼吸机各参数,并了解通气量是否合适。

(4)及时发现并防治机械通气治疗的并发症。

(六)用药的观察与护理

1.呼吸兴奋剂

使用呼吸兴奋剂时要保持呼吸道通畅,液体给药速度不宜过快,用药后注意观察呼吸频率、节律及神志变化,若出现恶心、呕吐、烦躁、面部抽搐等药物反应及时联系医生,出现严重肌肉抽搐等反应立即停药。

2.肾上腺皮质激素

应加强口腔护理,防止口腔真菌感染。

第七章　神经系统急危重症护理

第一节　急性脑出血

脑出血(ICH)是指原发性脑实质出血,是高病死率和高致残率的疾病。高血压性脑出血常发生于50~70岁,男性略多于女性,冬春季易发。情绪激动、过度兴奋、劳累、用力排便或精神过度紧张等为主要诱因。

一、病因

高血压和动脉粥样硬化为脑出血最常见的病因,血压骤升使动脉破裂所致。其他病因包括颅内动脉瘤,脑动静脉畸形,血液病(白血病、再生障碍性贫血、血小板减少性紫癜、血友病等),脑动脉炎,抗凝及溶栓治疗,原发性或转移性肿瘤,梗死后脑出血等。

临床所指的脑出血主要是占发病率70%~80%的高血压性脑出血。

二、临床表现

(一)高血压脑出血

常在活动和情绪激动时发病,出血前多无预兆,起病突然,往往在数分钟至数小时内病情发展至高峰。50%的患者出现剧烈头痛,常见呕吐、偏瘫、失语、意识障碍、尿便失禁等。重症患者迅速转入意识模糊或昏迷。临床症状及体征因出血部位及出血量不同而异。

(二)常见临床类型及特点

1. 基底节出血

壳核和丘脑是高血压脑出血的两个最常见部位。①壳核出血:为高血压脑出血最常见的部位,约占60%。主要是豆纹动脉外侧支破裂,通常引起较严重的运动功能缺损,持续性同向性偏盲、偏瘫、偏身感觉障碍,主侧半球可有失语。出血量小(<30mL)时,临床症状较轻,预后较好;出血量较大(>30mL)时,临床症状重,可出现意识障碍和占位效应,也可引起脑疝。②丘脑出血:占所有脑出血的12%~24%。由丘脑膝状体动脉和丘脑穿通动脉破裂所致,产生较明显的感觉障碍,短暂的同向性偏盲。其出血特点是:上下肢瘫痪较均等,深感觉障碍较突出;大量出血使中脑上视中枢受损,眼球向下偏斜,如凝视鼻尖;意识障碍多见且较重,出血波及丘脑下部或破入第三脑室则昏迷加深,瞳孔缩小,出现去皮质强直等;如出血量大使壳核和丘脑均受累,难以区分出血起始部位,称为基底节区出血。③尾状核出血:较少见,表现为头痛、呕吐及轻度脑膜刺激征,无明显瘫痪。临床常易忽略,偶因头痛行CT检查时发现。

2. 脑叶出血

常由动静脉畸形、Moyamoya病、血管淀粉样变性和肿瘤等所致。常出现头痛、呕吐、失语症、视野异常及脑膜刺激征,癫痫发作较常见,昏迷较少见。脑叶出血的部位以顶叶多见,其次为颞、枕、额叶,40%为跨叶出血。

3. 脑桥出血

多由基底动脉脑桥支破裂所致，出血灶位于脑桥基底与被盖部之间。常突然发病，患者于数秒至数分钟内陷入昏迷、四肢瘫痪和去大脑强直发作，可见双侧瞳孔针尖样且固定于正中位，呕吐咖啡样胃内容物，中枢性高热（躯干持续 39℃ 以上而四肢不热），中枢性呼吸障碍等，病情常迅速恶化，通常在 24～48 小时内死亡。

4. 小脑出血

小脑齿状核动脉破裂所致，起病突然，数分钟内出现头痛、眩晕、频繁呕吐、枕部剧痛和平衡障碍等，但无肢体瘫痪。发病初期意识清楚或轻度意识模糊，轻症表现为一侧肢体笨拙、行动不稳、共济失调和眼球震颤。大量出血可在 12～24 小时内陷入昏迷和出现脑干受压征象；晚期瞳孔散大，中枢性呼吸障碍，可因枕骨大孔疝死亡。

5. 脑室出血

脑室出血是脑室内脉络丛动脉或室管膜下动脉破裂出血所致。小量脑室出血可见头痛、呕吐、脑膜刺激征及血性脑脊液，无意识障碍及局灶性神经体征，似蛛网膜下腔出血，预后良好。当出血量大时起病急骤，迅速陷入昏迷，四肢迟缓性瘫及去大脑强直发作，呕吐频繁，针尖样瞳孔，病情危重，多迅速死亡。

三、病情危重的指征

主要是根据出血部位和出血量的多少及机体的反应而定，一般出现以下症状（或体征）应引起护士注意。

(1)意识障碍逐渐加深，甚至昏迷。

(2)剧烈头痛、频繁呕吐、大汗淋漓、尿便失禁。

(3)体温不断上升或突然下降；呼吸不规则或呈鼾式呼吸；脉缓有力；一侧瞳孔或双侧瞳孔散大或缩小等提示病情危重。

四、治疗措施

(一)院前急救措施

(1)当发现患者发病后，家属或周围的人应保持安静，不可大声呼唤或摇晃患者，应使其保持安静，采取平卧位，且头偏向一侧。及时拨打急救电话。

(2)急救人员到达现场后，应对患者的生命体征、病史及临床症状进行简单评估。

(3)尽可能快捷、安全地转运患者到医院，将延误时间降至最低。

(4)转运途中，要对患者病史及体征进行进一步的核实，通知医院做好相关的抢救准备。

(5)保持呼吸道通畅，及时清理呼吸道分泌物，必要时吸氧。头偏向一侧，避免呕吐物误吸入气管内。

(6)建立静脉通道，第一瓶液体给生理盐水。如有条件，从怀疑卒中起予以脑保护治疗。

(7)给予必要的稳定生命体征的治疗。

(二)院内治疗措施

1. 高血压紧急处理

急性脑出血时血压升高是颅内压增高情况下保持正常脑血流量的脑血管自动调节机制，应用降压药物仍有争议，降压可影响脑血流量，导致低灌注或脑梗死，但持续高血压可使脑水肿进一步恶化。舒张压降至约 100mmHg 水平较适宜,但要谨慎,防止个体对降压药异常敏感。

2.控制血管源性脑水肿

脑水肿可使颅内压(ICP)增高,急剧增高时,可出现脑疝,是脑出血的主要死因。因此,控制脑水肿,降低颅内压是脑出血急性期处理的重要环节。常用的抗脑水肿治疗药物如下。

(1)20%甘露醇 125～250mL,快速静脉滴注,30 分钟内滴完,每 6～8 小时 1 次,连用 7～10 天。

(2)10%复方甘油 500mL 静脉滴注,每日 1～2 次,3～6 小时内滴完,作用缓和。

(3)呋塞米 40mg,静脉注射,每天 2 次,常与甘露醇合用。

(4)10%血浆清蛋白 50mL,静脉滴注,每天 1～2 次,作用较持久。

(5)昏迷者应予气管插管,机械通气;机械过度换气可用于快速降低颅内压;颅内压增高控制后逐步恢复正常通气。

3.纠正凝血功能异常

高血压脑出血部位发生再出血不常见,通常无须用抗纤维蛋白溶解药,如需给药可在发病后 3 小时内给予抗纤溶药物,如 6-氨基己酸、氨甲环酸等;巴曲酶梅(立止血)也可推荐使用。

4.保证营养和维持水、电解质平衡

静脉补液、避免脱水,每日补液量按尿量＋500mL 计算,高热、多汗、呕吐或腹泻的患者还需适当增加入液量,防止低钠血症,以免加重脑水肿。

5.其他治疗

(1)发病早期或病情较轻时通常不应用抗生素,如合并肺部感染、尿路感染则根据药物敏感试验选用抗生素治疗。

(2)应激性溃疡可用 H_2 受体阻滞剂预防,如西咪替丁 0.2～0.4g/d,静脉滴注;奥美拉唑 20mg/d 口服,1～2 次/天,或 40mg 静脉注射;若发生上消化道出血可用冰盐水 80～100mL 加去甲肾上腺素 4～8mg 口服或胃管注入,4～6 次/天;云南白药 0.5g,4 次/天口服或胃管注入,保守治疗无效时可在胃镜直视下止血。并注意补液或输血,维持血容量。

(3)稀释性低钠血症可加重脑水肿,每日应限制水摄入量 800～1 000mL,补钠 9～12g;宜缓慢纠正,以免导致脑桥中央髓鞘溶解症。

(4)痫性发作可用地西泮 10～20mg 静脉缓慢推注;不能控制发作时可用苯安英钠静脉缓慢推注,不需长期用药。

(5)中枢性高热宜物理降温,效果不佳时可用药物治疗。

(6)外科治疗:手术宜在发病后 6～24 小时内进行,可挽救重症患者的生命及促进神经功能恢复。但脑干出血、大脑深部出血、淀粉样血管病导致脑叶出血不宜手术治疗。

五、护理措施

1.配合抢救

绝对卧床,抬高床头 15°～30°,以减轻脑水肿;迅速给予氧气吸入,建立静脉通路,遵医嘱给予快速脱水、降颅压药物,如应用甘露醇,要在 15～30 分钟内滴完;防止液体外渗;避免咳嗽和用力排便;保持呼吸道通畅,随时清除呕吐物和口鼻分泌物,防止舌后坠,避免窒息;备好气管切开包，气管插管等。

2.病情监测

严密观察病情变化，定时测量体温，监测呼吸、脉搏、血压、神志及瞳孔，并详细记录。如患者剧烈头痛、呕吐呈喷射状、躁动不安、血压升高、脉搏减慢、呼吸不规则、一侧瞳孔散大、意识障碍加重等，为脑疝的先兆表现，应立即通知医生，及时进行抢救。

3.应激性溃疡的观察

注意有无呃逆、上腹部饱胀不适、胃痛、呕吐、便血、尿量减少等症状、体征。留置胃管的患者，应定时回抽胃液，观察胃液的颜色是否为咖啡色或血性。有无黑便，监测大便潜血试验结果。

4.用药护理

应用脱水降颅压药物时要注意监测尿量及水、电解质的变化。给予保护胃黏膜的药物，如雷尼替丁、氢氧化铝凝胶，应观察用药后的反应。

5.休息与安全

急性期绝对卧床休息；谵妄、躁动的患者应有专人陪护并加床档，适当约束；严格限制探视，避免刺激，保持安静，各项治疗护理操作应集中进行。

6.饮食护理

给予高蛋白、高维生素、清淡、易消化、无刺激性、高热量的饮食；对神志不清或不能经口进食者，予以鼻饲流质饮食；如有消化道出血并发症，应禁食 24～48 小时之后根据病情放置胃管。

7.生活护理

定时翻身、拍背，保持床单整洁、干燥；保持口腔清洁无异味，做好皮肤及尿便护理；保持肢体功能位置。

8.心理护理

评估患者及其家属的心理状态，是否焦虑、恐惧或绝望等，要及时沟通病情及满足患者及其家属的需求。并与患者及其家属共同制订护理措施，帮助患者树立战胜疾病的信心，保持稳定的心态，积极配合抢救与治疗。

9.术前准备

需外科手术者应做好术前准备。

第二节　脑梗死

脑梗死又称缺血性脑卒中，是指各种原因导致脑部血液供应障碍，引起缺血、缺氧，造成局限性脑组织缺血性坏死或软化，以及相应的神经系统症状和体征。引起脑梗死的主要原因是供应脑部血液的颅内或颅外动脉发生闭塞性病变而未能得到及时、充分的侧支循环供血，使局部脑组织缺血、缺氧。脑梗死发病率占全部脑卒中的 60%～80%。临床上最常见的脑梗死有脑血栓形成和脑栓塞。

一、脑血栓形成

脑血栓形成是脑血管疾病中最常见的一种,是在脑动脉粥样硬化等动脉壁病变的基础上,脑动脉主干或分支动脉狭窄、闭塞或形成血栓,造成该动脉供应区局部脑组织血流中断而发生缺血、缺氧性坏死,引起偏瘫、失语等相应的神经系统症状和体征。

(一)评估要点

1.病因评估

最常见病因是脑动脉粥样硬化,其次为脑动脉炎、高血压、糖尿病、高脂血症、吸烟、酗酒等。诱发因素为天气变化、情绪激动、不良生活习惯等。

2.症状及体征评估

(1)多于静态情况下发病,约25%患者发病前有短暂性脑缺血发病史。多数病例症状经数小时甚至一两天达高峰。通常意识清楚,生命体征平稳。

(2)脑血栓阻塞血管的表现:①颈内动脉与大脑中动脉阻塞时,出现对侧偏瘫,偏身感觉障碍;优势半球障碍时可有失语;②大脑前动脉阻塞时,可出现双侧中枢性面瘫、舌瘫及上肢轻瘫;③大脑后动脉阻塞时,可出现同向性偏盲及一过性视力障碍如黑蒙等;④椎-基底动脉阻塞,可出现眩晕、眼球震颤、复视、语言障碍、吞咽困难、共济失调、交叉瘫等症状;⑤当大脑大面积梗死或基底动脉闭塞严重时,可出现意识障碍,甚至脑疝,引起死亡。

(3)根据起病形式和病程可分为以下临床分型。①完全型:起病后6小时内病情达高峰,病情重表现为一侧肢体完全瘫痪,甚至昏迷。②进展型:发病后症状在48小时内逐渐进展或呈阶梯式加重。③缓慢进展型:起病2周以后症状仍逐渐进展。④可逆性缺血性神经功能缺失:症状和体征持续时间超过24小时,但在1~3周内完全恢复,无任何后遗症。

(4)并发症:肺部感染,肺水肿,泌尿系统感染,压疮,水、电解质平衡紊乱及酸碱平衡失调。

(二)急救护理

1.休息与体位

(1)急性期卧床休息,应去枕平卧,头部不宜太高,以防止脑血流减少。患者的肢体应及早给予被动运动和按摩,防止关节挛缩及足下垂等。对于意识不清、躁动、合并精神症状的患者,应给予防护。急性期的患者多有严重的脑缺氧,应持续吸氧。

(2)进展型血栓形成患者应绝对卧床(去枕平卧位),禁止使用冰袋及止血剂,以防血液凝固,加重血栓形成。

2.病情观察

(1)注意观察血压变化,血压应维持在发病前的基础血压或患者按年龄应有血压的稍高水平,以保证脑灌注。除非血压过高(收缩压>220mmHg或舒张压>120mmHg及平均动脉压>130mmHg),否则不应用降压药。

(2)溶栓治疗应在发病后6小时之内进行。用药期间定时检测出、凝血时间及凝血酶原时间,观察有无出血倾向。

(3)预防脑水肿:脑水肿常于发病后3~5天达高峰期,如发现患者有剧烈头痛、喷射性呕吐、意识障碍等颅内压增高征象,及时通知医生采取脱水、降颅内压等治疗。

(4)防止窒息:告知患者进餐时不要讲话,不可用吸管饮水、饮茶。床边备吸引装置,保持气道通畅,预防窒息及吸入性肺炎。如果患者呛咳、窒息,应立即将头偏向一侧,及时清理口腔、鼻腔内分泌物和呕吐物,保持气道通畅。

3.基础护理

保持床单整洁、干燥,定期按摩、抬高瘫痪肢体。必要时对骶尾部及足跟使用减压贴,预防压疮及下肢深静脉血栓形成。

4.药物护理

本病常联合应用溶栓药、抗凝药、脑代谢活化剂等多种药物治疗。护士应熟悉所用药物的药理作用、用药注意事项、不良反应和观察要点,遵医嘱正确用药。

(1)脱水药物:选择较大血管静脉滴注,以保证药物能快速滴入(250mL 甘露醇应在 15～30 分钟滴完),注意观察用药后患者的尿量和尿液颜色,准确记录 24 小时出入水量。

(2)脑保护剂及抗自由基治疗:降低脑代谢,减少脑细胞耗氧量,使缺血灶区血流量增加,降低颅内压,清除自由基,增加高密度脂蛋白胆固醇。

(3)溶栓和抗凝药物:严格掌握用药剂量。监测凝血时间,观察有无黑便、牙龈出血、皮肤瘀斑等出血表现。如有激发颅内出血的表现(严重头痛、血压升高、恶心呕吐等),立即停用溶栓和抗凝药物,紧急行头颅 CT 检查。同时观察有无栓子脱落所致的其他部位栓塞表现。

(4)血管活性药物:观察药物的疗效及不良反应,如出现头痛、恶心、呕吐、面部潮红、心慌等症状,及时通知医生处理。输液肢体勿过多活动,避免因液体外漏而引起局部组织坏死。

(5)脑代谢活化剂:具有激活、保护、修复大脑神经细胞的作用,能够抵抗物理、化学因素所致的脑功能损害,改善记忆力和回忆能力。

5.心理护理

瘫痪、失语及肢体和语言功能恢复速度慢,可使患者产生焦虑、抑郁等心理问题,应多与患者沟通,解除其思想顾虑。

6.其他

对于昏迷患者,执行昏迷急救护理。

(三)健康教育

(1)消除危险因素,积极防治高血压、脑动脉硬化、糖尿病、心脏病,戒烟酒。

(2)按医嘱应用降压、降糖和降脂药物,定期检测血常规、血脂、血糖等指标。

(3)告知患者及其家属疾病发生的基本病因和主要危险因素,识别早期症状和及时就诊的指征。

(4)合理休息,气候变化时注意保暖,防止感冒。生活规律,保持心境平和,避免过分激动及情绪紧张,以免加重病情或引起疾病复发。

(5)进食高蛋白、高维生素、低盐、低脂、清淡的饮食,多食蔬菜、水果、谷类等,少食动物脂肪及高胆固醇食物如动物内脏、蛋黄等。保持大便通畅,必要时服用缓泻剂。

(6)告知患者及其家属康复治疗的知识和功能锻炼的方法,如关节伸屈、肌肉按摩等,以促进肢体功能恢复。

(7)鼓励患者从事力所能及的家务劳动。家属在精神上和物质上给予患者帮助和支持,帮助患者树立战胜疾病的信心,同时增强其自我照顾的能力。

二、脑栓塞

脑栓塞是指血液中的各种栓子(心脏内的附壁血栓,动脉粥样硬化的斑块,脂肪,肿瘤细胞,空气等)随血流进入颅内动脉系统,导致血管腔急性闭塞,引起相应供血区脑组织缺血坏死,出现局灶性神经功能缺损的症状和体征。

(一)评估要点

1.病因评估

脑栓塞的栓子来源可分为 3 类。

(1)心源性:为脑栓塞最常见的原因,尤以风湿性心脏病瓣膜赘生物附壁血栓脱落最为常见。

(2)非心源性:常见的有动脉粥样硬化斑块脱落、脂肪栓塞、空气栓塞、癌栓塞等。

(3)来源不明:少数病例查不到栓子来源。

2.症状及体征评估

常见的临床症状为局限性抽搐、偏盲、偏瘫、偏身感觉障碍、失语等,意识障碍常较轻且很快恢复。严重者可突然昏迷、全身抽搐,可因脑水肿或颅内压增高,继发脑疝而死亡。

(二)急救护理

1.休息与体位

急性期给予一级护理,绝对卧床休息,半坐卧位。指导空气栓塞患者采取头低左侧卧位,进行高压氧治疗。

2.对症护理

(1)心功能良好者,给予普通饮食;心力衰竭者,给予低盐饮食。

(2)对尿潴留患者,严格做好留置导尿管的护理,注意尿量、颜色及性质的变化。应用利尿药时,准确记录尿量,注意观察有无低血钾。

(3)被动活动和按摩瘫痪肢体,并保持功能位置,预防肌肉萎缩、关节强直及足下垂。

(4)控制心率,维持正常血压,尽可能将心房颤动转为正常心律。

(5)对于颅内压增高的患者,应首先降低颅内压,常用 20% 甘露醇 250mL 快速静脉滴注,防止脑水肿。

(6)抗凝治疗时,注意观察有无出血倾向。当发生出血性梗死时应立即停用溶栓、抗凝、抗血小板聚集的药物,防止出血加重,并适当给予止血药物、脱水降颅内压、调节血压等。

(7)有抽搐、烦躁的患者,给予镇静治疗。

(8)保持床单整洁、干燥,加强皮肤护理,预防压疮的发生。

3.药物护理

(1)早期溶栓:尽快恢复脑缺血区的血液供应是急性期的主要治疗原则,早期溶栓是指发病后 6 小时内采用溶栓治疗。

(2)调整血压:急性期的血压维持在比发病前稍高的水平,除非血压过高,一般不使用降压药物。

(3)防止脑水肿:出现颅内压增高时,应行降低颅内压治疗,常用 20％甘露醇 125～250mL 快速静脉滴注。

(4)抗凝治疗:用于进展性脑梗死的患者,防止血栓继续进展。

4.心理护理

鼓励患者解除思想顾虑,稳定情绪,增强战胜疾病的信心。

5.其他

患者昏迷时,执行昏迷急救护理;心力衰竭时,执行心力衰竭急救护理。

(三)健康教育

(1)教患者及其家属掌握防治脑梗死形成的知识,嘱患者保持良好的精神状态,坚持康复治疗,戒烟酒,合理饮食,作息规律,适量运动,减轻体重。

(2)定期复查血糖、血脂、血液流变学及血压,坚持在医生指导下正确服药,有糖尿病、高血压者需终身用药,用药不可间断,因为血糖及血压的剧烈波动对身体伤害更大。

(3)一旦发现手指麻木无力或短暂说话困难、眩晕、步态不稳等状况(可能为脑缺血先兆),应及时去医院就诊。

(4)教患者及其家属康复治疗的知识和功能锻炼的方法,如关节伸屈、肌肉按摩等。

(5)鼓励患者生活自理。鼓励患者从事力所能及的家务劳动,帮助患者树立战胜疾病的信心,同时增强其自我照顾的能力。

第三节　癫痫

癫痫是大脑神经元突发性异常放电,导致短暂的大脑功能障碍的一种慢性疾病。本病是神经系统疾病中仅次于脑卒中的第二大常见疾病,男性略高于女性,患病率 4％～6％。具有突然发生、反复发作的特点,大脑皮层过度放电是各种癫痫发作的病理基础。由于异常放电神经元所涉及的部位不同,可表现为发作的运动、感觉、自主神经、意识及精神障碍。疲劳、缺睡、饥饿、便秘、饮酒、闪光、感情冲动和一过性代谢紊乱都可能诱发发作。癫痫患者若不进行正规治疗和良好护理,可能频繁出现癫痫发作,甚至导致出现癫痫持续状态,危及生命。

一、基本概念

(一)痫性发作

痫性发作是指纯感觉性、运动性和精神运动性发作,或者每次发作及每种发作的短暂过程,患者可以同时有一种或几种痫性发作,去除病因后不再发生。正常人由于感冒、发热、电解质紊乱、药物过量、长期饮酒戒断、睡眠不足等也可以有单次发作,但不能诊断为癫痫。

(二)癫痫综合征

癫痫综合征是指在特定的年龄、不同病因或促发条件下,某些临床表现和体征通常固定地组合在一起所出现的痫性疾病。

（三）发作先兆

发作先兆是指在大发作前数秒钟内患者出现的幻觉、错觉、自动症或局部肌肉阵挛抽动等症状，而且在大发作后，常能回忆起昏迷前所出现的症状。临床上先兆症状的出现，实质上是发作的首发症状，具有定位意义。另外，当发现有大发作的先兆症状时，预示着癫痫将很快发作。

（四）自动症

自动症是指在癫痫发作的过程中或发作之后，患者的意识尚处于混沌状态时所出现的一些或多或少的不自主、无意义、无目的的刻板样动作，清醒后不能回忆。临床表现形式多样，可能是重复原先正在进行的动作，也可能是新的无意识动作，或者是对幻觉、错觉的反应动作。常见的有饮食性自动症、习惯性自动症、姿态性自动症、神游症、梦游症、言语性自动症、蒙眬状态。

二、病因及分类

（一）病因

1. 原发性癫痫

又称真性、特发性或隐源性癫痫。其真正的原因不明。

2. 继发性癫痫

又称症状性癫痫，指能找到病因的癫痫。常见的原因如下。

（1）脑部疾病：先天性疾病、脑肿瘤、颅脑外伤、颅内感染、脑血管病。

（2）全身性或系统性疾病：缺氧、代谢疾病、内分泌疾病、心血管疾病、中毒性疾病。

（二）分类

1. 部分性发作

由一侧大脑半球某个部分神经元开始痫性活动。

（1）单纯部分性发作：无意识障碍，痫性活动局限在相应皮质区域内。

（2）复杂部分性发作（精神运动性发作）：伴有意识障碍，包括有精神症状（感知、情感、记忆障碍、错觉、幻觉等）及自动症。病灶多在颞叶。

2. 全身性发作

非局限性开始，两侧半球同时受累，意识障碍可以是最早症状。分为：①全身强直－阵挛发作（大发作）；②失神发作（小发作）；③肌阵挛发作；④阵挛性发作；⑤强直性发作；⑥失张力性发作。

3. 不能分类

因资料不足或不能归入上述各类型的发作。

三、临床表现

（一）单纯部分性发作

1. 运动性发作

（1）局限性运动性发作：局部重复抽搐，多见于一侧口角、眼睑、手指、足趾，也可涉及整个半身,可持续数分钟、数小时甚至数天、数周,严重长时间发作后可有抽搐部位暂时性麻痹,称为 Todd 麻痹。

(2)Jackson 发作:抽搐发作由某一部位开始,可按大脑皮质运动代表区排列而逐渐移动,如由口角→手指→腕→肘肩部。

(3)旋转性发作:头眼向病灶对侧转动,也可包括躯干,甚至在原地旋转。

2.感觉性发作

(1)体觉性发作:局部麻木、针刺、触电感,多见于口角、舌、手指、足趾,可持续数秒、数分、数小时,也可类似 Jackson 癫痫按大脑皮质感觉代表区排列移动。

(2)特殊感觉发作:视觉,简单幻视(闪光、亮点、暗点),病灶在枕叶;听觉,简单幻听(噪声),病灶在颞叶外侧;嗅觉,焦臭味及难闻气味,病灶在外侧裂钩回附近;味觉,苦、酸等难以形容的怪味,病灶在岛叶附近;眩晕,旋转,晃动下沉感,病灶在第 1 颞回或顶叶。

(3)自主神经性发作:胃气上升,有恶心、呕吐、苍白、出汗、潮红等,病灶在岛叶、杏仁核。

(二)复杂部分性发作

1.精神性发作

(1)记忆障碍性发作:发作时对周围环境感到熟悉或陌生,似曾相识感、生疏感。

(2)意识障碍性发作:环境失真,如入梦境。

(3)情感性发作:无名恐惧、愤怒、抑郁或欣快。

(4)错觉发作:视物变大、变小,声音变强、变弱。自觉自己肢体变化。

(5)复杂幻觉发作:幻视人物、虫兽,幻听复杂人语或音乐。

(6)言语障碍发作:重复一字或一句为多见,也有失语。

2.运动性发作

癫痫自动症,患者瞪视不动,有一系列无意识动作,如吸吮、咀嚼、搓手、抚面、解扣、脱衣、摸索动作,甚至有游走、奔跑、乘车动作。也可有自言自语、叫喊、歌唱,发作可持续数分钟、数小时至数天,过后不能回忆起发作时的情况。

3.强直-阵挛发作(大发作)(GTCS)

以意识丧失和全身抽搐为特征,发作可分 3 期。

(1)强直期:全身肌肉强直性收缩,眼球上窜,发出尖叫,上肢上举后旋,下肢伸直,呼吸暂停,面色青紫,瞳孔扩大,对光反射消失,持续 10～20 秒。

(2)阵挛期:肌肉短暂收缩和松弛,由面部或肢端小而快速抽动开始到全身大幅度阵挛性抽动,舌咬碎,口吐白沫或血沫,尿失禁,心率加快,血压升高,抽动频率逐渐减慢而消失,持续不超过 5 分钟。

(3)发作后期:肌肉松弛,心率、血压、呼吸逐渐平稳,瞳孔恢复正常,对光反射存在,意识逐渐恢复,不少患者又进入昏睡,1～2 小时清醒。个别患者清醒前有精神错乱,狂躁或有自动症,挣扎外出乱跑,清醒后有头痛、全身酸痛、乏力,不能回忆发作过程。

(4)继发性 GTCS:常有先兆,如胃气上升、心悸、头晕等不适。

（5）GTCS 在短期内频繁发生，发作间隙期意识持续昏迷称癫痫持续状态，常可伴发高热、脱水、电解质紊乱、感染。

4.失神发作

以意识障碍为主，通常在儿童期发病，预后较好，多数随年龄增长而停止发作，少数可转为其他类型发作。

（1）典型失神发作（小发作）：突然意识丧失、活动中止、两眼凝视、呼之不应，持续 5～30 秒，发作后继续发作前活动，不能回忆发作情况，脑电图有 3 周/秒棘慢波组合。也可有不同伴随征象，如眼睑、口角、上肢轻微阵挛；无肌张力，表现坠头、手中持物跌落，偶有跌倒；肌强直，头后仰，背部后弓，局部肌群强直收缩；自主神经症状，表现面色苍白、潮红、流涎；自动症，如吸吮动作等。

（2）不典型失神发作：发作类似典型失神发作但发生和停止均较缓慢，脑电图为较慢而不规则棘慢波或尖慢波。

5.肌阵挛性发作

短暂快速，对称性的肌收缩，以颈躯干、上肢为多见，也可遍及全身，意识不丧失，持续时间不超过 0.5 秒，脑电图有多棘慢波。

6.阵挛性发作

全身重复阵挛性肌收缩，持续时间短，儿童多见，脑电图见快活动、慢波，偶有棘慢波。

7.强直性发作

全身强直性肌阵挛，可有角弓反张，脑电图见低电位 10 周/秒波。

8.失张力发作

部分或全身肌肉突然肌张力降低，可有垂颈、肢体下垂或跌倒，脑电图见多棘慢波或快活动。

（三）特殊类型的癫痫综合征

1.West 综合征（婴儿痉挛）

1 岁前发病，围生期异常引起脑损伤或感染，疫苗接种后脑炎等脑部器质性病变所致。发作类似肌阵挛、点头－屈体－举手发作，每次 1～2 秒，可频繁发作。患儿精神发育迟滞，预后差。

2.Lennox-Gastaut 综合征

1～7 岁发病，除同上述病因外，还可有原虫、巨细胞病毒感染、颅内血肿、结节硬化等，有各种全身混合发作，常有不同表现，如强直性、失张力性、肌阵挛、失神以及 GTCS，每次 5～6 分钟，频繁发作。患儿发育迟滞，智力低下，可有其他弥散性脑病体征，发作难以控制，预后差。

3.小儿良性中央回癫痫

5～15 岁发病，男童多见，主要是单纯部分性发作。一侧口角、面部、舌阵挛性抽动，也可累及上肢，一般在睡眠时发作，脑电图见中央区周围高幅棘慢波，患儿智力正常，预后良好，青春期后自行停止。

4.良性少年肌阵挛癫痫

少年期发病，晨醒后发作较多，肢体肌阵挛性抽动，疲劳时增多，脑电图见全脑阵发性、对称性多棘慢波,智力正常,预后良好,但有时不能完全控制,可能有复发。

四、诊断

癫痫的诊断正确与否直接关系治疗及预后,并影响患者的生活和工作。确定是否癫痫主要依靠确切的病史。根据发作时的表现及持续时间长短可以区分发作类型,但有些特殊类型需借助脑电图区分。

鉴别特发性及继发性癫痫,可根据首发年龄、有无家族史、发作类型、发作时表现,如有无先兆、过去有关病史、有无神经系统体征进行鉴别。

确定继发性癫痫原因,除依靠病史外,必须做详细的体格检查,并配合辅助检查,如脑电图、CT、MRI、DSA、腰穿脑脊液检查、B 超等。脑电图是诊断癫痫最常用的一种辅助检查方法,40%～50%患者在发作间歇期首次 EEG 检查可见尖波、棘波、尖－慢波或棘－慢波等痫样放电。癫痫发作患者出现局限性痫样放电提示局限性癫痫,普遍性痫样放电提示全身性癫痫。

五、治疗措施

(一)病因治疗

对继发性癫痫尽量找出病因,治疗去除致病原因能有效控制发作,对顽固性癫痫,CT 或 MRI 揭示有不明性质独立病灶者应考虑手术探查,可能为生长缓慢的良性胶质瘤、蛛网膜囊肿、血管畸形。对癫痫放电灶也可考虑切除。

(二)癫痫持续状态的急救措施

癫痫持续状态是一严重的紧急情况,需做出及时正确的处理,以减少致残率和病死率。

1. 迅速控制抽搐

(1)地西泮:成人首剂量 10～20mg,按 1～5mg/min 缓慢静脉注射,有效而复发者,30 分钟后可重复应用,或在首次用药后将地西泮 20～40mg 加入 10%葡萄糖注射液 100～250mL 中缓慢静脉滴注,10～20mg/h,视发作情况控制滴注速度和剂量,24 小时总剂量不超过 120mg;儿童剂量每次 0.25～0.5mg/kg 静推,速度 1mg/min,婴儿不超过每次 2mg,幼儿不超过每次 5mg。5～10 岁 1 毫克/岁,儿童一次用量不超过 10mg。新生儿及婴儿也可用地西泮,每次 0.5～1mg/kg 肛管给药,应同时注意有无抑制呼吸。因其作用时间较短,可同时给予鼻饲苯妥英钠或肌内注射苯巴比妥钠。

(2)异戊巴比妥钠:成人用 0.5g,以注射用水或生理盐水稀释成 10mL,以 50mg/min 速度缓慢匀速静脉注射,直到抽搐停止后再追加 50mg,剩余部分可行肌内注射。注射过程中需密切观察呼吸情况,如有抑制呼吸现象应立即停止注射。

(3)苯妥英钠:按 8～10mg/kg 或冲击剂量 14～20mg/kg,成人以 50mg/min、儿童以 1～3mg/min 速度缓慢静脉注射。有心律失常、呼吸功能障碍及低血压者慎用。

(4)利多卡因:成人用 1%利多卡因 10mL,以 20mg/min 速度匀速静脉注射。

(5)10%水合氯醛:成人 20～30mL、儿童 0.3mL/kg 保留灌肠。

2. 减轻脑水肿

可用 20%甘露醇、呋塞米 20～40mg 或 10%葡萄糖甘油利尿脱水,以减轻脑水肿。

3. 其他

维持呼吸道通畅,注意循环功能,纠正水、电解质及酸碱平衡紊乱,控制高热及感染等。

（三）预后

多数癫痫患者的寿命与常人差别不大,癫痫患者的死亡多是由于以下原因。

（1）直接与发作有关,如癫痫持续状态或发作造成意外。

（2）与发作无关的其他疾病、药物不良反应、重要脏器疾病等。

六、护理措施

（一）病情观察

（1）充分了解患者癫痫发作特征,如发作的诱因、场所、发作时间、发作先兆、持续时间等。

（2）严密观察发作时的特点,主要观察是以抽搐为主,还是以意识丧失为主,抽搐部位,有无尿便失禁、咬破舌和外伤等。

（3）观察发作后的表现,如有无头痛、乏动、恶心、呕吐等。

（4）持续癫痫发作后常伴发脑水肿和颅内压升高,表现为意识障碍不断加深,或抽搐停止后意识无好转,生命体征恶化,抽搐幅度变小、变频。

（二）急救护理

1. 发作护理

（1）注意安全,避免外伤:发病时首先迅速使患者躺下,解开领扣,抽搐时不可强行喂水或用强力按压肢体,以免造成窒息或骨折,用牙垫或纱布等塞入患者上下臼齿之间,以防咬伤舌。

（2）保持呼吸道通畅:置患者于侧卧位,以防呼吸道分泌物误吸或窒息,注意及时吸除痰液。对深昏迷患者应防止舌后坠引起呼吸道阻塞,可将患者头部放低,下颌托起,将舌拉出或插入口咽通气管以确保呼吸功能。

（3）癫痫发作是大脑异常放电引起,只有放电结束才能停止发作,应让其自然停止,或使用药物静脉注射,控制发作。对有攻击行为者应给予镇静药物,以保证患者安全。

2. 间歇期护理

（1）不论何种病因引起,病因是否能去除均需药物对症治疗,治疗前向患者及其家属解释清楚,以获得充分合作,规则服药,不要自行停药、减药、换药。

（2）间歇期可下床活动,出现先兆即刻卧床休息,必要时加床挡,以防坠床。

（3）清淡饮食,少进辛辣食物,禁用烟酒,避免过饱。发作 1 天以上不能进食者给予鼻饲。

（4）用肛表或腋表测量体温。

（5）发现癫痫患者烦躁、焦虑、恐惧、头痛、头晕时,要及时给予安慰,使其平静,预防发作。

3. 饮食护理

（1）抗癫痫药能引起维生素 K、叶酸、维生素 D、钙、镁等物质缺乏,应及时补充。①维生素 K 和血液凝固有关,缺乏易引起出血。新鲜蔬菜、豆油和蛋黄中含有大量的维生素 K。②维生素 D、钙、镁与骨骼、牙齿的生长有关,钙缺乏易加重发作。所以儿童期应供给充足的维生素 D、钙和镁。鱼类、蛋类、动物肝、豆制品、牛奶中含有丰富的钙和维生素 D。③叶酸缺乏也与癫痫发作增加有关,动物肾、牛肉、绿色蔬菜中均含有叶酸,但烹饪时间不宜过长,以免破坏过多。④维生素 B_6 和 γ-氨基丁酸的生成有关,米、麦糠、牛肝、鱼类中含有大量的维生素 B_6。

(2)饱餐与饥饿:一次服用大量甜食后,大量的糖分进入血液,会激发胰腺分泌过多的胰岛素,使血糖快速下降,血糖过低导致脑的能量供应不足而促发癫痫发作。同样,饥饿也会使癫痫容易发作。

(3)饮料:大量饮用或饮用太浓的茶、咖啡同样可诱发癫痫。因为这些饮料中或多或少含有中枢兴奋性物质,使机体抗发作能力降低,诱发癫痫发作。

第四节　癫痫持续状态

癫痫持续状态又称癫痫状态,是指癫痫连续发作之间意识尚未完全恢复又再发,或癫痫发作持续 30 分钟以上未自行停止。癫痫状态是内科常见急症,若不及时治疗,可因高热、循环衰竭、电解质紊乱或神经元兴奋毒性损伤而导致永久性脑损害,致残率和病死率均很高。

一、评估要点

(一)病因评估

癫痫持续状态有原发性和继发性之分,临床以继发性多见,包括颅脑外伤、中枢神经系统紊乱、脑血管疾病、颅内肿瘤、代谢性脑病、药物中毒、变性等。原发因素主要是遗传因素。促发因素常见的有突然停药、减药、漏服药物,其次为感染、发热、劳累、熬夜、妊娠及分娩等。

(二)症状及体征评估

以瞬间麻木、疲乏、恐惧或无意识的动作为先兆,随后出现意识丧失,发出尖叫声倒地,所有骨骼强直收缩,头后仰,眼球上翻,上肢屈肘,下肢伸直,喉部痉挛,牙关紧闭,呼吸暂停,口唇发紫,瞳孔散大,对光反射消失,持续 15~20 秒,随即全身肌肉痉挛,约 1 分钟抽搐突然停止,伴有大小便失禁,在发作间歇期仍有意识障碍或发作持续 30 分钟以上未自行缓解。常见并发症有颅内压升高,脑水肿,高热,酸中毒,水、电解质紊乱等。

二、急救护理

(一)发作期护理

1.控制发作

迅速建立静脉通路,遵医嘱应用镇静类药物。用药过程中密切观察患者呼吸、心律、血压的变化,如出现呼吸变浅、昏迷加深、血压下降,应暂停应用。值得注意的是,建立静脉通路应静脉注射生理盐水维持,而葡萄糖注射液能使某些抗癫痫药沉淀,尤其是苯妥英钠。

2.保持呼吸道通畅

迅速协助患者取仰卧位,松开衣领、腰带,有义齿者取出,去枕平卧,头偏向一侧,及时清除口腔和鼻腔分泌物,防止误入气道引起吸入性肺炎。将缠有纱布的压舌板(急救时用手帕、毛巾等)垫在上下牙之间,以防损伤牙齿和咬伤舌头。将患者下颌托起,防止因舌后坠堵塞气道,有舌后坠者及时用舌钳牵出,以免影响通气功能。患者昏迷,喉头痉挛,分泌物增多,应随时吸痰,防止窒息,每次吸痰不超过 15 秒,以免引起反射性呼吸、心搏停止。不可强行喂水、喂药,以防误吸。

3. 给氧

发作期加大氧流量和氧浓度,以保证脑部供氧,随时检查用氧的效果,必要时可行气管插管、气管切开或呼吸机辅助呼吸。

4. 安排专人护理,做好安全防护,防止患者受伤

必要时使用保护性约束用具或加床挡,防止患者坠床。对易摩擦的关节,用软垫加以保护。四肢抽动者,不能强力按压其肢体,以防脱臼和骨折。

5. 病情观察

密切观察患者生命体征、意识及瞳孔的变化,注意发作过程和有无心率增快、血压升高、呼吸减慢或暂停、瞳孔散大、牙关紧闭、大小便失禁等,观察并记录发作的类型、发作频率与发作时间;观察发作停止后患者意识完全恢复的时间,以及有无头痛、乏力及行为异常。

6. 防治并发症

频繁抽搐可引起脑水肿,因此在控制抽搐的同时可静脉滴注甘露醇或静脉注射呋塞米,4～6 小时可重复使用。癫痫持续状态常有中枢性高热和继发性高热,使脑组织的基础代谢率增高,脑细胞需氧量增加,脑水肿加重,因此降温是减轻脑水肿、保护脑组织的必要措施,应严密观察高热类型及持续时间,遵医嘱予以降温措施,观察降温效果。有条件时可使用冰毯降温。

(二)间歇期护理

1. 减少刺激

病室光线宜暗,各种护理操作和治疗应尽可能集中进行,动作要轻柔,避免由于外界刺激而引起抽搐。

2. 保持口腔清洁

24 小时不能经口进食者,应给予鼻饲流质饮食,每日口腔护理 2～3 次,口腔糜烂时涂以冰硼散,口唇干裂者涂以液状石蜡。

3. 预防压疮

加强皮肤护理,保持床单整洁、干燥,有大小便污染时及时更换,协助患者每 2 小时翻身一次,骨隆突处垫软枕,也可使用气垫床。

(三)心理护理

长期用药加之疾病反复发作,患者易产生紧张、焦虑、易怒等不良心理问题。护士应仔细观察患者的心理反应,关心、理解患者,采取积极的应对措施,配合长期药物治疗。

(四)其他

对于昏迷患者执行昏迷急救护理。

三、健康教育

(1)指导患者养成良好的生活习惯,充分休息,注意劳逸结合,避免过劳、便秘、睡眠不足和情感冲突。

(2)合理饮食,饮食宜清淡无刺激、富含营养,避免饥饿或过饱,多吃蔬菜、水果,戒烟酒。

(3)告知患者避免劳累、睡眠不足、饥饿、便秘、强烈的声或光刺激、惊吓等诱发因素。

(4)遵医嘱坚持长期规律服药,切忌突然停药、减药、漏服药及擅自换药,尤其禁止在服药控制发作后不久自行停药。定期复查,首次服药后 5~7 天检测抗癫痫药物的血药浓度,每 3 个月至半年复查 1 次,每月做血常规和每季度做肝肾功能检查。

(5)禁止从事高风险活动,如攀登、游泳、驾驶;禁止在炉火旁、高压电机旁作业,以免发作时危及生命。

(6)随身携带写有姓名、住址、联系电话及病史的个人资料,以备发作时他人及时帮助联系和处理。

第五节　急性脑膜炎

急性脑膜炎是各种生物性病原体,包括病毒、细菌、螺旋体、寄生虫、立克次体和朊蛋白等直接侵入所引起的脑膜急性感染的综合征。

一、病因

引起脑膜炎的生物性病原体分类如下。

(一)细菌类病原体

最常见的致病菌是结核杆菌、脑膜炎双球菌、肺炎双球菌、流行性感冒嗜血杆菌 B 型,其次是金黄色葡萄球菌、链球菌、大肠杆菌等。

(二)病毒类病原体

85%~95%脑膜炎是由肠道病毒引起,包括脊髓灰质炎病毒、柯萨奇病毒 A 和 B、埃可病毒等。虫媒病毒和单纯疱疹病毒也可引起本病。

(三)真菌类病原体

新型隐球菌是最常见的真菌,它广泛分布于自然界,为条件致病菌,当宿主免疫力低下时致病。

(四)螺旋体

苍白密螺旋体感染引起大脑、脑膜或脊髓损害的临床综合征,是晚期梅毒全身性损害表现;伯氏疏螺旋体导致神经系统感染称为神经莱姆病;钩端螺旋体病是由致病性螺旋体引起的急性传染病。

(五)寄生虫

最常见是摄入虫卵污染的食物、水源或卫生习惯不良等引起。

感染途径：血行感染是指病原体通过呼吸道或皮肤黏膜进入血流，由血液系统进入颅内。

直接感染是病原体通过贯穿性颅脑损伤或脑邻近组织感染向颅内蔓延；逆行性感染是指病原体（如单纯疱疹病毒、狂犬病毒等）沿神经干逆行侵入颅内。

二、护理措施

救治原则：积极对症（抗菌、抗结核、抗病毒）治疗的同时，降颅内压，预防并发症。

（一）一般护理

卧床休息，头可抬高 $15°\sim30°$，以利于颅内静脉回流，减少头部充血，利于脑水肿的消除。限制探视，减少干扰，稳定患者情绪。有条件安置患者在单人房。耐心向患者解释头痛的原因，与疾病引起脑水肿导致颅内高压有关。昏迷患者要做好眼睛、口腔及皮肤的护理，保持床单的平整、干燥、注意更换体位，防止压疮发生，翻身动作要轻缓。协助医生做好腰穿等有关检查，颅内压增高患者，腰穿时一定要先用脱水药，腰穿后患者去枕平卧 $4\sim6$ 小时，切忌突然坐起，以免引起脑疝。保护静脉，使用静脉留置针，有计划地选择血管，并严格执行无菌操作，加强巡视，防止液体或脱水药外渗，发生坏死。

（二）对症护理

颅内压增高的护理，应严密观察生命体征及意识、瞳孔、抽搐等变化，并做好记录，及时为诊治、护理提供依据，争取抢救时机。在颅内压增高状态下，患者常表现不同程度的意识障碍、头痛、呕吐，另外由于脑循环障碍而出现代偿性的呼吸加快变深，脉搏加快，血压升高。应用脱水药后，上述症状、体征趋于改善，说明有效，意识清醒的患者能主动要求饮水，以解除口渴等不适；还可通过尿量来观察判断降颅压的效果及有无出现并发症。原则上每日入量应在1500mL 以内。准确记录 24 小时出入量，对于尿量减少的患者，要及时寻找原因，既要防止过量输液引起脑水肿加重，又要保证输液量。如甘露醇注入后 10 分钟左右开始发生作用，$2\sim3$ 小时利尿作用达最高峰，作用持续可达 6 小时。应用 20％甘露醇 250mL，4 小时应有尿量 $500\sim600$mL，平均每小时应有尿量 100mL 以上，才能达到降颅压的目的。如每小时尿量＜60mL，说明降颅压效果不佳或患者有严重脱水。应用甘露醇 $2\sim4$ 小时无尿排出，应考虑有无尿潴留或合并肾衰竭。呋塞米一般在静脉注射后 $2\sim10$ 分钟产生利尿作用，30 分钟达高峰，维持 $2\sim4$ 小时。瞳孔的变化也是反映颅内压增高、脑水肿患者是否形成脑疝的最直接方法。病侧瞳孔散大，双侧瞳孔不等大，对光反射减弱以至于消失，因此出现双侧瞳孔不等大的现象，是颞叶疝的重要诊断依据。而双侧瞳孔先缩小，继而散大，对光反射消失，眼球固定，则是枕骨大孔疝的诊断依据。在脱水治疗中因过度利尿常导致低钾血、低钠血症。及时做好血生化及血气检查，配合医生了解水电解质及酸碱平衡紊乱。

保持呼吸道通畅，抽搐频繁或昏迷患者，要及时吸出痰液及分泌物，并给予氧气吸入。必要时行气管插管、气管切开，人工呼吸机辅助呼吸。

呕吐频繁患者暂禁食，观察呕吐的情况，将头侧向一边，防止呕吐物流入气管内造成窒息。昏迷或吞咽困难患者，除静脉补液外，应鼻饲流食，以保证营养和水分的供给。

体温过高，给予物理降温，如温水擦浴或冰敷等。必要时给予药物降温，冬眠低温疗法。

抽搐患者给予镇静药,并在口腔内上下臼齿间放入包裹纱布的压舌板,以免咬伤舌头。勿用力按压患者肢体,防止骨折或脱臼。

(三)心理护理

急性脑膜炎患者大多治疗时间比较长,除病毒性脑膜炎外,其余的病死率和病残率仍然较高,另反复多次腰椎穿刺可造成患者的恐惧和焦虑。护理人员应加强心理疏导,主动向患者或其家属介绍病情、治疗方案及预后,可选用已治愈的同类型病例说明,使他们增强信心,配合治疗;帮助他们端正自我认识,正确面对现实,鼓励他们要有自强、自尊的精神。

三、预防

(一)化脓性脑膜炎

早期发现患者,就地隔离治疗。流行期间做好卫生宣教,尽量避免大型活动。采用磺胺药预防,成人 2g/d,分两次用,连用 3 天,可与等量碳酸氢钠同服;小儿 100mg/(kg·d)。对易感人群进行免疫接种。

(二)结核性脑膜炎

免疫接种卡介苗。改善住宿环境,保证基本的健康。给予足够的营养。

(三)病毒性脑膜炎

加强卫生宣教,搞好环境卫生,消灭蚊虫,并采用避蚊措施。对易感人群进行预防接种。早期诊断,及时治疗。

(四)隐球菌脑膜炎

避免与鸽子、鸽粪等传染源接触。加强体育锻炼,增强机体免疫力。

第六节　吉兰－巴雷综合征

吉兰－巴雷综合征又称急性炎症性脱髓鞘多发性神经病或急性炎症性脱髓鞘多发性神经根神经炎,是一种自身免疫介导的周围神经病,常累及脑神经。主要病理改变为周围神经广泛炎症性阶段性脱髓鞘和小血管周围淋巴细胞及巨噬细胞的炎性反应。

一、评估要点

(一)病因评估

本病为一种神经系统自身免疫性疾病。可能与感染、疫苗接种、代谢及内分泌障碍、营养障碍、化学因素有关。多数患者在发病前 1～4 周有呼吸道、肠道感染史。

(二)症状及体征评估

1. 运动障碍

急性或亚急性起病,四肢对称性无力(首发症状),多从双下肢开始,逐渐向上发展,出现迟缓性瘫痪,多于数日至 2 周达高峰。病情危重者在 1～2 天内迅速加重,出现四肢对称性迟缓性瘫痪。严重者可因累及肋间肌及膈肌而导致呼吸麻痹,出现呼吸困难、两侧呼吸音减弱。腱反射减弱或消失,病理反射阴性。

2.感觉障碍

发病时多有肢体感觉异常,如麻木、刺痛和不适感,感觉缺失或减退,手套、袜子样分布。

3.颅神经损害

如鼻唇沟浅、口歪向健侧、咳嗽无力、饮水发呛、声音嘶哑、双侧周围性面瘫等。

4.自主神经功能障碍

血压增高、多汗、脉快、一过性大小便潴留、皮肤潮红、手足肿胀及营养障碍。

5.神经反射异常

深反射减弱或消失。

二、急救护理

(一)病情观察

(1)重症患者应在重症监护病房治疗,绝对卧床休息,给予生命体征监测、心电监护、血氧饱和度监测。密切观察患者的神志、呼吸及运动、感觉障碍情况。询问患者有无胸闷、气短、呼吸费力等症状,注意呼吸困难的程度和血气分析指标的改变。

(2)保持气道通畅,本病早期多因呼吸肌麻痹所致,因此早期保持患者气道通畅非常关键。应鼓励患者咳嗽,翻身时进行拍背、体位引流以促进排痰,必要时吸痰。

(3)呼吸机管理,如有缺氧症状如呼吸困难、烦躁、出汗、指(趾)甲及口唇发绀,肺活量降低至 $20\sim25$ mL/kg 体重或以下,血氧饱和度降低,动脉氧分压低于 9.3 kPa,宜及早使用呼吸机。护士应熟悉血气分析的正常值,随时调节呼吸机的各项指标。严格无菌操作。

(4)备好抢救物品,如呼吸困难、两侧呼吸音减弱、吞咽困难,立即通知医生。备齐抢救药品和器械,以便随时抢救。

(5)指导患者进食高蛋白、高维生素、高热量且易消化的软食,多食水果、蔬菜,补充足够的水分,尤其注意补充维生素 B_{12}。吞咽困难者应及时留置胃管,进食开始到进食后 30 分钟应抬高床头,防止食物反流和吸入性肺炎。

(6)高热时执行高热急救护理。

(7)保证患者瘫痪肢体处于功能位,病情稳定后协助患者做被动运动,防止肌肉萎缩,维持运动功能及正常功能位,防止足下垂、爪形手等后遗症,必要时用 T 形板固定双足。

(8)教会患者服药方法,告知其药物的作用、不良反应、使用时间、使用方法及使用注意事项。

(二)预防并发症

(1)患者卧床时间长,机体抵抗力低下,易发生肺部感染,每 2 小时翻身一次,翻身后叩背以利于排痰,痰液黏稠者给予雾化吸入,每次 30 分钟。定时开窗通风,限制探视,保持室内空气新鲜。加强营养,提高机体抵抗力。

(2)预防压疮,保持床单清洁、干燥,骨隆突处垫软枕,或者使用电动气垫床。每 2 小时翻身一次,保持皮肤清洁干燥,翻身时按摩受压部位,定时温水擦浴按摩,促进局部血液循环。正确使用便盆,避免拖、拉、推等动作,骨隆突处可给予减压贴保护。

(3)患者长期卧床营养低下,还可导致深静脉血栓形成、肢体挛缩和肌肉失用性挛缩。应指导和帮助患者活动肢体,每日行四肢向心性按摩,每次 10~15 分钟,以促进静脉血回流,或使用气栓泵防止深静脉血栓形成。

(三)心理护理

患者常因呼吸费力而紧张、恐惧,表现为躁动不安及依赖心理。护士应及时了解患者的心理状况,主动关心患者,尽可能陪伴在患者身边,耐心倾听患者的感受,使其情绪稳定、安心休息。

(四)用药护理

告知患者药物的作用、不良反应、使用时间、使用方法和使用注意事项。如应用糖皮质激素治疗时可能出现应激性溃疡所致的消化道出血,应观察有无胃部疼痛不适和柏油样大便等,留置胃管时应定时回抽胃液,观察胃液的颜色、性质和量。

三、健康教育

(1)指导患者及其家属掌握本病相关知识及自我护理方法,帮助分析和消除不利于疾病恢复的个人和家庭因素。

(2)避免诱因,加强营养,增强体质和机体抵抗力,避免淋雨、受凉、疲劳和创伤,防止复发。

(3)加强肢体功能锻炼和日常生活活动训练,减少并发症,促进康复。

(4)告知患者消化道出血、营养失调、压疮及深静脉血栓形成的表现以及预防窒息的方法。

(5)学会正确的咳嗽、咳痰方法,防止肺部继发感染。

(6)鼓励患者保持心情愉快和情绪稳定,树立战胜疾病的信心。

第七节　颅脑损伤

颅脑损伤是因外界暴力作用于头部而引起的损伤性疾病,其发生率占全身损伤的 10%~15%,仅次于四肢伤而居于第 2 位,病死率和致残率则均居首位。颅脑损伤具有发病率高、病情较急、变化快,重型者医治和护理任务繁重等特点。

颅脑损伤的发生与发展过程主要取决于致伤的因素和损伤的性质,前者包括暴力作用方式,力的大小、速度、方向和次数等,后者则为不同组织和结构在接受暴力之后造成的病理性损伤及病理生理变化。如果暴力强度较小,则仅引起头皮和(或)颅骨损伤,而脑部可以无损伤或损伤较轻微;而较大的暴力可致头皮、颅骨和脑组织同时受损。此外,除了发生原发性损伤之外,在受损组织的周围,还将引起不同程度和不同范围的脑缺血、出血、水肿及变性等一系列继发性损伤。临床上常依据颅脑解剖部位分为颅部损伤和脑损伤两大类,颅部损伤又分为头皮和颅骨损伤;脑损伤因脑组织结构及其位于颅腔的特定条件又分为原发性和继发性两类。

一、头皮损伤

头皮分为 5 层,即表皮层、皮下层、帽状腱膜层、帽状腱膜下层及颅骨外膜层。

头皮损伤是颅脑损伤中最多见的一种,按头皮损伤的性质和程度分头皮血肿、头皮裂伤和头皮撕脱伤。

(一)病因

1.头皮血肿根据出血部位不同分为 3 种

①皮下血肿:常见于产伤或碰伤,血肿位于皮肤表层与帽状腱膜之间;②帽状腱膜下血肿:由于头部受到斜向暴力,头皮发生剧烈滑动,撕裂该层间的导血管所致;③骨膜下血肿:常由于产伤或颅骨骨折所致。

2.头皮裂伤

是常见的开放性头皮损伤,多为锐器或钝器打击所致。

3.头皮撕脱伤

是一种严重的头皮损伤,多因发辫受机械力牵拉,使大块头皮自帽状腱膜下层或连同颅骨骨膜一并被撕脱所致。

(二)伤情判断

1.头部外伤史

患者多有头部外伤史。

2.不同头皮损伤的临床特点

(1)头皮血肿:局部头皮有肿胀,表面青紫,有压痛。①头皮下血肿:血肿范围小、张力高、压痛明显,有时周围组织肿胀隆起,中央反而凹陷,稍软,易误认为凹陷性颅骨骨折。②帽状腱膜下血肿:范围广,因该处组织疏松,出血可蔓及整个头部,小儿及体弱者易发生休克或贫血;局部有明显的波动感。③骨膜下血肿:血肿多局限于某一颅骨范围内,以骨缝为界。

(2)头皮裂伤:头皮血管丰富,出血较多时可引起失血性休克。

(3)头皮撕脱伤:常见大块头皮自帽状腱膜下撕脱,甚至整个头皮连同额肌、颞肌或骨膜一并撕脱,局部创口常因大量出血而发生休克。

3.辅助检查

头颅 X 线摄片可了解有无合并颅骨骨折。

(三)急救护理措施

1.现场急救

局部压迫止血。对头皮撕脱伤者,保护撕脱的头皮,避免污染,用无菌敷料或干净布包裹、隔水放置于有冰块的容器内,随伤员一同送往医院。对出现休克的患者,在送往医院途中应保持平卧。

2.院内急救

(1)抗休克:迅速建立静脉通道,快速输液、输血,应用止血药。

（2）镇静止痛：理解并安慰患者，按医嘱给予镇静和止痛药。头皮血肿患者伤后早期冷敷以减少出血和减轻疼痛，24～48 小时后改用热敷。

（3）防治感染、促进伤口愈合：头皮裂伤者，争取在 24 小时内行清创缝合。头皮撕脱伤者，应尽可能在伤后 6～8 小时内清创并行头皮瓣复位再植或自体皮移植；对于骨膜不能再植者，需清洁创面，在颅骨外板上多处钻孔，待骨孔内肉芽组织生成后再行植皮。遵医嘱应用抗生素、注射破伤风抗毒素（TAT）。

（4）协助做好血肿的处理：小的血肿可经保守治疗自行吸收，大的血肿给予加压包扎，待其自行吸收；血肿巨大，且长时间不吸收，可在严密消毒下穿刺，吸除血液，并加压包扎；必要时可反复穿刺，如果发生感染，则应立即切开引流。

二、颅骨骨折

颅骨骨折指颅骨受暴力作用致颅骨结构的改变。颅骨骨折的危险性并不在于骨折本身，而在于骨折所引起的脑膜、脑、血管和神经损伤，可合并脑脊液漏、颅内血肿及颅内感染等。

（一）分类与损伤机制

1.分类

根据眉间、双侧乳突上缘及枕外隆凸四点连线，颅骨分为颅盖部及颅底部，骨折部位分为颅盖骨折及颅底骨折。按骨折形态分为线形骨折、凹陷性骨折和粉碎性骨折。按骨折是否与外界相通分为开放性骨折和闭合性骨折。

2.损伤机制

颅腔近似球体，颅骨有一定的弹性，也有相当的抗压缩和抗牵张力。因此，当颅骨受到强大外力的打击时，着力点有下陷的可能，整个颅腔也可随之变形。如果暴力强度较大、受力面积较小，多以颅骨的局部变形为主，当受力点呈锥形内陷时，内板首先受到较大的牵张力而折裂。若此时外力终止，则外板可回复原位保持完整，仅造成内板骨折，骨折片可穿破硬脑膜造成局部性脑挫裂伤，是后期外伤性头痛和外伤性癫痫的原因。如果外力继续作用，则外板也随之折裂，形成凹陷性骨折或粉碎性骨折。当外力引起颅骨整体变形较严重，受力面积又较大时，不发生凹陷性骨折，而在较为薄弱的颞骨鳞部或颅底引发线形骨折，局部骨折线往往沿暴力作用的方向和颅骨脆弱部分延伸。

（二）伤情判断

1.颅盖骨折

（1）线形骨折：发生率最高。患者有头部外伤史，局部压痛、肿胀。常并发局部骨膜下血肿。

（2）凹陷性骨折：好发于额、顶部。局部可扪及局限性下陷。部分患者仅有内板凹陷。若骨折损伤脑内重要功能区，可出现偏瘫、失语、癫痫等神经系统症状。

（3）粉碎性骨折：一般暴力较大，与头部接触面积广，形成多条骨折线，分裂成多块骨碎片，有些骨片互相重叠，有些呈轻度陷入。局部脑膜撕裂，脑组织常有广泛的挫裂伤，可合并各种颅内血肿，癫痫发生率较高。

2.颅底骨折

颅底部的线形骨折多为颅盖骨折延伸而来,也可由强烈的间接暴力作用于颅底所致。多表现为耳、鼻出血和脑脊液漏,脑神经损伤的相应症状以及皮下和黏膜下瘀血、瘀斑等。

不同部位颅底骨折的临床特点:颅前窝骨折见球结合膜下出血,上、下眼睑瘀斑(熊猫眼征),鼻孔流血或(和)脑脊液鼻漏,嗅觉丧失或(和)视力损害;颅中窝骨折表现为颞部软组织肿胀,外耳道流血或(和)脑脊液耳漏,伴有周围性面瘫或(和)听力障碍;颅后窝骨折表现为颞部软组织肿胀,出现瘀斑,咽后壁血肿,伴声嘶、吞咽困难、舌肌萎缩及运动障碍等。

3.辅助检查

(1)X线检查:颅盖骨折主要靠颅骨 X 线摄片确诊。对于凹陷性骨折,X 线摄片可显示骨折片陷入颅内的深度。

(2)CT 检查:有助于了解骨折情况和有无合并脑损伤。

(三)急救护理措施

1.救治原则

(1)颅盖线形骨折:着重处理脑脊液漏、脑神经损伤等并发症。

(2)颅盖凹陷性骨折:需施行手术整复或去除塌陷的骨片。其手术适应证为合并脑损伤或大面积骨折片陷入颅腔,导致颅内压升高,CT 检查示中线结构移位,有脑疝可能;骨折片压迫脑重要部位,引起神经功能障碍;非功能区部位的小面积凹陷性骨折,无颅内压增高,但深度超过 1cm 者可考虑择期手术。

(3)颅底骨折:及时处理颅骨骨折引起的并发症(脑脊液漏和感染)。若脑脊液漏 4 周以上仍未停止,可行手术修补硬脑膜;若骨折片压迫视神经,应尽早手术减压。

2.脑脊液漏的护理

(1)体位:嘱患者取半坐卧位,头偏向患侧,维持到脑脊液漏停止 3~5 天,其目的是利用重力使脑组织贴近颅底硬膜漏孔处,促使漏口粘连封闭。

(2)保持局部清洁:每日 2 次清洁、消毒外耳道、鼻腔或口腔,注意棉球不可过湿,以免液体逆流入颅。于外耳道口放干棉球,浸透后及时更换;及时清除外耳道内的血迹及污垢;不做耳鼻道堵塞、冲洗、滴药。

(3)避免颅内压骤升:嘱患者勿用力擤鼻涕、打喷嚏、咳嗽、用力排便,以防颅内压骤然升高和逆行性感染。严禁经鼻插胃管或鼻导管,禁做腰穿。

(4)防治感染:出现脑脊液漏时即属开放性损伤,遵医嘱应用抗生素及 TAT。

3.病情观察

(1)明确有无脑脊液漏:鉴别脑脊液与血液、鼻腔分泌物,可将血性液滴于白色滤纸上,若血迹周有月晕样淡红色浸渍圈,则为脑脊液漏;或行红细胞计数并与周围血的红细胞比较,以明确诊断;另可根据脑脊液中含糖而鼻腔分泌物中不含糖的原理,用尿糖试纸测定或葡萄糖定量检测以鉴别是否存在脑脊液漏。

(2)估计脑脊液外漏量:在鼻前庭或外耳道口松松地放置干棉球,随湿随换,记录 24 小时浸湿的棉球数。

（3）观察有无颅内感染的发生：观察患者的血象、生命体征、意识、瞳孔及肢体活动情况及有无头痛等症状，及时发现继发性脑损伤。

（4）注意颅内低压综合征：若脑脊液外漏多，可使颅内压过低而导致颅内血管扩张，出现剧烈的头痛、眩晕、呕吐、厌食、反应迟钝、脉搏细弱、血压偏低等。头痛在立位时加重，卧位缓解。若患者出现颅内压过低表现时可遵医嘱补充大量水分以缓解症状。

三、开放性颅脑损伤

脑损伤是指脑膜、脑组织、脑血管以及脑神经在受到外力作用后所发生的损伤。按伤后脑组织与外界是否相通，将脑损伤分为开放性和闭合性两类。开放性脑损伤多由锐器或火器直接造成，皆伴有头皮裂伤、颅骨骨折和硬脑膜破裂，有脑脊液漏；闭合性损伤为头部接触较钝物体或间接暴力所致，不伴有头皮或颅骨损伤，或虽有头皮、颅骨损伤，但脑膜完整，无脑脊液漏。

（一）分类

按伤口情况可将开放性脑损伤分为下列 3 类。

1. 切线伤

致伤物呈切线方向擦过颅骨表面，并未穿入颅内，因此只有一个呈沟槽状的创口，创底颅骨因受致伤物冲击时引起的短暂空穴作用，发生粉碎性骨折，碎骨片可嵌入脑内，同时脑亦受到此空穴作用的影响而致严重的脑局部挫裂伤。

2. 盲管伤

打击物穿入颅内，并停留于创道内。头部只有入口创，其深浅不一，取决于致伤物的速度及能量。入口处的创伤常较狭小，但其颅内的损伤常较严重且范围广泛。

3. 贯穿伤

致伤物穿过整个颅腔所造成的创伤。有入口创和出口创，入口创要比出口创小。

（二）伤情判断

1. 症状及体征

（1）意识障碍：开放性脑损伤常涉及广泛而严重的脑损伤或脑干损伤，患者多有意识障碍。

（2）生命体征改变：颅脑贯穿伤患者常有一过性脑干功能抑制，表现为呼吸不规则或暂停，血压下降、脉搏细速，严重者可有出血性、创伤性休克。

（3）合并颅内血肿或急性脑水肿时，多有颅内压增高表现。

（4）神经功能障碍：脑功能区及重要神经与血管损伤，伤后即发生明显的神经功能缺失，表现为锥体束征、肢体偏瘫、失语或癫痫等。

（5）局部体征：头皮、颅骨和脑膜有不同程度、范围的损伤，伤道深浅不一，伤口内常有脑脊液或脑组织溢出；贯穿性脑损伤常合并颅内血肿。

2. 辅助检查

头颅 X 线摄片可帮助确定颅脑贯穿伤的程度，且能判断颅内异物的位置、数量、大小、形状及其分布。头颅 CT 扫描可清晰显示创伤的范围、程度，有无骨碎片，以及颅内出血、脑水肿、异物等。

（三）急救护理措施

1.现场急救

立即用无菌纱布或干净的布覆盖并保护膨出的脑组织，避免创面进一步污染，为及时彻底清创创造有利条件。有外出血时，迅速包扎头部或其他部位伤口。

2.院内急救

（1）保持呼吸道通畅：误吸是脑损伤后昏迷的常见并发症，保持呼吸道通畅是重要的抢救措施。让患者头偏向一侧，防止呕吐物吸入气管内引起窒息；用吸引器清除口咽部分泌物及呕吐物；鼻腔出血者急请耳鼻喉科医师行鼻腔填塞止血或气管切开术，以保持患者呼吸道通畅，改善脑缺氧。

（2）抗休克：车祸伤、坠落伤、锐器伤患者多易发生失血性休克，应迅速建立两条输液通路，快速输液、配血、输血，预防和纠正休克。

（3）配合医生早期彻底清创：力争在伤后 6～8 小时内清创，最迟不超过 48 小时。术后遵医嘱应用抗生素和破伤风抗毒素（TAT）。

四、脑震荡

脑震荡是原发性脑损伤中最轻、最常见的一种。其特点是一过性脑功能障碍，无肉眼可见的神经病理改变，但在显微镜下可见神经组织结构紊乱。多数患者在 2 周内恢复正常。

（一）病因

头部受暴力作用后立即出现短暂的大脑功能障碍，但无明显的脑组织器质性损害。

（二）伤情判断

1.症状及体征

伤后立即发生一过性意识障碍，持续数秒或数分钟，一般不超过 30 分钟。清醒后大多不能回忆受伤当时乃至伤前一段时间内的情况，称为"逆行性遗忘"，即"近事遗忘"。较重者可有头痛、头晕、恶心、呕吐、耳鸣、无力等脑震荡后遗症症状。神经系统检查一般无阳性体征。

2.辅助检查

腰椎穿刺检查颅内压多正常；脑脊液中无红细胞；CT 检查颅内无异常发现。

（三）急救护理措施

（1）卧床休息 1～2 周，可完全恢复。

（2）镇痛、镇静：头痛患者可遵医嘱适当给予止痛药物，但禁用吗啡、哌替啶，以免影响病情观察。

（3）严密观察病情变化：少数患者可能发生颅内继发病变或其他并发症，故应密切观察其意识状态、生命体征及神经系统病症。如发现意识障碍、头痛加重、呕吐等颅内压增高症状，应及时报告医生处理。

五、脑挫裂伤

脑挫裂伤主要指暴力作用于头部，引起大脑皮质的可见性器质性损害，是常见的原发性脑损伤。

（一）分类

脑挫裂伤包括脑挫伤及脑裂伤。脑挫伤指脑组织遭受破坏较轻，软脑膜尚完整的损伤。

脑裂伤指软脑膜、血管和脑组织同时有破裂的损伤,常伴有外伤性蛛网膜下隙出血。

（二）病理生理

脑挫裂伤可单发,也可多发,好发于额极、颞极及其基底。挫伤时软脑膜下有散在的点状或片状出血灶。脑挫裂伤后早期的脑水肿多属血管源性,随后因脑组织缺血、缺氧,脑组织直接受损,钙离子大量逆流进入细胞,造成膜磷脂代谢障碍,三磷酸腺苷生成减少及脑细胞膜脂质过氧化反应增强等,最终使脑细胞肿胀、崩解,引起细胞毒性脑水肿。外伤性脑水肿反应多在伤后 3～7 天,此期间易发生颅内压增高,甚至脑疝。伤情较轻者,脑水肿可逐渐消退,病灶区日后可影响脑脊液循环,有形成外伤性脑积水的可能;广泛的脑缺氧及脑挫裂伤可导致弥散性或局限性的外伤性脑萎缩。

（三）伤情判断

1. 症状及体征

意识障碍是脑挫裂伤最突出的临床表现。一般伤后立即出现昏迷,其程度和持续时间与损伤程度、范围直接相关。多数患者超过半小时,严重者可长期持续昏迷。局部症状和体征依损伤的部位和程度而不同。若伤及脑皮质功能区,可在受伤当时立即出现与伤灶区功能相应的神经功能障碍或体征,如语言中枢损伤出现失语,运动区损伤出现锥体束征、肢体抽搐、偏瘫等;若仅伤及额叶、颞叶前端等"哑区",可无神经系统缺损的表现。头痛、呕吐可能与颅内压增高、自主神经功能紊乱乱或外伤性蛛网膜下隙出血有关。

还可以出现脑膜刺激征,脑脊液检查有红细胞。颅内压增高和脑疝是因继发颅内血肿或脑水肿所致,可使早期的意识障碍或偏瘫程度加重,或意识障碍好转后又加重。脑干损伤是脑挫裂伤中最严重的特殊类型,常与弥散性脑损伤并存。患者常因脑干网状结构受损、上行激活系统功能障碍而持久昏迷。伤后早期常出现严重的生命体征紊乱,表现为呼吸节律紊乱,心率及血压波动明显;双侧瞳孔时大时小,眼球位置歪斜或凝视;也可四肢肌张力增高,呈去皮质强直发作,伴单侧或双侧锥体束征等;经常出现高热、消化道出血。

2. 辅助检查

CT 是首选的检查方法,可了解脑挫裂伤的部位、范围及脑水肿的程度,还可了解脑室受压及中线结构移位等情况;MRI 检查也有助于明确诊断;头颅 X 平片可明确有无颅骨骨折;腰椎穿刺测颅内压常有不同程度的升高,脑脊液含血。

（四）急救护理措施

救治原则:脑挫裂伤以非手术治疗为主,重点是防治脑水肿与蛛网膜下隙出血;严重而广泛的脑挫裂伤保守治疗无效时,可考虑手术治疗。

1. 病情观察

意识、瞳孔、神经系统体征、生命体征、颅内压等是颅脑外科患者常规监测的项目,这些监测项目在病情判断上至关重要。

（1）意识状态:意识是指人们对自身及环境的感知,可通过语言和行动来表达。包括脑挫裂伤在内的各种颅脑损伤可引起患者不同程度的意识障碍,意识障碍的程度与脑损伤的轻重直接相关。传统方法把意识障碍分为意识清醒、模糊、浅昏迷、昏迷、深昏迷 5 个级别。Glasgow 昏迷评分法(GCS):从睁眼、语言和运动 3 个方面分别订出评分标准,以三者的积分表示意识障碍程度。GCS 总分越低,表明意识障碍越重,最高为 15 分,表示意识清楚;8 分以下表明昏迷,最低为 3 分。意识状况的评估要依赖于临床检查,尤其是观察患者对外部刺激如语言、喊叫、摇动及疼痛刺激等的反应。

(2)生命体征的观察:为避免患者躁动影响结果的准确性,应先测呼吸,再测脉搏,最后测血压。伤后早期,由于组织创伤反应,可出现中等程度发热;若损伤累及间脑或脑干,可导致体温调节紊乱,出现体温不升或中枢性高热;伤后即发生高热,多系视丘下部或脑干损伤;伤后数日体温升高,常提示有感染性并发症。注意呼吸节律和深度、脉搏快慢和强弱以及血压和脉压变化。若伤后血压上升,脉搏缓慢有力,呼吸深慢,提示颅内压升高,应警惕颅内血肿或脑疝发生;枕骨大孔疝患者可突然发生呼吸停止;闭合性脑损伤呈休克征象时,应检查有无内脏出血,如迟发性脾破裂、应激性溃疡出血等。

(3)瞳孔的观察:正常人瞳孔直径为 2~5mm,直径小于 2mm 称为瞳孔缩小,大于 5mm 称为瞳孔散大。正常人双侧瞳孔等圆等大,直接、间接对光反射灵敏。瞳孔变化可因动眼神经、视神经以及脑干部位的损伤引起。观察双侧眼裂大小是否相等,有无眼睑下垂,注意对比双侧瞳孔的形状、大小及对光反射。伤后一侧瞳孔进行性散大,对侧肢体瘫痪、意识障碍,提示脑受压或脑疝;双侧瞳孔散大,对光反射消失,眼球固定伴深昏迷或去皮质强直,多为原发性脑干损伤或临终表现;双侧瞳孔大小形状多变,对光反射消失,伴眼球分离或异位,多为中脑损伤;有无间接对光反射可以鉴别视神经损伤与动眼神经损伤。观察瞳孔时应注意某些药物、剧痛、惊骇等也会影响瞳孔变化,如吗啡、氯丙嗪可使瞳孔缩小,阿托品、麻黄碱可使瞳孔散大。眼球不能外展且有复视者,多为展神经受损;双眼同向凝视提示额中回后份损伤;眼球震颤常见于小脑或脑干损伤。

(4)颅内压(ICP)监测:ICP 正常值为 0.69~1.96kPa(70~200mmH$_2$O)。监测方法:将导管或微型压力感受器探头安置于颅腔内,另一端与 ICP 监护仪连接,将 ICP 动态变化转变为信号,显示于示波屏或数字仪上。正常波型:压力水平在正常范围,压力曲线平直,无快速与大幅度的升降,但也可有轻微的起伏变动。A 波:又称高原波,表现为压力突然升到 6.7~10.3kPa(50~100mmHg),持续 5~20 分钟后又骤然降至原水平或更低,发作时患者表现为明显的颅内压增高症状,出现 A 波,是一种病情危险的信号,应采取积极有效的抢救措施降低 ICP。B 波:又称节律性振荡波。在正常压力波的基础上出现短时骤升又骤降的高波,一般不超过 6.7kPa(50mmHg)。若 B 波出现频繁,每分钟达 0.5~2 次,表明颅内压中度至重度升高。B 波是 A 波的前奏,提示脑顺应性降低,即依靠脑脊液和脑血容量的减少已不能缓解颅内高压,多由于脑血管自动调节障碍等原因所致。为了获得准确的监护数据,监护前应调整记录仪与传感器的零点,监护的零点参照点一般位于外耳。在较长时间的 ICP 监护中,对于监护系统必需定期进行校验,必要时应做腰椎穿刺进行核对。应将患者的头部置于正中位,避免扭曲或压迫颈部,保持颈静脉回流的通畅。头部抬高可通过加强脑脊液引流和脑内静脉排出而降低颅内压。患者躁动时,酌用镇静药以免影响监护。

(5)特殊脑损伤症状的观察:去皮质状态是大脑脚以上内囊或皮质的广泛损害所致。其临床特点主要是患者长期呈昏迷状态,头朝向一侧扭转,双上肢屈曲,双下肢伸直和内旋,患者可保留脑干功能、角膜反射及咽反射;去皮质强直状态是中脑损害的一种特殊表现,患者全身肌张力增高,尤以伸肌为著,头颈和躯干后伸,双上肢强直性伸展和内旋,双下肢过伸,严重者可呈角弓反张;锥体束征是伤后立即出现一侧上下肢体运动障碍且相对稳定,多系对侧大脑皮质运动区损伤所致;伤后一段时间才出现一侧肢体运动障碍且进行性加重,多为幕上血肿引起的小脑幕切迹使中脑受压、锥体束受损所致。

(6)其他:头痛、呕吐、有无脑脊液漏等。脑损伤患者的头痛多由于颅内较大的动脉、静脉、静脉窦、硬脑膜以及三叉神经、舌咽神经和迷走神经等颅内疼痛敏感结构受到压迫、激惹或血管运动功能障碍引起。剧烈头痛伴有喷射性呕吐是急性颅内压增高危象的信号,必须及时采取措施,否则有发生脑疝的危险。

2. 保持呼吸道通畅

(1)体位:深昏迷患者取侧卧位或侧俯卧位,以利口腔内分泌物排出。

(2)及时清除呼吸道异物:颅脑损伤患者常有不同程度的意识障碍,丧失正常的咳嗽反射和吞咽功能,不能有效排除呼吸道分泌物,血液、脑脊液及呕吐物等可引起误吸。因此,应及时清除口腔和咽部血块或呕吐物,呕吐时将头偏向一侧以免误吸。

(3)开放气道:深昏迷患者应抬起下颌或放置口咽通气道,以免舌根后坠阻碍呼吸。短期不能清醒者,行气管插管,必要时气管切开,使用呼吸机辅助呼吸。

(4)加强气管插管、气管切开患者的护理:保持室内适宜的温度和湿度,湿化气道,避免呼吸道分泌物黏稠、不易排出。

3. 防治脑水肿

防治脑水肿是救治脑挫裂伤的关键。可采用脱水、激素或过度换气等方法对抗脑水肿、降低颅内压;充分给氧;限制液体入量;进行冬眠低温疗法降低脑代谢率。

(1)体位:血压稳定者给予床头提高 15°~30°,以利于静脉回流,减轻脑水肿。昏迷患者取平卧位且头偏向一侧或侧卧、俯卧位,以利口腔与呼吸道的分泌物引流,保持呼吸道通畅。休克时取平卧位或头低仰卧位,以保证脑部血氧供给,但时间不宜过长,以免增加颅内瘀血。

(2)脱水治疗的护理:应用高渗性和利尿性脱水药,使脑组织间的水分通过渗透作用进入血循环再由肾脏排出,以达到降低颅内压的目的。常用 20%甘露醇溶液 250mL,15~30 分钟内滴完,2~4 次/天,滴注后 10~20 分钟颅内压开始下降,约维持 4~6 小时。呋塞米 20~40mg,口服、静脉或肌内注射,2~4 次/天,但过多可引起电解质紊乱、血糖升高,应注意观察。

20%甘露醇溶液对局部有一定的刺激性,故穿刺时应尽量使用深静脉;脱水治疗期间应准确记录 24 小时出入量,包括患者的尿量和尿比重。

(3)激素治疗的护理:肾上腺糖皮质激素通过稳定血脑屏障,预防和缓解脑水肿,改善患者症状。常用地塞米松 5~10mg 口服;或氢化可的松 100mg 静脉注射,1~2 次/天;或泼尼松 5~10mg 口服,1~3 次/天。由于激素有引起消化道应激性溃疡出血、增加感染机会等不良反应,故应在用药期间加强观察及护理。

(4)过度换气护理:过度换气的主要不良反应是减少脑血流、加重脑缺氧,因此,应定时进行血气分析,维持患者 PaO_2 于 12~13.33kPa(90~100mmHg)、$PaCO_2$ 于 3.33~4.0kPa(25~30mmHg)水平为宜。过度换气持续时间不宜超过 24 小时,以免引起脑缺血。

4.低温冬眠疗法的护理

低温冬眠疗法是应用药物和物理方法降低患者体温,以降低脑耗氧量和脑代谢率,减少脑血流量,改善细胞膜通透性,增加脑对缺血缺氧的耐受力,防止脑水肿的发生和发展,同时有一定的降低颅内压的作用。

(1)环境和物品准备:将患者安置于单人房,室内光线宜暗,室温 18～20℃,室内备氧气吸引器、血压计、听诊器、水温计、冰袋或冰毯、导尿包、集尿袋、急救药物及器械和护理记录单等,由专人护理。

(2)降温方法:根据医嘱给予足量冬眠药物,如冬眠Ⅰ号(包括氯丙嗪、异丙嗪及哌替啶)或冬眠Ⅱ号(包括异丙嗪、哌替啶和双氢麦角碱),待自主神经被充分阻滞、患者御寒反应消失、进入昏睡状态后,方可加用物理降温措施。否则,患者一旦出现寒战,可使机体代谢率增高、耗氧量增高、无氧代谢加剧及体温升高,反而增高颅内压。为增强冬眠效果,减轻御寒反应,可酌情使用苯巴比妥或水合氯醛。物理降温方法可采用头部戴冰帽或在颈动脉、腋动脉、肱动脉、股动脉等主干动脉表浅部位放置冰袋。同时辅以降低室温、减少盖被等方法。降温速度以每小时 1℃为宜,体温以降至肛温 32～34℃、腋温 31～33℃较为理想。体温过低会诱发心律失常、低血压、凝血功能障碍等并发症。体温过高则影响疗效。

(3)严密观察病情:观察并及时记录患者的生命体征、意识状态、瞳孔和神经系统病症。冬眠期间若脉搏超过 100 次/分,收缩压低于 100mmHg,呼吸次数减少或不规则时,应及时报告医生,停止冬眠药物或更换冬眠药物。

(4)饮食:随着体温的降低,机体代谢率也降低,对能量和水分的需求量也相应减少。每日液体入量不宜超过 1500mL。低温时患者的肠蠕动减弱,应观察患者有无胃潴留、腹胀、便秘、消化道出血等,注意防止反流和误吸。

(5)预防并发症:保持呼吸道通畅,加强肺部护理。定时为患者翻身、拍背、排痰,预防肺部感染;低温使心排量减少,冬眠药物使周围血管阻力降低而引起低血压,在搬动患者或为其翻身时,动作要缓慢、轻稳,以防发生直立性低血压;冰袋外加用布套并定时更换部位,观察放置冰袋处皮肤及肢体末端的循环情况,定时按摩局部,以防冻伤;由于患者意识障碍及循环功能减低,应加强皮肤护理,防止压疮发生;冬眠低温时,角膜反射减弱,应注意眼的保护;冬眠低温治疗时间一般是 2～3 天,可重复治疗。停用冬眠治疗时,应先停止物理降温,再逐步减少药物剂量或延长相同剂量药物的维持时间至停用,为患者加盖被毯,让体温自然回升,必要时加用电热毯或热水袋复温,复温不可过快,以免出现颅内压"反跳"、体温过高或酸中毒。

5.防治感染

(1)颅内感染:一般发生于伤后 3～5 天,多数是由于安置脑室内导管或颅内传感器和取出传感器操作中忽视了无菌技术之故。因此除了在安置脑室内导管或颅内传感器和取出传感器术前给予抗生素预防感染外,还应强调术者及监护人员必须严格遵循无菌操作技术。监测中应观察体温、血象、脑脊液颜色及其红细胞与白细胞数值等变化,如患者出现持续高热、血象增高、脑脊液浑浊、脑脊液中白细胞数增高,即为感染。一旦发生感染应立即终止监测。ICP 监测整个操作过程中,从安置脑室内导管或颅内传感器和取出传感器要严格执行无菌操作技术。监测时间一般 3～5 天,不宜过长。

（2）泌尿系感染：长期留置导尿管是引起泌尿系感染的主要原因。留置尿管过程中，严格执行无菌操作，加强会阴部护理，夹闭导尿管并定时放尿以训练膀胱贮尿功能；尿管留置时间不宜超过 3～5 天，需长期导尿者，宜行耻骨上膀胱造瘘术，以减少泌尿系感染。

（3）肺部感染：加强呼吸道护理，定期翻身拍背，保持呼吸道通畅，防止呕吐物误吸引起窒息和呼吸道感染，遵医嘱使用抗生素。

6.并发症的观察和处理

（1）蛛网膜下隙出血：因脑挫裂伤所致。患者可有头痛、发热、颈强直表现，可遵医嘱给予解热镇痛药物对症处理。病情稳定、排除颅内血肿以及颅内压增高、脑疝后，为解除头痛可以协助医生行腰椎穿刺，放出血性脑脊液，直至脑脊液清亮为止。但受伤早期颅内血肿不能排除，或颅内压明显增高脑疝不能排除时，禁忌做腰椎穿刺，以免促使脑疝形成或加重脑疝。

（2）外伤性癫痫：任何部位的脑损伤均可能导致癫痫，可采用苯妥英钠预防发作。发作时使用地西泮控制抽搐。

（3）消化道出血：可因创伤应激或大量使用皮质激素引起的应激性溃疡所致。除遵医嘱补充血容量、停用激素外，还应使用止血药和减少胃酸分泌的药物。避免消化道出血患者发生误吸，及时清理呕吐物。

7.做好紧急手术患者的术前准备

脑挫裂伤手术治疗的适应证：脑挫裂伤广泛而严重，或合并脑内血肿，颅内压升高明显，患者意识障碍进行性加重，或有脑疝征象者。

手术原则：脑减压术或局部病灶清除术。护理上应尽快做好备皮、交叉配血、皮试、禁食等术前准备。

六、颅内血肿

颅内血肿是颅脑损伤中最多见、最危险却又可逆的继发性病变。由于血肿直接压迫组织，常引起局部脑功能障碍的占位性症状和体征，以及颅内压增高的病理生理改变。

（一）病因和分类

颅内血肿根据血肿的来源和部位分为：①硬脑膜外血肿（EDH），出血积聚于颅骨与硬脑膜之间；②硬脑膜下血肿（SDH），出血积聚在硬脑膜下腔，是最常见的颅内血肿；③脑内血肿（ICH），出血积聚在脑实质内，有浅部和深部血肿两种类型。硬脑膜外血肿与颅骨骨折有密切的关系，可因骨折或颅骨的短暂变形撕破位于骨管沟内的硬脑膜中动脉或静脉窦而引起出血。由于颅盖部的硬脑膜与颅骨附着较松，易于分离，故硬膜外血肿多见于颞部。急性和亚急性硬脑膜下血肿的出血常继发于对冲性脑挫裂伤，出血多来自于挫裂的脑实质血管，多见于额颞部。慢性硬膜下血肿的出血来源与发病机制尚不完全清楚。浅部脑内血肿出血均来自脑挫裂伤处，多伴有颅骨凹陷性骨折或严重脑挫裂伤，多见于额叶和颞叶，常与硬膜下和硬膜外血肿并存；深部血肿多见于老年人，由脑受力变形或剪力作用使深部血管撕裂导致，血肿位于白质深处，脑表面可无明显挫伤。根据血肿引起颅内压增高及早期脑疝症状出现所需要的时间分为：①急性型：3 天内出现症状；②亚急性型：3 天～3 周出现症状；③慢性型：3 周以上才出现症状。

（二）伤情判断

1. 症状及体征

（1）硬脑膜外血肿：症状取决于血肿的部位及扩展的速度。

1）意识障碍：可以是原发性脑损伤直接所致，也可以由血肿导致颅内压增高、脑疝引起，后者常发生于伤后数小时至 1～2 日。意识障碍的表现可有 3 种：当原发性脑损伤很轻（脑震荡或轻度脑挫裂伤），而血肿的形成又不是太迅速时，最初的昏迷时间很短，在最初的昏迷与脑疝昏迷之间有一段意识清楚时间，称"中间清醒期"；如果原发性脑损伤较重或血肿形成较迅速，则无中间清醒期，可有"意识好转期"，即意识好转后又加重，也可表现为持续进行性意识障碍加重；少数血肿是在无原发性脑损伤或脑挫裂伤甚为局限的情况下发生，早期无意识障碍，只在血肿引起脑疝时才出现意识障碍。

2）颅内压增高及脑疝表现：头痛、剧烈呕吐。一般成人幕上出血量达 30mL 以上，幕下达 10mL 时，即可引起颅内压增高症状。大多数患者在进入昏迷之前，已有头痛、呕吐、烦躁不安或淡漠、嗜睡、定向力不准、遗尿等表现，此时提示脑疝发生。幕上血肿大多先经历小脑幕切迹疝，然后合并枕骨大孔疝，故严重的呼吸功能障碍常发生在意识障碍和瞳孔改变之后。幕下血肿可直接发生枕骨大孔疝，较早发生呼吸骤停。

3）瞳孔改变：小脑幕切迹疝早期患侧动眼神经因牵扯受到刺激，患侧瞳孔可先缩小，对光反射迟钝；随着动眼神经和中脑受压，患侧瞳孔立即表现进行性扩大、对光反射消失、上睑下垂以及对侧瞳孔也随之散大。视神经受损的瞳孔散大，存在间接对光反射。

4）生命体征改变：常为进行性的血压升高、心率减慢和体温升高。由于颞区的血肿大都先经历小脑幕切迹疝，然后合并枕骨大孔疝，因此严重的呼吸循环障碍常在经过一段时间的意识障碍和瞳孔改变后才发生；额区或枕区的血肿则可不经历小脑幕切迹疝而直接发生枕骨大孔疝，可表现为一旦有了意识障碍，瞳孔变化和呼吸骤停几乎同时发生。

5）锥体束征：早期出现一侧肢体肌力减退，如无进行性加重表现，可能是脑挫裂伤的局灶体征；如果是稍晚出现或早期出现而进行性加重，则考虑为血肿引起脑疝或血肿压迫运动区所致。去皮质强直为脑疝晚期表现。

（2）硬脑膜下血肿：急性和亚急性硬膜下血肿的症状类似硬脑膜外血肿，脑实质损伤较重，原发性昏迷时间较长，中间清醒期不明显，颅内压增高与脑疝的其他症状多在 1～3 天内进行性加重。慢性硬脑膜下血肿，由于致伤外力小，出血缓慢，患者可有慢性颅内压增高的表现，如头痛、恶心、呕吐和视神经盘水肿等，并有间歇性神经定位体征，有时可有智力下降，记忆力减退和精神失常。

（3）脑内血肿：以进行性加重的意识障碍为主，若血肿累及重要脑功能区，可出现偏瘫、失语、癫痫等症状。

2. 辅助检查

CT 检查可协助诊断。硬膜外血肿可见颅骨内板与脑表面之间有双凸镜形或弓形密度增高影，常伴有颅骨骨折和颅内积气。硬膜下血肿见颅骨内板与脑组织表面之间有高密度、等密度或混合密度的新月形或半月形影；慢性硬膜下血肿可见颅骨板下低密度的新月形、半月形或双凸镜形影。脑内血肿在脑挫裂伤灶附近或脑深部白质内见到圆形或不规则高密度血肿影，周围有低密度水肿区。

（三）急救护理措施

一经确诊，通常以手术清除血肿。严密观察患者的意识状态、生命体征、瞳孔、神经系统病症的变化，及时发现颅内压增高。协助做好血肿清除术的术前准备和术后护理。慢性硬脑膜下积液或硬膜下血肿，因已形成完整的包膜和液化，临床多采用颅骨钻孔、血肿冲洗引流，术后在包膜内放置引流管继续引流，以排空其内血性液，利于脑组织膨出和消灭无效腔，必要时冲洗。术后做好伤口以及引流管的护理，患者取平卧位或头低脚高、患侧卧位，以便充分引流。引流袋应低于创腔 30cm，保持引流管通畅。注意观察引流液的性质和量，术后不使用强力脱水剂，以免颅内压过低影响脑膨出。通常于术后 3 天左右行 CT 检查，证实血肿消失后拔管。

七、颅内压增高

成人颅腔是一个容积固定、只与椎管相通而不能压缩或膨胀的半封闭骨匣。颅内压的正常范围为 $7\sim20cmH_2O$。颅内压增高是许多颅脑疾病，如颅脑损伤、脑肿瘤、脑出血和脑积水等共有的综合征。因上述原因使颅腔内容物体积增加或颅腔容积减少超过颅腔可代偿的容量，导致颅内压持续高于 $1.98kPa(200mmH_2O)$，并出现头痛、呕吐和视神经盘水肿三大病征，称为颅内压增高。

（一）病因与病理生理

任何原因引起颅腔内容物体积增加或有新生物生长，占据一定体积的空间，超过颅内压正常生理调节和病理性代偿限度时，都会出现颅内压增高。颅腔内容物体积或量增加包括脑体积增加，脑脊液增多和脑血流量增加；颅内空间或颅腔容积缩小包括先天性因素如狭颅症和后天性因素如大片凹陷性骨折。

颅内压（ICP）是颅腔内容物对颅腔产生的压力。颅腔是由颅骨形成的半封闭的体腔，颅腔内容物由脑脊液、脑组织、脑血流组成，三者所占容积保持相对恒定的比例关系，以维持正常颅内压。成年人 ICP 正常值为 $0.69\sim1.96kPa(70\sim200mmH_2O)$，儿童正常颅内压为 $0.49\sim0.98kPa(50\sim100mmH_2O)$。正常颅内压有一定的波动范围，可随血压和呼吸的波动有细微的起伏。颅内压的调节主要依靠脑脊液的增减实现。

当颅内压增高时，部分脑脊液被挤入脊髓蛛网膜下隙并被吸收，与此同时，脑脊液分泌减少而吸收增加，从而使颅内脑脊液量减少并保持颅内压的平衡。当颅内压低时，脑脊液的分泌增加、吸收减少，使颅内脑脊液增多，以维持颅内压不变。尽管自身代偿功能及幅度足以应对正常生理状态下颅内空间的变化，但由于脑脊液总量仅占颅腔容积的 10%，当颅内压增加到一定程度时，上述生理调节能力将逐渐丧失，最终导致严重的颅内压增高。Langfitt 的体积/压力关系曲线，表明了颅内压力与容积之间呈指数关系，即颅内压的调节功能存在一临界点，当颅内容积的增加超过该临界点后，即使仅有微小变化，也可引起颅内压急剧上升，甚至导致致命的脑疝。如体积/压力关系已达到"x"处，再增加体积，颅内压上升速度将明显增快。

颅内压持续增高可以引起一系列中枢神经系统功能紊乱和病理生理变化。主要的病理变化是脑血流量减少和脑疝形成。正常成人每分钟约有 1200mL 血液进入颅内，并能自行调节。颅内压增高时，可使脑灌注压下降，机体通过脑血管扩张及脑血管阻力减少，维持脑血流量稳定。当颅内压急剧增高时，脑血管的自动调节能力失效，致脑血流量急剧下降甚至为零，脑组织处于严重缺血、缺氧状态,最终导致脑死亡。脑疝形成主要是令脑组织移位、压迫脑干、抑制循环和呼吸中枢。两者最终的结果是导致脑干功能衰竭。

(二)病情判断

1.症状及体征

头痛、呕吐、视神经盘水肿是颅内压增高的"三主征",但出现的时间并不一致。

头痛:是颅内压增高最常见的症状之一,程度不同,以清晨和晚间多见,多位于前额及颞部,可从颈枕部向前方放射至眼眶。头痛程度可随颅内压增高而进行性加重,咳嗽、打喷嚏、用力、弯腰、低头时可加重。头痛性质以胀痛或撕裂痛为多见。

呕吐:多呈喷射性,常出现于剧烈头痛时,易发生于饭后,可伴恶心,呕吐后头痛可缓解。有时可因频繁呕吐导致水电解质紊乱和体重减轻。

视神经盘水肿:是颅内压增高的客观征象。表现为视神经盘充血、边缘模糊、中央凹陷变浅或消失,视神经盘隆起,视网膜静脉怒张、纡曲,动静脉比例失调,静脉管径增粗,严重时视神经盘周围可见火焰状出血。若视神经盘长期水肿,则颜色苍白,视力减退,视野向心性缩小,称为视神经继发性萎缩。长期、慢性颅内压增高引起视神经萎缩导致视力恶化和失明。

意识障碍及生命体征变化:慢性颅内压增高的患者往往神志淡漠,反应迟钝;急性颅内压增高患者常有明显的进行性意识障碍甚至昏迷。患者可伴有典型的生命体征变化,出现Cushing综合征,即血压升高,尤其是收缩压增高,脉压增大;脉搏缓慢、宏大有力;呼吸深慢等。严重患者可因呼吸循环衰竭而死亡。

其他症状和体征:复视、头晕、猝倒等。婴幼儿还可见头皮静脉怒张、囟门饱满、张力增高和骨缝分离。

2.辅助检查

慢性颅内压增高患者头颅 X 线摄片,可见脑回压迹增多、加深,蛛网膜颗粒压迹增大、加深,蝶鞍扩大,颅骨局部破坏或增生等;小儿可见颅缝分离。CT 及 MRI 可见脑沟变浅,脑室、脑池缩小或脑结构变形等,通常能显示病变的位置、大小和形态,对判断引起颅内压增高的原因有重要参考价值。脑血管造影或数字减影血管造影主要用于怀疑有脑血管畸形等疾病者。腰椎穿刺可测定颅内压及进行脑脊液检查。但有明显颅内压增高症状和体征的患者,因腰穿可能引发脑疝而视为禁忌。

(三)急救护理措施

救治原则:处理原发病,降低颅内压,出现急性脑疝时应紧急手术处理。

1.控制颅内压增高,维持脑组织正常灌注

(1)体位。最合理的体位应当是头部比躯干高 15°～30°,并保持在正中位,利于颅内静脉回流和脑部供血,从而促进脑水肿的消退和颅内压的降低。

(2)适当限制入液量。限制水分和钠入量,每日液体入量不超过 1500mL(包括葡萄糖生理盐水 500mL),低于每日需要量,使机体处于轻度高渗状态,从而减轻脑水肿和降低颅内压。

(3)防止颅内压骤然升高。①安慰患者使之安静休息,避免情绪激动,以免血压骤升而增加颅内压。②保持呼吸道通畅:呼吸道梗阻时,因患者用力呼吸,胸腔内压力及 $PaCO_2$ 增高可导致脑血管扩张、脑血流量增多,使颅内压增高。护理上应及时清除呼吸道分泌物和呕吐物;

舌根后坠者,可托起下颌或放置口咽通气管;防止颈部过曲、过伸或扭曲;对意识不清的患者及咳痰困难者,应配合医生尽早行气管切开术;定时翻身拍背,预防肺部并发症。③避免剧烈咳嗽和便秘:剧烈咳嗽和用力排便均可使胸腹腔内压力骤然升高而导致脑疝。避免并及时治疗感冒和咳嗽。颅内压增高的患者往往因限制水分摄入及脱水治疗而出现大便干结,指导患者多食粗纤维食物,必要时给予缓泻剂。已发生便秘者,给予开塞露或低压小剂量灌肠,必要时戴手套掏出粪块,但禁忌高压灌肠。④及时控制癫痫发作:癫痫发作可加重脑缺氧及脑水肿,遵医嘱定时定量给予抗癫痫药物,一旦发作应协助医生及时给予抗癫痫及降颅内压处理。⑤躁动的处理:颅内压增高、呼吸道不畅导致缺氧;尿潴留导致膀胱过度充盈;大便干硬导致排便反射以及冷、热、饥饿等不适均可引起患者躁动。因此当患者躁动时要及时寻找原因,不盲目使用镇静药或强制性约束,以免患者挣扎而使颅内压进一步增高。对于躁动的患者要加以防护,以免发生外伤及意外。当患者由躁动变安静或由原来的安静变躁动,常提示存在病情变化,应加以观察。

(4)使用氧疗法的护理。缺氧不仅加重脑水肿,而且增加脑和全身器官损害。血气分析显示 PaO_2 低于 10.7kPa 时应立即给予氧疗法。方法有以下几种。①自然呼吸高浓度氧:鼻导管给氧,如氧流量低于 3L/min 时不能改善缺氧,对明显缺氧者不宜依靠鼻导管给氧。②面罩给氧:40%～80%浓度能迅速提高血氧分压。③机械通气:临床出现明显缺氧、呼吸频率低于16/min 或潮气量不足 6mL/kg、PaO_2(或 SaO_2),经面罩给氧不能纠正时,应尽快选择同步机械性换气、间歇性止压通气(IPPV)或吸气末正压通气(PEEP)。吸入浓度 30% 的氧气可迅速纠正低氧血症,避免长时间高浓度给氧,防止肺纤维化。④高压氧疗法:适用于部分脑水肿患者。在高压氧条件下,脑代谢降低,脑水肿消退较快。

(5)药物治疗的护理。做好脱水治疗的护理和激素治疗的护理,详见本节"脑挫裂伤"。①使用脱水药物的护理:采用高渗性脱水药人工提高血浆渗透压以驱使脑组织内水分向血浆内移动,达到降低颅内压的目的。联合利尿药和碳酸酐酶抑制药可以增强降低颅内压的脱水效果。常用药物有甘露醇、尿素、乙酰唑胺、速尿等。护理时注意输液的速度,观察脱水治疗的效果。使用高渗性液体后,血容量突然增加,加重循环系统负担,导致心力衰竭或肺水肿。脱水药物应定时、反复使用,停药前逐渐减量或延长给药间隔时间,以防颅内压反跳。②激素治疗的护理:激素可降低微血管通透性而使脑水肿消退。地塞米松是治疗脑水肿最有效的一种糖皮质激素。严格遵医嘱用药,注意观察激素诱发的不良反应。

(6)辅助过度换气的护理。$PaCO_2$ 增高时脑血管扩张且张力降低,脑血流量和脑出血容量增加,颅内压也随之相应增高,反之则颅内压降低。因此,监测 $PaCO_2$,使之保持在 25～30mmHg。

(7)低温冬眠疗法的护理。详见本节"脑挫裂伤"。

(8)脑室外引流和经腰穿持续引流的护理。脑室外引流是经颅骨钻孔或椎孔穿刺侧脑室放置引流管将脑积液引流到体外,是降低颅内压的一种方法。①引流管的位置:患者回病室后,立即在严格无菌条件下连接引流瓶(袋),妥善固定引流袋,引流管口需高于侧脑室平面15cm 左右,以维持正常的颅内压。需要搬动患者时应将引流管夹闭,防止脑脊液反流引起逆行性感染。②引流速度和量:术后早期特别注意控制引流速度,若引流过快过多,可使颅内压骤然降低,导致意外发生。因此,术后早期应适当抬高引流管的位置,以减低流速,待颅内压力平衡后再降低引流袋。因正常脑脊液每日分泌 400～500mL,故每日引流液以不超过 500mL 为宜,颅内感染患者因脑脊液分泌增多,引流量可适当增加,但同时应注意补液,以免水电解质失衡。保持引流管通畅:引流管不可受压、扭曲、成角、折叠;适当限制患者头部活动范围,活动及翻身时避免牵拉引流管。注意观察引流管是否通畅,若引流管内不断有脑脊液流出,管内的液平面随患者呼吸、脉搏上下波动表明引流管通畅;若引流管无脑脊液流出,应查明原因。③观察并记录脑脊液的颜色、量及性状:正常脑脊液无色透明,无沉淀。术后 1～2 天脑脊液可略呈血性,以后转为橙黄色。若脑脊液中有大量血液或血色逐渐加深,常提示脑室内出血;一旦脑室内大量出血,需紧急手术止血。脑室引流时间一般不宜超过 5～7 天,时间过长有可能发生颅内感染。感染后的脑脊液浑浊,呈毛玻璃状或有絮状物,患者有颅内感染的全身及局部表现。④严格无菌操作:每日定时更换引流袋时,应先夹闭引流管以免管内脑脊液逆流入脑室,注意保持整个装置无菌,必要时进行脑脊液常规检查和细菌培养。⑤拔管指征:意识好转,自觉头痛减轻;颅内压<20mmH$_2$O;血性脑脊液变浅;或脓性脑脊液变清亮;白细胞<20×10^9/L;置管时间>7 天,如需继续引流需更换部位。

(9)维持正常脑灌注压和内环境。血压升高引起脑血管扩张和脑组织水肿,颅内压进一步升高使得脑灌注压继续下降,此时降低患者血压无疑将进一步降低脑灌注压,导致脑缺血加重。因此,护理时应监测平均动脉压和颅内压动态变化,以确保脑灌注压 9.3kPa(70mmHg)为核心来调节血压。

(10)巴比妥类药物疗法。降低脑代谢率,增加脑血管阻力,使血液从有正常血管反应的区域流向缺血区域。同时,增加脑血管阻力可以减低脑血容量,直接作用于细胞膜清除自由基,预防细胞损伤。

2.维持正常的体液容量

(1)做好呕吐的护理:及时清理呕吐物,防止误吸,观察并记录呕吐物的量和性质。

(2)脱水治疗的护理:使用脱水药可使钠、钾等排出过多,引起电解质紊乱,应注意观察,并遵医嘱及时补充。

(3)记录出入液量:记录 24 小时出入量,注意患者脱水症状以及水、电解质情况。

3.对症护理

(1)有效缓解疼痛:做好降低颅内压的相应护理,有效控制颅内压。遵医嘱应用镇痛药,但禁用吗啡、哌替啶,以免抑制呼吸中枢。避免加重头痛的因素,如咳嗽、打喷嚏、弯腰、低头以及用力活动等。

(2)维持正常体温:高热可使机体代谢率增高,从而加重脑缺氧,因此要及时给予高热患者有效的降温措施。对于使用冬眠治疗的患者停用冬眠治疗时,要注意缓慢复温,以免出现颅内压"反跳"、体温过高或酸中毒等。

(3)躁动的处理:当患者发生躁动时首先要寻找原因,及时解除引起躁动的原因如呼吸道梗阻、尿潴留、便秘或其他不适。对于躁动的患者要加强监护,防止发生意外及病情变化。

4.密切观察病情变化

注意观察患者的意识状态、生命体征及瞳孔变化,警惕颅内压增高危象的发生。有条件者可作颅内压监测。

(1)意识状态:意识状态的评分方法详见本节脑挫裂伤。

(2)生命体征:注意观察患者的呼吸节律和深度、脉搏快慢和强弱以及血压和脉压的变化。若血压上升、脉搏缓慢有力、呼吸深慢,提示颅内压增高。

(3)瞳孔变化:正常瞳孔等大等圆,在自然光线下直径 3～4mm,直接、间接对光反射灵敏。严重颅内压增高继发脑疝时可出现异常变化。

(4)颅内压监护:在监护过程中防止管道阻塞、扭曲、打折及传感器脱出;严格无菌操作,预防感染;监护时间不宜过长,通常不超过 1 周(详见本节脑挫裂伤)。

5.积极做好手术治疗患者的术前准备

对于颅内占位性病变,可手术切除。有脑积水者,行脑脊液分流术,将脑室内的液体通过特殊导管引入蛛网膜下隙、腹腔或心房。脑室穿刺外引流、颞肌下减压、骨瓣外减压、脑叶切除内减压、内分流术和外分流术等均可缓解颅内压增高。

八、脑疝

当颅腔内某一分腔有占位性病变时,该分腔的压力高于邻近分腔,脑组织由高压区向低压区移动,部分脑组织被挤入颅内生理空间或裂隙,产生相应的临床症状和体征,称为脑疝。

(一)病因与分类

颅腔被大脑镰、小脑幕分隔为彼此相通的 3 个分腔。小脑幕以上为幕上腔,幕上腔又分为左右 2 个分腔,容纳大脑左右半球;小脑幕以下为幕下腔,容纳小脑、脑桥和延髓。中脑在小脑幕切迹裂孔中通过,紧邻海马回和沟回。动眼神经自中脑腹侧的大脑脚内侧发出,也通过小脑幕切迹,在海绵窦的外侧壁上行至眶上裂。

颅腔的出口为枕骨大孔,延髓经此孔与脊髓相连,小脑扁桃体在枕骨大孔之上,位于延髓下端的背侧。

颅内疾病发展到一定程度导致颅内各分腔压力不一致时可引起脑疝。常见原因有颅内血肿、颅内脓肿、颅内肿瘤、颅内寄生虫及各种肉芽肿性病变等。根据移位的脑组织及其通过的硬膜间隙和孔道,脑疝可分为小脑幕切迹疝、枕骨大孔疝和大脑镰下疝。

小脑幕切迹疝又称颞叶沟回疝,是位于小脑幕切迹缘的颞叶的海马回、沟回疝入小脑幕裂孔下方。枕骨大孔疝又称小脑扁桃体疝,是小脑扁桃体及延髓经枕骨大孔被挤向椎管内。大脑镰下疝又称扣带回疝,是一侧半球的扣带回经镰下孔被挤入对侧分腔。

(二)病情判断

1.小脑幕切迹疝

(1)颅内压增高症状:剧烈头痛,进行性加重,伴烦躁不安或兴奋,频繁呕吐。

(2)进行性意识障碍:随脑疝的进展患者出现嗜睡、浅昏迷、深昏迷。

(3)瞳孔变化:脑疝初期由于患侧动眼神经受刺激导致患侧瞳孔缩小,随病情进展,患侧动眼神经麻痹,患侧瞳孔逐渐散大,直接和间接对光反射消失,并伴上睑下垂及眼球外斜;晚期,对侧动眼神经因脑干移位也受到推挤时,则相继出现类似变化。

(4)运动障碍:病变对侧肢体肌力减弱或消失,病理征阳性。

(5)生命体征变化:血压升高,脉搏缓慢(<60/min),呼吸有进行性减慢趋势。若脑疝不

能及时解除,病情进一步发展,则患者出现深昏迷,双侧瞳孔散大固定,去皮质强直,血压骤降,脉搏快弱,呼吸浅而不规则,呼吸心跳相继停止而死亡。

2.枕骨大孔疝

由于颅后窝容积较小,对颅内压的代偿能力也小,病情变化更快。患者常有进行性颅内压增高的临床表现:剧烈头痛,频繁呕吐,颈项强直或强迫体位;生命体征紊乱出现较早,意识障碍出现较晚。患者早期即可突发呼吸骤停而死亡。

(三)急救护理措施

救治原则:迅速降低颅内压,抢救生命。在脱水治疗的基础上尽快手术,去除病因;若难以确诊,可通过行脑脊液分流术、侧脑室外引流术或病变侧颞肌下、枕肌下减压术等方法降低颅内压、治疗脑疝。

1.纠正脑组织灌注不足

(1)脱水治疗和护理:快速滴入甘露醇、山梨醇等强力脱水药,并观察脱水效果。

(2)维持呼吸功能:保持呼吸道通畅,吸氧,以维持适当的氧浓度。对呼吸功能障碍的患者行人工呼吸机辅助呼吸。

2.密切观察病情

尤其是呼吸、心跳、瞳孔及意识的变化。

3.配合医生进行穿刺引流

颅后窝病变引起的枕骨大孔疝应当先施行侧脑室前脚穿刺放液减压,继之接脑室外引流,即使是抢救因枕骨大孔疝而发生突然心跳呼吸骤停的患者,经穿刺侧脑室放液后常可使患者自动恢复呼吸,继而静脉滴注20%甘露醇。当大脑半球病变引起小脑幕切迹下疝时,侧脑室穿刺效果差,紧急情况下按 $1.0\sim2.0g/kg$ 静脉快速推注 20%甘露醇,常可迅速降低颅压,但往往只有短时间效果,最终仍需施行紧急开颅手术。对于发生小脑扁桃体疝的患者,经枕下开颅切除肿瘤或清除血肿后,一律施行枕下减压和侧脑室外引流。处理脑疝后意识不清或呼吸不规律或自主呼吸停止的患者,应及时施行气管插管,机控换气以保证充分的气体交换,采取各种措施减低颅内压,急诊开颅手术切除病变。

第八章　消化系统急危重症护理

第一节　急性上消化道出血

急性上消化道出血是指屈氏韧带以上的消化道,包括食管、胃、十二指肠、胰腺、胆道等部位的出血;胃空肠吻合术后的空肠病变出血也属此范畴。临床表现为呕血、黑便和急性失血引起的全身变化。上消化道大出血是指在数小时失血量超过 1000mL 或总血容量的 20%,常伴有急性周围循环衰竭。

一、病因

急性上消化道出血的病因很多,常见的有消化性溃疡、食管胃底静脉曲张破裂、急性胃黏膜病变及胃癌。

(一)食管疾病

1.食管炎症

如反流性食管炎、食管憩室炎等,患者常感胸骨后疼痛、反酸。

2.食管癌

主要症状为进行性吞咽困难,出血量较少。

3.食管、贲门黏膜撕裂综合征

食管、贲门黏膜撕裂综合征又称 Mallory-Weiss 综合征,由于剧烈呕吐,腹内压骤增,胃内压力过大,冲击食管贲门交界处,使局部黏膜和黏膜下层撕裂,出现呕血。

4.其他

如食管消化性溃疡、食管裂孔疝、异物损伤食管等。

(二)门脉高压引起的食管、胃底静脉曲张破裂

见于各种原因所致的肝硬化、门静脉血栓形成、腹腔内肿块压迫门静脉、肝静脉阻塞(Budd-Chiari 综合征)等。患者出血量大、病情凶险。

(三)胃及十二指肠疾病

1.消化性溃疡

出血发生于胃及十二指肠溃疡活动期,溃疡侵蚀血管或周围黏膜而出血;胃大部切除术后吻合口溃疡也可出血。

2.急性胃黏膜损害

(1)急性出血性胃炎:多因服阿司匹林、保泰松、吲哚美辛(消炎痛)等药物引起。

(2)应激性溃疡:见于脑外伤、颅内手术、脑血管意外、烧伤、休克、严重感染、中毒、心肌梗死、呼吸衰竭等应激状况。引起溃疡的原因可能是胃酸分泌显著增多;胃黏膜缺血性损害或胃黏膜屏障被破坏。

（3）炎症：如慢性胃炎、吻合炎、残胃炎、糜烂性十二指肠炎及十二指肠憩室炎等。

（4）肿瘤：如胃癌、残胃癌、壶腹周围癌、淋巴瘤、平滑肌瘤等。

（5）其他：如胃黏膜脱垂、胃血吸虫病、胃及十二指肠结核、血管瘤、膈裂孔疝、胃扭转、急性胃扩张、胃黏膜下恒径小动脉破裂等。

（四）胃肠道邻近器官或组织的疾病

1.胆道出血

如胆囊或胆道结石、胆囊或胆道癌、胆道蛔虫、肝癌、肝脓肿或肝动脉瘤破入胆道引起出血，常伴有黄疸、发热、腹痛。

2.胰腺疾病

如胰腺癌侵及十二指肠，急性胰腺炎并发脓肿破溃至十二指肠。

3.其他

纵隔肿瘤或脓肿破入食管，主动脉瘤、肝或脾动脉瘤破入胃肠道等。

（五）全身性疾病

全身性疾病见于再生障碍性贫血、血小板减少性紫癜、白血病、血友病、弥散性血管内凝血、过敏性紫癜、遗传性出血性毛细血管症、流行性出血热、系统性红斑狼疮、尿毒症、钩端螺旋体病等。

上消化道的非静脉曲张性疾病引起的出血，统称为急性非静脉曲张性上消化道出血（ANVUGIB），食管胃底静脉曲张出血（EGVB）患者有 40%～50%迟早发生破裂出血。

二、临床表现

（一）呕血与黑便

是急性上消化道出血的特征性表现。出血 60mL 以上可有黑便。黑便呈柏油样，黏稠而发亮，系血红蛋白中的铁经肠内硫化物作用形成硫化铁所致。如出血量大、速度快，血液在肠内停留时间短，大便可呈黯红色，甚至鲜红色，应与下消化道出血鉴别；反之，如空肠、回肠出血量少，在肠内停留时间长，也可呈柏油样便，被误认为上消化道出血。

出血部位在幽门以上者常伴呕血。食管病变呕血呈鲜红色；胃部出血或其他部位出血进入胃再呕血者，多为棕褐色或咖啡渣样，因血液经胃酸作用形成正铁血红蛋白之故。

若胃出血量大、速度快，未经胃酸充分混合即呕出，也可为鲜红色，或有血块。出血部位在幽门以下者多为黑便，若出血量大、速度快，血液反流入胃，也可伴呕血。

（二）失血性周围循环衰竭

由于上消化道急性大出血，循环血容量迅速减少所致。表现为头昏、乏力、心悸、口渴、突然站立时昏厥；严重者烦躁不安、四肢湿冷、面色苍白、呼吸急促、脉搏细速、血压下降、尿少或无尿，甚至意识不清。休克状态持久未得到改并发急性肾衰竭，甚至死亡。

（三）发热

多数患者 24 小时内可出现低热，体温一般不超过 38.5℃，持续 3～5 天。原因可能与循环血容量减少、周围循环衰竭、贫血及血分解蛋白的吸收有关。但应注意并发吸入性肺炎。

(四)氮质血症

消化道出血后,大量血液蛋白质的消化产物在肠道被吸收,使血尿素氮升高(肠源性氮质血症)。失血性周围循环衰竭使肾血流量暂时性减少,导致氮质潴留(肾前性氮质血症)。一般在纠正低血压、休克后,血尿素氮可迅速降至正常。但如果严重休克造成急性肾衰竭,或失血可使原有肾脏疾病进一步加重,尿素氮浓度将持续升高(肾性氮血症)。

出血后数小时血尿素氮开始上升,24～48 小时达高峰,一般不超过 14.3mmol/L,3～4 天降至正常。若出血前患者肾功能正常,出血后血容量已基本纠正,血尿素氮持续升高 4 天以上,提示上消化道继续出血或再出血。

(五)外周血象变化

急性上消化道出血早期,由于血管及脾脏代偿性收缩,血红蛋白含量、红细胞计数及血细胞比容可无变化;出血 3～4 小时后,组织液渗入血管内,血液稀释,出现失血性贫血。贫血程度与出血量、出血前有无贫血及出血后液体平衡状况有关。急性出血者多为正细胞性贫血。

大出血后骨髓代偿性增生,周围血象中暂时可见晚幼红细胞、嗜多染性红细胞;网织红细胞增高,出血后 4～7 天可高达 5%～15%,以后渐降至正常,若继续出血者,网织红细胞可持续增高。

出血早期白细胞计数增高,血止后 2～3 天降至正常;若肝硬化伴脾功能亢进者,白细胞计数可不增高,甚至降低。

三、诊断和鉴别诊断

(一)判断是否为上消化道出血

具有以下表现者可诊断为急性上消化道出血:①呕血、黑便、失血性周围循环衰竭;②呕吐物或大便潜血试验强阳性;③血红蛋白含量、红细胞计数及血细胞比容下降。

急性上消化道出血要和下列情况鉴别:①呕血与咯血相鉴别;②黑便与进食动物血、猪肝、铁剂、铋制、炭粉相区别;③上消化道出血与口、鼻、咽喉部出血相鉴别;④上消化道出血有时需要与下消化道出血鉴别;⑤少数急性上消化道出血者因出血量大、速度快,可在呕血或黑便前先出现失血性周围循环衰竭,应注意和其他原因引起的休克相鉴别。

(二)评估出血量、病情及预后

1.估计出血量

正确估计出血量对判断病情、指导治疗有重要意义。一般来说,大便潜血试验阳性表示每日出血量 5～10mL 以上;黑便表示每日出血量 50～100mL 以上;呕血表示胃内积血量 250～300mL 以上;一次出血量不超过 400mL,不会引起全身症状;出血量超过 500mL,出血速度快时,可出现全身症状,如头昏、心悸、乏力等;短期内出血超过 1000mL,可出现周围循环衰竭。

2.评估病情

根据失血症状、脉搏、血压、血红蛋白测定等指标,急性上消化道出血可分为轻、中、重度。

3.Rockall 评分系统分级

根据 Rockall 再出血和死亡危险性评分系统将急性上消化道出血分为高危、中危和低危人群,积分≥5 为高危,3～4 分为中危,0～2 分为低危。

(三)判断是否继续出血

肠道积血一般需经 3 日才能排尽,故不能以黑便作为继续出血的指标。若有以下迹象可考虑继续出血或再出血:①呕血频繁,血色较为鲜红,黑便次数增多,粪质稀薄,转为黯红色,肠鸣音亢进;②周围循环衰竭的表现经积极补液、输血等治疗未见明显改善,或暂时好转又恶化;③红细胞计数、血红蛋白含量、血细胞比容继续下降,网织红细胞计数持续增多;④在充分补液、尿量足够的情况下,血尿素氮持续增高;⑤内镜检查见病灶有喷血、渗血或出血征象。

以下情况应密切注意:过去有多次大出血史、本次出血量大、24 小时内反复大出血;食管胃底静脉曲张破裂出血;原有高血压或明显动脉硬化,再出血的可能性较大。

(四)判断出血的病因和部位

根据病史、症状、体征及相关检查,多数患者可查明出血原因。

1.病史与体征

(1)有慢性、周期性、节律性上腹痛史;出血前疼痛加剧,有饮食不当、精神疲劳等诱因,出血后疼痛减轻或缓解,提示出血来自消化性溃疡。

(2)曾服用非甾体抗炎药、酗酒,或处于昏迷、烧伤等应激状态者,要考虑急性胃黏膜病变。

(3)有病毒性肝炎、血吸虫病、慢性乙醇中毒病史,出现肝掌、蜘蛛痣、门静脉高压的临床表现者,可能是食管、胃底静脉曲张破裂。

(4)伴有贫血、乏力、食欲缺乏、消瘦、持续性大便潜血试验阳性,可能为胃癌等恶性肿瘤。

2.胃镜检查

是目前明确急性上消化道出血病因的首选方法。可在直视下顺序观察食管、胃、十二指肠,可判断出血的原因、部位及程度,还可做黏膜活组织检查,做出病理诊断。目前多主张在出血后 24～48 小时进行急诊胃镜检查,及时明确诊断,且可判断是否有继续出血的危险性,还可同时进行内镜止血治疗。但一般应在生命体征平稳后进行。如心率>120 次/分,收缩压<90mmHg 或较基础收缩压降低>>30mmHg,血红蛋白<50g/L 等,应先纠正循环衰竭,并使血红蛋白上升至 70g/L。

3.X 线钡餐检查

上消化道出血急性期不宜作钡餐检查,因胃内积血影响观察,还可加重上消化道出血、引起穿孔。钡餐检查主要用于对胃镜检查有禁忌证者,或胃镜检查出血原因未明、怀疑病变在十二指肠降段以下小肠段者。钡餐检查宜在出血停止和病情稳定数天后进行。应用气钡双重造影可提高检出率。

4.B超检查

检查肝、胆、胰、脾,有助于鉴别诊断。

5.其他检查

经上述检查出血原因未明时,可行选择性动脉造影、放射性核素^{99m}锝标记红细胞扫描、吞棉线试验及小肠镜检查。

6.手术探查

少数原因不明、持续大出血危及生命时,在充分准备后,可手术探查,以免贻误挽救患者生命的时机。

四、急诊处理

急性上消化道出血病情急、变化快,严重者可危及生命,应积极采取措施进行抢救,首先应抗休克、迅速补充血容量,在此基础上进一步防治继续出血、再出血及病因治疗。

(一)一般急救措施

1.休息

患者绝对卧床休息,抬高下肢;保持呼吸道通畅,头偏向一侧,防止呕吐物引起吸入性窒息;呼吸急促者给氧;烦躁不安者给予镇静剂,肝硬化者禁用吗啡、巴比妥类,以免引起肝性脑病。

2.饮食

活动性出血期间应禁食,食管胃底静脉曲张破裂出血者,应严格禁食 5～7 天;消化性溃疡和其他胃病所致出血者,也有主张出血 4 小时后如病情改善可进冷流质、半流质饮食。

(二)严密监测

密切观察神志、脉搏、血压、呼吸的变化;记录呕血、大便及尿量,休克患者应留置导尿,记录每小时尿量;定期复查血红蛋白含量、红细胞计数、血细胞比容、网织红细胞及血尿素氮;必要时测中心静脉压、心电监护。

(三)积极补充血容量

立即建立 1～2 条静脉输液通道,必要时静脉切开。尽快配血、输血,在配血期间,可先输生理盐水、葡萄糖盐水、平衡液、右旋糖酐或血浆代用品。

输全血既可补充血容量,又利于止血,还可改善组织细胞缺氧。肝硬化者宜输新鲜血,库存血含氨量较多,易诱发肝性脑病。输足量全血是改善急性周围循环衰竭的关键,紧急输血指征为:①体位改变出现昏厥,脉搏加快,血压下降;②收缩压小于 90mmHg;③血红蛋白小于 70g/L。

输液、输血开始速度宜快,尽快使血压升至 90～100mmHg,尿量＞30mL/h,但输液、输血速度过快或量过多,可引起急性肺水肿,尤其是老年人或有心脏病患者易发生。必要时在中心静脉压指导下调节输液、输血量及速度。还要防止因输血增加门静脉压力而诱发再出血。

(四)止血

1.食管胃底静脉曲张出血

患者出血量大,易再出血,病死率高,应积极止血。

(1)止血药物:①生长抑素及其类似物能直接作用于内脏血管平滑肌,明显减少内脏血流量,降低门静脉压力,还能抑制胃酸分泌。止血效果优于加压素,且不良反应少见,但价格昂贵。制剂有奥曲肽,是人工合成的环状 8 肽生长抑素,首剂用 100μg 静脉缓注,继以 25～50μg/h 持续静脉滴注;也可用 0.1～0.2mg 皮下注射,每 6～8 小时一次,连用 3～5 天。还有思他宁,是人工合成的环状 14 肽生长抑素,首剂 250μg 静脉缓注,继以 250μg/h 持续静脉滴注。②加压素及其类似物可使内脏小血管收缩,减少门静脉血流量,降低门静脉及其侧支循环的压力,从而达到止血效果。初始用 20U 加入 5% 葡萄糖注射液中静脉滴注,速度为 0.2U/min,可逐渐增至 0.4U/min;止血后渐减至 0.1U/min。目前国内所用垂体后叶素含等量的加压素和宫缩素(20U/mL 中各 10U)。不良反应有腹痛、血压升高、心律失常、心绞痛,甚至心肌梗死。高血压和冠心病患者禁用。联合使用硝酸甘油可减少加压素的不良反应,还可协同降低门静脉压,一般用硝酸甘油 40～400mg/min 静脉滴注,从小剂量开始,逐渐增大,与加压素共同维持收缩压在 90mmHg;也可用硝酸甘油 0.3～0.6mg,舌下含服,或二硝酸异山梨醇 5mg,每天 3 次,口服。

(2)内镜治疗:内镜直视下注射硬化剂(油酸乙醇胺、鱼肝油酸钠、乙氧硬化醇、无水乙醇等)至曲张静脉内,或同时使用皮圈套扎曲张静脉,可达到止血效果,还可防止再出血。并发症主要有局部溃疡、出血、穿孔、瘢痕狭窄等。术后应用抗酸剂和胃黏膜保护剂可减少并发症的发生,但此法有并发肺、脑和内脏血管栓塞的风险。

(3)气囊压迫止血:经鼻将三腔二囊管插入胃内,先抽出胃内积血,然后将胃囊充气膨胀,向外牵拉,压迫胃底曲张静脉;再注气入食管囊,压迫食管曲张静脉,外端用 1kg 拉力持续牵引。置管后每隔 12 小时放气一次,休息半小时。如无出血,先口服液体石蜡 20mL,再拔管。气囊压迫止血效果肯定,但患者痛苦大;压迫过久可致食管黏膜糜烂、坏死;血液反流入气管可致吸入性肺炎;三腔管向外滑脱可引起窒息。因此,气囊压迫法仅用于药物不能控制出血时,作为暂时止血措施,以便赢得时间为手术创造条件。

(4)放射介入治疗:放射介入治疗如经颈静脉肝内门体分流术(TIPS)可有效控制出血,但明显增加肝性脑病的危险,适用于经药物和内镜治疗难以控制的曲张静脉出血和进一步做肝移植的患者。

(5)手术治疗:大出血经上述方法治疗无效时可选择外科手术治疗,但围术期并发症多、病死率高,术后肝性脑病发病率高。有条件可考虑做肝脏移植手术。

2.急性非静脉曲张性上消化道出血

消化性溃疡是急性非静脉曲张性上消化道出血的最常见病因,消化性溃疡出血者约 80% 不经特殊处理可自行止血,部分患者会继续出血或再出血。

(1)内镜下止血:内镜止血起效快、疗效确切,为消化性溃疡出血的首选止血方法。可根据情况选用药物(肾上腺素等)喷洒和注射、热凝(高频电、氩气血浆凝固术、热探头、微波、激光)和止血夹等介入治疗。

(2)止血药物:①抑酸药,对消化性溃疡和急性胃黏膜损害等引起的急性出血,常规用 H_2 受体拮抗剂或质子泵抑制剂,能抑制胃酸分泌,提高胃内 pH,促进溃疡愈合,利于凝血块形成;可用西咪替丁 400mg 或雷尼替丁 50mg 静脉滴注,每 6～8 小时一次,法莫替丁 20mg,每 12 小时 1 次,静脉滴注;或奥美拉唑 80mg,静脉注射后,以 8mg/h 持续输注 72 小时;②其他止血药,对消化性溃疡出血的确切疗效仍有待证实,不作为首选方法。对有凝血功能障碍者,可静脉注射维生素 K_1;为防止继发性纤溶,可用氨基甲苯酸等抗纤溶药;经胃管灌注硫糖铝混悬液或冰冻去甲肾上腺素溶液,如去甲肾上腺素 8mg 加冷生理盐水 100～200mL,分次口服或胃管注入;可酌情使用云南白药、凝血酶等。

(3)介入治疗:消化道出血无法进行内镜治疗时,可采用选择性肠系膜动脉造影,针对造影剂溢出或病变部位经血管导管超高度选择灌注加压素或去甲肾上腺素止血,或进行吸收性明胶海绵栓塞止血。

(4)手术治疗:手术指征如下。①短期内出现休克者,表明出血量大、出血来自大血管,难以自止。②8 小时内输血 800mL 血压仍不稳定者,可能为持续大出血。③有多次出血史者,近期又反复大出血。④大出血伴有幽门梗阻、急性穿孔或疑有恶变者。⑤年龄超过 50 岁或伴有明显动脉硬化,经积极治疗 24 小时出血仍不止者。⑥内镜发现动脉有活动性出血者。术中可结合内镜止血治疗。

(5)抗幽门螺杆菌治疗:对幽门螺杆菌阳性的消化性溃疡,给予联合用药,进行根除幽门螺杆菌治疗。

五、护理

除以上急救处理外,护理人员还应实施以下护理措施。

(一)评估患者的出血原因、出血量、心理状态以及对患者的身体进行评估

密切观察生命体征、精神和意识状态、周围循环状况(皮肤及甲床色泽,肢体温、湿度,颈静脉充盈度,尿量)、腹部体征变化,尤其是肠鸣音的改变。

(二)对因对症护理

(1)体位与保持呼吸道通畅。患者应绝对卧床休息,取平卧位,头偏向一侧,防止窒息或误吸。将下肢略抬高,增加回心血量。必要时用负压吸引器清理口腔内的血液及呕吐物,保持呼吸道通畅。并根据缺氧程度及时给予吸氧。

(2)治疗护理。保证静脉通道通畅,配合医生迅速、准确地实施输血、输液,及时给予各种止血治疗及用药等抢救措施,并观察治疗效果及不良反应;根据患者身体状况及药物特点,合理用药并保证输液速度,准确记录 24 小时出入量;肝病出血患者忌用吗啡、巴比妥类药物,并宜输新鲜血,避免诱发肝性脑病;下双囊三腔管患者,应按双囊三腔管的操作规程进行护理,并注意三防,即防创伤、防窒息、防误吸;随时准备好急救用品和药品。

(3)急性大出血伴恶心、呕吐者应禁食,慢性少量出血者,可进温凉、清淡的流食。出血停止后改为营养丰富、易消化、无刺激性半流食、软食,少量多餐,逐步过渡到正常饮食。

(4)心理护理。参加抢救的医护人员,抢救工作应迅速而不忙乱,以减轻患者的紧张情绪,并且多关心安慰患者,多加强巡视,使其有安全感。呕血或解黑便后,及时清除血迹及污物,减少对患者的不良刺激。解释各项检查治疗措施,耐心听取并解答患者或其家属的提问,以减轻患者的疑虑。

(5)满足患者生活需要,保证患者的清洁和安全。限制活动期间,护士应多巡视病房,协助患者生活护理,保证患者的口腔、头发、指(趾)甲、皮肤、会阴、床单清洁无异味。排便次数多者注意肛周皮肤护理,患者排便后,及时用温水清洗,而后再用软毛巾轻轻擦干,局部皮肤有红肿者可涂鞣酸软膏并烤灯。卧床时间长者应定时协助患者翻身并局部按摩,保证皮肤完整无破损。意识不清或躁动不安患者,应加床挡及约束带,防止患者坠床,保证患者安全。止血后患者起床或如厕时,必须有护理人员协助,并教会患者预防摔倒的方法。从床上坐起后,待 1~2 分钟后将身体移向床边,再将双腿下垂,适应 2~3 分钟,在别人的搀扶下方可下床,以免发生直立性低血压造成摔伤。

(三)病情观察

(1)大出血时立即给予心电、血压监测,严密观察患者的心率、血压、呼吸和神志变化。准确记录 24 小时出入量,疑有休克时,应准确观察并记录尿量(尿量应每小时大于 30mL)。

(2)症状体征的观察,如患者烦躁不安、面色苍白、皮肤湿冷、四肢冰凉提示微循环血液灌注不足;而皮肤逐渐转暖、出汗停止则提示血液灌注好转。观察呕吐物和大便的性质、颜色及量。成人每日消化道出血量大于 5~10mL 时大便潜血试验出现阳性;每日出血量 50~100mL 可出现黑便;胃内储积血量 250~300mL 可引起呕血;一次出血量不超过 400mL 时,因轻度血容量减少可由组织液及脾储血所补充,一般不引起全身症状。出血量超过 400~500mL,可出现全身症状,如头昏、心慌、乏力等。短时间内出血量超过 1000mL,可出现周围循环衰竭表现。因此,对急性消化道大出血患者应将与周围循环衰竭状态的有关检查放在首位。血压、心率是关键指标,如果患者由平卧位改为坐位时出现血压下降,下降幅度大于 15~20mmHg,心率加快,上升幅度大于 10 次/分,血红蛋白小于 7g/dL,提示血容量明显不足,是紧急输血的指征。如收缩压低于 90mmHg,心率大于 120 次/分,伴有面色苍白、四肢湿冷、烦躁不安或神志不清则已进入休克状态,属严重大量出血,需积极抢救。遵医嘱定期复查血红蛋白、红细胞计数、红细胞比容、网织红细胞计数、血尿素氮,以了解贫血程度、出血是否停止。急性大出血时,应密切观察水电解质及酸碱平衡变化。

(3)继续或再次出血的判断,反复呕血,呕吐物由咖啡色转为鲜红色;黑便次数增多且粪质稀薄,色泽转为黯红色,伴肠鸣音亢进;周围循环衰竭的表现经补液、输血而未改善,或好转后又恶化,血压波动,中心静脉压不稳定;血红蛋白、红细胞计数、红细胞比容不断下降,网织红细胞计数持续增高;在补液足够、尿量正常的情况下,血尿素氮持续或再次增高;门脉高压患者原有脾肿大,在出血后常暂时缩小,如不见脾恢复肿大提示出血未止。如有以上情况出现,证明患者继续或再次出血。

(4)原发病的病情观察,肝硬化合并上消化道出血的患者,应注意观察有无并发感染、黄疸加重、肝性脑病等。

(四)预防措施

(1)上消化道出血的临床过程及预后因引起出血的病因而异,应帮助患者和其家属掌握有关疾病的病因和诱因、预防、治疗和护理知识,以减少再度出血的危险。

(2)注意饮食卫生和饮食规律,摄入高营养、易消化的食物,避免过饥或暴饮暴食,避免粗糙、刺激性食物,或过冷、过热、产气多的食物及饮料,合理饮食是避免诱发消化道出血的重要环节。

（3）生活起居要规律，劳逸结合，情绪乐观，保证身心休息。戒烟、戒酒，在医生的指导下用药。避免长期精神紧张、过度劳累。

（4）换季时应注意饮食的合理安排，并且注意腹部保暖。

（5）患者及其家属应学会早期识别出血征象及应急措施。出现头晕、心悸等不适或呕血、黑便时，立即卧床休息，保持安静，减少活动量；呕吐时取侧卧位以免误吸；立即送医院治疗。慢性病患者应定期门诊随访。

第二节　急腹症

一、概念

急腹症，是指腹腔内、盆腔内和腹膜后组织或器官发生了急剧性病理变化而产生的以急性发作的剧烈腹痛为主，同时伴有全身反应的临床表现，需要紧急处理或手术的疾病。急腹症是临床上的急危重症，具有发病急、进展快、病情重、并发症多等特点，因此也是临床医生面临最困难的挑战之一，误诊及延误手术时机是造成患者病死率升高的重要原因，也是医疗纠纷发生的重点领域。

二、病因与分类

急腹症的病因及病种繁杂，涉及内、外、妇、儿各科疾病。外科急腹症是指需立即施行外科手术治疗或者留院观察后再决定治疗的急性腹痛性疾病，如急性阑尾炎、急性脏器穿孔、胆石症、胆囊炎、泌尿系统结石等。而内科急腹症是指内科疾病引起的急性腹痛，多是功能性或精神性的，腹腔脏器没有器质性病变或仅有黏膜表浅炎症，如急性胃炎、胃肠炎、急性胰腺炎、消化性溃疡急性发作等。常见急腹症的病理类型有以下几种。

（一）炎症性疾病

腹腔空腔或实质脏器的急性感染和腹膜炎症最常见，其特点如下。

（1）持续性腹痛，由轻变重，多伴有全身中毒症状。

（2）常有腹膜刺激症状，具有压痛、反跳痛和肌紧张。

（3）腹腔穿刺可抽出脓性液体或腹腔灌洗液有脓球和白细胞。

（二）梗阻性疾病

各种致病因素引起的腹腔空腔脏器梗阻，如肠梗阻在急腹症中最常见，其特点如下。

（1）阵发性绞痛，有炎症或血运障碍时，可转化为持续性腹痛、阵发性加剧。

（2）伴恶心、呕吐、腹胀，肛门停止排气、排便。

（3）出现腹胀、肠型和蠕动波，肠鸣音早期高亢，晚期减弱或消失。

（三）穿孔性疾病

各种病理改变引起腹腔内、盆腔内或腹膜后的某一脏器病理性破裂或穿孔，其特点如下。

（1）突发性持续性腹痛，范围广泛。

（2）出现腹膜刺激症状，肠鸣音减弱或消失（"安静腹"），并伴有不同程度的休克。

（3）腹腔异常气体如膈下游离气体。

（四）出血性疾病

损伤性或病理性因素造成腹腔内实质脏器破裂出血或毛细血管渗血，其特点如下。

（1）突发剧烈腹痛，有急性失血乃至休克表现。

（2）进行性贫血、血压下降、腹部移动性浊音阳性。

（3）腹腔穿刺可抽出不凝血。

（五）缺血性疾病

因血管栓塞或急性扭转造成相关脏器的急性缺血，可产生剧烈的腹痛，其特点如下。

（1）持续性剧烈腹痛，也可由于牵拉而出现阵发性绞痛。

（2）腹胀压痛明显，常可触及有压痛的包块。

（3）早期可无腹膜刺激征，当有器官缺血、坏死时可出现。

（六）功能性疾病

因神经、体液失调而出现的功能紊乱。病程较长可发展为器质性病变，其特点如下。

（1）多有精神因素或其他发病诱因，青年女性多见。

（2）腹痛与腹部体征不符，往往腹痛较重而体征不明显。

（3）各种客观检查多为阴性。

三、诊断

诊断的目的是为了治疗。只有及时与准确的判断，才能为正确的治疗提供可靠的根据，从而减少治疗的盲目性。急腹症的正确诊断和及时救治直接关系到患者的生命安危，因此简洁迅速、真实全面的病史采集，详尽细致、突出重点的体格检查，有的放矢的辅助检查以及仔细的病情观察对急腹症的诊断显得尤为重要。而在获得初步诊断后应立即根据轻重缓急进行处理。病情复杂、诊断一时不明者，应在积极治疗的同时，行相应检查并请相关科室会诊，避免误诊而延误宝贵的治疗时机。急诊不能明确诊断的病例要及时收住院，通过住院观察病情变化并给予针对性治疗，一般都可以明确诊断。

（一）病史采集

病史是患者对疾病痛苦的主观感觉，通过病史了解患者就诊的原因以及疾病发生、发展和演变的全过程，并对这些病史资料进行全面、仔细的分析，是正确诊断急腹症的前提。询问病史包括现病史、既往史、外伤、手术史、家族史，特别是要重点询问有关腹痛的情况，包括腹痛的诱因、性质、部位、程度、持续时间和伴随症状等。急腹症患者的所有诊断资料，必须在有限的时间内完成。危急病例，在收集诊断资料的同时，尚需进行必要的应急治疗。

1.患者的一般情况

如年龄、性别、居留地等，往往可以提供一些发病学的线索。

（1）年龄：某些疾病只发生在特定的年龄段，如胆管和肠道的先天性疾病多见于新生儿；肠套叠、胆管蛔虫病、嵌顿疝多见于幼儿；青壮年以急性胃肠道溃疡穿孔、急性阑尾炎、急性胰腺炎、机械性肠梗阻和肠扭转、腹部损伤等多见；中老年人较易出现胆囊炎、胆结石、胃肠道肿瘤及其并发症、肠系膜血管栓塞或血栓形成等。

（2）性别：胃肠道急腹症男性居多，而胆胰疾病则女性居多；异位妊娠破裂主要发生于育龄期妇女。

（3）居留地：我国南方和沿海地区胆石症较常见，北方胃肠急腹症较南方偏多；而在农村，与肠蛔虫病有关的急腹症比较多见。

2.与发病有关的情况

包括发病诱因、既往史、外伤和手术史、月经及婚育史，往往能对疾病的性质与部位做出初步的判断。

（1）诱因：饱食及饮酒后的急性腹痛同时伴有呕吐，应考虑急性胃炎或胰腺炎；进食大量油腻食物后出现的右上腹痛，应考虑急性胆囊炎及胆石病；饱食及剧烈活动后出现的严重腹痛，应注意小肠扭转，而有慢性便秘史的老年人，突然发生腹痛、腹胀，应注意乙状结肠扭转的可能性。

（2）既往史：过去常与本病有类似发作史，应考虑胆石症、肾结石、慢性阑尾炎急性发作、胆管蛔虫、消化性溃疡等。胃、十二指肠溃疡穿孔常有多年慢性胃病史；上消化道出血可有慢性肝病史。

（3）外伤和手术史：腹部外伤后发生腹痛，应考虑腹腔内脏器破裂、穿孔可能；有腹部手术史而发生的急性腹痛，应注意有无粘连性肠梗阻。

（4）月经及婚育史：育龄期女性出现急性腹痛时，应常规询问月经及婚育史。停经 1～2 个月出现腹痛、出血表现，应考虑异位妊娠破裂；卵巢滤泡或黄体破裂也表现为急性腹痛和失血，也应加以考虑。

3.影响腹痛的因素

包括腹痛与体位、饮食、呕吐或排便有无关系等。

（1）体位：肝右叶脓肿或阑尾炎多取右侧卧位；左膈下脓肿或脾脓肿常取左侧卧位；肠扭转多取胸膝卧位或蜷曲坐位；胆管蛔虫症常表现为辗转不安、喜按和胸膝卧位，腹膜炎常表现为怕动喜静，拒按和仰卧、屈膝、屈髋位。

（2）饮食：饭后腹痛减轻，见于溃疡病；饭后腹痛加重，见于胰腺炎、肠绞痛。

（3）呕吐或排便：呕吐后腹痛减轻，见于急性胃炎、幽门梗阻；排便后腹痛减轻，见于急性胃肠炎、急性肠炎。

4.腹痛的性质

在诊断和鉴别诊断上极为重要，常见的有以下 6 种。

（1）阵发性腹痛：为空腔脏器的平滑肌痉挛所致，突然发生，在短时间内可达最高峰，持续一定时间后可自行缓解，间隔一定时间又反复发作。绞痛为其中最剧烈者，典型的绞痛往往是早期机械性肠梗阻的表现，常见的有肠绞痛、胆绞痛和肾绞痛 3 种。

（2）持续性腹痛：表示腹膜或腹内脏器有炎症或其他进行性病理损害，如急性炎症、缺血、出血或肿瘤浸润等。持续性腹痛伴有阵发性加重，表明炎症的同时伴有梗阻或梗阻性疾病伴有血运障碍。

（3）刀割样腹痛：化学性腹膜炎表现为刀割样腹痛，是由于消化液的化学刺激作用于腹膜而引起的剧烈腹痛，如溃疡穿孔、急性出血坏死性胰腺炎等。

（4）钻顶样腹痛：是胆管蛔虫病与胰管蛔虫病的特点。

（5）烧灼样腹痛：为酸性胃内容物刺激胃黏膜所致。

（6）刺痛：是发炎的浆膜互相摩擦而产生的一种腹痛，见于腹膜炎、肝脾周围炎等。

5.腹痛的部位

腹痛的部位与相应区域的脏器病变关系密切，对病变所在具有定位意义。一般来说，腹痛最明显的部位即是病变所在的部位。肝胆疾病多位于右上腹部，胃及胰腺疾病多位于中上腹部，肠道疾病多位于中腹或中下腹部，妇产科疾病多位于下腹部，肾脏输尿管疾病多位于后腰或患侧侧腹部。但应注意，有些腹外疾病，如大叶性肺炎、急性心肌梗死、急性心包炎等也可表现为明显上腹部疼痛。

6.转移痛和牵涉痛

某些急性腹痛有特定的转移痛和放射痛，对腹痛的病因诊断有一定的参考价值。

（1）转移痛：急性阑尾炎的腹痛常由上腹或脐周开始，逐渐转移至右下腹，原上腹或脐周疼痛消失；输尿管结石，随着结石的移动，腹痛的部位也有所变动。

（2）牵涉痛：胆绞痛时除胆囊区疼痛外，还可向右肩背部放射；急性胰腺炎时腹痛向左腰背部或呈囊带状放射；子宫直肠疾病引起的疼痛常放射至腰骶部；输尿管结石绞痛常沿腹股沟放射至会阴部及大腿内侧；肝脓肿向横膈穿破前的唯一病征是肩顶痛；脾破裂可出现左肩放射痛。

7.腹痛的强度

腹痛的强度与刺激物的强度、病理性质和患者的敏感性有密切关系。

（1）临床上常将腹痛粗分为轻、中、重三型。不伴有梗阻的炎症一般疼痛较轻，如阑尾炎所致的腹痛，患者多能忍受；管腔梗阻引起的绞痛都较剧烈，如肠梗阻、肠道蛔虫症患者，往往满床翻滚、辗转不安；胃、十二指肠溃疡穿孔，坏死性胰腺炎，异位妊娠破裂等，由于腹膜受到强烈刺激，患者往往表现为难以忍受的剧痛，甚至引起疼痛性休克。

（2）由于病理性质和患者的敏感程度不同，有时腹痛的强度与病理改变的轻重并不完全一致，如癔症性腹痛、胆管功能紊乱及胆管蛔虫病，虽然没有或仅有轻微的器质性病理改变，但患者腹痛的感觉却十分强烈；而老年人急腹症则相反，由于患者敏感性较低，往往病变很严重腹痛却较轻。

8.腹痛的伴随症状

腹痛常常不是单一的症状，伴随有相应器官功能障碍的一系列症状。腹痛、腹胀、呕吐、便秘、发热是急腹症常见的症状。这些症状出现的先后与轻重程度，对于急腹症的诊断和鉴别诊断具有十分重要的意义。

(1)腹痛伴腹胀:腹痛伴腹胀、呕吐,肛门停止排气、排便提示肠梗阻。腹痛伴局部膨隆,表明病变局限在腹腔中的某一部位,见于闭袢性肠梗阻、急性胃扩张、腹腔占位性病变等;腹痛伴全腹膨隆,常见于原发性腹膜炎麻痹性肠梗阻、结肠肿瘤晚期低位肠梗阻。

(2)腹痛伴呕吐:恶心、呕吐先于腹痛,多见于内科性疾病,如急性胃炎、急性胃肠炎等;呕吐发生于腹痛之后,多见于腹腔内炎症和梗阻性外科疾病,如阑尾炎、腹膜炎、低位肠梗阻或泌尿系结石等;腹痛同时伴剧烈呕吐,多为梗阻性疾病,如肠梗阻、肠扭转、胆石症等。

(3)腹痛伴排便异常:腹痛伴血便提示肠套叠、绞窄性肠梗阻、急性出血性坏死性肠炎、肠系膜动脉栓塞或肠系膜血栓形成等;腹痛伴腹泻,多为胃肠道炎症引起;腹痛伴便秘,首先要考虑肠梗阻和急性腹膜炎。

(4)腹痛伴血尿:多见于泌尿系结石或肿瘤、肾动脉栓塞。

(5)腹痛伴发热:多考虑胆管系统炎症、腹腔脏器脓肿等。

(6)腹痛伴黄疸:主要考虑胆管系统梗阻、胰腺、肝脏疾病。

(7)腹痛伴休克:多见于腹腔空腔脏器穿孔、绞窄、坏死,血管或实质脏器破裂出血以及腹腔内严重感染,如胃肠道穿孔、绞窄性肠梗阻、肠扭转,腹主动脉瘤破裂出血、肝脾破裂,急性梗阻性化脓性胆管炎、急性坏死性胰腺炎等。

(8)腹痛伴腹部包块:腹痛前先有肿块,应考虑肿瘤或瘤蒂扭转;腹痛同时或腹痛后伴发肿块,多为炎症肿块、肠套叠、机械性肠梗阻等。腹部肿块存在,常常提示病变所在部位。

(二)体格检查

进行全面系统的体格检查是取得正确诊断的重要步骤,不论阳性体征或阴性体征都可能具有诊断意义。从接触患者起,实际上体检已经开始。要善于察言观色,首先要了解患者的一般情况,再重点检查腹部。

1.一般检查

注意患者的营养状况、神志表情、面色、姿态体位,观察患者有无脱水和休克征象,都可为诊断和反映病情的严重程度起到初步的判断作用。常规测量体温、脉搏、呼吸、血压,以提示重要生命器官的功能情况及患者的感染、中毒状态。

(1)营养状况:通常急腹症患者的营养状况无明显变化,营养状况较差的患者常常是在慢性疾病的基础上发生的急腹症,或病程较长的消耗性病变,如肿瘤、结核、肠伤寒、肝脓肿等。

(2)神志及表情:急腹症患者通常为急性病容、表情痛苦。但体质弱、反应差的患者,尤其是老年人,或急性弥散性腹膜炎的晚期,或胃、十二指肠溃疡穿孔初期休克的反应期,患者可能腹痛不明显或自觉腹痛减轻,应引起警觉。

(3)皮肤及巩膜:面色苍白见于贫血、休克、肿瘤等消耗性疾病及腹腔内出血;肝、胆、胰腺疾病常伴有黄疸。

(4)姿态及体位:腹腔炎症性或穿孔性疾病患者多呈现侧卧蜷曲体位、静卧不动,以减轻腹膜刺激;腹内空腔脏器梗阻者,常烦躁不安,翻动不止。

(5)心肺情况:心肺为人体的重要器官,应列为常规检查之内。尤其是上腹部疾病和有可能由心肺疾病引起的反射性腹痛更要注意检查。

2.腹部检查

是诊断外科急腹症的重要环节。腹部检查时,要充分暴露腹部,采取适当的体位,严格按视、听、触、叩的顺序进行。直肠指诊为不可缺少的步骤,女性患者必要时应进行妇科检查。

(1)视诊:观察腹部外形有无膨隆或凹陷、是否对称,腹壁呼吸运动如何,有无胃肠型、蠕动波。弥散性腹胀见于胃肠道梗阻,尤其是低位肠梗阻,或肠麻痹、腹膜炎晚期,表现为全腹对称性胀满;局限性腹胀可见于腹腔脓肿、肿瘤,肠扭转、肠套叠,嵌顿疝或股疝。腹部凹陷多见于消瘦、脱水、各种消耗性疾病、恶病质等;舟状腹多见于病情严重或病变晚期,如高位肠梗阻晚期、腹膜炎导致的重度脱水和中毒性休克、衰竭患者。腹式呼吸运动减弱或消失,常代表有腹膜炎存在。胃蠕动波由剑突下开始,向右下方移动,最后消失于幽门区,而幽门梗阻时则相反;小肠蠕动波由左上腹向右下腹移动,而一旦出现肠型及蠕动波,则多提示肠梗阻。

(2)听诊:听诊肠鸣音的频率和音调,有无振水音和血管杂音等。肠鸣音活跃、音调高、气过水声伴腹痛考虑机械性肠梗阻;肠鸣音减弱或消失,见于肠麻痹、肠穿孔或坏死、腹膜炎。闻及振水音提示胃肠内大量积液,如幽门梗阻、急性肠梗阻、急性胃扩张等;而血管杂音提示腹内血管病变。

(3)触诊:原则上应由不痛处开始,逐渐移向痛处,并由浅入深逐层触诊。触诊时注意观察患者的面部表情,着重检查腹壁紧张度、压痛和反跳痛以及腹部有无肿块。肌紧张、腹壁压痛和反跳痛是腹膜炎的重要体征,局限性或弥散性代表腹膜炎的程度与范围;但年老体弱、腹肌发育不良、过度肥胖者腹膜炎体征可不明显,必须引起重视。触诊时发现的包块应注意其部位、大小、硬度、活动度、边界、表面形态、压痛反应等。炎症性包块多有明显压痛;恶性肿块表面多不光滑,触痛较轻;囊性肿块表面光滑或有波动感。

(4)叩诊:腹部叩诊大部分区域为鼓音,叩诊呈浊音或实音提示腹内有肿块或积血、积液。肝浊音界缩小或消失说明腹腔内有气体,可见于胃肠道穿孔、严重腹胀或肺气肿患者。移动性浊音阳性说明腹腔内有流体,常见于腹腔积液、内出血、巨大脓肿穿破时。

(5)直肠与盆腔检查:直肠指诊注意直肠内有无肿物、触痛,指套有无血迹和黏液等。指套带黏液及血液可能为肠套叠、直肠癌和肠炎;触痛明显或有波动感提示盆腔积脓或积血。盆腔检查宫颈举痛、饱满,尤其后阴道穹隆穿刺见不凝血时,多为异位妊娠破裂。

(三)辅助检查

通过病史的收集和仔细的体格检查,大多数急腹症患者可以得出正确或基本上正确的诊断,但有时为了进一步确定疾病的部位、性质和严重程度以及与相似疾病鉴别,往往需要借助一些特殊检查。检查要突出重点、具有针对性,尽量运用急诊现有的条件,结合患者的具体情况,做到有的放矢;否则,不但延误诊断和治疗时机,同时增加患者的痛苦和费用。

1.实验室检查

(1)血常规:红细胞与白细胞及其分类的计数,对于出血性及炎症性急腹症的诊断有一定帮助,特别对于病情尚未稳定的患者,反复进行测定有助于了解出血或炎症的变化。血红蛋白的测定也能观察贫血和出血的情况。在老年人及机体反应不良的患者中,病理性损害往往很重(如绞窄、坏疽等),但血象往往不高或略高,不能真实反映疾病的真实情况,应值得注意。

(2)尿常规:测定尿中的有形成分(如白细胞、红细胞、管型)和无形成分(如糖、蛋白、酮体、淀粉酶)以及比重、酸碱度,对泌尿系统疾病的识别、肾功能的判定、急腹症的鉴别以及麻醉方式的选择有一定的参考意义。尿淀粉酶测定对胰腺炎的诊断有一定帮助。

(3)大便常规:消化道出血时,大便潜血试验阳性或柏油样便;大便内有寄生虫卵是寄生虫病存在的佐证;脓血便伴腹痛多为细菌性或阿米巴痢疾。

(4)血生化:疑有肝胆系疾病时,肝功能测定常能区别疾病是外科性或内科性以及肝损伤的程度。血电解质及血气分析有助于判断机体水、电解质代谢状态和酸碱平衡状况。血淀粉酶测定对诊断胰腺疾病有很大帮助,但应除外某些可以引起血清淀粉酶轻度升高的非胰腺疾病,如溃疡病穿孔、肠梗阻、卵巢囊肿蒂扭转、腮腺炎等。伴有血糖异常的急腹症比较少见,但在某些消耗性疾病、肝脏慢性损害时可有血糖降低;急、慢性胰腺炎常有胰岛损害而出现高血糖。

2.影像学检查

适当的影像学检查有助于及早正确诊断,在临床工作中具有重要意义,常选择 X 线、血管造影、B 超、CT 等检查。

3.有创检查

(1)诊断性腹腔穿刺:诊断性腹腔穿刺是腹部外科尤其是肠道外科的一项重要诊断手段,由于其操作简单、比较安全,阳性率可达 90% 以上,对于判断腹腔内脏有无损伤和哪一类脏器损伤有很大帮助,具有较大的实用价值。若穿刺液为不凝血,提示腹腔内实质脏器破裂、腹腔血管损伤或异位妊娠等;穿刺液为血性渗出液,多见于腹腔内恶性肿瘤、急性重症胰腺炎、绞窄性肠梗阻、肠系膜血管病变等;若抽出脓性液体,应考虑为腹腔内脓肿破裂、化脓性腹膜炎或其他腹腔感染;抽出黄色或黄绿色浑浊无臭液体多为胃、十二指肠溃疡穿孔或小肠穿孔;而恶臭的浑浊液体多为大肠穿孔或合并产气杆菌感染;胆汁样液体多来自胆管或十二指肠。

(2)诊断性腹腔灌洗:当疑有腹腔内病变或损伤时,若经多次诊断性腹腔穿刺仍为阴性,可采用腹腔灌洗检查。

(3)腹腔镜检查:腹腔镜检查可以补充提供脏器浆膜面变化的情况并可在直视下取活检而明确诊断;可以了解病变的性质、范围、程度以及有无肿瘤的局部或远处转移,有助于估计可切除率及制订手术计划,从而为剖腹手术提供依据。尽管如此,腹腔镜诊断作为一种侵袭性的检查方法,应根据各医院的腹腔镜技术掌握程度、设备条件以及患者的经济承受能力和病情需要做具体安排。

四、鉴别诊断

急腹症的鉴别诊断应在采集病史和体格检查时开始,思维上要时刻注意"五要":一般情况的周密观察,二种病史(既往史和现病史)的详细询问,三大常规(血、尿、便)和四大体格检查

(视、触、叩、听)切勿轻视,五大特殊检查(X线、B超、ECG、临床检验和诊断性腹穿)的辅助应用。除了要掌握疾病之间的共性外,还应了解一些常见病的特点。

(一)外科急腹症的特点

由于急腹症的病变在腹腔内,所以先有腹痛而后出现其他症状;腹痛定位明确,性质明显,特别是当出现腹膜刺激征时,是诊断外科急腹症的有力证据。

1.急性阑尾炎

以转移性右下腹痛为特点,但也不是绝对,常伴恶心、呕吐、发热,白细胞计数增多,中性粒细胞比例增加。查体:麦氏点压痛,当炎症加重坏死、穿孔时可出现弥散性腹膜炎,但仍以右下腹体征最重;结肠充气试验(Rovsing征)常阳性;后位阑尾时,腰大肌征也为阳性。需要注意的是,老人、小儿、妊娠妇女及全身衰弱患者可无明显腹肌紧张。

2.急性胆囊炎、胆管炎

胆囊炎往往进食油腻食物后出现右上腹剧烈绞痛,常间歇性加剧,并放射至右肩背部,伴有寒战、发热、恶心、呕吐、腹胀等。体格检查通常右上腹有压痛、Murphy征阳性,部分患者可触及肿大的胆囊或出现黄疸。B超提示胆囊扩张、胆囊壁毛糙。胆管炎往往剑突下剧烈疼痛,放射至右肩,伴寒战、高热、黄疸,甚至出现休克和精神症状,病死率比较高,需急诊手术解除胆管梗阻以减压,并通畅引流。

3.消化道穿孔

可因溃疡、肿瘤、外伤等原因所致。临床表现为突发性、持续性剧烈腹痛很快扩散至全腹,常伴有轻度休克。肝浊音界缩小或消失,伴明显腹膜刺激征,X线提示膈下游离气体。

4.急性胰腺炎

发病常以饱食、酗酒、胆管梗阻、精神激动为诱因,胆源性胰腺炎多见。多表现为急性中上腹痛,常阵发性加剧,并向左腰背部放射,常伴发热、恶心、呕吐。查体可见腹胀、腹肌紧张。血清、尿淀粉酶升高,腹腔穿刺液可呈血性,淀粉酶含量升高。CT提示胰腺弥散肿大,密度不均,周边常有渗出。水肿型胰腺炎较多见,症状轻,积极内科治疗有效;出血坏死型胰腺炎病情危重,病死率高,多主张包括手术在内的个体化治疗。

5.急性肠梗阻

根据病因可分为机械性、麻痹性、血运肠梗阻3种,根据肠壁有无血运障碍又可分为单纯性和绞窄性肠梗阻。首发症状为突然剧烈腹部绞痛,常伴恶心、呕吐,呕吐后疼痛减轻。高位梗阻呕吐频繁,腹胀不明显;低位梗阻呕吐出现晚或无呕吐,腹胀明显。梗阻发生后肛门停止排便、排气,肠鸣音活跃,可有气过水声。腹部平片见气液平面。

6.腹腔脏器损伤

实质脏器破裂出血可出现血压下降、心率增快,甚至失血性休克,腹腔穿刺抽出不凝血,B超、CT可明确诊断;空腔脏器损伤,腹部平片提示膈下游离气体。

(二)内科急腹症的特点

一般先有发热、头痛或腹泻,而后出现腹痛;腹痛定位不明确,时轻时重,经对症处理后,腹痛随之较快缓解或消失。

(1)急性胃肠炎:多有近期不洁饮食史。以剧烈腹痛、先呕吐后腹泻为特点。腹部压痛广泛,无固定的压痛点,腹软,肠鸣音活跃。大便镜检有白细胞。

(2)肋间神经痛:一般无发热,无消化道症状。上腹部压痛较广泛,并有皮肤过敏和沿神经走行部位压痛现象,注意有无带状疱疹存在。

(3)急性肠系膜淋巴结炎:小儿及青少年多见,由于回肠末端淋巴结最丰富,临床上与阑尾炎很相似。患者常有上呼吸道感染史,开始即有体温升高,消化道症状不明显。右下腹压痛较广泛,压痛区有向左上腹斜行伸展的倾向。白细胞可有轻度升高,中性粒细胞分类多正常。

(4)腹型紫癜:儿童及青少年多见,常有过敏史。是因肠管浆膜下和肠系膜的广泛出血而引起腹痛。腹痛为阵发性绞痛,位置常不固定,多位于双侧下腹部或脐周,也可呈全腹痛,伴恶心、呕吐,常有腹泻,偶有便血。

(5)急性非特异性阑尾炎:易误诊为急性阑尾炎,但很少见。急性右下腹痛伴腹泻或黏液便,压痛点较阑尾位置高且广泛,发病 24 小时后可摸到肿大的阑尾。

(三)妇科急腹症的特点

腹痛与月经及婚育史有关;腹痛多在中、下腹部,可向会阴部放射,同时伴有内出血或阴道出血,妇科检查有助于明确诊断。

(1)卵巢破裂:见于滤泡破裂或黄体破裂两种情况。前者多见于未婚年轻女性,发生于月经后 12~14 天;后者多见于已婚妇女和妊娠早期,月经后 18~20 天。腹痛由出血引起,但因出血量不多而很少有急性失血表现。腹痛开始于右侧或左侧下腹部,可有下腹部坠痛感,腹部压痛广泛,位置较低,压痛及反跳痛存在,但多不严重。白细胞和体温可有轻度升高。

(2)异位妊娠破裂:大量血液渗入腹腔产生急性腹痛,由于失血量较多,患者常有急性失血症状,腹痛较明显。大多数患者近期有不规则阴道出血、停经史。腹部有明显的压痛、反跳痛和肌紧张,宫颈举痛;腹腔穿刺或阴道后穹隆穿刺抽出不凝血。

(3)急性盆腔炎:已婚妇女多见,感染症状明显,近期白带增多,下腹压痛广泛,可有不明显的下腹肌紧张和轻度反跳痛。直肠指诊双侧髂窝均有触痛,宫颈举痛。

(4)卵巢囊肿蒂扭转:常见于成年妇女,突发一侧下腹痛,可随体位的转换而缓解,为此病的特征。但重度扭转则腹痛很重,不易自动缓解。可伴有恶心、呕吐,早期全身无明显感染症状。腹部有时可触及有压痛的肿块,阴道指诊常可触到肿块。卵巢囊肿还可以发生急性内出血、囊肿破裂或继发感染等。

五、治疗

在明确诊断的同时,急腹症的处理也相当重要。未能确诊的患者禁止使用麻醉性镇痛剂,以免掩盖病情,同时禁饮食、禁服泻药、禁止灌肠,以免炎症扩散。对已初步确诊的患者,要从整体出发,注意全身情况,休克患者要首先抗休克治疗,同时针对病因治疗,需要手术的患者尽早手术,以免误诊或延误手术时机而带来无可挽回的后果。

(一)保守治疗

保守治疗的指征:腹痛在发病后无明显加重甚至有所缓解,且病程已超过 3 天者;腹膜刺激症状已有局限、减轻或消失者;具有手术探查指征,但患者全身情况欠佳或合并有严重的内科疾病,估计不能耐受手术者,应积极予以治疗,为手术探查创造条件。

(1)休息、半卧位,严密观察生命体征变化。

(2)禁食、胃肠减压:胃肠减压可以减轻腹胀,缓解消化道梗阻,对消化道穿孔或破裂的患者可避免消化液进一步漏入腹腔。

(3)补液输血:在禁食观察期间,需要通过补液维持水与电解质的平衡,供给营养。要保持补液的通畅,必要时做好静脉切开及输血的准备,以免延误病情。

(4)抗感染:早期足量应用抗生素。无论是原发的细菌感染或继发于胃肠道梗阻或破裂的感染,都需要用抗菌药物。腹腔内炎症通常以革兰阴性杆菌感染为主,大部分合并厌氧菌感染,一般先给常用的抗生素,待细菌培养及药敏试验结果出来后再调整用药。

(5)做好术前准备:急诊手术前的准备也要遵从准确评价、果断处理、重点准备的原则,主要包括对病情的准备、建立营养通道、纠正电解质失衡等。此外心理准备也很重要,急腹症手术是造成医疗纠纷的常见原因,术前对于患者家属的心理准备也是临床医生的工作重点。

(二)手术治疗

1.适应证

急性剧烈腹痛经短期非手术治疗无明显好转或持续加重者;有进行性内出血征象,经抗休克治疗无效或再度出现者;腹部闭合性损伤伴休克,腹腔穿刺抽出不凝血者;腹腔内脏器穿孔,估计穿孔较大不能自愈,或穿孔所致炎症明显,有可能发生感染性休克者;原因不明,但有明显腹膜刺激征,经治疗不见减轻、局限、消失或反而扩大,或已形成弥散性腹膜炎者。

2.术中处理

患者情况较差,麻醉后血压不稳或腹腔内感染严重则不宜做复杂手术。如病变部位解剖不清或恶性肿瘤切除困难则进行姑息性手术,择期二次手术。腹腔内有脓液、渗液扩散至全腹应用大量生理盐水冲洗、吸净;局限性腹膜炎只能吸净局部的液体,而不宜冲洗,以免造成感染扩散,应适当放置引流管。关腹前注意预防腹腔内残余感染、切口感染。

3.术后处理

监测患者生命体征,积极预防各种并发症,注意复查各项生化指标,保证患者尽快恢复健康。

总之,急腹症的病因虽然复杂,腹痛的情况也各不相同,但只要正确运用人体解剖、病理、生理学等基础医学知识,根据患者的实际情况,通过认真询问病史和仔细体格检查以及必要的辅助检查,经过综合分析,一般都可以透过腹痛的现象,找出疾病的本质,从而做出正确诊断,给予及时恰当的处理。只有不断总结经验,才能提高急腹症的诊治成功率。

六、护理措施

(一)解除患者的焦虑和恐惧

急腹症因病情发生急,往往造成患者心理恐慌。护士在接诊此类患者时,应关怀爱护患者。适当地向家属、患者说明病情变化及有关的治疗方法等,并尽快安排患者就诊。病情危重的要立即通知医生进行急救处理。

(二)体位

患者应卧床休息,一般采用半卧位,利于呼吸、循环功能。另外,半卧位有利于腹腔渗出物局限引流和吸收。但若患者出现休克,禁取此卧位,宜取休克体位,以保证全身重要脏器的血液供应。对长期半卧位的患者要注意预防压疮的发生,鼓励患者经常变换体位。

(三)严密观察病情变化

如定时测量生命体征,注意有无脱水等体液紊乱或休克现象;定时观察腹部症状和体征,如腹痛的部位、范围、性质、程度,有无牵涉痛、转移痛等。腹部检查如发现压痛、反跳痛、肌紧张时,表示病变累及壁层腹膜。同时还应观察腹痛的相关症状,如呕吐、腹胀、发热、黄疸、大小便等;动态观察实验室检查结果,如血、尿、大便常规,血清电解质,二氧化碳结合力,肝肾功能等;注意 X 线、B 超、腹腔穿刺液、直肠指检等检查的结果;记录出入量;观察有无腹腔脓肿的形成。

(四)胃肠减压及留置导尿管的护理

行胃肠减压的患者必须保持有效引流;留置导尿管的患者,必须准确记录 24 小时尿量;对疑有休克的患者,必须记录 24 小时及每小时尿量。

(五)输血及输液

患者因术前、术中、术后丢失体液,需要补充水、电解质、维生素、蛋白质,必要时输血或血浆。输液或输血时,严密监测患者的脉搏、血压、脱水等情况。保持输液管道通畅,详细记录出入量。

(六)疼痛护理

诊断不明者慎用止痛药。应用止痛药时,必须观察药物的不良反应,如呼吸抑制、恶心呕吐等。

(七)完善术前准备

如药物过敏试验、交叉配血、皮肤准备、常规实验室检查等。急腹症患者一般禁止灌肠、禁止服泻药,以免造成感染扩散或加重病情。

(八)饮食护理

急腹症发作期间应禁食。平时饮食要有规律,不可暴饮暴食,忌油煎、油炸、辛辣及刺激性食物。多食易消化、高营养、少刺激的食物。

第三节　急性胆道疾病

急性化脓性胆管炎或急性胆囊炎对患者的生命都有严重威胁,是我国胆石症患者死亡的主要原因。

一、病因和发病机制

胆管急性梗阻使胆汁淤滞,胆管内压迅速升高,当其超过胆管壁所能承受的压力时,即可使肝内、外胆管的黏膜屏障发生程度不等的损害,为细菌侵入引起急性化脓性感染提供了有利条件。感染的菌种主要是革兰阳性杆菌,其中以大肠杆菌最常见,其次为变形杆菌、铜绿假单胞菌等。造成胆管急性梗阻的原因以结石嵌塞最为常见。胆总管末端的生理缩窄区是最常发生结石嵌塞的部位,其次是病理性的瘢痕狭窄环。这种瘢痕狭窄环可以发生在胆总管、肝总管、左右肝管开口部,以及肝内胆管。狭窄环口径小于正常胆管者称真性狭窄,有的狭窄环口径等于甚至大于正常胆管,但因其上游的胆管更为扩张,对比之下仍明显狭窄者称为相对狭窄。少数病例手术时发现胆管狭窄处有肉芽组织增生,堵塞管腔但无结石。此外进入胆管的蛔虫常引起急性化脓性胆管炎,有结石和胆管狭窄者更是如此。胰头部或胆管本身的肿瘤所造成的梗阻一般进程较慢,梗阻逐渐加重而不引起感染,但个别病例也可并发急性化脓性胆管炎。

二、病理生理

胆管的化脓性炎症向四周蔓延,向胆囊和肝外胆管周围蔓延,可引起脓性渗出和粘连。向肝内胆管周围蔓延,则引起胆管炎性化脓性肝炎和肝脓肿。脓肿或小胆管破裂可以引起弥散性腹膜炎或肝周围局限性脓肿,如膈下或肝下脓肿,并可因而引起反应性的胸腔或心包积液,脓肿也可破入支气管或心包。胆管周围炎侵蚀门静脉或肝动脉,可引起胆道出血。当然含菌的胆汁也可沿此途径进入血流,这可说明急性化脓性胆管炎的患者常迅速出现感染性休克,并易发生败血症的原因。如果在出现致命的后果之前,梗阻得以解除,炎性渗出物和坏死组织被吸收机化,胆囊和胆总管壁增厚并与周围器官粘连,也可引起或加重胆管狭窄,致使胆道梗阻和感染容易复发,使上述病变重演。

三、临床表现

急性化脓性胆管炎以上腹绞痛、寒战、高热、黄疸为特点。腹痛最先出现,位于上腹或右上腹,呈持续痛,阵发加重,旋即出现高热寒战。黄疸于发作后数小时或数日才出现,为梗阻性黄疸。体检见剑突下或右上腹有明显压痛、肌紧张,部分患者可触及胀大的胆囊或肿大的肝脏,并伴有压痛。实验室检查血白细胞计数明显升高,尿胆红素阳性,血清总胆红素和直接胆红素以及 SGPT 升高。严重者并有低血压或休克。如果治疗不及时,可在数小时内昏迷、死亡。

四、诊断

(一)B 超

B 超在胆道疾病诊断中起着重要的作用。超声不仅能够清楚显示胆囊外形和大小,观察有无畸形、结石、炎症及肿瘤等,还能够用于探测肝外胆管及其分支,查明有无胆管扩张、阻塞,提示阻塞的原因,为梗阻性黄疸的诊断和鉴别诊断提供了有力帮助。超声检查简便易行,无痛无创伤,其敏感性为 67%～93%,特异性为 82%～100%。但有时超声难以鉴别门静脉及扩张的肝内胆管,同时由于肠内气体干扰,有时胆总管下端结石难以显示。因此在急性化脓性胆管炎患者,超声检查阴性也不能完全排除胆道结石存在。

（二）逆行胰胆管造影

逆行胰胆管造影（ERCP）对鉴别黄疸性质的诊断正确率在 75％～89％,造影提示梗阻部位和病变性质与手术病理结果相符率为 85.7％。临床上胆石症有时颇难与胆管癌相区别,ERCP 可以帮助确诊。胆石常伴有胆管扩张,有时可看到胆石嵌顿于壶腹部而引起乳头区明显充血、肿胀。胆石一般不引起胆管完全梗阻,造影剂往往从胆石周围包绕而过。但胆管癌造成充盈缺损常在侧壁或造成胆管完全梗阻。ERCP 总的并发症为 2.5％,病死率为 0.001％～0.2％。胆管炎致败血症是 ERCP 致命的并发症,发生率为 0.65％～0.8％,病死率为 0.005％～0.1％。因此急性化脓性胆管炎作 ERCP,同时必须做引流,避免败血症发生或加重。

（三）经皮肝穿刺胆道造影

经皮肝穿刺胆道造影（PTC）操作简单,并发症少,胆系显影成功率高（93％）,胆系影像清晰,较完整,结石诊断率高（94％）。PTC 在急性胆道病患者中除用作诊断外,还可用作引流,术前胆道减压,可使临床症状迅速缓解,争取择期手术治疗。

（四）胆道闪烁显像术

正常人静脉注射^{99m}Tc-HIDA（二甲基亚胺二乙酸）5 分钟,除清晰的肝影外,胆总管和十二指肠也出现放射性;注射 15～30 分钟,除肝影外,胆总管、胆囊管和胆囊、十二指肠清晰显像。假如在注射后 2 小时内胆囊不显影,则可注射胆囊收缩素后 30 分钟再注射^{99m}Tc-HIDA。若胆囊仍不显影,证明胆囊管阻塞,存在急性胆囊炎。Weissmann 报道诊断正确率 98％,特异性 100％,假阴性 5％,假阳性 0。但 Hirvis 报道特异性 38％,假阳性 54％。

五、治疗

（一）经内镜非外科手术疗法

经内镜乳头括约肌切开术（EST）是近十几年来由 ERCP 发展起来的一项新技术,成功率 90％～95％,其适应证为：①胆管结石并发原发性阻塞性化脓性胆管炎（POSC）,结石小于 2cm,一般情况较好,能耐受 EST;②原发性胆总管结石或残余结石,结石直径小于 2cm;③原发性乳头括约肌狭窄,狭窄段限于胆管肠壁段;④胆管蛔虫合并胆管下端狭窄或并发结石;⑤壶腹周围肿瘤引起的梗阻性黄疸。

切开方法有两种。

(1)退刀切开法：该法适用于乳头开口较大,胆管肠腔内隆起明显。按 ERCP 法将乳头切开刀导管由乳头开口插入胆管,至刀丝全部进入为止。先注入造影剂,经透视证实导管已进入胆管下端,随后外拉导管,使 1/2～2/3 的刀丝露于乳头开口处,再根据乳头切开刀的种类,将刀丝拉成弓弦或推成弓背状,置刀丝于乳头开口 11～12 点处,核对电流波型及频率后,即可通电 3～5 秒切开。一次切开不满意时,可反复进行 3～5 次。

(2)推进切开法：①扁平乳头,乳头开口硬化或狭窄,因开口小不能将刀丝全部插入胆总管下端;②壶腹周围肿瘤,导管不能完全插入时。方法是首先施行 ERCP,胆管显影后注意导管在乳头的位置和角度,改换乳头切开导管,将前端按 ERCP 部位和角度插入或顶住乳头开口,轻轻拉起或推起刀丝,边推进边通电。烧灼切开,直至开口扩大将刀全部插入胆管,继之采用退刀法完成切开。切开长度以胆管肠腔内隆起为切开标志。乳头切开后用取石篮取出结石。若结石过大难以取出时,可留置引流导管,以缓解急性化脓性胆管炎毒血症的症状,待患者情况改善后进行手术治疗。乳头切开术病死率1%,并发症8%～10%,只有1%～2%患者需要做外科急症手术。

(二)乳头开窗或由瘘管进刀法

适用于:①胆总管壶腹部结合嵌顿,导管推石失败,乳头切开刀不能从乳头开口进入者;②乳头过大,开口不清,无法从乳头开口处进刀者;③壶腹十二指肠瘘,乳头切开刀可直接由瘘管进入胆管者。先用电凝头在胆管肠腔内隆起最明显处开窗,将电凝头紧贴黏膜并及时通电,反复烧灼直至进入胆管腔,再由开窗处或瘘管口插入乳头开刀切开,至满意时为止。

(三)经内镜胆管引流术

胆管疾患(如肿瘤、结石等)引起梗阻性黄疸,急性化脓性胆管炎需及早做出诊断并进行减黄引流术。非外科手术的胆管引流可分经皮经肝胆管和经口径乳头两类,两类又可分为外引流和内引流。

1.经皮经肝胆管外引流(PTCD)

常用于肝外胆管梗阻性黄疸、急性化脓性胆管炎。先作PTC后置引流管,瘘管扩张后,经瘘管插入胆管镜,可作胆道检查及取石等治疗。如需要经胆管镜将引流管经胆总管末端进入十二指肠留置,即为内引流。

2.经口经乳头外引流(鼻胆管引流)

用加长一倍的ERCP导管作ERCP,导管端部越过狭窄部位留置,撤出十二指肠镜,导管自鼻孔引出。多用于急性化脓性胆管炎的引流及减黄。可自留置导管注入药物,作溶石、抗炎、清洗及造影。但有胆汁丢失,多作暂时应用。

3.经口经乳头内引流(ERBD)

多在EST后进行。1980年Scehendra曾用猪尾形导管经十二指肠镜插入,一端越过狭窄部,一端留于肠腔,能可靠地引流。管理方便,可长时间留置,胆汁不丢失。以上几种内镜手术疗法目前国内已广泛应用。

(四)手术疗法

急性化脓性胆管炎外科手术病死率9%～40%。目前国内外大多采用内镜手术疗法,多数患者经内镜手术治疗后,结石排出,急性炎症即可减退,不需进行外科手术。但对于伴有胆囊结石或胆管有狭窄的病例,特别是肝内胆管狭窄合并结石的病例,经内镜手术排石法恐难以奏效,并难以防止胆管炎复发。因此对这类患者一般倾向择期外科手术治疗。

六、护理

非手术治疗的护理如下。

(1)卧床休息,采取舒适体位。

(2)饮食护理:病情轻者应进低脂清淡流食。病情严重者,早期禁食、禁水,待症状缓解后进低脂清淡流食,逐渐恢复低脂半流食,最后改为低脂饮食。

（3）病情严重者在禁食的同时应行胃肠减压,可以缓解疼痛,胃肠减压期间观察胃液的颜色、性质及量。

（4）密切观察病情变化,定期测量体温、脉搏及血压,做好记录。

（5）观察腹部体征,如腹痛加重、范围扩大等,及时通知医生,积极处理。

（6）适当应用解痉剂以缓解疼痛,如阿托品,但禁用吗啡,以免引起 Oddi 括约肌痉挛,加重症状。

（7）遵医嘱静脉补液和应用抗生素,纠正水、电解质与酸碱平衡失调。

（8）非手术治疗的同时积极进行术前准备,如备皮、皮试等。

七、预防措施

（1）注意饮食卫生,食不过饱,规律饮食、吃好早餐,平时以低脂肪、低胆固醇食物为主,如萝卜、青菜、香菇、木耳、芹菜、豆芽、海带、藕、鱼肉、鸡肉、鲜豆类等。宜吃植物油,少吃动物油。忌用油腻、煎、炸以及含脂肪多的食物。核桃、花生仁、腰果等含油脂多的食物也不宜多食。戒酒,多吃粗纤维食物,保持大便通畅。

（2）保证每天水分的摄入量,每日饮水量应在 1500mL 以上。

（3）避免精神刺激。

（4）减肥,适当进行体力劳动与体育锻炼。

（5）如伴有胆石症,应积极消除结石。

（6）如有寄生虫病史,应采取积极措施驱除寄生虫,以消除隐患。

（7）注意保暖,防止腹部受凉,以免刺激迷走神经,使胆囊强烈收缩。

第四节　　急性胰腺炎

一、病因和发病机制

急性胰腺炎在急腹症中相当常见,按发病情况可分为急性胰腺炎和急性复发性胰腺炎。前者既往无发作史,后者为反复发作者,包括以前仅有一次发作者。按病理可分为急性水肿型胰腺炎,主要病理改变为间质水肿;另一类型为严重的急性出血性胰腺炎,也有称为急性出血坏死性胰腺炎。两种病理类型在理论上可以由前者演变恶化为后者,但临床上往往看到水肿型起病轻,发展慢,过程比较平稳,而并不发展为险恶的出血坏死型,临床上以水肿型为多见。出血坏死性胰腺炎病情凶险,常为暴发性,症状体征均严重,并发症多,病死率高。据国外文献报道病死率为 20%～40%,我国近年报道为 21%～38%。

关于致病原因,国外强调与长期饮酒有关,我国和胆道疾病尤其胆石症关系密切。其他因素很多,一般外科参考书均有叙述。关于急性胰腺炎的发病机制也有几种说法,比较普遍被接受的解释为:胰管因功能性或器质性的原因而引起梗阻。在这种情况下,又因食物、药物等原因刺激十二指肠,产生大量促胰液素,促胰液素使胰液大量分泌,胰管内压力急剧上升,胰酶逆行进入胰腺间质,遂触发急性胰腺炎。Anderson MC 等于 1967 年提出的机制,迄今仍被主要外科参考书引用。

二、临床表现

(一)急性腹痛

起病往往急骤。位于上腹部,以剑突下为中心,可偏右或偏左,有时为整个上腹部疼痛。持续性,可同时伴背痛。因胆道疾病原发而致的急性胰腺炎,腹痛可起自右上腹,有的放射到肩部,疼痛通常较为剧烈。

(二)胃肠道症状

往往有恶心或呕吐,上腹部胀满感等,发展到一定时候,均有腹胀,有的病例上腹胀闷难受的感觉甚至较疼痛更突出。

(三)发热

体温升高但开始很少高烧。脉速常达 100 次/分以上,严重的病例可达 150 次/分。心律不齐、血压下降、周围循环衰竭的表现在严重病例也不少见。

(四)体格检查

常可发现上腹部肌紧张及压痛和反跳痛,左右常不等。合并胆道疾病者,右季肋下胆囊区也常有压痛。严重的出血坏死性病例可见到侧腰部皮下瘀血(Grey Turner 征)和脐周皮下出血(Cullen 征),为病情严重、预后不良的征兆。

(五)实验室检查

血白细胞升高,中性多形核升高几乎每例均有,只说明有炎症存在。有诊断意义的检查如下。

1. 血清淀粉酶

血清淀粉酶超过 500U(Somogyi 法)有诊断意义。尿淀粉酶也有诊断价值,尿中淀粉酶在胰腺炎病例可持续 3～6 天,超过 124U Winslow 单位有诊断意义。由于在溃疡病穿孔、胆石症、绞窄性肠梗阻等情况下也常有血清淀粉酶升高,唯后者升高程度不如胰腺炎高,且有其他诊断依据,但如测定淀粉酶和肌酐肾清除率比值,对诊断更有意义。比值的计算方法如下:

$$(尿淀粉酶/血淀粉酶) \times (血肌酐/尿肌酐) \times 100 = 比值\%$$

当比值超过 6% 时提示为急性胰腺炎。

2. 脂肪酶

血清脂肪酶升高超过 1.5U(Comfort 法),有诊断意义,不少医师认为比血清淀粉酶更可靠。但本法需 24 小时出报告,不能符合临床急症要求;湖南医学院近来报道应用 Shibabi 改良快速比浊法,认为比淀粉酶有更高的敏感性和特异性,时间也大为缩短。

3. 血钙

血钙降低是胰腺炎引起腹内脂肪坏死皂化与钙结合所致,降低的程度和胰腺炎的严重性有关,如血钙低于 7mg/dL,提示预后不良。血糖升高在胰腺炎患者也较常见,重要性不如血钙降低。

4. 腹腔穿刺液中淀粉酶的检查

在坏死性胰腺炎患者常出现腹胀,移动性浊音阳性,用细针于侧腹部穿刺可得到血性渗液,测淀粉酶常很高,有助于诊断。

5. 血气分析

急性胰腺炎易合并呼吸窘迫综合征(ARDS),在临床出现呼吸功能衰竭以前,血氧分压实际早已下降,及早发现有助于改善缺氧,间接有助于预后。

6. 影像学诊断

实时 B 超检查可发现胰腺肿大,界限模糊,但也可正常或变小,和胰腺炎的病理改变和病期有关。对发现钙化和假性囊肿、腹腔内脓肿尤有价值。CT 检查也有助于诊断,如发现胰腺肿大,呈蜂窝状等。但在急性胰腺炎并非必需,也不如 B 超方便、经济。

7. 腹、胸 X 线片

为急性胰腺炎患者的常规检查项目。腹部平片可见前哨肠袢即空肠袢局限性扩张胀气和横结肠胀气扩张,系胰腺炎渗出致附近肠袢麻痹的表现。稍后可以有广泛小肠胀气,与渗出物刺激内脏神经有关。胸片往往可发现左膈上积液,肺野模糊,为胰腺炎所致肺间质水肿,ARDS 的早期表现。

三、诊断和鉴别诊断

根据病史、体征、血清淀粉酶、B 超、X 线片所见,一般诊断并不困难。腹腔穿刺常有帮助。腹腔穿刺液的结果,可以鉴别十二指肠穿孔、绞窄性肠梗阻和出血坏死性胰腺炎等,但应和其他临床所见结合再鉴别。

四、急性出血坏死性胰腺炎的并发症

水肿型胰腺炎过程平稳,病程也短,并发症也较少。急性出血坏死性胰腺炎则不然,不仅变化多,甚至危象丛生,多器官功能衰竭的发生率很高,其严重性也日益为临床医师所认识。主要累及的器官按发病的先后叙述如下。

(一)肺功能衰竭

据统计约 80% 的急性出血坏死性胰腺炎患者发生 ARDS,但有程度的不同。ARDS 的发生和循环、休克无直接关系,主要是由于胰腺坏死。胰腺破坏而释出的磷脂酶 A(Phospholipase A)可使肺表面活性物质失活,肺泡内渗出和肺不张;胰腺炎渗出引起脂肪坏死,释出甘油酸酯类和它的代谢产物、游离脂肪酸等,造成肺泡损害。此外,血管舒缓素原(Kallikreinogen)、胰蛋白酶原被激活,产生缓激肽及微血管增渗酶,可对全身和肺循环产生影响,也可造成肺脏的直接损害。约 20% 的急性出血坏死性胰腺炎死于呼吸衰竭。

(二)肾衰竭

急性出血坏死性胰腺炎而出现过休克的患者都会发生肾衰竭,有些即使临床上血压下降未达休克的程度也有相当多病例发生肾衰竭,因为休克不是仅以血压下降来断定的。胰腺出血坏死,大量渗出,体液丢失,血容量锐减,血压下降,肾滤过压降低以及肾脏缺血,临床出现少

尿。实际上常有肾小管坏死和肾衰竭,有时开始时肾衰竭并不严重,但如病程拖长,并发症迭出,感染发展等,肾功能可以恶化,临床发展为无尿,患者最终死于肾衰竭。

(三)肝脏、心脏受损

最常见的肝脏损害为肝功能不正常,如 SGOT、碱性磷酸酶升高,血清胆红素升高等。后者还常因有梗阻的因素,但几乎都有肝细胞受损。血糖升高部分原因也和肝功能损害有关。心率快、心律失常、心排出量降低等常是心肌损害的表现。患者有肺水肿、ARDS、肺动脉高压等也加重了左心负担,这些在出血坏死性胰腺炎时并不少见。

(四)其他并发症

1.静脉血栓形成

首先发生在坏死胰腺组织附近的静脉如脾静脉、肠系膜静脉等,严重的可引起结肠坏死。这和胰酶渗出直接侵犯静脉有关,也和胰腺坏死分解产生的酶可促使静脉内血栓形成有关,包括周围静脉在内。

2.弥散性血管内凝血

即 DIC。胰酶分解胰腺组织产生的促凝物质,休克、微循环障碍、肝功能障碍等因素,均可促使发展为 DIC。

3.其他

如胰腺脓肿、胰腺假囊肿、胃和十二指肠腐蚀穿孔,附近血管受侵蚀破裂后反复大出血等均有报道,成为患者最终死亡的原因。

五、治疗

(一)支持疗法

可采用禁食,胃肠减压,输液保持水、电解质平衡,保持尿量等。对于出血坏死性胰腺炎,一般输液常难维持血容量,多需输血浆或蛋白溶液,待稍稳定后可采用全胃肠外营养疗法。因这类患者病程长、消耗重,需一开始就要有力的支持治疗,输血只是时间问题。抗生素的选用是必要的,一般采用两种以上联合治疗,常用者如青霉素和庆大霉素。

(二)抑制胰腺外分泌

1.抑肽酶

抑制胰液外分泌及胰酶活性,除禁食以避免食物刺激外,早期可用抑肽酶(Trasylol)。理论上本药为强有力的抗胰蛋白酶药物,但如出血坏死已经形成,其作用就很有限。一般首剂量 8 小时可静脉滴注 8 万～12 万 U,以后每 8 小时 8 万 U,连续 48 小时。应用时要注意过敏反应。

2.氟尿嘧啶

有抑制胰腺腺泡细胞分泌胰酶的作用,在适当的病例可以选用。近来的报道意见不一,有的认为有效,有的认为无效,多数报道均缺乏严格的对照。据最近的实验研究,氟尿嘧啶在相当高的浓度时确有作用,但通常静脉给药方法不易达到此浓度或者患者不能耐受。如果能给动脉局部灌注,其效果可能要好些。给药途径可试行股动脉插管到腹腔动脉,经肝总动脉或更好是胃十二指动脉给药。但多数情况下不具备此条件。周围静脉给药以短时间内给完比均匀持续小量为好,每日可以两次,每次 0.5g。

(三)恢复血容量

除了输液,补充电解质外,应输血浆或清蛋白等胶体,使血容量尽快恢复,某些情况下可输全血。在急性出血坏死性胰腺炎,由于渗出量很大,第 1 日需 800～1000mL 血浆者相当普通。输液的指标要使尿量达到 50mL/h,此数值也仅为参考,因常有肾功能受损,尿比重降低。一般最好监测中心静脉压,使之保持在 0.98kPa(10cmH$_2$O)左右;对有休克倾向或已发生休克者,最好作血流动力学监测;有条件单位应放 Swan-Ganz 漂浮导管,对于输液的指导,出现 ARDS、急性肺水肿或心功能不全的监测十分有用;通过导管可测右房压、肺动脉压、肺动脉楔压、心排血量,并可分别从右心房及肺动脉取血行血气分析,通气所得数据,结合心率、血压等可以分别算出心脏指数、心搏出量、外周血管阻力等,以指导治疗。

(四)发生 ARDS 的治疗

使用呼吸器的指征,需根据临床总的情况加之考虑。止痛药物可给杜冷丁,有止痛镇静作用。忌用使 Oddi 括约肌痉挛的药物。抗生素多倾向于选用针对腹腔内坏死的胰腺和肺部感染。国外多选用头孢菌素属,要根据病情调节剂量和改换种类,剂量可用常规剂量,也有报道用氨基苄青霉素者。由于急性胰腺炎尤其是出血坏死性胰腺炎的预后是由很多因素决定的,很难判断何种抗生素起作用。

(五)中药治疗

水肿型或者不很严重的出血性胰腺炎可给中药,以清胰汤为主,基本方为:柴胡 10g,白芍 15g,郁金 10g,木香 15g,延胡索 10g,生大黄 10g(后下)。如合并胆囊炎加黄芩、银花、连翘、茵陈、栀子、木通等,剂量均各在 15g 左右。每日可以服两剂。

(六)其他辅助治疗

补钙,尤其表现有低血钙时可补葡萄糖酸钙,静脉给予。其他如 H$_2$ 阻滞剂西咪替丁,300mg,每日 4 次静脉滴入,可抑制胃酸分泌,减少对胰腺的刺激。如有呋喃硝胺更佳,其作用比西咪替丁大 5 倍而不良反应小。此外还有作内脏神经封闭以减轻腹膜后刺激等,如患者情况许可均可应用。

(七)外科治疗

1. 外科治疗适应证

可归纳为:①病情进展,临床诊断为出血坏死性胰腺炎;②诊断虽不确定而临床病情发展很快;③合并胆道梗阻,或胆总管结石;④来院时已较晚,已有并发症如脓肿等;⑤各种非手术治疗效果不好,中毒症状明显而病灶部位坏死组织仍在起作用者。以上仅为参考,其他如内出血、肠坏死穿孔、严重腹膜炎等均为手术的指征。

2. 手术方法

多数外科医师均认为过去采用的切开胰包膜及引流小网膜囊和腹腔是不够的。有几种方法可供选择。

(1)如出血坏死不严重,坏死没有明显界限,除切开包膜外,可作腹腔灌洗引流术。

(2)不规则坏死胰腺切除是将坏死部分切除,出血创面用填塞法止血,腹壁伤口开放。可以采用将胃大弯缝于横切口上部腹膜,横结肠缝于横切口下部腹膜,利用大网膜和腹膜缝合,开放小网膜囊,填塞盐水(可加抗生素)纱布以后便于更换填塞敷料。

也可用尼龙加链缝于横切口上、下,可开、可关,便于引流、冲洗和观察小网膜囊底部胰腺炎的情况。

(3)规则性切除是在病变局限于体尾时,作体尾部切除,或者规则性与不规则相结合。不论何种方式,充分的引流是原则,坏死组织清除是否彻底和经验、技术有关,也和胰腺炎继续发展的结果有关,故有的患者需几次手术清除。

(4)发生小网膜囊内脓肿、膈下脓肿,均应手术引流;有胆道梗阻者应解除梗阻。空肠造瘘为不少外科医师所推荐,可以用作胃肠内营养,对维持出血坏死性胰腺炎的高消耗有用,早期可用全胃肠外营养,有了空肠造瘘,适当时机即可过渡。

六、预后

目前国际上仍公认 Ranson 所提出的判断急性胰腺炎预后的因素有重要参考价值。

(一)入院时

(1)年龄大于 55 岁。

(2)血糖高于 11.1mmol/L(200mg/mL)。

(3)白细胞计数高于 $16×10^9/L$。

(4)乳酸脱氢酶大于 700IU。

(5)血清 GPT 高于 250U(Sigma-Frankel 单位)。

(二)第 1 个 48 小时

(1)红细胞压积下降大于 10%。

(2)血清钙低于 2mmol/L。

(3)乳酸酶缺乏大于 4mEq/L。

(4)血中尿素氮升高 1.79mmol/L 以上。

(5)组织间液体滞留大于 6L。

(6)动脉血氧分压低于 8kPa,如果有 3 个以上因素存在则认为预后不好。不少医师认为这些因素的重要性并不相等,这些因素的不同组合其意义也不尽相同,另外有些因素应考虑在内,如消化道广泛弥散性出血,胃肠减压持续出现咖啡样液体,48 小时不见减少,患者的神志意识状态,以及腹腔和肺部的继发感染等,也是判断预后的重要因素。尽管如此,在治疗上不能因为判断结果不好有所放松,而更应千方百计抢救。由于医务人员的努力和医学技术的进步,急性出血坏死性胰腺炎的病死率近年来有所下降。

七、护理

(一)了解病史

(1)详细询问病史,患者既往有无胆道疾病,如胆道结石、感染、蛔虫等;有无十二指肠病变;有无酗酒及暴饮暴食的习惯。

(2)询问患者腹痛的部位、性质,有无明显诱因,是否伴有发热、恶心、呕吐、腹胀,既往有无类似症状发作。进行过何种检查,目前治疗情况如何。

(3)由于本病呈急性起病,患者出现剧烈腹痛,一般止痛药物无效。而出血坏死性胰腺炎则症状重,预后差,常使患者及其家属产生不良的心理反应,故应注意评估患者及其家属的心理状况,做好心理护理。

(二)身体评估

(1)全身状况:患者采取何种体位,是否呈急性危重病容;精神状态如何;有无生命体征,尤其是血压的改变;有无脱水征,皮肤黏膜、巩膜有无黄染。

(2)腹部体征:腹部是否膨隆,有无 Grey-Turner 征或 Cullen 征,腹部有无压痛、反跳痛,有无腹肌紧张和移动性浊音,肠鸣音是否减弱或消失。

(三)了解患者的相关化验检查

(1)有无血、尿淀粉酶增高,增高的程度如何。

(2)血白细胞计数有无增高,增高程度如何。

(3)血清脂肪酶、血清正铁血红蛋白、血糖、血钙、血钠、血钾及动脉血气分析有无改变。

(4)腹部 X 线平片、B 超与 CT 检查的结果。

(四)腹痛护理

1. 休息与体位

患者应绝对卧床休息,以降低机体代谢率,增加脏器血流量,促进组织修复和体力恢复。协助患者取弯腰、屈膝侧卧位,以减轻疼痛。因剧痛辗转不安者应防止坠床,周围不要有危险物,以保证安全。

2. 禁食和胃肠减压

多数患者需禁食 1~3 天,明显腹胀者需行胃肠减压,其目的在于减少胃酸分泌,进而减少胰液分泌,以减轻腹痛和腹胀。应向患者及其家属解释禁食的意义,患者口渴时可含漱或湿润口唇,并做好口腔护理。

3. 缓解疼痛

遵医嘱给予解痉止痛药,如阿托品能抑制腺体分泌,解除胃、胆管及胰管痉挛,但持续应用时应注意有无心动过速等不良反应。止痛效果不佳时遵医嘱配合使用其他止痛药如哌替啶。禁用吗啡,以防引起 Oddi 括约肌痉挛,加重病情。注意用药后疼痛有无减轻,疼痛的性质和特点有无改变。若疼痛持续存在伴高热,则应考虑是否并发胰腺脓肿;如疼痛剧烈,腹肌紧张、压痛和反跳痛明显,提示并发腹膜炎,应报告医师及时处理。

(五)胃肠减压注意事项

因患者禁食并行胃肠减压,应注意观察患者的出入量以及水、电解质及酸碱平衡情况。

1. 病情观察

注意观察呕吐物的量及性质,行胃肠减压者,观察和记录引流液的色、量及性质。观察患者皮肤及黏膜色泽、弹性以及有无口渴、尿少等脱水症状。准确记录 24 小时出入量,作为补液的依据。定时留取标本,监测血、尿淀粉酶,血糖,血电解质的变化,做好动脉血气分析的测定。出血坏死性胰腺炎患者应注意有无多器官功能衰竭的表现。

2. 维持水、电解质平衡

禁食患者每天的液体入量应达 3000mL 以上。根据患者脱水程度、年龄和心肺功能调节输液速度,及时补充因呕吐、发热和禁食所丢失的体液和电解质,纠正酸碱平衡失调。

3. 防止低血容量性休克

定时测量患者的体温、血压、脉搏、呼吸,特别注意患者血压、神志及尿量的变化,如出现神志改变、血压下降、尿量减少、皮肤黏膜苍白、冷汗等低血容量性休克的表现,应积极配合医生进行抢救。①迅速准备好抢救用物如静脉切开包、人工呼吸器、气管切开包等。②患者取平卧位,注意保暖,给予氧气吸入。③保持通畅的静脉通路,必要时中心静脉置管,按医嘱输注液体、血浆或全血,补充血容量。根据血压调整给药速度,必要时测定中心静脉压,以决定输液量和速度。④如循环衰竭持续存在,按医嘱给予升压药。

（六）体温过高护理

（1）监测体温和血象改变,随时观察患者体温的变化,注意热型及体温升高的程度。监测血象中白细胞计数和分类的变化。

（2）高热的护理,高热时可采用头部冰袋、酒精擦浴等物理降温的方法,并观察降温效果。注意定期进行病房的空气消毒,减少探视人员,协助患者做好皮肤、口腔、会阴、头发、指（趾）甲的护理。

（3）遵医嘱及时应用抗生素,严格执行无菌操作。

八、预防措施

（1）向患者及其家属介绍本病的主要诱发因素和疾病过程。

（2）教育患者积极治疗胆道疾病,注意防治胆道蛔虫。

（3）指导患者及其家属掌握饮食卫生知识,平时养成良好的饮食习惯,避免暴饮暴食、酗酒、进食油炸食物等不良饮食习惯。

（4）腹痛缓解后,应从少量低脂、低糖饮食开始逐渐恢复正常饮食,避免刺激性强、产气多、高脂肪和高蛋白食物,戒除烟酒,防止复发。

（5）出院后如有腹部不适或腹痛,应及时到医院就诊。

第九章 泌尿系统急危重症护理

第一节 急性肾衰竭

急性肾衰竭(ARF)是各种原因引起的肾脏功能在短时间(几小时至几天)内急剧降低,以致机体内环境出现严重紊乱的临床综合征。肾功能下降可发生在原来没有肾功能不全的患者,也可发生在已稳定的慢性肾病者,突然有急性恶化。临床主要表现为氮质血症,水、电解质和酸碱平衡紊乱,以及全身各系统并发症。常伴有少尿(400mL/d),但也可以无少尿表现,称非少尿型急性肾衰竭。

一、病因及发病机制

(一)病因

急性肾衰竭可在许多致病条件下发生,常见的病因可分为肾前性、肾实质性和肾后性三大类。

1. 肾前性衰竭

肾前性衰竭是指肾脏血液灌注不足,导致肾小球滤过率下降,一旦补足血容量,肾功能立即恢复,肾脏无结构损坏,但如果治疗不及时,可发展为缺血性急性肾小管坏死,即使改善肾脏灌注,也不能逆转。常见病因如下。

(1)急性血容量不足:主要为细胞外液丢失,如呕吐、腹泻、烧伤、过度利尿、大出血等。

(2)心排血量减少:常见于充血性心力衰竭、急性心肌梗死、严重快速性心律失常、心脏压塞、手术后低心排血量综合征、急性肺栓塞。

(3)周围血管扩张:见于感染性休克、过敏性休克、麻醉或使用降压药。

(4)肾血管阻力增加:见于应用血管收缩药、前列腺素抑制剂等。

2. 肾实质性衰竭

肾实质性衰竭是指由原发性或继发性肾内血管、肾小球、间质及肾小管病变引起的肾衰竭。主要原因如下。

(1)急性肾小管病变:常见于急性肾缺血、急性肾毒性损害(常见有药物、化学毒素、生物毒素、造影剂及内源性毒素,如异型输血、挤压伤、创伤引起的血红蛋白、肌红蛋白沉积于肾小管)。

(2)急性肾小球病变:各种病因引起的急性肾小球肾炎、急进性肾炎、恶性小动脉性肾硬化症及肾皮质坏死。

(3)肾血管病变:恶性或急进性高血压、肾动脉栓塞或血栓形成。

（4）急性间质性肾炎：常见的原因有药物性、感染性及代谢性。

3.肾后性衰竭

肾后性衰竭是指排尿器官（输尿管、膀胱和尿道）梗阻引起的少（无）尿。主要病因如下。

（1）尿路梗阻：尿道损伤及炎症水肿、狭窄，膀胱肿瘤，前列腺肿大。

（2）双侧输尿管梗阻：结石、血块阻塞、腹膜后纤维化。

（二）发病机制

急性肾衰竭的发病机制有多个学说。不同发病原因引起的急性肾衰竭，其发病机制也各不相同，下面主要叙述急性肾小管坏死引起的急性肾衰竭发病机制。

1.血流动力学改变学说

肾脏作为血液过滤的管道，当肾动脉血管痉挛、肾灌注降低、滤过受损，使肾血流量减少和肾血管阻力增加，导致急性肾小管坏死，引起 ARF。

2.渗漏学说

肾小管上皮细胞损伤、坏死、脱落，沉积堵塞肾小管，并且肾小管管壁失去完整性，屏障作用减弱，加上肾小管周围血浆胶体渗透压的回吸收作用，致使肾小管液体（原尿）向管周血管反渗，引起肾间质水肿，压迫肾单位，加重肾缺血，使肾小球滤过率更降低，导致 ARF。

3.肾小管阻塞学说

肾小管上皮细胞遭毒性损伤坏死脱落和内源性毒素（如肌红蛋白、血红蛋白、尿酸和钙等）阻塞肾小管，引起囊内压升高，肾小球滤过停止导致 ARF。

二、护理评估

（一）病史

急性肾衰竭的临床表现有时隐匿，有时进展迅速，常见的临床表现可因发病原因不同而异，仔细询问病史，辨别致病因素，评价容量状态具有重要意义。

（二）临床表现

ARF 可分为少尿期、多尿期和恢复期 3 个阶段。

1.少尿期

尿量骤减或逐渐减少。主要表现如下。①高氮质血症：当受损肾单位的总和未达到 80%以上时，可不出现高氮质血症。根据血清尿素氮递增的速度将肾衰竭分为轻、中、重三度。轻度每日递增<15mg，中度每日递增 15～30mg，重度每日递增>30mg。②高钾血症：血清钾>5.5mmol/L，称高钾血症。③酸中毒、低钠血症。④神经系统表现：嗜睡、头痛、烦躁及昏迷，可能与脑水肿有关。⑤消化系统症状：恶心、呕吐、厌食等，部分患者出现急性胃黏膜损伤而引起消化道出血。⑥贫血：急性肾衰竭中晚期常伴有贫血。

2.多尿期

每日尿量可达 4000mL，甚至更多，多尿期早期（3～7 天以内），尽管尿量增多但肾小管功能并未迅速恢复，血尿素氮水平可继续上升。

3.恢复期

尿量正常，尿毒症症候群消失，随意饮食下尿素氮、肌酐值在正常范围。

(三)辅助检查

1. 实验室检查

(1)尿比重与尿渗透压:正常尿比重为 1.015～1.025,当肾小管功能受损时,重吸收能力下降,尿比重降低。正常尿渗透压为 40～120mOsm/(kg·H$_2$O),较尿比重更能反映肾脏浓缩和稀释功能。

(2)血尿素氮、肌酐:二者均为体内代谢产物,当肾功能下降 50％左右时,才开始出现血浓度升高,因此,不是反映肾脏早期受损的敏感指标。

2. 影像学检查

(1)B 超:对危重肾病患者的肾脏、尿路系统器质性改变的诊断和监护具有独特价值。常用于观察肾脏大小、有无占位、肾盂积水、尿路结石、肾周围脓肿或血肿、肾动脉狭窄等。

(2)尿路平片与静脉肾盂造影:可以显示肾脏大小、位置、有无结石及占位、尿路梗阻及尿路畸形等,静脉肾盂造影还可用于判断肾脏功能状态。

(3)CT 和 MRI:二者均有分辨率高和无创性的优点,可以显示微小病灶,对肾功能不良者也可使用。

3. 肾穿刺活检

肾穿刺活检是获取肾脏标本的重要手段之一。大约有 20％的急性 ARF 需要活检明确病因诊断。

三、急救措施

(一)病因治疗

积极治疗原发病是抢救成功的关键。对肾前性肾衰竭患者,扩容、补充血容量、控制心力衰竭有助于改善肾血流和肾功能;解除尿路梗阻有利于肾后性肾衰竭的缓解;中毒患者及时应用解毒药或迅速促进毒物排出;所有 ARF 患者均停用影响肾脏血流灌注或肾毒性药物,避免应用对比剂;根据肾功能调整所用药物的剂量与用药的间隔时间。

(二)纠正水、电解质及酸碱失衡

(1)维持水平衡:少尿期患者应严格计算 24 小时出入量,严格控制液体的摄入,每日入量等于前一天液体排出量(包括尿、便、呕吐物、创口渗出液、引流液、透析超滤量)＋500mL(为不显性失水减去代谢内生水),入量则包括输入液体、饮水及摄入食物中所含水分。多尿期补充液量应比出量少 500～1000mL。能起床的患者每日定时测体重。

(2)高血钾的处理:抢救肾衰竭中防治高钾血症非常重要。限制饮食中含钾高的食物、不输库存血、及时清除体内坏死组织等均为防治高钾血症的重要措施。当发生高钾血症时需采取的措施:①静脉注射 10％葡萄糖酸钙 10～20mL,可对抗钾离子对心肌的毒性作用;②用 10％葡萄糖注射液 500mL 加入胰岛素 10U 静脉滴注,可促进糖原合成,使钾进入细胞内;③用 5％碳酸氢钠 100～250mL 静脉滴注;④口服钠型离子交换树脂 20～50g 加 30％山梨醇 20～50mL,每日 3～4 次,增加钾离子从肠道排出;⑤透析治疗。

(3)代谢性酸中毒的处理:①5％碳酸氢钠 100～250mL 静脉滴注;②透析治疗。

(三)肾脏保护及血容量恢复

血流动力学稳定后,应用药物可解除肾血管痉挛或肾小管堵塞,缩短急性肾衰竭病程或加快肾功能恢复。肾脏局部可试用热敷、理疗或普鲁卡因肾囊封闭。常用药物有如下。

(1)多巴胺:小剂量多巴胺有选择性扩张肾血管和增加尿量作用,被称为肾脏剂量多巴胺,一般为 $2\sim5\mu g/(kg \cdot min)$。

(2)多巴酚丁胺:多巴酚丁胺能明显增加感染性休克患者血压和心排血量,尿量和尿钠排泄分数无明显增加,但肾脏灌注改善,肾小球滤过率提高,肌酐清除率明显增加。其效果明显优于多巴胺。至于其改善肾功能的机制尚待进一步研究。一般用量为 $2\sim5\mu g/(kg \cdot min)$。

(3)呋塞米(速尿):$40\sim100$mg 间隔 $4\sim6$ 小时静脉注射,或 200mg 加 5% 葡萄糖注射液 30mL 持续静脉微量注射泵输入,能增加尿量。

(四)营养支持供给

高热量饮食,减少内源性蛋白质的分解,有利于肾组织的再生与修复。碳水化合物的摄入量应不少于每日 100g,限制蛋白质的摄入,少于每日 0.5g/kg,蛋白质以富含动物蛋白为主。限制饮食中钾、钠的含量,避免高钾血症以及水、钠潴留。危重患者及早给予胃肠内营养或静脉高营养(TPN)。

(五)血液净化

目前主张早期预防性透析,尽早清除体内代谢产物,预防和治疗水、电解质、酸碱失衡,降低病死率,改善预后,提高生活质量。

1.适应证

急性肾衰竭合并下列情况时应进行透析。①高钾血症:钾离子大于 6.5mmol/L;②血尿素氮大于 28.6mmol/L($60\sim80$mg/dL),血肌酐大于 $442\mu mol/L$;③严重代谢性酸中毒,其他治疗无效;④急性肺水肿;⑤高分解代谢状态,无尿 2 天或少尿 4 天以上者。

2.透析方法

包括血液透析和腹膜透析,二者对急性肾衰竭的疗效相近。血流动力学不稳定宜进行腹膜透析。高分解代谢患者常需每天透析。传统间断性血液透析不能控制症状的尿毒症患者,或血流动力学不稳定且又不宜进行腹膜透析的患者,应选择连续性肾脏替代治疗(CRRT)。对血流动力学不稳定,如有脓毒症或多器官功能障碍的患者更适合 CRRT 治疗,其优点是具有极好的溶质和水的去除作用,便于静脉用药、全身静脉高营养治疗及持续控制氮质血症,而且还可以去除脓毒症毒素及损伤性细胞因子(包括 IL-1 及 TNF-α)的作用,有利于脓血症及多器官功能障碍的治疗,但此种方法需要 24 小时连续治疗和监护。

四、护理措施

(一)卧床休息

应绝对卧床休息,以减轻肾脏负担,昏迷患者应定时翻身,每 2 小时 1 次。

(二)饮食护理

对能进食的患者,鼓励尽量进食低蛋白、高热量饮食。限制饮食中钾、钠的含量,以避免高钾血症及水潴留。危重患者禁食,给予胃肠内营养或静脉高营养。

(三)心理护理

安慰患者,减轻其恐惧及焦虑情绪。

(四)病情观察

1. 生命体征的观察

无论是少尿期还是多尿期均要严密观察呼吸、心率(心律)、血压、体温和神志变化,及时发现急性肾衰竭的各种并发症,如肺水肿、代谢性酸中毒、电解质平衡失调和感染等。

2. 尿的观察

急性肾衰竭最显著的特征是尿的变化。因此,在肾衰竭患者的治疗与护理中严密观察尿的量、色、性质,每小时记录尿量,定时测量尿比重,肾衰竭患者尿比重固定在 1.015 以下,是肾脏丧失浓缩功能所致。尿液外观多浑浊,尿色深,有时呈酱油色,尿沉渣中含红细胞、白细胞、小管上皮细胞或管型。尿的颜色由浊变清,预示着病情好转。

3. 电解质的观察

高钾血症常是少尿期的主要死因。肾衰竭患者由于尿液排钾减少、合并感染、溶血及大量组织破坏等均可使钾离子由细胞内释放到细胞外,引起高钾血症。应每日监测电解质情况,密切观察血钾和心电变化,血钾高于 8mmol/L 可发生心律失常、心搏骤停而致死。因此,应将血钾控制在 6.0mmol/L 以下。

4. 肾功能的观察

每日应检查血肌酐及尿素氮的情况,一般血肌酐每日升高 44.2～88.4mmol/L,血尿素氮每日升高 3.6～10.7mmol/L,病程长、高分解代谢者血肌酐、尿素氮可更高。

5. 并发症的观察

肾衰竭患者抵抗力极差,容易发生感染,以泌尿系统感染多见,其次为肺部感染及败血症。败血症是重要死因,因此,应注意患者的体温、血常规及白细胞计数变化。应激性溃疡、尿毒症性肠炎及凝血功能障碍等可引起肾衰竭患者消化道大出血、皮肤黏膜出血等,故应观察有无出血倾向。

(五)透析的护理

透析疗法是治疗急性肾衰竭的最有效方法,可采用的透析技术包括血液透析和腹膜透析。

1. 血液透析

(1)血液透析原理:根据 Gibbs-Donnan 膜平衡原理,将患者的血液与透析机供给的透析液同时引入透析器的膜内、外室,在透析膜的两侧呈反向流动,即血液自透析器的动脉端向静脉端流动,而透析液从透析器的静脉端膜外向动脉端膜外流动,借助膜两侧的溶质梯度、渗透梯度和水压梯度,通过弥散、对流吸附清除毒素,通过渗透、超滤清除体内潴留水分,同时补充机体需要的物质,从而达到治疗目的。

(2)血管通路的建立:急性肾衰竭采用临时性血管通路,主要采用单针双腔血透管从中心静脉置管。

(3)抗凝方法:无出血倾向者给予全身肝素化,首剂量 0.2～0.8mg/kg,于透析前静脉注射,以后每小时由微量注射泵输入,根据出凝血结果调整肝素量。

（4）透析护理。

1）血液透析前护理:先向患者说明透析目的、过程和可能出现的情况,以避免紧张、焦虑。向患者家属讲明血液透析的风险,并签署同意书。检查患者一般情况,如出入量、出凝血结果、肾功能及电解质情况。每次透析前监测体重与生命体征,并消毒周围环境。

2）血液透析中护理:生命体征有无变化,尤其是血压的改变;有无失衡综合征、热原反应、头痛、呕吐、肌痉挛和过敏反应等现象;血液和透析液的颜色是否正常,有无血液分层或凝血现象;透析装置各部件运转是否正常;及时采集血标本,观察各种生化指标有无改善。

3）血液透析后护理:透析结束后做好留置管道的维护与固定,用肝素液封管,并用敷料包扎,观察敷料有无渗血、渗液,如有要分析原因并及时更换。躯体活动时注意不要使管道扭曲与滑脱。

2.腹膜透析

（1）腹膜透析原理:腹膜透析与血液透析所起的作用基本相同,都是根据弥散原理进行。在腹膜透析中,半透膜就是腹膜本身,主要通过渗透作用去除液体,而不是像血液透析那样主要通过压力梯度。

（2）急诊置管术前护理:①向患者说明透析目的、过程和可能出现的情况,以避免紧张、焦虑;②做普鲁卡因皮试;③术前排空尿便,如有便秘应清洁灌肠,昏迷者留置导尿管。

（3）透析前环境与物品准备:透析室应备好急救药物与氧气装置。透析前房间彻底消毒。配置透析液和透析操作应严格无菌操作,使用前检查透析液的透明度,发现异常严禁使用。

（4）透析过程护理:①患者取仰卧位或半坐卧位,注意保暖;②密切观察患者的全身情况、生命体征及有无腹痛,注意灌注速度和排出速度,透析管有无漂移,保持透析液温度在37～38℃;③观察流出液的颜色和澄清度,如有浑浊、出血应及时报告医生,每日送检标本监测血生化指标;④记录出入量、透析次数、透析时间;⑤保持皮肤清洁,每次透析后更换敷料,注意腹透管周围皮肤情况,如有炎症可用抗生素药膏外涂或碘伏湿敷。

第二节　尿石症

尿石症又称尿路结石,是泌尿系统的常见病,是泌尿系统各部位结石病的总称,分为肾结石、输尿管结石、膀胱结石、尿道结石。根据结石所在部位分为上尿路结石和下尿路结石。上尿路结石是指肾结石和输尿管结石,下尿路结石包括膀胱结石和尿道结石,临床上以上尿路结石多见。其典型临床表现有腰腹绞痛、血尿,或伴有尿频、尿急、尿痛等泌尿系统梗阻和感染的症状。

一、评估要点

（一）病因评估

尿路结石的病因极为复杂,应从流行病学（性别、年龄、种族、职业、地理环境、饮食习惯、水分摄入）、自身疾病、尿液改变（尿液 pH、量、性质改变）、泌尿系统解剖结构等方面评估。

(二)症状及体征评估

1.上尿路结石

多见于青壮年男性,好发于 21～50 岁,以单侧多见。主要表现为与结石活动有关的肾区疼痛及血尿。

(1)肾区疼痛:结石大、移动小的肾盂及肾盏结石可引起上腹部和腰部钝痛。结石活动或引起输尿管完全梗阻时,出现肾绞痛。典型的肾绞痛位于腰部或上腹部,沿输尿管走向向下腹和会阴部放射,可至大腿内侧。

疼痛性质为刀割样阵发性绞痛,疼痛剧烈,患者面色苍白、出冷汗,坐立不安,甚至休克;伴随症状为恶心、呕吐。疼痛时间持续几分钟至数小时不等。可伴有明显肾区叩击痛。结石位于输尿管膀胱壁段和输尿管口处或结石伴感染时可有尿频、尿急、尿痛等症状,男性患者有尿道和阴茎头部放射痛。

(2)血尿:通常患者有肉眼或镜下血尿,后者常见。有些患者以活动后出现镜下血尿为唯一表现。

(3)其他症状:结石引起严重肾积水时,可触及增大的肾脏。继发急性肾盂肾炎或肾积脓时,可有发热、畏寒、脓尿、肾区压痛。双侧上尿路完全梗阻时可导致无尿。

2.膀胱结石

可有膀胱刺激征,尿频、尿急、尿痛。典型症状为排尿突然中断并感疼痛,疼痛反射至阴茎头部和远端尿道(小儿常搓拉阴茎),变换体位能继续排尿。常有终末血尿,合并感染者可有脓尿。

3.尿道结石

排尿困难、尿痛、点滴状排尿,甚至出现急性尿潴留。

4.实验室检查

尿常规可见肉眼或镜下血尿、脓尿、晶体尿。感染性尿结石患者尿细菌培养呈阳性。怀疑尿路结石与代谢状态有关时,应检测血和尿的钙、磷、草酸、肌酸、尿酸等,必要时做钙负荷试验。此外,应监测肾功能。

5.影像学检查

X 线片可显示结石部位和数量,但结石过小、钙化程度不高或相对纯的尿酸结石常不显示。此外,还可通过排泄性尿路造影、逆行肾盂造影、B 超检查、输尿管镜、膀胱镜检查。

二、急救护理

(一)缓解疼痛

严密观察患者疼痛的部位、性质、程度及伴随症状,发作期应卧床休息。疼痛较轻者,指导其采用分散注意力、深呼吸等非药物治疗方法缓解;疼痛不能缓解者,遵医嘱应用解痉止痛药物,常用的药物有阿托品、哌替啶、消旋山莨菪碱(654-2)。另外,局部热敷、针刺,应用钙通道阻滞剂、吲哚美辛、黄体酮等也可缓解疼痛。

(二)保持尿路通畅,及时排出结石

1.多饮水、多活动

鼓励非手术治疗的患者大量饮水,病情允许的情况下,适当做一些跳跃运动,以促进结石排出。

2. 体外冲击波碎石（ESWL）

在 X 线、B 超定位下，将冲击波聚焦后作用于结石使之粉碎，然后随尿排出。适用于结石直径小于 2.5cm、结石以下输尿管通畅、肾功能良好、未发生感染的上尿路结石。必要时可重复治疗，两次间隔不少于 7 天。但伴有结石远端梗阻、严重心脑血管疾病、急性尿路感染、出血性疾病患者及孕妇不宜使用。

3. 手术治疗

（1）非开放性手术：适用于非手术治疗失败、肥胖、结石直径大于 2.5cm 的患者等，常用的有输尿管镜取石或碎石术、经皮肾镜取石或碎石术、腹腔镜输尿管取石术等。

（2）开放性手术：适用于结石远端存在梗阻、部分泌尿系统畸形、结石嵌顿紧密、既往非手术治疗失败、肾积水、感染严重患者。手术方式有肾盂切开取石术、肾实质切开取石术、肾部分或全部切除术、输尿管切开取石术。

（三）遵医嘱应用药物

1. 调节尿 pH

口服枸橼酸钾、碳酸氢钠等碱化尿液，可治疗与尿酸和胱氨酸相关的结石。口服氯化铵使尿液酸化，有利于防止磷酸钙及磷酸镁铵结石的生长。

2. 调节代谢的药物

别嘌醇可降低血和尿的尿酸含量，D-青霉胺、α-巯丙酰甘氨酸、乙酰半胱氨酸有降低尿胱氨酸及溶石的作用。

3. 抗感染

根据尿细菌培养及药物敏感试验结果选用合适的抗菌药控制感染。

4. 中医中药治疗

通过中医、中药如金钱草、车前子、滑石、鸡内金等，达到解痉、止痛、利水、促进小结石排出的作用。

（四）并发症观察、预防、护理

1. 血尿

观察血尿情况，遵医嘱应用止血药物，肾实质切开者，绝对卧床 2 周，减少出血。

2. 感染

注意观察患者的生命体征，尿液的颜色、性质及尿检结果；多饮水，起到内冲刷作用，利于感染控制；做好伤口及引流管的护理。

三、健康教育

（一）大量饮水

每日饮水 1000～4000mL，保持每日尿量大于 2000mL，尤其睡前及半夜饮水效果更好，可增加尿量，稀释尿液，减少尿中晶体沉积。

（二）活动

饮水后多活动，以利于结石排出。

（三）饮食指导

根据结石成分调节饮食结构。含钙结石者宜食用含纤维丰富的食物，限制牛奶、奶制品、豆制品、巧克力、坚果等含钙多的食物摄入;限制含有草酸多的食物如浓茶、菠菜、西红柿、土豆、芦笋等的摄入。避免摄入大量动物蛋白、精制糖和动物脂肪。尿酸结石患者不宜食用含嘌呤高的食物,如动物内脏、豆制品、啤酒。

(四)用药指导

维生素 B_6 有助于减少尿中草酸含量,氧化镁可增加尿中草酸溶解度。严格遵医嘱使用抗菌药物控制感染。

(五)预防骨脱钙

伴甲状旁腺功能亢进者,必须手术摘除腺瘤或增生组织。鼓励长期卧床者进行功能锻炼,防止骨脱钙,减少尿钙含量。

(六)预防结石

有尿路梗阻、尿路异物、尿路感染、长期卧床患者,应及时治疗,避免结石发生。

(七)复诊

定期做尿液检查及 X 线、B 超检查,观察有无复发或残余结石。若出现剧烈肾绞痛、恶心、呕吐、寒战、高热、血尿等症状,及时就诊。

第三节　急性化脓性感染

一、肾皮质化脓性感染

肾皮质化脓性感染是细菌经血行进入肾脏皮质引起的严重感染,形成脓肿时称为肾皮质脓肿。

(一)病因与病理

1.病因

(1)细菌感染:致病菌多为金黄色葡萄球菌,也有大肠杆菌和变形杆菌等。

(2)远处炎症病灶经血行播散引起:大多数患者由疖、痈龋齿、扁桃体炎、肺部感染、骨髓炎和前列腺炎引起等。

2.病理

初期病变局限于肾皮质,形成多发微小脓肿,这些微小的脓肿可集中合成多房性脓肿。多数病例由于治疗及时,控制炎症,肾皮质感染能自行消失;一部分未及时治疗者,小脓肿融合成大脓肿,称为肾脓肿,若全肾均被破坏形成大脓肿时,则称为脓肾;少数病例发展到晚期,可穿破肾被膜,侵入肾周围脂肪,形成肾周围炎或肾周围脓肿。

(二)病情判断

1.症状

多为突然发作,有寒战、高热、食欲减退、出汗、乏力等脓毒血症表现;化脓性病灶局限于肾皮质,使肾被膜张力骤增而引起患侧腰痛,有时呈持续剧烈疼痛,但无尿路刺激症状。

2.体征

患侧肋脊角有明显压痛及叩击痛,可伴有肌紧张;患侧有时可触及肿大的肾脏,局部肌肉紧张,肾区皮肤水肿。

3.辅助检查

发病 2～3 天后,尿液白细胞可增多,尿沉渣涂片或中段尿培养可查到致病菌,但在多数情况下,尿液检查可正常;血白细胞总数和嗜中性粒细胞数增高,血培养可有致病菌生长,且与尿培养一致。

腹部 X 线平片可见肾影增大或肾影模糊,静脉肾盂造影显示肾盂肾盏显影延迟,还可见肾盂肾盏被压迫变形。B 超可见不规则的脓肿轮廓,肾窦回声偏移,脓肿为低回声区;CT 肾扫描显示肾皮质腔内有脓液。放射性核素扫描显示肾内占位性病变。

(三)护理措施

处理原则:控制感染,及时行脓肿切开引流。

1.应用抗生素

早期肾皮质脓肿应及时使用,如青霉素、红霉素、头孢菌素、万古霉素以及氨基糖苷类等。

2.切开引流

若肾痈形成或并发肾周脓肿,需施行切开引流术。护理上应按医嘱继续应用有效的抗生素;妥善固定,保持引流通畅,翻身活动时避免引流管被拉出、扭曲、引流袋接口脱落;保持切口局部清洁干燥,敷料渗湿时及时更换;观察引流液的量、色、性状及气味。若体温和血白细胞降至正常,引流管无脓液引出,B 超或 CT 复查证明脓肿消失,可拔除引流管。

(四)预防

及时治疗原发病。加强营养,提高机体免疫力。

二、肾周围炎与肾周围脓肿

肾周围炎是周围脂肪、结缔组织之间发生的感染性炎症,如为化脓性感染形成脓肿,则为肾周围脓肿。肾周围炎和肾周围脓肿是同一疾病的不同阶段。肾周围炎未经及时治疗可发展成肾周围脓肿。肾周围脓肿可向上蔓延至膈下,也可沿腰大肌下行至盆腔。以单侧多见,右侧多于左侧,男性较多,发病年龄常为 20～50 岁。

(一)病因

1.细菌感染

病变在肾深筋膜与肾周围筋膜之间,以金黄色葡萄球菌及大肠杆菌感染多见。

2.由肾皮质小脓肿破裂侵入肾周围组织而形成脓肿

肾内病变如肾实质脓肿、肾盂积脓、肾结核及肾癌等破溃至肾周;肾周围病变如盲肠后位阑尾积脓、脊柱结核脓肿、肝脓肿、肾区手术后感染、肾外伤及肾囊封闭引起的感染,均可直接蔓延造成肾周严重感染。

3.由远处炎症通过血行感染直接蔓延到肾周围组织

一般多见于皮肤疖肿、甲沟炎、疏松结缔组织炎、扁桃体炎、牙周炎、化脓性骨髓炎、前列腺炎和回盲部疾患等,经血运或淋巴引流到肾周围而发病。

（二）病情判断

1. 症状及体征

肾周围炎起病慢，患侧腰部钝痛，肾区叩痛。肾周脓肿形成时患者有畏寒、持续高热等症状；患侧腰部和上腹部疼痛，常有肋脊角叩痛，患侧腰部肌肉紧张和皮肤水肿，并可触及痛性包块；严重者，当患侧下肢屈伸及躯干向健侧弯腰时，均可引起剧痛。

2. 辅助检查

血常规检查示血白细胞计数升高；尿常规检查，尿中可有脓细胞；血液培养可发现细菌生长。腹部 X 线片显示肾影不清、肾区密度增加，腰椎向一侧弯曲、凹向患侧，腰大肌影模糊；静脉尿路造影见患侧肾显影差或不显影。胸片可见肺下叶浸润、胸腔积液、膈肌抬高，胸部透视可发现膈肌活动受限。B 超检查可显示肾周围有一低回声的肿块；CT 肾区扫描可见肾脏移位、肾周围有低密度肿块，患侧肾增大，肾周围筋膜增厚，有时可见气液平面。

（三）护理措施

处理原则：控制感染，促进炎症吸收，及时行脓肿切开引流。

（1）脓肿形成前的护理：控制感染，遵医嘱及时应用抗生素防治感染，行局部理疗以促进炎症吸收；卧床休息，服用解热镇痛药；加强营养，提高机体免疫力。

（2）脓肿切开引流术后护理：脓肿形成后，应及时行切开引流或在 B 超引导下穿刺置管引流。护理措施同"肾皮质化脓性感染"。按医嘱继续应用有效的抗生素。保持引流通畅，伤口局部清洁换药。观察引流效果，若体温和血白细胞降至正常，引流管无脓液引出，B 超或 CT 复查证明脓肿消失，可作为拔引流管的指征。

（3）做好肾切除的术前准备：肾周围脓肿若继发于尿路结石或继发于感染的肾积水，该侧肾功能往往严重损害，应考虑做肾切除术。护理上应做好相应的术前准备，包括配血和皮肤准备等。

三、肾积脓

肾积脓为肾脏严重化脓性感染，肾实质全部破坏，形成一个充满脓液的"肾囊"。

（一）病因

上尿路结石引起梗阻、继发感染最为常见，其次是肾和输尿管畸形引起感染性肾积水；也可继发于肾盂肾炎。据报道，60.5％的肾积脓是由尿路结石引起，致病菌以大肠杆菌最为多见，其次是变形杆菌。

（二）病情判断

1. 症状

急性发作，以发热、寒战、全身乏力、呕吐和腰部疼痛为主，严重者迅速发展为败血症。

2. 体征

肾区叩击痛。

3. 辅助检查

血常规检查可见白细胞升高；血、尿细菌培养阳性。腹部平片显示肾影不清，有时可发现上尿路结石；静脉肾盂造影显示肾脏积液合并尿路梗阻；B 超可进一步明确梗阻和积水平面；CT 肾扫描可显示肾脏内有脓液聚积。

（三）护理措施

处理原则：控制感染，行肾造瘘引流；如患肾功能已丧失，而对侧肾功能正常，可考虑作患肾切除术。

（1）卧床休息，嘱患者多饮水。

（2）控制感染：做好肾造瘘引流术后的护理。遵医嘱应用合理有效的抗生素。

（3）营养支持，提高机体抵抗力。

（4）做好手术患者的术前准备。

四、急性膀胱炎

急性膀胱炎发病急，病程较短，如治疗及时，症状多在1周内消失。

（一）病因与病理

发病因素如下。①膀胱内在因素：如膀胱内有结石、异物、肿瘤等，破坏了膀胱黏膜的防御能力，有利于细菌侵入。②膀胱颈部以下的尿路梗阻、各种原因导致支配膀胱的神经损伤等，均可引起排尿困难，残余尿成为细菌生长的良好培养液而引起感染。引起膀胱炎的细菌以大肠杆菌最常见，其次是葡萄球菌、变形杆菌、克雷伯杆菌及铜绿假单胞菌。③其他：急性膀胱炎在女性常与经期、性交有关，在男性如有慢性前列腺炎，可在性交或饮酒后诱发膀胱炎。

感染途径以上行性感染最常见，女性膀胱炎发病率高于男性，原因为女性尿道短，邻近阴道和肛门，易被感染；女性尿道口解剖异常，如尿道后缘有隆起的处女膜（称为处女膜伞）阻挡或尿道末端纤维环相对狭窄，可引起尿液反流而感染；女性新婚期性交时尿道口受压内陷或损伤，引起阴道和尿道黏膜防御机制受损而导致膀胱炎，称为"蜜月膀胱炎"。下行性感染指膀胱炎继发于肾脏感染、邻近器官感染如男性前列腺炎及女性尿道旁腺炎，阑尾炎等也可直接蔓延或经淋巴途径引起膀胱炎。医源性感染是膀胱及尿道内应用器械检查或治疗时，细菌可随之进入膀胱，造成医源性感染。

浅表膀胱炎病变仅累及黏膜、黏膜下层，可见黏膜充血、水肿、多发点状或片状出血或瘀血，偶见表浅溃疡或脓苔覆盖，肌层很少受侵犯，病变以尿道内口及膀胱三角区最明显。镜下所见除黏膜水肿外，还有黏膜脱落，毛细血管明显扩张，多数白细胞浸润可延伸至肌层。

（二）病情判断

1. 症状

（1）尿频、尿急、尿痛：发病突然，排尿时尿道有烧灼痛、尿频、尿急的典型症状。严重时几分钟排尿一次，每次排尿甚少，且不分昼夜，患者十分痛苦。

（2）全身症状：单纯性膀胱炎无全身症状或仅有低热，当并发急性肾盂肾炎或前列腺炎、附睾炎时才有高热及其他全身症状。

2. 体征

尿液浑浊，有时出现血尿，以终末血尿更常见。耻骨上区可有轻度压痛。

3. 辅助检查

血常规检查示白细胞升高；尿常规检查见尿中有白细胞、红细胞及脓细胞；中段尿培养有细菌生长。B超、静脉肾盂造影有时可发现有结石、肿瘤及肾脏结构异常等。

（三）护理措施

处理原则：控制感染，对症治疗。

（1）卧床休息，鼓励患者多饮水，避免刺激性食物。

（2）热水坐浴或耻骨上热敷，可改善局部血液循环，促进炎症吸收，减轻症状。

（3）口服碳酸氢钠以碱化尿液，减少对尿路的刺激。

（4）遵医嘱应用抗生素。在药敏试验出结果之前，可选用磺胺类、头孢菌素类、喹诺酮类药物。应尽量采用短程的三日疗法，避免不必要的长期用药，以免产生耐药性或增加不良反应。

（四）预防

注意个人卫生，使致病菌不能潜伏在外阴部。由于性生活后引起的女性膀胱炎，建议性交后用力排尿。同时服磺胺类药物有预防作用。积极处理易感因素等。

五、急性附睾炎

急性附睾炎在各种年龄的男性均可发生，尤其好发于 20～40 岁的青壮年，约占全部患者的 70%，中老年男性发病率较低。

（一）病因与病理

1. 病因

（1）继发于后尿道炎、前列腺炎、精囊炎：上述感染的细菌经输精管进入附睾引起感染。国外有研究认为，35 岁以前的附睾炎多由性交后感染沙眼衣原体和（或）淋球菌等病原体所致，而 35 岁以上则多由革兰阴性的肠道杆菌引起尿道感染所致。但同性恋的男性也可以在肛交后发生肠道杆菌感染致附睾炎。

（2）器械使用：尿道镜、膀胱镜、输尿管镜检查以及长期留置导尿管等，也可引起逆行细菌感染。

（3）扁桃体炎、牙齿感染或全身感染时，致病菌进入血流也可导致附睾炎的发生。

（4）手术：前列腺切除术等，也可并发附睾感染。

2. 病理

附睾炎早期是一种蜂窝织炎，一般开始于附睾尾部，然后向附睾的体部和头部蔓延，进而波及附睾全部。附睾肿大、硬结，小管上皮水肿脱屑，管腔内充满脓性分泌物，进一步发展可形成微小脓肿，并可引起精索增粗，睾丸也可肿胀，若双侧炎症可造成不育症。

（二）病情判断

1. 症状

睾丸疼痛，多数患者在剧烈运动或性交后起病，也有在睡眠时突然发病，患侧阴囊突然出现剧烈疼痛，沿精索向上放射至腹股沟区及耻区。全身症状有寒战、高热（可达 40℃）、恶心、呕吐等。部分患者可伴有膀胱刺激症状。

2. 体征

患侧附睾明显肿大、发硬，与睾丸界限不清，触痛明显；输精管增粗，阴囊肿胀；伴急性前列腺炎的患者尿道口有少量分泌物流出。

3. 辅助检查

血白细胞明显升高，有核左移；儿童附睾炎常伴有大肠杆菌或铜绿假单胞菌引起的尿路感染,因此需作尿液培养;附睾炎患者的致病菌可通过中段尿及尿道分泌物的染色涂片或培养来确定。彩色多普勒 B 超可显示阴囊内容物的解剖影像,便于了解附睾与睾丸肿胀及炎症范围,并有助于鉴别附睾炎和精索扭转。

(三)护理措施

处理原则:控制感染,对症处理,及时排脓。

1.减轻阴囊肿胀与疼痛

卧床休息,用"丁"字带托起阴囊,可减轻疼痛。完全消肿常需 3～4 周。炎症早期冷敷,防止肿胀加重,或外用金黄散、大黄粉外敷;晚期热敷或理疗,加速炎症消散。如附睾疼痛较重,可使用止痛药。

2.防治感染

遵医嘱早期应用抗生素。抗生素以头孢三代和喹诺酮类为主,大环内酯类也有较好的效果。急性期避免性生活、体力活动,因二者均可加重感染,即使急性期后,在患者自身及性伴侣得到彻底治疗前也应避免非保护性性交。

3.做好脓肿切开引流术后的护理

急性附睾炎若穿破并扩散至阴囊形成的脓肿应切开引流,并做好切开术后的护理。观察伤口敷料渗液情况,及时更换渗湿敷料。如脓性分泌物渗出较多,可行细菌培养及药物敏感试验,以协助合理使用抗生素。

(四)预防

及时发现并彻底治疗尿道感染及前列腺炎,可有效预防非性传播附睾炎的发生。为预防性传播所致的附睾炎,对有感染的性伴侣必须进行治疗。

六、急性化脓性睾丸炎

睾丸炎是睾丸感染后的急性炎症反应。

(一)病因与病理

急性化脓性睾丸炎多发生于尿道炎、膀胱炎、前列腺炎等患者。细菌经淋巴或输精管至附睾,然后扩散到睾丸引起附睾睾丸炎。常见的致病菌有大肠杆菌、变形杆菌、淋球菌、铜绿假单胞菌、葡萄球菌、链球菌及沙眼衣原体等。有报道在免疫缺陷的患者,还可见由隐球菌、弓形虫、副流感病毒、白念珠菌等感染所致的睾丸炎。

肉眼见睾丸出现不同程度的增大、充血、紧张。切开睾丸时可见小脓肿。镜下可观察到多数局灶性坏死,结缔组织水肿及分叶核粒细胞浸润,输精管有炎症、出血、坏死,严重者可形成睾丸肿胀及睾丸坏死。

(二)病情判断

1.症状

睾丸疼痛,以疼痛、肿胀为特征,但表现不一,可为轻微不适,也可出现剧烈疼痛。多为单侧性,疼痛可向腹股沟处放射。全身症状有高热、寒战、恶心、呕吐等,还可出现头痛及肌肉酸痛。

2.体征

阴囊皮肤发红、水肿,睾丸肿大,常伴鞘膜积液。直肠指检有时可发现前列腺增大、压痛、局部温度升高。

3.辅助检查

血常规检查有白细胞升高;血培养可能有致病菌生长。B 超可见睾丸增大,血流丰富。

(三)护理措施

处理原则:控制感染、止痛。睾丸鞘膜积液者,如积液量少、无任何症状,则不需手术;积液量多、体积大伴明显症状时,可行手术切开引流以减轻鞘膜内压力,必要时还可将附睾切除。

(1)卧床休息,托高阴囊,局部可用冷敷或热敷以减轻症状,必要时可用止痛药。

(2)按医嘱早期应用抗生素,抗感染治疗方案与急性附睾炎同。

(3)做好鞘膜积液或鞘膜积脓切开引流术后的护理,术后局部予以加压包扎以防血肿形成,保持引流通畅,观察并记录引流液的量、性质和颜色,及时更换敷料以保持局部清洁。

(四)预防

去除诱因,如因长期留置尿管而引起睾丸炎者,应尽早拔除导尿管。鼓励患者多饮水,每天 2000～3000mL,并及时排尿。

七、急性尿道炎

尿道炎是由致病菌引起的尿道感染,女性发病率高,任何年龄均可发生。

(一)病因与感染途径

诱发因素有:尿道损伤、异物和梗阻致尿道黏膜保护机制受损;性交时尿道外口位置内移使细菌易进入尿道;雌激素水平下降,阴道萎缩,尿道口也向阴道口回缩,尿道黏膜保护机制降低;局部抵抗力降低,如月经来潮、妊娠等易引起尿道感染。急性尿道炎的致病菌以大肠杆菌、变形杆菌和粪链球菌为常见,其他包括淋病双球菌、支原体、阴道滴虫等。上行感染是女性尿道炎的主要感染途径,细菌经尿道外口进入尿道;下行感染是细菌经肾排出,随尿液感染尿道。

(二)病情判断

1.症状

(1)疼痛:起病急,尿道灼热刺痛,也可表现为性交疼痛。

(2)排尿障碍:尿频、尿急和排尿不尽感。

2.体征

尿道口黏膜红肿、发痒和刺痛;尿道触诊有压痛;尿道分泌物可为黏液性或脓性。

3.实验室检查

尿三杯试验:第一杯有大量脓细胞和红细胞;第二、第三杯基本正常。尿道分泌物涂片及培养可见致病菌。

(三)护理措施

处理原则:控制感染,治疗原发病。

1.多饮水

以增加尿液对尿道的冲洗作用。

2.按医嘱早期应用抗生素

以青霉素类药物为主,也可用头孢菌素(头孢曲松)。感染初期使用头孢曲松 25mg,肌内注射,并口服复方磺胺甲噁唑,一般 7～14 天为 1 个疗程。若病情较重,合并生殖系感染,应适当延长抗生素的疗程。

3.对症处理

口服碳酸氢钠以碱化尿液,减少对尿路的刺激。用 1/5000 高锰酸钾溶液坐浴等能减轻症状。

(四)预防

增强体质,提高机体抵抗力。注意外阴清洁,避免交叉感染。配偶也应同时治疗,以免重复感染。

第四节 泌尿系统损伤

一、肾损伤

肾脏位置较深,前面有腹壁和腹腔内脏器的保护,后面有腰肌、椎体、肋骨的保护,不易受到损伤。但肾实质脆弱,包膜薄,受直接或间接暴力打击会发生破裂。

(一)病因与病理

开放性损伤由枪弹、弹片及直接刺伤引起,常合并胸腹部其他器官损伤。多见于战时,也可见于斗殴时。闭合性损伤由直接暴力如腰、腹部受硬物撞击,车辆挤压,肾受到沉重打击或被推向肋缘,致发生损伤;肋骨和横突骨折叶,骨折片可刺伤肾。间接暴力如高处落下,足跟或臀部着地时产生的对冲力,可引起肾或肾蒂损伤。医源性损伤由施行手术或施行内腔镜检查及治疗时引起肾包膜下出血、肾挫裂伤、意外穿破肾实质或损伤大血管等。

根据肾损伤的程度及部位,在病理上将其分为肾挫伤、肾裂伤、肾碎裂伤及肾蒂伤。肾挫伤（Ⅰ类伤）：肾实质毛细血管破裂、微小裂口、小血肿,肾包膜未破,但有包膜下小血肿。肾盂、肾包膜完整。约有半数为镜下血尿,持续 2～5 天消失,症状轻微。肾部分裂伤（Ⅱ类伤）：肾皮质部分裂伤伴有肾包膜破裂,可伴有肾周血肿。肾碎裂伤（Ⅲ类伤）：肾实质深度裂伤,外及肾包膜,内达肾盂肾盏黏膜,常引起广泛的肾周血肿、严重的血尿和尿外渗。肾横断或破裂时,可导致远端肾组织缺血坏死。肾蒂伤（Ⅳ类伤）：肾蒂血管部分或全部撕裂时可引起大出血、休克,从高处坠落或突然减速所致的肾急剧移位,肾动脉被牵拉,致脆弱的内膜断裂,形成血栓。

(二)伤情判断

多有明确的外伤史。症状和体征取决于损伤的程度和有无其他脏器损伤。

1.症状及体征

(1)休克:其发生率为 20% 左右。呈创伤性和失血性休克表现,前者是伤后由于疼痛、恐惧、寒冷等因素,出现心动过速及一过性低血压;后者休克程度与伤势及失血量有关。严重肾裂伤、肾蒂裂伤或合并其他脏器损伤时,休克往往比较严重,甚至危及生命;而一般闭合性肾挫伤,休克则较轻。

(2)血尿:是大多数肾损伤患者最常见的症状,包括肉眼血尿和镜下血尿。据报道,90% 以上的肾损伤患者均可出现血尿,说明血尿在肾损伤判断中很重要。但血尿程度与损伤的严重程度并不完全一致,因为严重肾裂伤、肾蒂血管断裂时,血液流入腹腔内,并不从肾盂输尿管引流,或血块堵塞输尿管、肾损伤同时有肾盂或输尿管断裂时,可完全无血尿或血尿可不明显。因此,尿中含血量的多少不能完全作为判定肾损伤严重程度的依据。

(3)疼痛:肾包膜张力增加、肾周围软组织损伤、出血或尿外渗引起患侧腰腹部疼痛。血块通过输尿管时可发生肾绞痛。血液或尿液渗入腹腔或合并腹内脏器损伤时,出现全腹疼痛和腹膜刺激症状。

(4)腰腹部肿块:由于肾周血肿和尿外渗,在腰部可出现不规则的弥散性肿块。伤侧腰部有明显的肌肉强直和压痛。

(5)发热:血肿及尿外渗吸收可引起发热,但多为低热。若继发感染,形成肾周围脓肿或化脓性腹膜炎,可出现寒战、高热,并伴全身中毒症状;严重者可并发感染性休克。

2.辅助检查及实验室检查

尿常规检查可见大量红细胞;有活动性出血时,血红蛋白与血细胞比容持续性降低;合并感染时白细胞计数增多。尿路平片(KUB)可见肾脏阴影增大,提示有包膜下血肿;如发现第11 或第 12 肋骨骨折,腰椎横突(2～4)骨折等,结合血尿,也为诊断肾脏创伤的重要依据。B 超可显示肾脏大小,判断血、尿外渗情况及其进展;因其安全无创,可反复进行。CT 属无创性检查,可了解肾损伤程度,判断有无血、尿外渗,显示肾周血肿的范围及无活力的肾组织,并可了解肝、脾、胰腺及大血管损伤的情况。目前临床上 CT 已逐渐成为肾损伤诊断的首选检查。排泄性尿路造影可评价肾损伤的范围、程度及双侧肾功能。检查前应行碘过敏试验。

(三)急救护理措施

救治原则:抢救生命,尽量保留肾脏。多数肾损伤可采取非手术治疗,仅少数需手术治疗。

1.紧急处理

防治休克是抢救肾损伤患者的首要环节。无论患者是否发生休克,入院后应立即建立输液通道,根据病情补充血容量或应用止血药。伴大出血、休克者,须紧急输血、输液。确定有合并其他脏器损伤时,做好手术探查的准备。

2.卧床休息

绝对卧床休息 2～4 周,待病情稳定、血尿消失后患者方可离床活动。通常损伤后 4～6 周肾挫伤才趋于愈合,过早、过多离床活动,有可能引起继发出血。尽量少搬动危重患者,以免加重损伤和休克;同时避免用力排便、剧烈咳嗽等引起腹压突然增加,因腹压突然增加可致再度出血。

3.防治感染

遵医嘱应用广谱抗生素预防和治疗感染。

4.补充血容量,维持水、电解质平衡

根据实验室检查结果,合理安排输液种类,以补充血容量和维持水、电解质及酸碱平衡;必要时输血。

5.对症护理

对高热患者进行物理或药物降温。观察并记录疼痛的性质、程度、时间、发作规律、伴随症状以及诱发因素。教会患者保护受伤部位,应用松弛疗法,必要时按医嘱给予镇痛药,以免患者因疼痛而躁动,加重出血。

6.心理护理

肉眼血尿可使患者产生恐惧心理,应予以理解,耐心倾听患者诉说,向患者解释血尿并非全是血,主要是尿液。讲解手术治疗的方法、意义以及康复的有关知识,使患者消除恐惧,增强战胜疾病的信心,主动配合治疗。

7.严密观察病情

非手术治疗患者应严密观察:①生命体征,伤后 2～3 天内定时测量生命体征,观察有无休克的征象;②血尿,注意血尿的量、次数和浓度,每 2～4 小时留取尿液 10～20mL 于试管内,按先后顺序排列,若血尿颜色逐渐加深,说明出血加重,及时报告医生;③腰腹部肿块和腹膜刺激征,若肿块逐渐增大,说明有进行性出血或尿外渗;④注意血红细胞计数、血红蛋白和血细胞比容、白细胞计数的变化,以判断有无活动性出血和继发感染。

若非手术治疗期间发生以下情况,须及时报告医生行手术处理:经过积极抗休克后生命体征未见改善;血尿逐渐加重,血红蛋白和血红细胞比容继续降低;腰腹部肿块明显增大。

8.做好紧急手术治疗的术前准备

肾损伤手术治疗的适应证:开放性肾损伤;严重闭合性肾损伤(严重肾裂伤、肾破裂、肾盂破裂、肾动脉造影示肾蒂损伤);合并腹腔脏器损伤。手术原则为清创,尽量保留肾组织,依具体情况行肾修补术或肾部分切除术。对上述急症手术患者应迅速做好有关术前准备,包括维持水、电解质及血容量平衡,紧急配血,皮肤的准备等。

(四)预防

肾损伤非手术治疗患者出院后应保证伤后绝对卧床 2～4 周,防止损伤部位再次继发损伤。非手术治疗、病情稳定后的患者,出院后 3 个月不宜从事体力劳动或竞技运动;损伤肾切除后的患者须保护健肾,防止外伤,避免使用对肾功能有损害的药物,如氨基糖苷类等。

二、输尿管损伤

输尿管走行于腹膜后间隙内,周围有腹壁、脊柱、骨盆、腰大肌和椎旁肌肉等保护,而且输尿管本身具有一定的韧性,故外伤所致输尿管直接创伤并不多见。输尿管损伤多见于医源性损伤,或为其他脏器损伤的伴发伤。

(一)病因与病理

1.病因

包括手术损伤和外伤性损伤。手术损伤多见于盆腔及下腹部手术。外伤性损伤分为贯穿性损伤、非贯穿性损伤、腔内器械损伤、放射性损伤。①贯穿性损伤:主要是枪弹伤或锐器所致的刺割伤。损伤多位于输尿管中段,并多伴有腹部脏器和大血管损伤。②非贯穿性损伤:较少见,多为车祸伤或高处坠落伤。损伤类型多为肾盂输尿管连接部的断裂或断离。③腔内器械损伤:多见于经膀胱镜施行输尿管扩张、套石、输尿管肾镜检查或取石等操作时的损伤。常发生于输尿管有狭窄、扭曲、粘连或炎症时,往往造成输尿管穿破、撕裂甚至被拉断。④放射性损伤:治疗盆腔肿瘤时使用高强度的放射性物质,有时会引起输尿管放射性损伤。主要表现为近膀胱端输尿管局限性狭窄。

2.病理

根据损伤的原因,病理改变有黏膜挫伤,输尿管穿孔、扭曲、钳夹、结扎、切开、切断、切除,外膜剥离后缺血、坏死等。

(二)伤情判断

1.症状

(1)腰痛和感染症状:输尿管损伤致尿液外溢,尿液进入腹腔则可出现腹膜炎症状,表现为体温升高、腰痛、腰部压痛等,尿外渗合并感染时,常发生中毒性休克或败血症。

(2)梗阻症状:一侧输尿管梗阻,由于患侧肾盂压力增高,可引起不同程度的腰部胀痛、发热、肾区叩痛等不适,甚至肾功能受损;双侧输尿管发生断裂或误扎可导致无尿,在伤后即可发生。

2.体征

(1)尿漏或尿外渗:损伤后即时或数天内出现伤口漏尿、腹腔积尿、阴道漏尿。若尿液积聚可形成肿块,局部膨隆或肿胀。

(2)血尿:可以是肉眼血尿或镜下血尿。

3.辅助检查

(1)静脉肾盂造影:可显示损伤以上输尿管扩张、扭曲、成角、狭窄以及造影剂外溢;患侧肾积水、肾功能受损。

(2)膀胱镜检查及逆行尿路造影:膀胱镜检查可见伤侧输尿管无尿液喷出或喷出血性尿液及流血。末端输尿管创伤,输尿管口多有水肿、喷血或黏膜下出血。注入造影剂可发现,造影剂通过受阻或自破裂处漏入周围组织。因有引起逆行性感染的可能,应严格掌握适应证并注意无菌操作。

(3)B 超:可显示患肾积水和输尿管扩张。

(三)急救护理措施

救治原则:充分引流外渗尿液,控制感染,修复输尿管,保护肾功能。输尿管轻度创伤可行非手术治疗;输尿管部分断裂,应行手术清创、输尿管内置双管引流;输尿管断离,行手术治疗。

1.卧床休息

嘱患者多饮水。

2.控制感染

遵医嘱尽早应用抗生素。

3.充分引流外渗尿液,做好相应的护理

置管充分引流外渗尿液:对因输尿管镜等器械所致的输尿管损伤行输尿管插管引流,有利于损伤的修复和狭窄的改善;如损伤超过 24 小时,肾造瘘充分引流外渗尿液;对输尿管断裂行输尿管端端吻合术后,如已有感染作肾造瘘引流可控制感染。对输尿管壁撕裂伤、钳夹后或缝扎后损伤通过置入双 J 导管引流可使输尿管完全愈合。

做好管道引流的护理,妥善固定引流管,并保持引流通畅。若引流不畅,先用手指挤压引流管,必要时由医生使用生理盐水冲洗。观察引流液的颜色、性状和量并记录。

4.做好紧急手术患者的术前准备

有伤口漏尿、腹腔积尿、输尿管误被结扎、输尿管断裂等情况者,应尽快手术。手术原则:清除外渗的尿液,修复输尿管,放置输尿管支架导管。护理上做好相应的术前准备如配血、皮肤准备等。

(四)预防

输尿管插管、结石等取石操作,应仔细、轻巧,避免造成输尿管损伤。盆腔内大手术,应做尿路造影,先了解两侧上尿路有无异常病变。为避免输尿管损伤,必要时术前先留置输尿管导管,以便于在术中辨认输尿管。手术时应认清输尿管的解剖与病理变化,术中输尿管外膜不宜剥离过多,游离时更应避免损伤其血液供应。盆腔放射治疗时,应掌握好照射剂量,预防放射性损伤。

三、膀胱损伤

膀胱空虚时位于骨盆深处,除了贯通伤或骨盆骨折外,一般不易被外界暴力所损伤。膀胱充盈时壁薄,伸展至耻区,在外力作用下易受损伤。膀胱损伤是指膀胱壁在受到外力的作用时发生膀胱浆膜层、肌层、黏膜层的破裂,引起膀胱腔完整性破坏,血尿外渗。

(一)病因与病理

(1)开放性损伤:由锐器或子弹贯通所致,多见于战时,常并发其他脏器损伤,如直肠、阴道损伤等,形成腹壁尿瘘、膀胱直肠瘘和直肠阴道瘘。

(2)闭合性损伤:膀胱充盈时下腹部遭受直接暴力,如撞击、挤压,可致膀胱损伤。骨盆骨折片可直接刺破膀胱壁和直肠壁。

(3)医源性损伤:膀胱镜检查、尿道扩张、TURP、TURB、膀胱碎石等,下腹部手术如疝修补术、输卵管结扎术、剖宫术、腹腔镜、人工流产以及盆腔脏器切除术等,均可导致膀胱损伤。

膀胱挫伤占膀胱损伤的 50%～80%。膀胱挫伤的范围仅限于膀胱黏膜或肌层,膀胱壁未穿破,局部出血或形成血肿,但无尿外渗,一般不致引起严重后果。膀胱破裂分腹膜内型与腹膜外型。①腹膜内型占 52%～80%,膀胱壁与覆盖的腹膜一并破裂,大量尿液流入腹腔,引起腹膜炎,多见于膀胱顶部和后壁损伤。有病变的膀胱过度膨胀,可发生自发性破裂。②腹膜外型占 12%～30%。膀胱壁破裂,但腹膜完整。尿液外渗到膀胱周围组织,引起腹膜外盆腔炎或脓肿。混合型约占 20%。

(二)伤情判断

1.症状及体征

(1)休克:剧烈的创伤、疼痛和大量出血是休克的主要原因。如伴骨盆骨折,骨折碎片刺破下腹部和盆腔血管可致严重失血性休克。

(2)腹痛:腹膜内破裂时,尿液流入腹腔引起全腹压痛、反跳痛和肌紧张,并有移动性浊音;腹膜外破裂时,尿外渗和血肿引起耻区疼痛、压痛和肌紧张,直肠指检可触及肿物和触痛。

(3)血尿和排尿困难:有尿意,但不能排尿或只排出少量血尿。

(4)尿瘘:开放性损伤若贯穿体表、直肠或阴道,可有体表伤口漏尿,或经肛门、阴道漏尿;闭合性损伤在尿外渗感染后破溃,可形成尿瘘。

2.辅助检查

(1)导尿试验:若导尿管可顺利插入膀胱,在导尽尿液后向膀胱内注入一定量(200mL)的生理盐水,再抽出;若注入量与抽出量相同,表明膀胱是完整的,若抽出量明显多于或小于注入量,提示有可能膀胱破裂。

(2)膀胱造影:在导尿试验后立即进行,经导尿管注入 10％泛影葡胺后摄片,可确定膀胱有无破裂、破裂的部位及尿外渗情况。膀胱损伤者可见造影剂外溢。

(3)腹腔穿刺:腹膜内膀胱破裂后,大量尿液进入腹腔,因此腹腔穿刺可抽取尿液或淡红色血性液体。

(4)膀胱镜检查:对于晚期膀胱直肠瘘或膀胱阴道瘘,可行膀胱镜检查,以明确诊断,了解损伤的部位。

(三)急救护理措施

救治原则:防治休克与感染,充分引流外渗的尿液,尽早修复膀胱壁缺损。膀胱挫伤可行非手术治疗;膀胱破裂者,应在积极抗休克的基础上,尽快采取手术治疗。

1.抗休克

对严重损伤、出血导致休克者,应迅速建立静脉通道,快速输液、输血,以补充血容量和维持体液平衡。

2.控制感染

遵医嘱尽早应用抗生素。留置尿管.持续引流尿液。膀胱轻度损伤,如挫伤或膀胱造影仅见少量尿液外渗、症状较轻者,尤其是腹膜外膀胱破裂时,可从尿道插入导尿管,持续引流尿液1～2周。

留置尿管的护理:保持引流通畅,防止逆行性感染;定时清洁、消毒尿道外口;鼓励患者多饮水;每周行尿常规化验及尿培养一次。

3.对症护理

疼痛明显者给予镇静止痛;高热者给予药物或物理降温。

4.病情观察

留置尿管期间应密切观察患者的生命体征、腹部症状与体征、排尿情况等。若留置尿管后症状不明显甚至加重,应及时报告医生行手术处理。

5.做好紧急手术患者的术前准备

对开放性膀胱损伤、经非手术治疗无效及严重膀胱破裂伴有出血、尿外渗,病情严重者,应及早行剖腹探查手术。手术治疗原则包括清除外渗的尿液、修补膀胱裂口、在腹膜外作耻骨上膀胱造瘘、充分引流膀胱周围的尿液。护理上应迅速做好手术患者的术前准备,包括配血、皮肤准备等。

6.并发症的处理

(1)骨折:根据骨折、脱位情况采用牵引固定等。

(2)膀胱阴道瘘:较小的膀胱阴道瘘,可保留尿管 10～14 天;较大的膀胱阴道瘘,需手术修补,分流改道,分层缝合膀胱和阴道。

(3)膀胱直肠瘘:早期的膀胱直肠瘘,应做尿液和粪便改道,再修补膀胱和直肠创面;晚期的膀胱直肠瘘,先应用抗生素抗感染后再行手术。手术应充分切除窦道周边的瘢痕,再分层缝合膀胱和直肠壁,然后行膀胱造瘘和结肠造瘘。

(四)预防

在膀胱内进行器械操作时,如膀胱镜检或经膀胱镜行肿瘤电灼或切除时应仔细、轻巧,避免造成膀胱损伤。患膀胱结核、肿瘤、炎症时,膀胱壁张力减弱.应避免突然增加腹内压。迅速而正确处理骨盆骨折,因膀胱破裂的发生与骨盆骨折关系密切。

四、尿道损伤

尿道损伤是泌尿系统最常见的损伤,占泌尿系全部损伤的 10％～18％。男性多见,以青壮年居多,常伴有骨盆骨折或骑跨伤。女性尿道损伤仅占 1％～2％。下文着重讨论男性尿道损伤。男性尿道以尿生殖膈为界,分为前、后两段。前尿道包括球部和阴茎体部,后尿道包括前列腺部和膜部。前尿道损伤多发生在球部,而后尿道损伤多发生在膜部。

(一)病因与病理

尿道内损伤多为医源性、尿道内误注入高浓度的药物导致的化学损伤或放疗引起的损伤。尿道外损伤可分为闭合性损伤和开放性损伤。尿道闭合性损伤主要由会阴骑跨伤和骨盆骨折引起。会阴骑跨伤多因患者从高处坠落,会阴部骑跨在硬物上,使尿道球部处于暴力与耻骨弓之间产生的损伤。骨盆骨折使骨盆变形、牵拉撕裂或撕断膜部尿道;骨折后的骨片可以直接造成尿道的损伤。开放性损伤多因子弹、弹片、刀器直接损伤尿道,多伴有会阴部其他组织以及器官的损伤。

尿道挫伤的病理表现有尿道内层损伤,阴茎筋膜完整,仅有水肿和出血,可以自愈。尿道裂伤的尿道壁部分全层断裂,引起尿道周围血肿和尿外渗,愈合后引起瘢痕性尿道狭窄。尿道断裂致尿道完全离断,断端退缩、分离,血肿和尿外渗明显,可发生尿潴留。尿道球部损伤时,血液及尿液渗入会阴浅筋膜包绕的会阴浅袋,使会阴、阴茎、阴囊和下腹壁肿胀、瘀血,若处理不当或不及时,可发生广泛的皮肤、皮下组织坏死、感染和脓毒血症;骨盆骨折致尿道膜部断裂时,骨折端及盆腔血管丛的损伤可引起大出血,尿液沿前列腺尖处外渗至耻骨后间隙和膀胱周围,若同时有耻骨前列腺韧带撕裂,则前列腺向后上方移位。

(二)伤情判断

1. 症状及体征

(1)休克:骨盆骨折合并后尿道损伤或合并其他内脏损伤常出现休克,这是疼痛和失血引起的。

(2)疼痛:损伤部位常有疼痛和压痛,排尿时疼痛常向会阴部、阴茎或肛门周边放射。

(3)排尿困难:损伤导致局部水肿或血肿、疼痛,尿道断裂引起排尿障碍甚至尿潴留。

(4)尿道出血:是尿道损伤的重要症状,出血量不多,可自行停止。

(5)尿外渗:范围随损伤部位、程度不同而异。前尿道损伤若阴茎筋膜完整,尿外渗及血肿局限于阴茎筋膜之内,表现为阴茎肿胀呈青紫色;若阴茎筋膜破裂,尿外渗可进入阴囊皮下、会阴部,向上可蔓延到耻区皮下。

2. 体查与辅助检查

(1)直肠指检:对判断后尿道损伤有意义。正常前列腺可清楚扪及,且不能推动。后尿道断裂后,前列腺窝为柔软的血肿所代替,前列腺有浮球感,手指可将前列腺向上推动,或仅能触到上移的前列腺尖部。

(2)导尿试验:应在无菌操作下试插导尿管,如能顺利插入膀胱并导出清亮的尿液,说明为尿道挫伤或只有较小的破裂。若导尿管插入过程中受阻,表明尿道可能已断裂或大部分破裂,此时切忌勉强反复试插,以免加重局部损伤和导致感染。还应强调的是,导尿管一旦插入膀胱,切勿拔出,调整适当深度后妥善固定,即可作为尿道挫伤及细小裂伤的治疗措施之一。

(3)X 线检查:如疑有骨盆骨折或膀胱破裂,应摄 X 平片及行尿道膀胱造影。尿道造影可使尿外渗加重,故应慎用。

(三)急救护理措施

救治原则:防治休克,控制感染,积极处理并发症,尽快恢复尿道的连续性。

1.紧急处理

(1)防治休克:对损伤严重伴出血性休克者,应迅速建立静脉通道,及时予以输血、输液、应用止血药等抗休克措施。

(2)排尿困难的护理:①留置导尿管,排尿困难者,先试插导尿管,成功者留置尿管 2 周;试插不成功者,有时是由于尿道括约肌痉挛,可经尿道内注入表面麻醉药再试插,但不可反复试插,以免加重尿道损伤;②尿液转流,尿潴留不宜导尿或未能立即手术者,可行耻骨上膀胱穿刺或造口术,引出膀胱内尿液。

(3)镇静、镇痛:腰腹部疼痛明显者,可给予止痛、镇静药,以减轻疼痛。

2.防治感染

遵医嘱早期应用抗生素。

3.并发症的护理

(1)尿外渗:在尿外渗区做多个皮肤切口,彻底引流外渗尿液,并行耻骨上膀胱造口。观察引流液的量、色、性状及气味,敷料渗湿或污染及时更换。

(2)后尿道损伤伴有骨盆骨折:骨盆骨折者须平卧,勿随意搬动,以免加重损伤。在修补尿道或恢复尿道的连续性后,应给予骨盆牵引或下肢牵引等。

4.做好紧急手术者的术前准备

(1)前尿道球部损伤:应急诊手术,清除血肿,经会阴切口可找到尿道的破裂处或断端,予以修补或断端吻合术,再行膀胱造口。

(2)骨盆骨折致后尿道损伤:经抗休克治疗病情稳定后,局麻下做耻骨上高位膀胱造口术。尿道不完全撕裂者,一般在 3 周内愈合,恢复排尿,但须经膀胱尿道造影明确尿道无狭窄及尿外渗后,方可拔除膀胱造瘘管。若不能恢复排尿,则留置导尿造瘘 3 个月,二期施行尿道吻合术。

(3)尿道会师复位术:为早期恢复尿道的连续性,避免尿道断裂远端形成瘢痕假道,对部分病情不严重、骨盆环稳定的患者可采用尿道会师复位术,并留置导尿管 3~4 周;若患者排尿通畅,则可避免二期尿道吻合术。手术方法:做耻区切口,清除耻骨后血肿,切开膀胱,用一对凹凸探子操作,先将一凹形探子置于后尿道,再从尿道外口插入另一凸形探子,一对探子相嵌合,凸形探子可引进膀胱。其尖部套上一根普通导尿管,拔出探子,将导尿管引出尿道外口。然后用细线将它与一条多孔尿管的尖端连在一起,拉入膀胱。接着用一根粗尼龙线在尿道前方穿过前列腺尖,线的两端穿出会阴部,用胶布固定于股内侧作皮肤牵引。如无凹凸形探子,可以用示指从膀胱颈伸入后尿道,将从尿道外口插入的尿道探子引入膀胱。

(四)预防

前后尿道损伤经手术修复后患者尿道狭窄的发生率较高,患者需要定期进行尿道扩张以避免尿道狭窄、排尿功能障碍。继发性功能障碍者应训练心理勃起加辅助性治疗。

五、阴茎损伤

阴茎由于其解剖位置关系及本身具有移动性,故与身体其他部分相比,阴茎损伤的机会较少。但在男性生殖系损伤中,阴茎损伤则占50%。阴茎损伤多伴有尿道损伤。

(一)病因与病理

阴茎皮肤损伤多见于交通事故、暴力等引起的阴茎皮肤刺伤、切割伤和烧伤。因手淫、性交引起阴茎皮肤尤其是包皮系带的撕裂伤。阴茎挫伤多为阴茎被直接暴力打击、被暴力挤压于耻骨之间所致。阴茎切割伤多发生于刀割伤、枪弹伤、机械卷入及其他意外创伤;少数痴情、精神失常的人自伤也偶有发生。切割伤可致阴茎部分离断,也有完全离断。阴茎脱位是指受严重外力的作用阴茎脱离原来的位置。阴茎绞窄指阴茎被环状物或其他环状索带套入后使其远端部分血液循环受阻,而形成组织水肿、坏死性改变。环状物有金属环、螺丝帽、丝线、橡皮筋等。

(二)伤情判断

1.阴茎皮肤损伤

阴茎皮肤挫伤表现为阴茎皮下瘀血、肿胀等。阴茎皮肤切割伤、撕裂伤、刺伤及剥脱伤等可见阴茎皮肤裂开、撕脱、出血甚至剥脱等。

2.阴茎折断

属严重的闭合性阴茎损伤,多发生于阴茎勃起状态下受到外力打击,或性交时过于急躁而破裂。伤时患者突然感到阴茎处有“咔哒”响声,伤处感到剧痛,勃起的阴茎随即松软,因海绵体出血及白膜下血肿,阴茎肿胀明显,并逐渐变为青紫色。晚期由于瘢痕挛缩使阴茎变形,引起勃起障碍。

3.阴茎绞窄

阴茎上可见环状物如金属环、螺丝帽、丝线、橡皮筋等。绞窄远端阴茎肿胀、青紫、剧痛,甚至瘀血坏死。

4.阴茎脱位

阴茎包皮环形裂开,阴茎被挤至阴囊根部、耻区或大腿根部皮下。

5.阴茎离断

离断阴茎残端明显出血,且不易止血。因失血过多,患者多出现休克症状。

(三)急救护理措施

救治原则:及早清创、止血、排除血肿,将阴茎复位,并固定于正常位置。

1.阴茎皮肤损伤

及时行清创缝合,包括冲洗伤口、除去异物、清创、止血、修复深层组织、封闭创口等。术后遵医嘱应用抗生素防治感染,同时给予雌性激素、镇静止痛药物防止阴茎勃起。阴茎剥脱伤,如果清创后病情许可,可行植皮手术,可用阴囊或腹壁带蒂皮片植皮。清创术后留置尿管,以防尿液浸湿敷料而发生感染。

2.阴茎折断

轻者给予镇静止痛、早期冷敷(24 小时后改热敷)、应用止血药物、抗生素及雌性激素预防感染和勃起,压迫绷带可起到良好的作用。对于伤情严重的患者,为了预防后期阴茎挛缩、阳痿等后遗症,应早期手术清除血肿,彻底止血。术后遵医嘱应用抗生素及雌性激素预防感染和勃起。

3.阴茎绞窄

立即去除绞窄物,改善局部循环。

4.阴茎离断

尽快行手术处理,护理上做好紧急手术的术前准备。

六、阴囊损伤

阴囊位置相对隐蔽,皮肤柔软,移动性较大,一般情况下不易受伤。阴囊损伤常合并有阴茎、尿道、会阴甚至直肠损伤。

(一)病因与病理

闭合性损伤多发生于平时运动和重体力劳动时,由于暴力打击、踢伤、挤压伤等致使阴囊挫伤,出现阴囊水肿、瘀斑,阴囊内出血形成血肿或鞘膜积血。血肿易形成脓肿,血肿可机化形成纤维组织,产生阴囊内硬结。若睾丸同时受伤,睾丸肿胀出血后可产生睾丸萎缩。开放性损伤多由枪伤、刺伤、裂伤、撕脱伤等引起,多发生于工矿劳动、战伤或动物咬伤等。若伤口大时可使睾丸脱出完全裸露。

(二)伤情判断

1.症状及体征

(1)闭合性损伤:阴囊肿胀与疼痛,阴囊表面皮肤有瘀斑,阴囊内有血肿包块。

(2)开放性损伤:阴囊皮肤撕脱、睾丸裸露。

(3)其他合并伤:如阴茎损伤、睾丸损伤、睾丸扭转和精索损伤等。

2.辅助检查

(1)B 超:阴囊血肿呈液性暗区,透声差,光点分布不均。

(2)透光试验阴性:即用纸筒罩于局部,手电筒由阴囊肿物下方向上照射,被遮处阴囊不透光,或在暗室内局部用灯光由阴囊下方向上照射,血肿不透光。

(三)急救护理措施

1.闭合性损伤

(1)阴囊挫伤:卧床休息,抬高阴囊;局部先冷敷,24 小时后热敷,使瘀血尽快吸收;遵医嘱给予抗生素防治感染。

(2)阴囊血肿:小的血肿采用阴囊上托,局部压迫、冷敷等措施。若血肿较大,且渐进加重,则做好术前准备后送手术。

2.开放性损伤

积极配合医生行清创缝合术,清除失活组织和异物,术后放置引流条,应用抗生素防治感染,注射 TAT 预防破伤风。

七、睾丸损伤

睾丸位于阴囊内,由于阴囊皮肤松弛,睾丸活动度大,且本身有坚韧的睾丸白膜存在,故睾丸不易受到损伤,其损伤发生率低于阴茎、阴囊损伤。

(一)病因与病理

1.病因

(1)闭合性损伤:挤压伤、踢伤、车祸伤及斗殴伤等引起睾丸挫伤。

(2)开放性损伤:包括枪弹伤、刺伤、撕裂伤和切割伤。

(3)手术损伤:在行睾丸下降术、鞘膜翻转术、疝修补术、精索静脉曲张高位结扎术、输精管结扎术等损伤精索血管。

2.病理

主要有挫伤、破裂伤、脱位、扭转。轻度挫伤引起睾丸实质的小量出血、水肿。严重挫伤致出血、水肿,也可产生阴囊血肿、鞘膜积液或积血,水肿和出血逐渐吸收后,睾丸实质部分或全部失去活力,睾丸可萎缩变小。撕裂伤致白膜破裂,睾丸实质破碎外溢,易继发感染,最后导致睾丸萎缩。扭转或手术损伤致精索血管损伤,造成睾丸血运障碍,最终发产生睾丸萎缩。另外还可发生睾丸脱位。

(二)伤情判断

1.症状

以局部肿胀和剧烈疼痛为主要表现,伴有恶心、呕吐。局部疼痛可放射到耻区、腰部或上腹部,严重者可发生痛性休克。

2.体征

阴囊水肿、瘀斑,睾丸肿大、硬、触痛明显,可伴有阴囊血肿、鞘膜积血等。开放性损伤可见明显的伤口。睾丸异位:外伤性睾丸脱位时,睾丸经筋膜间隙或正常解剖孔隙挤到阴囊以外的部位。睾丸脱位所在位置取决于外力大小及其方向,以及解剖上孔隙情况,通常睾丸脱位可挤到腹股沟上方、阴茎根部,也可脱至股部和会阴部,或经腹股沟管进入腹腔。因此阴囊空虚,而在其他部位如会阴部、腹股沟区、阴茎部可扪及类似睾丸的肿块。

3.辅助检查

B 超可探及血肿或积液。放射性核素扫描:睾丸破裂时可见睾丸图像缺损。

(三)急救护理措施

救治原则:镇痛、止血、预防感染和尽可能保留睾丸;开放性损伤应手术治疗。

1.睾丸挫伤

卧床休息,托起阴囊;局部冷敷,以减轻张力和出血;遵医嘱给予止痛药、止血药及抗生素。睾丸疼痛较剧者,可采用 1% 普鲁卡因 3～5mL 行局部精索封闭。

2.睾丸脱位

脱位早期局部水肿不明显时,可试行手法复位;一旦水肿或血肿形成后,手法复位往往难以成功,则需手术复位,并对睾丸加以固定。对于阴囊破裂、睾丸脱出者,经过清洗、去除异物,睾丸无破裂者可予回纳,缝合阴囊裂口。对于伴有睾丸破裂者,只要睾丸组织有保留可能,应按睾丸破裂处理后,纳回阴囊内,缝合阴囊壁,并放置引流条,术后应用抗生素防治感染。

3. 开放性损伤

积极配合医生行手术清创缝合术,术中尽量保留睾丸组织,放引流条,术后应用抗生素防治感染,注射 TAT 预防破伤风。

4. 药物治疗

睾丸损伤后易导致睾丸萎缩,必要时可应用雄性激素进行补充治疗。

第五节　其他急症

一、肾绞痛

肾绞痛又称肾、输尿管绞痛,是指肾盂、输尿管因结石、血块等因素导致急性梗阻而引起剧烈蠕动,产生绞窄样疼痛。

(一)病因与病理生理

1. 病因

(1)泌尿系结石:多见于肾、输尿管结石的患者。当结石在肾盂内活动,特别是在肾盂出口处突然引起梗阻即出现肾绞痛,输尿管结石绝大多数是由肾结石排入输尿管,突然引起输尿管痉挛、梗阻而出现绞痛。

(2)肾肿瘤及肾结核:肿瘤或结核的血块、脓块、脱落的腐烂组织等通过肾盂、输尿管时,诱发肾盂、输尿管痉挛、梗阻,从而发生剧烈的绞痛。

2. 病理生理

位于输尿管或尿道等尿路较细部位的结石,可造成急性完全性梗阻。

尿路梗阻时更易继发感染,感染与梗阻又促进结石的形成。肾结核的病理改变,主要是结核结节、溃疡、干酪样坏死、空洞和纤维化等。

(二)病情判断

1. 症状及体征

(1)肾绞痛发作期:疼痛性质为刀割样阵发性绞痛,程度剧烈难忍,同时伴放射痛,向腰背部、耻区、睾丸、阴囊、阴唇及大腿内侧放射。患者辗转不安,躯体屈曲,面色苍白、出冷汗,甚至休克,伴随恶心、呕吐症状。腹肌紧张,患侧肋脊角可有压痛和局部肌紧张,并发肾积水时腹肌放松可触及肿大有压痛的肾脏。

(2)肾绞痛静止期:仅有患侧肋脊角叩击痛。

(3)血尿:绞痛后出现肉眼或镜下血尿。

2. 辅助检查

(1)尿常规检查:常有镜下血尿;肾结核患者尿液呈酸性,尿中可见蛋白、白细胞和红细胞,尿中可找到结核杆菌。

（2）X线摄片：可观察双肾轮廓，了解有无钙化灶；95％的上尿路结石可在X线片上看到结石的大小和数目。典型肾结核的X线表现为：肾盏破坏，边缘不整呈虫蚀样改变，也可表现为肾盏颈部狭窄而导致肾盏扩张甚至消失；当有干酪样坏死灶时可见空洞影；输尿管常有狭窄、僵硬或继发性扩张等。

（3）B超：可清楚显示结石的部位、大小和数目，肾积水的程度，能清晰地显示直径≥0.5cm的肾肿瘤，并可显示有无结核空洞形成。

（4）静脉尿路造影：可以清楚地显示病变的部位及范围，也可显示肾功能的情况。肾、输尿管结石：造影可显示结石所致之肾结构和功能改变，透X线的尿酸结石可表现为充盈缺损。肾肿瘤：造影可见肾盂、肾盏因受肿瘤挤压有不规则变形、狭窄、拉长或充盈缺损。

（5）CT及MRI：对诊断肾肿瘤和结核有帮助，能发现X平片不显示的结石和肾积水的程度。

（三）急救护理措施

救治原则：解痉镇痛，治疗原发病。肾和输尿管结石可采取非手术治疗、体外震波碎石和手术治疗；肾肿瘤需行手术治疗；肾结核的治疗包括药物治疗和手术治疗。

1. 解痉止痛

发作期患者应卧床休息。指导患者采取分散注意力、深呼吸等非药物性方法缓解疼痛；遵医嘱应用解痉止痛药，常用药物有阿托品、哌替啶，此外，腰部热敷、针灸、耳针，以及钙离子阻滞药吲哚美辛、黄体酮等也可缓解肾绞痛。甲氧氯普胺注射有很好的解痛止吐效果。

2. 根据不同病因采取相应的护理措施

（1）肾结石。大量饮水：鼓励患者多饮水，每日1000～4000mL，保持每天尿量在2000～3000mL。大量饮水配合利尿解痉药物有利于小结石的排出，有助于稀释尿液、减少晶体沉积，起到内冲洗的作用，可延缓结石的增长。合并感染时，尿量多可促进引流，有利于感染的控制。肾绞痛时大量饮水也有助于结石的排出。

服用排石药。①调节尿pH：口服枸橼酸钾、碳酸氢钠等碱化尿液，可治疗与尿酸相关的结石；口服氯化铵使尿液酸化有利于防止磷酸钙及磷酸镁结石的生长。②调节代谢的药物：别嘌醇可降低血和尿的尿酸含量，D-青霉胺、乙酰半胱氨酸有降低尿胱氨酸及溶石作用。③中医中药治疗。

运动及变换、体位排石：绞痛后适当活动、蹦跳、经常变换体位，可增加输尿管蠕动，促进结石的排出。结石位于中肾盏、输尿管上段者，取头高脚低位，上半身抬高；结石位于肾下盏者取头低位；左肾结石取右侧卧位，右肾结石取左侧卧位同时叩击肾区，利于结石的排出。

应用抗生素控制感染。

协助做好体外震波碎石术、外科手术前后护理。

（2）肾结核。营养与休息：加强营养，注意休息，保持生活规律，不过于劳累。保持居室环境清洁、空气流通，常到户外呼吸新鲜空气，保持身心愉快。遵医嘱配合应用抗结核药：目前最常用的一线抗结核药物有异烟肼、利福平、吡嗪酰胺、乙胺丁醇和链霉素，联合药物可减少细菌产生耐药性并降低不良反应。

单纯药物治疗的适应证:早期肾结核,肾盂、肾盏形态未发生改变;虽已发生空洞破溃但病变范围不超过 2 个肾盏,且无输尿管梗阻;不能采取手术治疗的患者。用药物期间应定期查尿常规,寻找结核菌,3～6 个月后复查尿路造影,若有好转,或至少病变未继续恶化时可继续用药,如果病变范围反而扩大则应改为手术治疗。为防止手术操作过程造成的结核菌播散,手术前必须应用抗结核药 2～4 周,手术后继续用药 2 年。

观察尿液的 pH、量、性质和颜色。

(3)肾肿瘤:配合做好手术治疗、放射治疗、化学治疗的相应护理。

(四)预防

结石可以通过以下措施加以预防。

1. 大量饮水

以增加尿量,稀释尿液,从而减少尿中晶体沉积。成人保持每天尿量在 2000mL 以上,尤其是睡前及半夜饮水,效果更好。

2. 调节饮食

根据患者结石成分调节饮食。含钙结石者应限制含钙、草酸成分多的食物,如牛奶、奶制品、豆制品、巧克力、坚果等含钙多;浓茶、菠菜、番茄、土豆、芦笋等含草酸量多。尿酸结石者不宜食用含嘌呤高的食物,如动物内脏,应进食碱性食品。对感染性结石患者,建议进食酸性食物,使尿液酸化。

3. 药物预防

根据结石成分,血、尿钙磷、尿酸、胱氨酸和尿 pH,应用药物降低有害成分、碱化或酸化尿液,预防结石的复发。如维生素 B_6 有助于减少尿中草酸含量;枸橼酸钾可使尿 pH 保持在 6.5～7,可预防尿酸和胱氨酸结石;口服别嘌醇也可减少尿酸和含钙结石;口服氯化铵使尿液酸化,有利于防止感染性结石的生长。

4. 预防骨脱钙

伴甲状旁腺功能亢进者,必须手术摘除腺瘤或增生组织。鼓励长期卧床者行功能锻炼,防止骨脱钙,减少尿钙含量。

二、阴茎异常勃起

阴茎异常勃起是指无性刺激和性欲要求的情况下,阴茎发生不能被控制的持续性痛性勃起。持续勃起时间过长可发生阴茎海绵体纤维化,性功能丧失。

(一)病因与病理

1. 病因

(1)全身疾病:白血病、贫血、红细胞增多症、原发性血小板增多症、多发性骨髓瘤、神经系统病变、肿瘤转移、前列腺炎、尿道炎等,盆腔肿瘤可引起压迫,产生局部静脉回流障碍。

(2)创伤:脊髓损伤,会阴部及阴茎损伤等。

(3)药物:某些降压药、镇静药及止血药等,产生血流缓慢,易引起阴茎海绵体血液淤滞而出现梗阻。

(4)炎症:阴茎深静脉血栓性静脉炎,前列腺炎等均可引起静脉回流障碍。阴茎海绵体内注射血管扩张药物时可诱发阴茎异常勃起。

（5）特发性：原因不明。

2.病理

阴茎异常勃起主要是阴茎静脉回流受阻，动脉血液继续进入海绵体间隙内，使阴茎持续胀硬。初期为静脉血液淤滞，血液二氧化碳压力增高，血液黏稠度增加，阴茎呈硬性勃起。海绵体水肿，加重静脉回流障碍，产生血栓，阻塞小动脉，最后使海绵体小梁纤维化，阴茎失去勃起能力。

（二）病情判断

多见于青壮年，多数发病在夜间，突发阴茎呈高度勃起状态，坚硬，勃起持续数小时或数日，伴有阴茎、腰部及骨盆部疼痛；时久包皮可水肿，龟头呈紫红色；多数患者尿道海绵体和阴茎头较松软；少数患者会出现排尿困难和急性尿潴留。

实验室检查：白细胞升高；海绵体血气分析：PaO_2 下降，$PaCO_2$ 升高，pH 下降。

（三）急救护理措施

救治原则：使持续勃起的阴茎松软并恢复正常勃起和性生活能力。治疗包括保守治疗及手术治疗。

1.物理疗法

发病 6 小时内给阴茎冷敷。

2.遵医嘱使用药物

镇静药、麻醉药、抗凝药等；海绵体注射间羟胺等血管收缩药物可起到很好的作用。

3.穿刺冲洗法

用粗针头穿入阴茎海绵体内，用肝素盐水反复冲洗，直到流出新鲜血液、阴茎松软为止，加压包扎不可太紧，注意血运，加强按摩。此法对发病早期者有效。

4.遵医嘱应用抗生素

防治感染。

5.做好手术治疗者的护理

保守治疗无效则应手术治疗。目前应用最多的阴茎头阴茎海绵体分流术，该手术简单、效果较好。

三、包茎嵌顿

包皮不能翻转使阴茎头外露称为包茎。由于包皮口狭窄，强行翻转包皮时，狭窄的包皮在冠状沟形成紧束的绞窄环，使阴茎头血液循环障碍，因狭窄不能翻回原位，成为包茎嵌顿，需及时处理。

（一）病因与病理

本病多继发于阴茎头及包皮炎症或损伤，包皮炎症或损伤后形成增厚、狭窄、瘢痕性挛缩，失去皮肤弹性。包皮内积聚垢石或反复感染，形成不良刺激。

包皮口紧勒在冠状沟部，引起包皮及龟头血液及淋巴液回流障碍，产生局部瘀血、水肿。久之包皮、龟头溃烂甚至坏死。

（二）病情判断

阴茎头及包皮水肿，疼痛明显，肿胀严重时可影响排尿。包皮与阴茎头之间积存较多的包皮垢。

龟头瘀血呈紫红色,严重血液循环障碍者可出现阴茎头糜烂和坏死。

(三)急救护理措施

救治原则:尽早手法复位。如复位失败应行包茎背侧切开术,切除绞窄环,待炎症消退后再做包皮环切术。

(1)手法复位:用手挤压肿胀的包皮和阴茎头;用油类润滑剂涂抹阴茎头和冠状沟后拇指向内推挤阴茎头,其余手指将水肿包皮向阴茎头推送。

(2)复位后用 1:5000 高锰酸钾溶液浸泡,减轻水肿;观察阴茎皮肤的颜色,以及水肿和疼痛有无减轻。

(3)清洗阴茎头、冠状沟,保持局部清洁。

(四)预防

保持局部清洁卫生,包皮炎症应及时治疗。后天性包茎可行包皮环切术。

四、睾丸扭转

睾丸扭转多发生在青少年,是由于睾丸的活动度加大引起其所附着的精索扭转,造成睾丸的急性血液循环障碍。本病既可发生在正常的睾丸,也可发生在隐睾。

(一)病因与病理

根据睾丸扭转部位,可分为鞘膜内型和鞘膜外型两类。鞘膜内型多见,好发于青春期,其发生与下列解剖学异常有关:鞘膜壁层在精索的止点过高;睾丸系膜过长或睾丸引带过长或缺如,增加了睾丸的活动性;正常睾丸附睾后外侧方有一小部分无鞘膜覆盖而直接附着于阴囊壁,当睾丸完全被鞘膜包绕而缺乏这种固定时,易发生睾丸扭转。鞘膜外型少见,常见于新生儿及 1 岁以内的婴儿,主要由于患儿附睾的后外侧与阴囊壁直接附着处薄弱,睾丸固定不良。5%～6%患者有阴囊外伤史,如阴囊直接被脚踢,在上述解剖异常的基础上,局部外力碰击促进睾丸扭转的发生。

睾丸扭转发生后,首先发生静脉回流障碍,引起睾丸及周围组织静脉瘀血及水肿。如未能及时解除扭转,瘀血与组织肿胀不断加剧,导致睾丸动脉血供障碍,最终发生睾丸坏死萎缩。

(二)病情判断

1.症状及体征

(1)鞘膜内型睾丸扭转:发病突然,表现为突发的一侧阴囊内睾丸疼痛,呈持续性,可有阵发性加剧。疼痛常放射至同侧腹股沟及耻区,伴有恶心、呕吐。阴囊红肿,睾丸肿大触痛明显,触摸时难以区分阴囊内结构;由于提睾肌痉挛与精索扭转缩短,睾丸向上移位或变为横位,患者平卧后由于睾丸向上提起而致局部疼痛加重,此体征可作为判断睾丸扭转的主要依据。阴囊透光试验阴性。

(2)鞘膜外型睾丸扭转:鞘膜及其内容物全部扭转。患儿哭闹,半侧阴囊红肿,阴囊内肿块可比正常睾丸大数倍,不透光,不能触及正常睾丸。在新生儿,表现为阴囊肿硬、疼痛和压痛。

2.辅助检查

可有轻度白细胞升高;B 超显示睾丸的血流缓慢。

(三)急救护理措施

救治原则:尽早行手术探查、复位固定。

(1)扭转后睾丸功能的恢复与手术复位时间有关。扭转在 6 小时内复位者,睾丸功能基本不受影响,如超过 24 小时复位,多数发生睾丸坏死、萎缩。

(2)睾丸复位后观察睾丸的颜色。如睾丸色泽恢复正常,则行睾丸固定术,否则应行睾丸切除术。

五、急性尿潴留

急性尿潴留又称完全性尿潴留,是指各种原因引起尿潴留于膀胱内不能自行排出的一种病症,属泌尿外科最常见的急症之一,发病急,患者痛苦难忍,需要紧急处理。

(一)病因与病理生理

1.病因

(1)机械性梗阻:下尿路梗阻是引起尿潴留最常见的原因,多见于男性。常见的部位在前列腺、尿道及阴茎等。如前列腺增生、前列腺癌、急性前列腺炎、前列腺术后膀胱挛缩,膀胱或尿道结石、肿瘤、异物等堵塞膀胱颈和尿道,另外尿道损伤、尿道狭窄、淋菌性及非淋菌性尿道炎、尿道狭窄均可引起尿潴留。婴幼儿下尿路梗阻的常见原因是后尿道瓣膜病,还有包茎、直肠内滞留的粪块压迫等也多见于临床。女性梗阻性尿潴留少见,偶见于膀胱挛缩、尿道狭窄及尿道异物、盆腔或直肠肿瘤、尿道憩室、输尿管口囊肿、妊娠的子宫、处女膜闭锁的阴道积血等。另外,药物不良反应、便秘、神经系统异常以及特发性急性尿潴留也常出现在婴幼儿。

(2)动力性梗阻:指膀胱、尿道并无器质性梗阻病变,而由于排尿功能障碍所引起的尿潴留。如麻醉、手术后尿潴留,特别是腰麻和肛管直肠手术后。中枢神经和周围神经系统损伤、炎症、肿瘤等也可引起急性尿潴留。各种松弛平滑肌的药物如阿托品、溴丙胺太林、山莨菪碱等偶有引起尿潴留的可能。各种原因引起的低血钾,如醛固酮症、腹泻、长期应用利尿药等可使膀胱逼尿肌乏力,发生排尿困难甚至尿潴留。

(3)其他:急性尿潴留也常见于高热、昏迷的患者,在小儿与老人中尤为多见。个别患者因不习惯于卧床排尿而发生尿潴留。

2.病理生理

正常排尿时,逼尿肌收缩可使膀胱压力增高 $20\sim40cmH_2O$ 而将尿液排出。如果膀胱颈出现梗阻,膀胱逼尿肌代偿性肥大,可使压力增高至 $50\sim100cmH_2O$,但仍可正常排尿。若梗阻继续加重,超越了膀胱逼尿肌的代偿能力,则出现代偿不足,最终表现为排尿不尽,产生残余尿,从而发生尿潴留。急性尿潴留发生后,常导致肾小球滤过功能和肾小管重吸收功能失衡。

(二)病情判断

1.病史

常有骨盆骨折、骑跨伤病史,或既往有前列腺增生,其次因劳累、受寒、醉酒或使用阿托品、山莨菪碱类药物后发作,以及有麻醉手术、尿道结石、低钾血症等病史。

2.症状

膀胱胀满却排不出尿液,患者异常痛苦。严重者可有尿毒症表现,如恶心、呕吐、厌食,这些症状尤其在合并慢性尿潴留的患者多见。

3.体征

小腹部膨隆,胀满的膀胱可达脐部,触之疼痛加剧。叩诊呈浊音。

4. 辅助检查

B 超可准确测量膀胱内尿液量,以及有无合并上尿路梗阻。静脉尿路造影可显示骨盆骨折、尿道断裂等原发疾病,也可发现上尿路合并的疾病。

(三)急救护理措施

救治原则:去除病因,恢复正常排尿。但梗阻原因不明或一时难以解除时,则只能先解除尿潴留,日后再处理病因。

1. 协助医生解除尿潴留的病因

某些病因,如包皮口或尿道口狭窄、尿道结石、药物或低血钾引起的尿潴留,经对因处理后可很快解除,恢复排尿。

2. 诱导排尿

对术后动力性尿潴留可采取听流水声、针灸、穴位注射新斯的明等刺激排尿,或在病情允许下改变排尿姿势。若仍不排尿,可予以导尿。

3. 导尿

导尿是解除急性尿潴留最直接有效的方法。导尿既可作为诊断,如区别无尿与尿潴留,也可用以引流尿液。任何情况下膀胱高度膨胀时均应立即排尿,以免膀胱极度膨胀后成为无张力膀胱。导尿应在无菌操作下进行,前列腺增生患者导尿有困难时可采用弯头导尿管。导尿时先慢慢排出尿液 300～400mL,然后以每小时 200～300mL 的速度引流,一次放尿不可超过 1000mL,以防止膀胱内压迅速降低而引起膀胱内出血。如尿潴留时间较长或导出尿液过多,排尿功能一时难以恢复时,应留置导尿管。据报道,正常人一次导尿引起菌尿症的概率为 1%,若导尿 2～7 天,感染率增至 8%～10%,也可引起尿道炎、尿道周围炎、前列腺炎、附睾炎甚至败血症,故非绝对需要,不要留置导尿管。

4. 耻骨上膀胱造瘘

在导尿失败或患者一般情况差、不允许采取大手术时使用,可暂时转流尿液,先行耻骨上穿刺造瘘术,必要时需切开膀胱造瘘。术后做好膀胱造瘘管的护理并保持通畅。

5. 药物治疗

在排除机械性尿路梗阻情况下,可用卡巴胆碱(卡巴可)0.25mg,肌内注射。

第十章　内分泌系统急危重症护理

第一节　甲状腺危象

甲状腺危象简称甲亢危象,是甲状腺功能亢进症(以下简称甲亢)患者在急性感染、精神创伤、妊娠或甲状腺手术等各种诱因的刺激下,大量甲状腺激素释放入血,病情突然加重而出现的一系列临床症状。发生原因可能与循环内甲状腺激素水平增高有关,多见于严重的、病程长且近期病情有明显恶化的甲亢患者,并常由并存的其他疾病所诱发。甲状腺危象病情危重,病死率高,必须及时抢救,如抢救不及时,患者往往因高热,心力衰竭或严重水、电解质紊乱而死亡。

一、诱因与发病机制

(一)诱因

1. 外科性

在手术中或术后 4~16 小时内发生危象常与手术直接有关,凡在术后 16 小时后发生危象者,应寻找感染病灶或其他诱因。由外科原因引起的甲亢危象包括:①术前甲亢病情未控制;②手术应激或手术时挤压甲状腺,导致大量甲状腺激素释放入血循环,全身麻醉也可使组织中的甲状腺激素进入血循环。

2. 内科性

指手术外的诱因,目前甲亢危象多因此原因引起。①严重感染:是临床上最常见的危象诱因,4/5 内科性危象有感染,其中以呼吸道感染最常见。②应激:过度紧张、高温环境、过度疲劳、情绪激动等应激可导致甲状腺激素突然释放。③不适当停用抗甲状腺药物:致甲状腺激素大量释放,甲亢症状迅速加重。④其他:过度挤压甲状腺、放射性 ^{131}I 治疗引起甲状腺炎等均可导致大量的甲状腺激素释放入血。

(二)发病机制

甲亢危象患者的发病主要为血中的甲状腺激素明显增多,其中游离 T_3、T_4 的升高更为明显,当机体同时存在内环境紊乱时,机体对甲状腺激素的耐受性下降,加之肾上腺素能神经兴奋性增高,过多的甲状腺激素使 β 肾上腺素能受体数目增加,或作用于受体后的某些环节,致儿茶酚胺的反应性增强,后者又刺激甲状腺激素合成和释放,最终导致机体丧失对甲状腺激素的调控能力,从而出现甲亢危象。

二、临床表现

(一)危象先兆

甲亢症状突然加重,表现为发热、乏力、烦躁不安、心悸、食欲缺乏、恶心、呕吐、腹泻、体重下降等。

(二)危象期表现

高热、大汗淋漓、皮肤潮红,继而汗闭,皮肤苍白;食欲极差、频繁呕吐、腹痛、腹泻、体重锐减;极度烦躁不安、谵妄、嗜睡,最后昏迷。

三、救治原则

(一)降低循环中甲状腺激素水平

1. 抑制甲状腺激素的合成与释放

抗甲状腺药物,如丙硫氧嘧啶能抑制甲状腺激素的合成,首剂量为 600mg 口服或经胃管注入,继而给予 200mg 口服,每天 3 次,待症状缓解后减至一般治疗剂量。无机碘能抑制甲状腺激素的释放,在服用丙硫氧嘧啶后 1～2 小时再加用复方碘口服溶液,首剂量 30～60 滴,以后每 6～8 小时服用 5～10 滴;或用碘化钠 0.5～1.0g 加入 10% 葡萄糖注射液中静脉滴注 12～24 小时,视病情逐渐减量,一般使用 3～7 天停药。

2. 迅速降低循环中甲状腺激素水平

可通过腹膜透析、换血等方法去除血中过多的甲状腺激素。

(二)降低周围组织对甲状腺激素的反应

可使用 β 肾上腺素能阻断剂或利舍平等抗交感神经药阻断周围组织对儿茶酚胺的反应,达到控制甲亢危象的目的。可用普萘洛尔 30～50mg,每 6～8 小时口服 1 次,或 1mg 经稀释后缓慢静脉注射,视病情间歇给药 3～5 次;可同时给予利舍平 1mg,每 6～8 小时肌内注射 1 次。

(三)保护机体脏器,防止功能衰竭

(1)纠正水、电解质紊乱。

(2)对症处理,如降温、纠正心力衰竭、心律失常等。

(3)使用糖皮质激素以改善机体反应性,提高应激能力。

(4)及时补充大量维生素和能量。

(四)去除诱因

去除诱因,积极治疗甲亢是预防甲亢危象发生的关键。感染是甲亢危象常见内科性诱因,有感染者应积极抗感染治疗。

四、护理评估

(一)病史

甲状腺危象最常见于原有甲状腺功能亢进症患者的血液中甲状腺激素骤然升高,因此,需要了解患者危象发生前的服药情况,包括药物的剂量、服药方法等,外科手术、放射性[131]I 治疗前的准备情况,发病前有无不良的精神刺激、过度挤压甲状腺等,既往心脏情况等,此外,还应了解发病前的一般状况,如食欲、尿便等,以及家属成员有无类似病史。

(二)身心状况

1. 症状及体征

甲亢危象属甲状腺功能亢进症恶化时的严重表现,主要特点如下。

(1)高热:体温骤升达 39℃ 以上,甚至高达 41℃,一般降温措施无效,同时大汗淋漓、皮肤

潮红,继而汗闭、皮肤苍白和脱水。

(2)中枢神经系统症状:可发生意识障碍,极度烦躁不安、谵妄、嗜睡,最后昏迷。

(3)心血管系统症状:心动过速,心率常达 160 次/分以上,与体温升高程度不成比例。也可出现各种心律失常,以一过性心房颤动多见。收缩压升高,脉压增大。原有甲亢性心脏病者较易发生危象,且危象一旦发生常促使心功能急剧恶化。

(4)消化系统症状:食欲极差、恶心、呕吐、腹痛、腹泻甚为常见,导致脱水、电解质紊乱、氮质血症加重。

(5)水、电解质紊乱:最终患者有水、电解质紊乱,约半数有低钾血症,1/5 有低钠血症。

(6)小部分甲亢危象患者症状不典型,表现为表情淡漠、嗜睡、反射降低、低热、恶病质、明显乏力、心率慢、脉压小、血压下降、进行性衰竭,最后陷入昏迷而死亡,临床称淡漠型甲亢危象,多见于老年患者。

2.心理和社会状况

患者在原有疾病基础上病情加剧,出现心血管、中枢神经系统等受累,且血液中甲状腺激素水平高,病情危重,导致患者及其家属焦虑不安、恐惧、消极悲观,甚至绝望。

(三)辅助检查

甲状腺功能检查,血清总 T_4、T_3 等可明显增高,游离 T_3、T_4 的检测意义更大,但 T_4 及 T_3 水平与是否发生甲亢危象间无相关性。

五、护理诊断

(一)体温过高

体温过高与甲状腺激素明显增高引起的高代谢综合征有关。

(二)有体液不足的危险

体液不足与甲状腺激素明显增高引起的水、电解质紊乱有关。

(三)焦虑

焦虑与甲状腺激素明显增高引起的中枢神经系统受累有关。

六、护理目标

(1)患者体温降至正常,生命体征平稳。

(2)体液补足,微循环良好,尿量正常。

(3)意识清楚,焦虑等症状消除,积极配合治疗。

七、护理措施

(一)一般护理

(1)绝对卧床休息,保持安静、舒适环境,避免不良刺激。

(2)吸氧:一般用鼻导管吸氧,吸氧浓度 2～4L/min。

(3)饮食:给予高热量、高维生素饮食。并鼓励患者多饮水,每天饮水量不应少于 2000mL,昏迷患者给予鼻饲。

(4)做好昏迷患者的口腔及皮肤护理。

(二)急救护理

1.严密观察病情

及时监测体温、脉搏、呼吸、血压、神志等变化,发现异常报告医师及时处理。

2.用药护理

迅速减少甲状腺激素合成和释放。

(1)抑制甲状腺激素的合成:大剂量使用抑制甲状腺激素合成药物是抢救甲状腺危象的重要措施之一。丙基硫氧嘧啶(PTU)在周围组织中可减少 T_4 转化至 T_3,故为首选药物,口服或胃管内注入。无 PTU 时,可用等量甲硫氧嘧啶(MTU)或甲巯咪唑(MM)。

(2)抑制甲状腺激素的释放:无机碘溶液可抑制已合成的甲状腺激素释放。口服 PTU 后1 小时,口服复方碘口服溶液,或碘化钠 $0.5\sim1.0g$ 加入 10% 葡萄糖注射液中静脉滴注。

(3)抑制组织中 T_4 转换为 T_4 以及抑制 T_4:与细胞受体的结合 PTU、碘剂、β 肾上腺素能受体阻滞剂和糖皮质激素均有抑制作用。在无心力衰竭情况下,应用 β 肾上腺素能受体阻滞剂甚为重要,但需注意监测心功能,必要时在心电图密切监视下进行,伴哮喘者禁用。

(4)其他:上述处理疗效不显著,血清 T_4、T_4 仍呈现高浓度,可考虑应用血浆置换及腹膜透析,以有效清除血中过多的甲状腺激素。

3.健康教育

(1)评估甲亢患者的病情,对症宣教,进一步介绍疾病知识,以及如何预防症状恶化。

(2)调动患者主观能动性,使其配合治疗,减轻忧虑和避免精神刺激。

(3)按医嘱服药控制甲亢症状,不随意停药。

(4)预防和控制感染。

(5)手术或放射碘治疗前,做好准备工作。

第二节　糖尿病酮症酸中毒危象

糖尿病酮症酸中毒(DKA)是由于胰岛素缺乏,胰岛素拮抗激素增加,引起糖和脂肪代谢紊乱,以高血糖、高酮血症和代谢性酸中毒为主要改变的临床综合征。糖尿病酮症酸中毒是糖尿病的一种严重急性并发症,作为糖尿病患者早年死亡的原因之一,良好护理是治疗 DKA 的重要环节。

一、诱因与发病机制

(一)诱因

1.感染因素

DKA 和高血糖高渗综合征(HHS)最常见的诱因是各种感染,尤其是 2 型糖尿病患者伴急性全身性严重感染,如脓毒症、肺炎、化脓性皮肤感染、胃肠道感染、急性胰腺炎、胆囊胆管炎、腹膜炎等。

2.胰岛素剂量不足或中断

在发生急性伴发疾病的状态下,没有及时增加胰岛素剂量或错误地自行减少胰岛素用量。

3.各种急性应激状态

外伤、手术、麻醉、急性心肌梗死或严重刺激引起的应激状态等。

4.胰岛素抗药性

由于受体和信号传递异常引起的胰岛素不敏感或产生胰岛素抗体,均可导致胰岛素的疗效降低。

5.其他诱因

饮食失调或胃肠疾病导致的水、电解质紊乱,妊娠和分娩,突然终止胰岛素治疗或减量不当等。

(二)发病机制

对 DKA 较 HHS 的发生机制了解较多,其共同的发病机制是循环胰岛素水平的绝对降低或是存在严重应激情况下胰岛素拮抗激素(高血糖素、皮质醇、儿茶酚胺及生长激素)的升高,可以表现为以某一方面为主,但二者经常相互重叠。DKA 时循环中胰岛素水平以绝对降低为主,HHS 时仍有小量胰岛素分泌,但仅能抑制酮体的产生,不能控制严重的高血糖。糖代谢异常、脂肪与酮体代谢异常、水和电解质代谢异常是发生糖尿病高血糖危象时常见的三种代谢异常。

二、临床表现

糖尿病症状加重,出现烦渴、尿量增多、疲倦乏力等,但无明显多食。也可伴食欲缺乏、恶心、呕吐,饮水后也可出现呕吐。酸中毒时呼吸深而快,呈 Kussmonl 呼吸。动脉血 pH 低于7.0 时,由于呼吸中枢麻痹和肌无力,呼吸渐浅而缓慢。呼出气体中可能有丙酮味(烂苹果味)。

脱水量超过体重 5% 时,尿量减少,皮肤、黏膜干燥,眼球下陷等。如脱水量达到体重 15%以上,由于血容量减少,出现循环衰竭、心率快、血压下降、四肢厥冷,即使合并感染体温多无明显升高。神志状态有明显个体差异,早期感头晕、头痛、精神萎靡,渐出现嗜睡、烦躁、迟钝、腱反射消失,甚至昏迷,经常出现病理反射。广泛剧烈腹痛,腹肌紧张,偶有反跳痛,常被误诊为急腹症。可因脱水而出现屈光不正。

酮症酸中毒为部分儿童糖尿病的首发症状。儿童出现多饮、多尿等症状未引起家长注意。家长发现患儿精神萎靡,有消化道症状,甚至神志不清才到医院就诊,已是酮症酸中毒。

酮症酸中毒接受治疗后,病情继续加重,血压下降,应考虑可能并发急性呼吸窘迫综合征、脑动脉血栓形成或弥散性血管内凝血等。

三、救治原则

治疗的目的是纠正代谢紊乱,消除酮症,预防感染等并发症。

(一)基本措施

(1)详细询问病史并做体格检查,包括心电图。

(2)急查血糖、血浆电解质、尿素氮、肌酐、二氧化碳结合力、pH 及血酮体,2 小时后复查 1次,以后视病情,可 3~4 小时复查 1 次。有条件的实验室,可测定血乳酸、游离脂肪酸水平。

(3)急查尿常规及尿酮体。神志清楚的患者,不需导尿,避免引起尿路感染。神志不清的患者,不能主动排尿,可以留置导尿,定时取尿标本,测其排尿量及酮体。

(4)疑有感染者,应及早给予抗生素。

(二)胰岛素治疗

(1)只使用短效胰岛素,如普通胰岛素(RI),不可使用中效或长效胰岛素治疗。

(2)小剂量胰岛素治疗。

1)若患者神志清楚,无脱水体征,并且血压正常,可给予 RI 肌内注射,首剂量 0.25U/kg,以后 0.15U/(kg·h),肌内注射;当血糖降至 14mmol/L 后,患者可以少量进食,并根据血糖水平给予 RI 皮下注射。

2)患者血压偏低伴有脱水,胰岛素加入液体中静脉滴注,首剂量 0.1~0.15U/kg,1 小时内滴入;每小时静脉滴入 4~8U。血糖降至 14mmol/L 后,可给予 5%葡萄糖注射液,RI 1U/h 滴入。脱水纠正,血压正常,血糖稳定在 14mmol/L 以下,可以改为胰岛素皮下注射治疗。

3)小剂量胰岛素治疗可以避免低血糖及低血钾的发生。

(3)胰岛素抵抗:酮症酸中毒时如存在胰岛素抵抗,有的患者仍需要大剂量胰岛素治疗才能有效。

(4)胰岛素治疗过程中,若血 pH 仍低于正常,尿酮体尚存在,尽管血糖水平已接近正常,胰岛素治疗必须继续,可以同时补充葡萄糖注射液。

(三)液体补充

(1)酮症酸中毒时,血容量减少,脱水明显。成人患者失水可达 3~5L。采用 0.9%氯化钠溶液滴注。以 1L/h 的速度补充液体,持续 2~3 小时。然后根据其尿量及临床表现调整输液速度。若尿量大于 120mL/h,则输液速度可以减慢。

(2)血浆钠水平高于 155mmol/L 或血浆有效渗透压高于 320mmol/L 时,宜采用 0.45%氯化钠溶液滴注。

(3)血糖降到 14mmol/L 后,可静脉点滴 5%葡萄糖注射液。

(4)血压较低者,可适当给予血浆或清蛋白静脉输入。

(四)电解质补充

1. 钾

酮症酸中毒时,总体钾是降低的,每千克体重可减少 3~5mmol。血浆 pH 降低时细胞内钾向细胞外移动,故血浆钾的水平可能偏高。开始治疗后,细胞外液得到补充,血糖逐渐下降,酮体逐渐减少,血浆 pH 有所恢复,细胞外钾离子又开始回到细胞内,血钾水平明显降低。故治疗酮症酸中毒 3~4 小时后,应根据血钾水平补充钾盐。如果患者入院时,血钾水平正常或低于正常,就应开始补钾。血钾高于 5mmol/L,不需要补钾;血钾在 4~5mmol/L 时,可每小时补充氯化钾 0.5~1g;血钾 3~4mmol/L,可每小时补充氯化钾 1.5~2g;血钾低于 3mmol/L,每小时补充氯化钾 2~3g。

2. 氯

酮症酸中毒治疗过程中,使用氯化钠溶液纠正脱水以及用氯化钾纠正低血钾,应注意高氯性酸中毒的发生。高氯性酸中毒产生的原因:为了细胞内缓冲液的再生,骨骼及其他组织中碳酸氢盐消耗;酮体从尿中排出时带走碳酸氢根;肾脏的远端肾单位排泌氢离子异常以及细胞外液中的碳酸氢根被氯化钠及氯化钾所稀释等。依靠肾脏排泌氯离子以及碳酸氢根的再生来纠正高氯血症。

3. 磷

磷的缺失在酮症酸中毒也是常见的,一般每千克体重缺失 0.5～1.5mmol。与钾离子相同,开始治疗后血浆磷离子向细胞内转移,血浆磷逐渐降低,出现低磷血症。低磷血症的临床表现不显著,可能与神志改变、肌肉无力、心功能不全、红细胞破坏及呼吸衰竭有关。在糖尿病酮症酸中毒治疗中,磷的补充并非必需。显著低血磷时,给予 KH_2PO_2 10～15mmol/h 有帮助。补磷不宜过多,血磷过多则血钙降低。当患者伴有肾功能不全、持续酸中毒时,不宜补充磷。

(五)使用碱性药物

(1)一般可不使用碱性药物,原因:①酮体为有机酸,可以经代谢而消失;②因 CO_2 易于通过细胞膜和血脑屏障,故输入碳酸氢钠后,细胞内和脑内 pH 将进一步下降;③血 pH 升高,血红蛋白对氧的亲和力显著升高,加重组织缺氧;④增加脑水肿的发生。

(2)酮症酸中毒时,血浆 pH 在 7.1 以上可使用碱性药物;血浆 pH 低于 7.0 应给予碱性药物。

(3)当患者伴有严重高血钾时,应给予碱性药物;血浆 pH 每升高 0.1,血钾就可下降0.6mmol/L。

(4)根据血浆 pH 及二氧化碳结合力决定碳酸氢钠溶液用量。一般给予 4% $NaHCO_3$,200～400mL。血浆 pH 上升到 7.2,二氧化碳结合力高于 25mmol/L 时,可不再给予碳酸氢钠。

(六)其他

血浆置换和血液透析等,仅限于严重患者,尤其伴较严重肾衰竭者。

四、护理评估

(一)病史

DKA 发生于原有糖尿病的基础上,因此,需了解患者 DKA 发生前的用药情况,特别是胰岛素的用量有无明显减少或停用,DKA 前有无感染、不良的精神刺激、应激状况,以及多饮、多尿、多食等症状有无加重及加重的程度。

(二)身心状况

1. 症状及体征

(1)原有糖尿病症状加重,极度软弱无力、烦渴、多饮、多尿,体重明显下降。

(2)代谢性酸中毒:呼吸加深,呈深大呼吸,部分患者呼出的气体有类似烂苹果的酮臭味,晚期则发生呼吸抑制,呼吸表浅。

(3)胃肠道症状:有食欲下降、恶心、呕吐,少数 1 型糖尿病患者可出现腹痛,有时甚至被误诊为急腹症。

(4)脱水表现:如皮肤干燥、眼球凹陷、尿量减少,当脱水超过体重的 15% 时,出现循环衰竭、血压下降、脉搏细数,严重者可危及生命。

(5)中枢神经系统症状:早期表现为头痛、头晕,继而出现烦躁、神志淡漠、倦怠、嗜睡、肌张力下降、反射迟钝,最终出现昏迷。

(6)如病史不明,须与其他可能引起昏迷的疾病相鉴别,如脑血管意外、高血压脑病、尿毒症、急性中毒、严重感染等。通过详细询问病史、详查病情及结合有关实验室检查综合分析鉴别。

2.心理和社会状况

患者在原有糖尿病基础上病情加剧,出现呼吸困难、血压下降,甚至昏迷,病情危重,导致患者及其家属焦虑不安、恐惧、消极悲观。

(三)辅助检查

血糖明显升高,常在 $16.7 \sim 27.8$ mmol/L($300 \sim 500$ mg/dL),血酮体升高可大于 4.8 mmol/L,尿糖阳性,尿酮体阳性。血 pH 可降至 7.1 以下,呈代谢性酸中毒。血钾早期可正常或偏低,少尿时可升高。

五、护理诊断

(一)有体液不足的危险

与大量葡萄糖、酮体从肾脏排出引起的渗透性利尿有关。

(二)潜在并发症

昏迷。

六、护理目标

(1)患者体液补足,尿量正常,呼吸平稳。

(2)患者未发生昏迷,或发生昏迷者经救治神志清楚,反应敏捷。

七、护理措施

(一)一般护理

(1)确诊酮症酸中毒后,绝对卧床休息,应立即配合抢救治疗;快速建立静脉通路;胃扩张者置胃管,尿潴留者置导尿管。

(2)建立特级护理:严密观察血压、心率、呼吸、体温、神志、血糖、尿量、尿糖、尿酮体、血气分析及电解质。每 0.5~2 小时测血压、呼吸、脉搏 1 次;记出入量;每 2 小时查尿糖和尿酮体 1 次,2~4 小时查血糖及电解质 1 次。

(3)吸氧:对昏迷患者应注意吸痰,以保持呼吸道通畅;勤翻身、拍背,避免压疮和坠积性肺炎的发生。

(4)协助处理诱发因素和并发症:①预防感染,必须做好口腔及皮肤护理,保持皮肤清洁,预防压疮和继发感染,女性患者应保持外阴部的清洁;②血管病变的护理,除按糖尿病一般护理外,根据不同部位或器官的血管病变进行护理;③神经病变的护理,控制糖尿病,应用大量 B 族维生素,局部按摩及理疗,对皮肤感觉消失者应注意防止损伤。

(5)协助做好血糖的测定和记录,认真记录液体出入量,记录神志变化、呼吸、血压、心率及药物剂量,及时做出小结,以供下一段治疗参考。

(二)饮食护理

1.禁食

待昏迷缓解后改糖尿病半流食或糖尿病饮食。

2.糖尿病饮食

参照理想体重和活动强度计算每日所需总热量。成年休息者每日每千克标准体重热量105～125kJ(25～30kcal);轻体力劳动者125～146kJ(30～35kcal);中体力劳动者146～167kJ(35～40kcal);重体力劳动者167kJ(40kcal以上)。蛋白质占总热量的12%～15%,脂肪约占30%,碳水化合物占50%～60%。三餐分配一般为1/5、2/5、2/5或1/3、1/3、1/3。三餐饮食内容要搭配均匀,每餐均有碳水化合物、脂肪和蛋白质,且要定时定量,有利于减缓葡萄糖的吸收,增加胰岛素的释放。

(三)静脉补液护理

(1)DKA补液的目的是扩容,纠正失水,降低血渗透压,恢复有效血容量。

(2)快速建立2～3条静脉通道,纠正水和电解质失调,维持酸碱平衡,纠正酮症等。其中必须用一条静脉通道专门输入胰岛素以便于控制剂量。

(3)一般先输等渗氯化钠溶液,开始时补液速度应较快,在2小时内输入1000～2000mL补充血容量,改善周围循环和肾功能,以后根据血压、心率、每小时尿量,必要时根据中心静脉压决定输液量和速度。第2～6小时输入1000～2000mL,第1天补液量4000～5000mL,甚至达8000mL。

(4)纠正酸中毒:轻症者不必补碱;当血pH低至7.1～7.0时或碳酸氢根低于5mmol/L时才给适量NaHCO$_3$。

(5)补钾:血糖升高可引起渗透性利尿,钾随尿排出;呕吐也会使钾丧失;不进食钾得不到补偿更加重钾缺乏,所以必须补钾。然而因酸中毒,细胞内钾转移至细胞外,肝糖原分解释放钾及周围循环不良而致尿少,故血钾可暂不降低,开始时不必补钾。根据血钾、心电图、尿量等,掌握补钾的时间及量,点滴速度不宜过快,浓度不得大于500mL内加氯化钾1.5g,切忌静推,不能渗出血管外。

(四)急救护理

(1)病情观察:严密观察体温、脉搏、呼吸、血压及神志变化,动态监测血钾,低血钾患者应做心电图监测,为病情判断及观察治疗反应提供客观依据。并及时采血、留尿,送检尿糖、尿酮、血糖、血酮、电解质及血气等。

(2)准确记录24小时出入量。

(3)胰岛素治疗护理:胰岛素是治疗DHA的特效药物,与补液同时进行(应另建静脉通路)。胰岛素是蛋白质,可以用生理盐水或葡萄糖注射液配伍,尽量不与其他药物配伍。一般多采用小剂量静脉滴注法,静脉注射首次负荷剂量为10～20U胰岛素,继续以每小时每千克体重0.1U速度持续静脉滴注。血糖下降速度一般以每小时降低3.9～6.1mmol/L(70～110mg/dL)为宜。当血糖降至13.9mmol/L(250mg/dL)后,调节输液中胰岛素比例及每4～6小时皮下注射胰岛素4～6U。用药过程要严密注意防止低血糖。

(五)健康教育

患者病情稳定后,向患者宣传糖尿病的有关知识及胰岛素的使用方法。

第三节　糖尿病非酮症高渗性昏迷危象

糖尿病非酮症高渗性昏迷（HONDC）是一种较少见但严重的糖尿病急性并发症。HONDC病情危重，病死率高达 50%，多见于 60 岁以上患者，男女发病率大致相等。临床特点为无明显酮症与酸中毒，血糖明显升高，严重脱水甚至休克，血浆渗透压增高，进行性意识障碍。

一、诱因与发病机制

（一）诱因

HONDC 常在急性感染、创伤、高糖类饮食，使用某些药物，如利尿剂、糖皮质激素、苯妥英钠等情况下诱发。

（二）发病机制

糖尿病非酮症高渗性昏迷的基本病因是胰岛素分泌不足和（或）作用不足，各种诱因使胰岛素的分泌进一步减少，而胰岛素的拮抗激素水平升高，从而引起血糖水平显著升高，严重的高血糖和糖尿引起渗透性利尿，致使水及电解质大量自肾脏丢失。而此时尿渗透压 50% 是由葡萄糖维持，患者多有主动摄水能力障碍和不同程度的肾功能损害，从而引起高血糖、脱水及高渗透加重，致使脑细胞脱水及中枢神经功能障碍。

二、临床表现

本病多数起病隐匿，早期表现有烦渴、多尿、疲倦、头晕、食欲缺乏、恶心、呕吐，继而出现进行性意识障碍、定向力障碍、反应迟钝，直至嗜睡、昏迷。

三、救治原则

因本病的病死率极高，故需立即抢救，其急救措施如下。

（一）补液

迅速补液以恢复血容量，纠正高渗和脱水是抢救成败的关键。本病脱水比 DKA 更为严重，可根据患者脱水的严重程度，按其体重的 10%～15% 估算，也可按测得的血浆渗透压计算患者的失水量，其计算公式为：失水量（L）＝（患者血浆渗透压－300）÷300×体重（kg）×0.6，一般首先静脉输入生理盐水，以便较快扩张微循环而补充血容量，迅速纠正血压，待循环血容量稳定后酌情以低渗盐水（0.45%～0.6% 氯化钠注射液）缓慢静脉滴注。补液量应视失水程度而定，静脉滴注速度须视全身及心血管、脑血管、尿量及有关的血化验改变等因素而定，防止因输液过多、过快而发生脑水肿、肺水肿等并发症。

（二）胰岛素

一般胰岛素用量较 DKA 小，也可一开始采用上述小剂量胰岛素治疗的方法，每 2～4 小时检测血糖，血糖降至 13.9mmol/L（250mg/dL）时改用 5% 葡萄糖注射液加入小剂量胰岛素静脉滴注，防止因血糖下降过快、过低而发生脑水肿。

（三）纠正电解质紊乱

主要是补充钾盐。若有低血钙、低血镁或低血磷，可酌情给予葡萄糖酸钙、硫酸镁或磷酸钾缓冲液。

(四)防治并发症及对症治疗

积极治疗各种并发症,感染常是患者晚期的主要死亡原因;同时也要注意防治其他并发症,如休克、心力衰竭、肾功能不全等,去除诱因并进行对症处理。

四、护理评估

(一)病史

HONDC 多发生于原有糖尿病的基础上,因此,需了解患者 HONDC 发生前的饮食、用药情况,注意所用药物及其剂量、用法;HONDC 前有无感染、不良的精神刺激、应激状况,多饮、多尿、多食等症状有无加重及加重的程度等,同时应了解发病前心、肾功能状况。

(二)身心状况

1. 症状及体征

(1)多见于 50～70 岁以上的中老年人,约 2/3 的患者于发病前无糖尿病病史或仅有轻度症状,并有糖尿病非酮症高渗性昏迷的诱发因素。患者发病前数日至数周常有糖尿病加重的临床表现,从起病到意识障碍一般为 1～2 周,少数患者也可急性起病。

(2)脱水及周围循环衰竭:失水体征明显,体格检查时可发现患者皮肤黏膜干燥、弹性差、眼球凹陷、舌干并可有裂纹。当周围循环衰竭时,表现为冷汗、脉搏加快,甚至出现休克和急性肾衰竭。

(3)神经系统改变:患者常有不同程度的神志改变,如表情淡漠、定向障碍、谵妄、嗜睡,甚至昏迷;部分患者尚可出现运动神经受损的表现,而被误诊为急性脑血管疾病。少数患者可出现癫痫大发作、幻视、半身感觉异常等。

2. 心理和社会状况

患者在原有疾病基础上(糖尿病、肾功能不全等)病情加剧,出现循环衰竭、昏迷,病情危重,且患者多为中老年人,因此,患者及其家属焦虑不安、恐惧、消极,甚至悲观绝望。

3. 辅助检查

血糖显著升高,大于 33.3mmol/L(600mg/dL),尿糖呈强阳性,尿酮体阴性或弱阳性,血酮体水平正常;血钠增高,可达 155mmol/L。血浆渗透压显著增高,大于 350mmol/L。血浆渗透压可直接测得,也可通过公式计算,公式为:血浆渗透压(mmol/L)＝2Na$^+$＋K$^+$＋血糖(mmol/L)＋BUN(mmol/L),正常值为 280～300mmol/L。

五、护理诊断

(一)有体液不足的危险

体液不足与血液渗透压显著升高,渗透性利尿致使水、电解质大量自肾脏丢失有关。

(二)意识障碍

意识障碍与高血糖、脱水及高渗透加重,致使脑细胞脱水及中枢神经功能障碍有关。

六、护理目标

(1)患者体液补足,尿量正常,呼吸平稳。

(2)患者神志清楚,反应敏捷。

七、护理措施

护理措施与 DKA 大致相同,在病情观察方面尚需注意:迅速大量输液不当时,可发生肺水肿等并发症。补充大量低渗溶液,有发生溶血、脑水肿及低血容量性休克的危险。故应随时观察患者的呼吸、脉搏、血压和神志变化,观察尿色和尿量,如发现患者咳嗽、呼吸困难、烦躁不安、脉搏加快,特别是在昏迷好转过程中出现上述表现,提示输液过量的可能,应立即减慢输液速度并及时报告医师。尿色变粉红提示发生溶血,也应及时报告医师并停止输入低渗溶液。

第四节　低血糖危象

　　低血糖症是血糖浓度低于正常的临床综合征。成人血糖低于 $2.8\mathrm{mmol/L}(<50\mathrm{mg/dL})$ 可认为血糖过低。当血糖降低,引起交感神经过度兴奋和中枢神经异常的症状、体征时,称低血糖危象。葡萄糖是脑组织的主要能量来源,当其缺乏时可产生功能和组织的损害,严重而长期的低血糖可以致死。

一、诱因与发病机制

(一)诱因

　　(1)胰岛素分泌过多:如胰岛 B 细胞瘤。

　　(2)对抗胰岛素的内分泌激素不足:肾上腺皮质功能减退、腺垂体功能减退、胰岛 A 细胞功能减退。

　　(3)反应性低血糖症:原因不明的功能性低血糖症、早期糖尿病、胃大部切除后、婴儿期低血糖症等。

　　(4)肝脏病变:严重弥散性肝病、特殊酶的缺乏(如肝糖原累积病等)。

　　(5)医源性因素:胰岛素剂量过大,磺酰脲类过量,尤其是格列本脲(优降糖)过量。

　　(6)中毒:水杨酸中毒、蕈中毒等。

　　(7)糖类缺乏:由于供应或合成减少,如长期食物摄入不足、饥饿、酒精性低血糖症,或由于过量丧失,如慢性腹泻吸收不良等。

　　(8)胰腺外肿瘤。

(二)发病机制

　　正常空腹和进餐后血糖波动在 $3.3\sim8.9\mathrm{mmol/L}$ 这一狭窄的范围内,虽然血糖的波动受进食、运动、饥饿、精神刺激等因素的影响,但极少超出上述范围。当血糖升高时,葡萄糖刺激胰岛 B 细胞释放胰岛素,抑制胰岛素拮抗的分泌,使血糖逐渐恢复正常;当血糖降低时,通过高级神经系统的调节,使儿茶酚胺的分泌增加,胰岛素的分泌减少,同时刺激胰岛 A 细胞分泌胰高血糖素,肾上腺皮质分泌皮质醇,使肝糖原分解及肝糖原异生增加,血糖维持正常。在上述病因的作用下,使胰岛 B 细胞分泌的胰岛素(或外源性胰岛素)超出机体的代偿能力,或糖原异生受限,则会导致低血糖发生。

二、临床表现

　　低血糖危象的主要临床表现有心悸、出汗、面色苍白、无力、饥饿感、颤抖、焦虑、精神错乱、抽搐,甚至昏迷。糖尿病患者使用胰岛素或口服降糖药物治疗时出现低血糖症状,应首先考虑为药物反应所致。

三、救治原则

(一)血糖测定

凡怀疑低血糖危象的患者,应立即做血糖检测,并在治疗过程中动态观察血糖水平。

(二)补充葡萄糖

如患者尚清醒有吞咽运动可喂糖水;如患者昏迷或抽搐,立即静脉注射 50％葡萄糖注射液 50mL,并继以 10％葡萄糖注射液 500～1000mL 静脉滴注,视病情调整滴速和输入液量,患者清醒后,应尽早进食果汁及食物。

(三)胰高血糖素

常用剂量为 0.56～1.0mg,可皮下注射、肌内注射或静脉注射。用药后患者多于 5～20 分钟神志转清,否则可重复给药。胰高血糖素升糖作用迅速,但作用时间仅能维持 1～1.5 小时,必须以葡萄糖维持,以防低血糖复发。

(四)肾上腺皮质激素

有利于升高血糖及减轻脑水肿,可用氢化可的松 100mg 静脉注射,每 4 小时 1 次,使用 2～3 次。

(五)甘露醇

如经上述处理效果不佳或昏迷持续时间较长者,很可能合并脑水肿,可用 20％甘露醇注射液 125～250mL 快速静脉滴注。

(六)病因治疗

积极寻找原发病,并予相应治疗,如胰岛 B 细胞瘤应尽早手术治疗、肝病所致者积极治疗原发病等。

四、护理评估

(一)病史

低血糖的病因较为复杂,因此,需了解患者低血糖发生前的饮食、用药情况(如胰岛素及其他降糖药物),低血糖发生后的神志、精神状况、诊疗过程等,还要了解患者的既往病史,特别是肝病史。

(二)身心状况

1. 症状及体征

低血糖症状的发生及轻重不但与血糖下降程度有关,而且与其下降速度、持续时间及患者机体反应性有关,即血糖值越低、发展越快、持续时间越长,则症状越明显和严重。中枢神经系统主要依靠葡萄糖作为能量来源,当出现低血糖时,便会影响神经系统的正常活动,并以交感神经及脑功能障碍最为明显,若低血糖持续未被控制,患者可因昏迷、呼吸、循环中枢衰竭而死亡。

(1)交感神经过度兴奋:心悸、软弱、饥饿、焦虑、紧张、脸色苍白、心动过速、冷汗及手足震颤等。

(2)脑部症状:①表现为精神不集中、思维和言语迟钝、头晕、视物不清、焦虑不安、步态不稳;②有些患者可出现精神症状,如狂躁、易怒、幻觉、表情特异等;③若低血糖程度加剧可出现神志不清、肌肉颤动、惊厥、抽搐,最后昏迷。

2.心理和社会状况

患者存在明显的交感神经系统症状,常有焦虑不安、恐惧,危象持续时间较长者可出现器质性脑损害,影响患者劳动力和生活质量,并增加家庭和社会的负担。

3.辅助检查

发作时血糖低于 1.12mmol/L。

五、护理诊断

(一)活动无耐力

与组织、器官能量供应不足有关。

(二)潜在并发症:昏迷

与脑细胞能量供应不足、脑水肿有关。

六、护理目标

(1)患者活动时耐力增强,能从事日常工作。

(2)未发生昏迷,或发生昏迷者神志转清,未发生器质性脑损害。

七、护理措施

(一)一般护理

1.体位

一般取平卧位,保持呼吸道畅通。

2.静脉通道

迅速建立静脉通道,立即输注葡萄糖注射液。

3.饮食护理

如果患者能进食,立即口服葡萄糖水或蔗糖水。

4.吸氧

对于昏迷者应常规输氧。

(二)急救护理

(1)病情观察:①密切观察患者生命体征及神志变化;②观察尿量,并记录 24 小时出入量;③动态监测血糖,评估治疗效果。

(2)昏迷患者除需按昏迷常规护理外,待患者意识恢复后,还应注意观察是否有出汗、嗜睡、意识蒙眬等再度低血糖状态,及时报告医师做出相应处理。

(3)抽搐者应注意是否合并脑水肿,除补糖外,可酌情应用甘露醇降颅压和使用镇静剂,并注意保护患者,防止外伤。

(三)健康教育

帮助患者分析低血糖的原因,指导患者正确的饮食及用药方法。

参考文献

[1]王忠艳.实用急诊护理技术[M].哈尔滨:黑龙江科学技术出版社,2020.

[2]代月光.临床急诊护理实践[M].北京:科学技术文献出版社,2020.

[3]李和军.急诊护理实用手册[M].哈尔滨:黑龙江科学技术出版社,2020.

[4]秦素霞.急危重症护理[M].北京:北京大学医学出版社,2022.

[5]王宁.临床常见急危重症救治与护理精要[M].长春:吉林大学出版社,2022.

[6]段霞.临床急危重症护理理论与实践[M].北京:人民卫生出版社,2021.

[7]吴佳秋.急危重症护理学[M].天津:天津科学技术出版社,2021.

[8]孙会亭.临床实用急教与护理[M].北京:科学技术文献出版社,2021.

[9]胡三莲.急危重症护理技能实训[M].北京:科学出版社,2020.

[10]邱晓新.危重病急救与护理[M].哈尔滨:黑龙江科学技术出版社,2021.

[11]宋敬敬.急诊急救与重症救护[M].武汉:湖北科学技术出版社,2021.

[12]田莹.急危重症护理风险管理[M].昆明:云南科技出版社,2020.

[13]秦召敏.急危重症护理[M].北京:中国医药科技出版社,2021.

[14]李庆印.急危重症护理学[M].北京:科学出版社,2020.

[15]陈玉琴,何兰燕.急危重症护理学[M].北京:人民卫生出版社,2021.